AF469082

TRAITÉ PRATIQUE

DES

MALADIES DU SYSTÈME NERVEUX

Montpellier. — Typographie et Lithographie de BOEHM et FILS.

TRAITÉ PRATIQUE

DES

MALADIES DU SYSTÈME NERVEUX

PAR

LE Dr J. GRASSET

PROFESSEUR-AGRÉGÉ A LA FACULTÉ DE MÉDECINE DE MONTPELLIER
CHARGÉ DU COURS DE CLINIQUE DES MALADIES DES VIEILLARDS
MÉDECIN DE L'HÔPITAL-GÉNÉRAL

DEUXIÈME ÉDITION, REVUE ET CONSIDÉRABLEMENT AUGMENTÉE

Avec 35 figures dans le texte, et 10 planches dont 6 en chromo-lithographie et photoglyptie

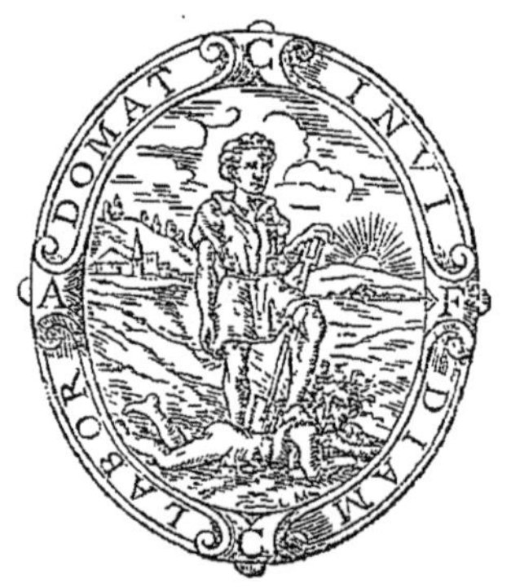

MONTPELLIER
CAMILLE COULET, LIBRAIRE-ÉDITEUR
LIBRAIRE DE LA BIBLIOTHÈQUE UNIVERSITAIRE, DE L'ÉCOLE NATIONALE D'AGRICULTURE ET DE L'ACADÉMIE DES SCIENCES ET LETTRES,
5, GRAND'RUE, 5.

PARIS
ADRIEN DELAHAYE & E. LECROSNIER, LIBRAIRES-ÉDITEURS
Place de l'École-de-Médecine, 23
1881

PRÉFACE

La bienveillance avec laquelle la presse et le public ont accueilli mes *Leçons sur les Maladies du Système nerveux* m'obligeait à revoir et à compléter, autant que possible, cette seconde édition.

La *Neuropathologie* est en effet une science en pleine évolution, et on serait vite arriéré si l'on s'immobilisait. Car dans ce domaine, comme le disait récemment Charcot, «les parties du sol de tout temps cultivées ont été sur presque tous les points complétement remaniées ; des régions autrefois incultes ont été défrichées et promettent d'abondantes moissons; des terres inexplorées ont été découvertes , et ainsi , les anciennes richesses accumulées par la tradition se sont accrues du fruit des nouvelles conquêtes.

» Le mouvement considérable qui a conduit à ces résultats n'est certainement pas près de s'arrêter. A le produire, l'amour des nouveautés, la mode, n'ont contribué que pour une faible part. Il reconnaît des causes plus profondes, car sa vitalité et sa puissance semblent s'affirmer chaque jour davantage par le nombre toujours croissant de publications de bon aloi[1].»

Il résulte de là qu'une seconde édition d'un livre comme celui-ci (ne fût-elle séparée des dernières pages de la première que par un intervalle de dix-huit mois) ne peut pas être la pure et simple reproduction du premier ouvrage.

Les grandes lignes restent incontestablement; les principes et

[1] *Arch. de Neurologie*, 1880, nº 1, pag. 1.

les doctrines ne se modifient pas; mais les détails se complètent, et, dans une certaine limite, varient.

Dans l'espèce, ces modifications du fond ont entraîné nécessairement une transformation de la forme.

Nous avons dû abandonner la distribution en *Leçons,* qui avait été primitivement adoptée. On comprendra facilement pourquoi.

Les additions et les modifications se répartissent très-inégalement. Il y a tel chapitre qui n'a pour ainsi dire pas été retouché, tel autre qui a été doublé et triplé, tel autre qui est entièrement neuf.

Il en serait résulté, avec l'ancien plan, des leçons d'une longueur démesurée, d'autres gardant leurs dimensions primitives; cela ne reproduisait plus un enseignement possible : c'était monstrueux ou fictif.

J'ai préféré alors supprimer tout cela et diviser simplement en parties, articles et chapitres.

Voici les titres des six parties:

I. *Maladies de l'Encéphale;*
II. *Maladies de la Moelle épinière ;*
III. *Maladies de la Moelle allongée ;*
IV. *Maladies des Méninges ;*
V. *Maladies des Nerfs et Névroses ;*
VI. *Manifestations nerveuses des Maladies générales.*

J'ai cru, malgré le changement de plan, devoir maintenir non-seulement les Généralités sur le Système nerveux qui forment l'*Introduction*, mais encore les leçons d'ouverture que j'avais placées en tête de mes premiers volumes. On eût pu croire, si je les avais supprimées, que j'avais changé de doctrine. Pour éviter toute erreur de ce genre, elles figurent sous le titre de: *Discours préliminaires*.

Enfin j'ai résumé dans un *Appendice* ce qui a trait à la *Thermométrie* dite *cérébrale*. C'est un sujet neuf dont je ne dis rien pendant tout le cours de l'ouvrage, parce que pendant la rédaction je n'avais pas d'opinion faite, et que je poursuivais un travail de contrôle clinique dont j'ai pu condenser les résultats tout à fait à la fin du livre.

Je dois signaler aussi un perfectionnement notable qu'a reçu cette édition par la multiplication des figures dans le texte et l'addition de planches noires ou en couleur.

Aux figures de la première édition, empruntées aux *Leçons* de Charcot, j'en ai joint huit nouvelles, empruntées, soit à la *Thèse* de Duret (*fig*. 1 et 2), soit aux dernières *Leçons* de Charcot (*fig*. 17, 18 et 19), soit au *Traité d'Anatomie* de Beaunis et Bouchard (*fig*. 33 et 34), soit à l'*Iconographie de la Salpêtrière* (*fig*. 35).

Pour les planches, la première est empruntée au *Traité d'Anatomie* de Sappey, la deuxième à l'*Atlas* de Lancereaux, la quatrième à la *Thèse* de Pitres, la cinquième au dernier livre de Ferrier et à la *Thèse* de Clozel de Boyer, la sixième à l'*Atlas* de Lancereaux, la huitième au livre de Charcot et la neuvième à l'*Atlas* de Lancereaux.

La troisième m'appartient ainsi que la dixième, et la septième a été composée d'après les planches de Lancereaux, sur les nouvelles *figures* de Charcot.

Toutes ces planches ont du reste été faites à Montpellier. Je n'en dois pas moins de vifs remercîments à tous les auteurs et éditeurs qui ont bien voulu en autoriser gracieusement la reproduction.

La réunion de l'ouvrage en un seul volume est une idée de

l'éditeur que je me suis contenté d'accepter, la trouvant, quant à moi, indifférente.

Mais, sous ce volume en apparence moindre, je tiens à faire remarquer qu'il y a beaucoup plus de texte que dans la première édition.

Au moment où dans les différentes parties de l'Europe on éprouvait le besoin de réunir les notions acquises sur les Maladies du Système nerveux, j'ai cru utile de résumer la *Neuropathologie française*, qui tient un rang si élevé dans la science générale.

C'est le but que j'ai poursuivi en commençant, il y a trois ans, la publication de cet ouvrage. Le public a semblé montrer que l'idée était opportune et m'a ainsi encouragé à persévérer.

C'est la même œuvre que je continue en livrant aujourd'hui cette seconde édition, que je me suis efforcé de rendre le plus digne possible de la science et du pays dont elle a la prétention de refléter les incessants progrès.

Montpellier, 1er octobre 1880.

MALADIES DU SYSTÈME NERVEUX

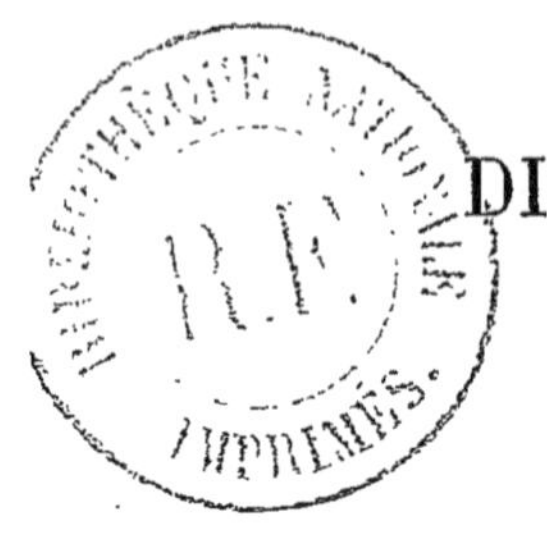

DISCOURS PRÉLIMINAIRES

I

De la Vie et de la Maladie.

Mon premier devoir, Messieurs, au début de cet enseignement, est de remercier publiquement l'éminent Professeur sans la permission duquel ce cours n'aurait pu avoir lieu : M. le professeur de Pathologie médicale, qui, avec l'élévation et la libéralité d'esprit que vous lui connaissez, a bien voulu autoriser, à côté et au-dessous de son enseignement magistral, ces leçons complémentaires sur les Maladies du système nerveux.

Mon second devoir est, en inaugurant ce cours, de faire, je ne dirai pas une profession de foi, mais un exposé de principes, un résumé succinct de la doctrine médicale qui présidera à tout l'enseignement ultérieur.

Je ne suis pas en effet, Messieurs, de ceux qui croient pouvoir se passer de doctrine, qui affectent même de s'en passer. Je suis loin de partager l'enthousiasme de cet empirique qui s'écria, en apprenant la chute du système de Broussais : Tant mieux ! il n'y aura plus de doctrine, ni bonne ni mauvaise. Bonne ou mauvaise, je crois au contraire que tout médecin doit avoir une doctrine ; il ne peut même pas ne pas en avoir. Le praticien, même le plus fermement décidé à dépouiller son art de toute espèce de science, est incapable de se soustraire à cette nécessité d'une doctrine.

Permettez-moi, Messieurs, de vous donner ce conseil dès le début. Ne quittez pas les bancs de l'Ecole, ne vous lancez pas dans la pratique de la vie et de la médecine sans avoir une doctrine : ce serait un grand malheur pour vous, un plus grand encore pour vos malades.

Sans doctrine, la science est impossible ; ce n'est plus qu'un catalogue de faits que rien ne relie entre eux, une analyse constante, sans synthèse possible. — Sans doctrine, l'art est condamné à errer au gré de la mode du jour et de l'annonce la plus récente de la quatrième page des journaux.

Certes, une mauvaise doctrine peut faire beaucoup de mal et est chose bien dangereuse. Je crois cependant que je préférerais un médecin avec une mauvaise doctrine à un médecin sans doctrine. Ce dernier, en effet, n'est sans doctrine qu'en apparence; en réalité, il les a toutes, et il passe de l'une à l'autre, suivant le jour et l'heure, suivant l'impression du moment. Errant d'un système à l'autre, il n'a pas au moins cette conséquence et cette unité dans la conduite qui peuvent amener la conversion de celui qui est, de bonne foi, engagé dans une mauvaise voie.

Le sceptique, comme dit Jaumes, n'est pas indépendant, puisque, bien au contraire, il obéit à plusieurs maîtres. En médecine comme en religion, incrédulité et crédulité sont souvent synonymes.

L'indifférence à la vérité est la plaie de notre époque, et c'est pire que l'erreur. L'erreur se corrige d'elle-même au contact des faits; l'indifférence décourage le savant au lieu de le guider, et le mène au scepticisme absolu quand il est conséquent avec lui-même.

Ayez donc une doctrine, Messieurs ; ne vous la laissez pas imposer par l'autorité des Maîtres, mais réfléchissez-y; contrôlez avec les faits, et adoptez, en toute souveraineté de votre liberté et de votre raison, adoptez la doctrine médicale qui vous paraîtra la plus rationnelle et la plus conforme aux faits.

En fait de doctrine, vous n'avez malheureusement que l'embarras du choix.

Celle que je vais vous exposer ne m'appartient pas. C'est la doctrine traditionnelle de l'antique Ecole où j'ai été élevé; c'est la doctrine que j'ai reçue de mes Maîtres et que j'ai prêté serment de transmettre fidèlement à leurs enfants.

Je voudrais, en vous la rappelant aujourd'hui, vous montrer que cette doctrine n'a pas été renversée par les progrès de la science contemporaine; qu'elle est toujours vraie ; que c'est toujours un cadre large et solide dans lequel toutes les découvertes peuvent prendre place: en un mot, que cette doctrine est indispensable à l'étude des maladies du système nerveux, c'est-à-dire à la partie de la Pathologie interne qui a fait le plus de progrès à notre époque, et qui semblerait, par suite, devoir le moins bien s'accommoder des doctrines surannées du Vitalisme de Montpellier.

Je vais donc essayer de vous dire aujourd'hui ce qu'on pense, dans l'Ecole de Montpellier, de la vie et de la maladie.

Ce sont là deux notions connexes, inséparables. L'idée que l'on doit se faire de la maladie dépend rigoureusement de l'idée qu'on se fait de la vie.

Il ne faut pas en effet considérer la maladie comme un être à part, étranger à l'organisme, venant s'attaquer à l'individu vivant et lui imposant alors, pendant tout son règne, des lois nouvelles et entièrement distinctes des lois physiologiques normales. C'est là une grossière erreur.

La maladie est, comme la santé, une manière d'être de la vie. C'est une manière d'être anormale sans doute, mais qui cependant est soumise aux mêmes lois fondamentales que la vie elle-même. Comme le dit Jaumes, il est faux d'avancer que la maladie est le contraire de la santé. « Maladie, santé, sont également la vie, et la mort seule est le contraire de la vie. »

Hippocrate avait déjà exprimé cette grande vérité qui devait frapper inévitablement les médecins observateurs de tous les temps : « *Quæ faciunt in homine sano actiones sanas, eadem in ægroto, morbosas* » ; et ailleurs : « La même nature suffit à tout, dans l'état de santé comme dans l'état de maladie ».

Les lois fondamentales essentielles de la maladie sont donc celles de la vie elle-même. L'idée que l'on doit se faire de la maladie est étroitement liée à l'idée qu'on se fait de la vie.

Avant d'étudier la maladie, et pour la comprendre, il faut donc vous dire d'abord ce que je pense de la vie, car toute doctrine erronée de la vie a des conséquences fatales sur la conception pathologique et sur la thérapeutique elle-même. Tout se tient en Pathologie générale, et c'est pour cela que les questions en apparence les plus métaphysiques intéressent directement le praticien.

Qu'est-ce donc que la Vie ?

Je n'ai pas besoin de vous le rappeler : la doctrine que je veux vous exposer n'est pas la doctrine à la mode ; en dehors de cette Ecole, elle a peu de partisans avoués. La plupart l'appliquent au lit du malade, mais peu la professent et l'avouent. Beaucoup s'en moquent ; quelques-uns seulement la discutent ; le plus grand nombre l'ignore et la dédaigne à cause de cela même.

Cet état de l'opinion sur le Vitalisme montpelliérain était pour moi une puissante raison de vous le résumer ici. Une doctrine bien connue de tous et partout, se trouvant dans tous les livres, n'aurait pas besoin de vous être exposée. Mais quand on professe une doctrine que la plupart dédaignent ou repoussent, il faut l'exposer soigneusement, ne fût-ce que pour préciser à ses adversaires le terrain sur lequel ils doivent attaquer.

La doctrine la plus répandue aujourd'hui est celle de l'unité des forces physiques, vitales et intellectuelles ; c'est cette doctrine qui est l'expression savante du Matérialisme contemporain, et que vous entendez enseigner avec beaucoup de talent par un des éminents professeurs, je ne dirai pas de cette Ecole, mais de cette Faculté.

Je vous la résumerai d'abord dans sa séduisante simplicité.

Autrefois les physiciens admettaient autant de forces distinctes qu'il y avait de phénomènes différents : les phénomènes de chaleur, de lumière, d'électricité, étaient rapportés à autant de forces séparées.

Les magnifiques progrès de la physique moderne ont montré que ces divers agents pouvaient se transformer les uns dans les autres : la chaleur, la lumière, l'électricité, peuvent se remplacer mutuellement, être produits par le mouvement et produire le mouvement. Puis, on a vu que dans ces transformations successives des forces il y a un rapport constant entre la force qui disparaît et celle qui apparaît : quand le mouvement se transforme en chaleur, une quantité de mouvement donnée est toujours l'équivalent de la même quantité de chaleur. De là est sortie cette grande théorie de la corrélation des forces physiques, admise aujourd'hui partout.

La chaleur, la lumière, l'électricité, ne sont que des modalités différentes d'une même force, ou, pour mieux dire, du mouvement. Ce sont des mouvements dont les éléments varient, voilà tout. Et l'on peut appliquer à la transformation réciproque de tous ces mouvements la grande loi énoncée par Lavoisier pour la matière : Rien ne se perd, rien ne se crée. Il y a dans la nature une somme de mouvement constante, comme il y a une somme de matière constante, et tous les phénomènes que nous observons sont des modifications dans la qualité de ces mouvements ou de cette matière, sans que la quantité totale en soit jamais altérée.

L'esprit humain est avide de généralisation. C'est même là une des tendances les plus heureuses et les plus fécondes de l'intelligence.

Éblouis par cette magnifique synthèse des forces physiques, les physiologistes ont voulu aller plus loin et réaliser une unité plus grande et plus complète encore : l'unité de toutes les forces de l'univers.

Les phénomènes vitaux sont devenus alors une nouvelle modalité de ce même mouvement extérieur; toute la vie a été identifiée aux réactions physico-chimiques, l'accroissement et la génération assimilés à la cristallisation.

Allant plus loin encore, on a enveloppé dans la même synthèse les phénomènes intellectuels et moraux eux-mêmes. La pensée et la liberté, comme le plaisir et la douleur, sont devenues des transformations de la force physique, des modalités du mouvement.

La personne, l'individu, ont disparu dans cette immense matière en mouvement qui constitue l'univers tout entier. La spontanéité de l'être vivant, la liberté de l'homme, ne sont que des phénomènes de force emmagasinée, analogues à la chaleur latente ou à l'électricité de tension.

Si la simplicité fait la grandeur d'une doctrine, il est impossible d'en concevoir de plus grande. Tout est réductible à la matière et au mouvement : rien ne se perd, rien ne se crée ; tout ce que vous voyez et comprenez partout n'est que la transformation de cette matière et de ce mouvement. Ajoutez l'éternité à cette matière et à ce mouvement, afin de supprimer tout Créateur, et vous avez dans un seul principe, dans une seule science, la physique, synthétisé toutes ces anciennes sciences que nos pères distinguaient : la physiologie, la psychologie et la métaphysique ; vous avez la science du monde entier.

C'est là une magnifique hypothèse. L'extension de la loi de la corrélation des forces à l'explication des phénomènes vitaux et des phénomènes intellectuels n'est absolument qu'une hypothèse. Les savants qui l'admettent le plus complétement ne lui reconnaissent pas un autre caractère.

Ce n'est du reste pas là une raison pour repousser cette doctrine. Il faut des hypothèses dans la science, comme théories provisoires; seulement, pour que l'hypothèse soit utile, il faut qu'elle s'accommode bien à tous les faits connus, qu'elle constitue un cadre dans lequel on puisse faire entrer tous les faits sans les violenter. Dans le cas contraire, loin d'être utile, l'hypothèse devient une erreur et un danger.

Eh bien! je dois vous le dire dès maintenant, je crois qu'il faut violenter et fausser les faits psychiques et les faits vitaux pour les faire rentrer dans la théorie de la corrélation des forces. Je ne puis pas admettre que la pensée et la vie soient des modalités de mouvement au même titre que la chaleur ou la lumière. Pour la vie, c'est inadmissible dans l'état actuel de la science; pour la pensée, ce sera toujours inadmissible, quels que soient les progrès de la science.

Disons d'abord un mot des faits intellectuels et moraux : les grands phénomènes psychiques, la sensation, la pensée, la volonté, peuvent-ils être identifiés aux phénomènes physiques et considérés comme de simples modalités du mouvement?

La sensation diffère du phénomène physique par une foule de caractères importants qui empêchent de les identifier; ainsi, pour ne citer qu'une différence capitale, la sensation varie en qualité quand le mouvement physique qui lui a donné naissance varie en quantité.

Je m'explique. Quand le mouvement se transforme en chaleur, si la quantité de mouvement disparu augmente ou diminue, la quantité de chaleur développée augmente ou diminue, et il y a un rapport constant entre ces deux quantités. C'est là le principe même sur lequel est édifiée l'idée de la corrélation du mouvement et de la chaleur.

Rien de semblable ne se produit pour la sensation. Un corps sonore vibrant produit une certaine sensation sur notre oreille. Faites-le vibrer deux fois plus vite : il donnera l'octave. Croyez-vous que la sensation nouvelle sera le double, le triple, la moitié de la précédente, dans un rapport quelconque avec la précédente? Pas le moins du monde. Il est absolument impossible de comparer ces deux sensations comme quantité, de leur trouver une commune mesure; tout ce que vous pouvez dire, c'est qu'elles sont différentes. Faites l'expérience : faites donner sur un violon une note et puis l'octave, et dites-moi si rien dans la sensation peut vous montrer que la corde a vibré deux fois plus vite dans le second cas que dans le premier.

Supposez, pour prendre un autre exemple qui ne m'appartient pas, qu'on ait retrouvé les bras de la Vénus de Milo : la sensation que vous éprouverez à la vue de la statue complète ne sera nullement la somme des sensations que vous auriez séparément éprouvées en regardant successivement la statue sans bras et les bras isolés.

Vous voyez donc, sans que j'aie besoin d'insister davantage, que l'on ne peut en rien comparer la sensation aux phénomènes physiques de transformation des forces, que rien n'autorise à appliquer aux sensations les lois des phénomènes physiques ; rien n'autorise par suite à mettre la sensation parmi les phénomènes physiques, les transformations de mouvement ; tout l'en sépare au contraire.

Pour la pensée, l'opposition est peut-être plus nette encore. Si la pensée n'était que le mouvement extérieur transformé, toutes nos idées viendraient de l'extérieur ; c'est par les sens que naîtraient toutes nos idées.

Eh bien ! il y a des idées dont il est impossible de rapporter l'origine à l'expérience. Vous connaissez tous ce grand principe, admis par toutes les intelligences, que tout changement a une cause, que tout a sa raison d'être. C'est là un principe absolu, universel, que l'expérience est absolument incapable de donner.

Les lois expérimentales auxquelles vous arrivez par l'induction sont générales, sans doute ; mais comment y arriverez-vous ? Vous voyez tomber un corps une série de fois, et vous concluez que dans les mêmes conditions tous les corps soulevés tomberont. C'est là une des lois expérimentales les plus générales. Mais de quel droit avez-vous conclu de la chute de quelques pierres à la chute de tous les corps pesants ? Vous avez conclu du particulier au général, parce que vous êtes parti de ce principe que, dans tous les cas, les mêmes causes ont les mêmes effets, que tout changement a une cause, que tout a sa raison d'être.

Ce principe ne vient donc pas des sens ; c'est là une idée qui ne nous vient pas de l'extérieur, qui n'est pas une transformation du mouvement extérieur.

Réfléchissez, je vous prie, à cet argument, qui vous paraîtra un peu abstrait au début, mais auquel, je crois, vous aurez quelque peine à répondre.

La pensée ne peut donc, pas plus que la sensation, être considérée comme une transformation du mouvement vibratoire, comme un phénomène physico-chimique. Pascal l'a dit, lui qui sut être à la fois si grand philosophe et si grand physicien : « De tous les corps ensemble, on ne saurait en faire réussir une petite pensée : cela est impossible et d'un autre ordre ».

Et enfin, Messieurs, où trouverez-vous, dans le monde physique, l'analogue de la volonté humaine avec ses magnifiques attributs de liberté et de responsabilité morale ?

Tout est fatal, tout est mathématique et inconscient dans les transformations de mouvement, et cette fatalité est la condition même qui fait de la physique une science telle qu'elle est, une science exacte et mathématique sur bien des points.

L'homme, au contraire, agit à sa guise; il a la notion du bien et du mal; il se détermine librement à faire l'un ou l'autre, il a la responsabilité de sa détermination.

Quoi qu'on fasse et quoi qu'on dise, Messieurs; quels que soient les progrès que fasse la science, jamais on ne me démontrera que vous n'êtes pas plus libres que les pierres de ces murs, et que vous n'avez pas plus de mérite à être venus m'entendre que les bancs sur lesquels vous êtes assis!

Je m'arrête, Messieurs : il n'est pas de ma compétence d'approfondir davantage ces questions; c'est affaire aux philosophes. J'ai voulu seulement vous montrer, par quelques traits saillants, que l'hypothèse de la corrélation des forces physiques est absolument inapplicable aux phénomènes intellectuels et moraux.

Tout n'est donc pas réductible à la matière et au mouvement. De même que derrière les phénomènes physiques vous admettez une force, qui est la force physique, le mouvement; de même, derrière les phénomènes psychiques, il faut admettre une autre force absolument distincte de la première par nature et par essence; c'est cette force psychique, force personnelle, libre et immortelle, que les spiritualistes appellent l'âme. Car « l'âme, comme le dit Bossuet, est ce qui nous fait sentir, raisonner, vouloir ».

Passons aux phénomènes vitaux. Sont-ils réductibles aux phénomènes physiques; sont-ils réductibles aux phénomènes psychiques; sont-ils indépendants? Voyons d'abord si on peut les identifier avec les phénomènes purement physiques.

Et d'abord, il faut bien poser la question.

La matière qui constitue les corps vivants n'a rien de spécifique quant à sa nature: c'est du carbone, de l'oxygène, de l'hydrogène, de l'azote. La matière organique ne diffère pas essentiellement de la matière minérale. De même les agents physiques, en pénétrant dans un organisme vivant, ne changent pas de nature : la chaleur animale, qui fait monter le thermomètre placé sous l'aisselle, est une vibration moléculaire comme la chaleur solaire.

Il suit de là que le grand principe de Lavoisier: rien ne se perd, rien ne se crée, généralisé même aux mouvements, est toujours vrai, même quand il s'agit d'un être vivant. Il n'y a qu'une chimie et il n'y a qu'une physique. Dès-lors on comprend que l'on puisse établir l'équilibre des recettes et des dépenses faites par le corps vivant pour la matière qui le constitue, et aussi l'équilibre des mouvements disparus et transformés, et démontrer expérimentalement que dans les phénomènes vitaux il n'y a ni création ni perte de mouvement, comme il n'y a ni création ni perte de matière.

C'est là un fait acquis ; mais la question est de savoir s'il n'y a pas néanmoins intervention d'une nouvelle force dans les transformations de matière ou de mouvement qui constituent les phénomènes vitaux.

Le chimiste peut produire, par synthèse, des composés aussi complexes qu'un corps vivant ; il peut faire la matière d'une cellule, d'un tissu ; mais, entre ce produit de la synthèse chimique et le même tissu vivant, il y a un abîme que le savant ne peut jamais combler, et qui est la vie elle-même. Sans répéter l'expressive grossièreté de Malgaigne, qui rappelle trop la courageuse réponse de Waterloo, on peut mettre les chimistes au défi de faire une pauvre petite cellule vivante, malgré les magnifiques progrès de leur science.

De même les physiciens peuvent manier la chaleur, l'électricité dans tous les sens ; ils ne peuvent pas faire artificiellement réaliser à ces agents les véritables phénomènes de la vie.

Quels sont donc les grands caractères qui séparent les phénomènes vitaux des phénomènes physiques ?

Le premier, le principal, c'est l'unité. L'être vivant est un ; c'est un individu.

Quand vous considérez un bloc de pierre ou une masse cristallisée homogène, chaque partie a les mêmes propriétés que l'ensemble, et, par la juxtaposition des diverses parties, le tout n'acquiert aucune propriété nouvelle.

Dans l'être vivant, au contraire, aucune partie ne peut remplacer le tout, ne peut même donner l'idée du tout. Rien n'est indépendant ; tout concorde, tout marche ensemble, tout s'harmonise vers un seul et même but : la conservation de l'individu et de l'espèce. C'est là une vérité fondamentale, sans laquelle vous ne pourrez comprendre ni la physiologie, ni la pathologie. Il faut être bien pénétré de cette solidarité des organes, de cette unité de la vie qui avait déjà frappé Hippocrate : *consensus unus*, etc.

La vie est cependant divisible. Quelques auteurs ont voulu voir dans la divisibilité de la vie une objection au Vitalisme. Ainsi, Vulpian cite les expériences de Trembley sur les polypes d'eau douce, et il ajoute : « Pour nous, dire que le principe vital est divisible, c'est dire qu'il n'existe pas ».

La conclusion ne me paraît pas rigoureuse. Chaque individu vivant est un ; mais la vie peut se multiplier, et les êtres nouveaux auxquels elle donne naissance constituent toujours des individus.

Dans un organisme vivant très-compliqué, dans l'homme même, toutes les parties sont vivantes : les cellules prises en elles-mêmes sont vivantes ; les granulations moléculaires sont vivantes et peuvent vivre indépendamment. Mais la possibilité de l'existence indépendante de ces parties n'empêche nullement l'unité du tout. Dans l'être vivant, ces existences isolées ne sont plus indépendantes, elles sont absorbées dans la grande unité de l'ensemble.

Prenez des granulations moléculaires isolées ; elles vivront chacune d'une vie indépendante. Faites-en des cellules ; les conditions de la vie sont changées : chaque granulation ne vit plus à part ; c'est cet assemblage que vous appelez cellule qui vit et qui a son unité vitale. Détruisez cette unité, et vous voyez disparaître cette vie cellulaire en même temps que reparaissent les vies individuelles des nouvelles unités élémentaires, les granulations moléculaires.

Quand l'homme meurt, ses éléments recouvrent leur indépendance ; l'unité de l'homme est que la vie de l'homme n'existe plus, et le cadavre se putréfie, c'est-à-dire que les éléments constituants se mettent à vivre à leur manière et en toute indépendance ; car la putréfaction, comme les fermentations, n'est que la vie indépendante des organismes élémentaires.

Vous le voyez, la formule de Virchow : L'homme est une somme d'unités vitales, est fausse si on la prend dans son sens absolu. La vie est une ; dès qu'elle n'est plus une, elle n'existe plus. Mais cela n'empêche pas qu'elle puisse se diviser. Seulement, dès qu'elle se divise, elle se multiplie par là même. Il y a toujours autant de vies qu'il y a d'unités. Après la division du tout, ce sont les parties qui ont pris naissance qui vivent parce qu'elles sont unes.

Il n'y a donc, dans les découvertes modernes sur la vie des éléments des tissus, aucun principe contradictoire à la doctrine de l'unité de la vie.

Vulpian a encore objecté les faits de greffe animale : la queue d'un rat, insérée par P. Bert sous la peau d'un autre rat, s'y greffe et y vit. Je ne vois là au contraire qu'une preuve nouvelle de ce grand fait, à savoir : que les vies individuelles des tissus du premier rat sont absorbées dans la grande unité vitale qui domine tout l'organisme du second, et dès-lors ces tissus font partie intégrante de l'animal sur lequel on les a greffés.

Il en est de même des expériences dans lesquelles Ollier montre le périoste faisant de l'os quand il est inséré dans du tissu cellulaire sous-cutané. Je ne vois rien, dans tous ces faits-là, de contradictoire à l'unité de la vie ; au contraire.

L'unité, l'individualité, voilà donc un grand caractère que présentent les êtres vivants et qui n'est à aucun degré dans la matière brute. Et notez que cette unité apparaît dès le début même de l'existence, dès l'ovule, c'est-à-dire avant que le système nerveux, que l'appareil circulatoire, se soient développés. C'est donc une propriété inhérente à la vie elle-même et non à tel ou tel organe ou tissu.

En second lieu, l'unité vivante, l'individu, a une évolution ; il a un commencement, un développement, une décroissance et une fin ; il naît et il meurt.

C'est là un caractère complétement étranger à la nature inorganisée. Un cristal, maintenu dans des conditions données, se conservera ou s'accroîtra éternellement, s'il est dans d'autres conditions ; rien ne rappellera chez lui, même de loin, cette évolution si remarquable de la vie, qui commence à la naissance et finit à la mort.

Et cet individu vivant possède encore la singulière propriété d'engendrer d'autres individus vivants. Sans s'amoindrir elle-même, la vie se multiplie. Où trouverez-vous, dans les transformations de mouvements physiques, quelque chose qui ressemble à la génération?

En réponse à Descartes, qui assimilait les animaux à des machines, Fontenelle faisait remarquer qu'en mettant ensemble une machine chien et une machine chienne, il en naissait une autre petite machine ; tandis qu'en mettant deux montres à côté l'une de l'autre on ne les avait jamais vues se multiplier. C'est peut-être plus spirituel que profond ; mais il n'en est pas moins vrai que rien dans le monde minéral ne peut être raisonnablement comparé à la génération, fût-ce même la cristallisation.

Remarquez surtout l'individualité se maintenant, se continuant dans le grand acte de la génération par l'hérédité : cette empreinte héréditaire, qui, obscure mais déjà présente dans l'ovule, se développe et le dirige dans une voie donnée, et qui fait reproduire à un individu le type de sa race et trop souvent la maladie de sa famille. C'est là un caractère qui achève de personnifier l'individu vivant en le prolongeant, pour ainsi dire, à travers le temps.

L'être vivant est donc une unité à part, qui se distingue de toutes les autres unités vivantes et qui ne se noie pas, comme la matière brute, dans le monde inorganique, qui n'a d'unité que quand on prend l'univers dans son ensemble. Deux blocs de bois ne diffèrent souvent pas plus que deux morceaux d'un même bloc de bois, tandis que deux êtres vivants diffèrent du tout au tout, ou tout au moins sont absolument distincts l'un de l'autre : ce sont deux individualités.

Ce grand caractère de l'individualité de l'être vivant se complète par la spontanéité de cet être, par la personnalité qu'il imprime à tous ses actes, à tous ses rapports avec le monde extérieur.

Quand une substance extérieure pénètre dans un organisme, jamais elle ne le traverse à la façon d'un filtre insensible ; l'acte est toujours complexe. L'être vivant absorbe, digère, c'est-à-dire qu'il s'assimile peu ou beaucoup; et puis désassimile, c'est-à-dire rejette ce qu'il ne lui faut pas. L'être vivant intervient toujours dans ces transformations de matière qui se passent en lui : il fait acte d'individu.

C'est ainsi que le corps vivant s'accroît par lui-même, intervient dans son développement, tandis que le minéral, le cristal, s'accroît par simple juxtaposition de matières séparées du milieu où il est plongé. Le noyau du cristal n'intervient en rien dans l'addition des nouvelles couches qui se déposent autour de lui. L'intervention active de l'être vivant est au contraire indispensable à son accroissement: il élabore lui-même les matériaux de son développement.

Cette intervention active de la vie se retrouve dans les transformations de mouvement dont l'animal est le siége. L'être vivant s'assimile en quelque sorte les mouvements extérieurs qui lui sont communiqués, il les emmagasine suivant ses besoins ; et puis, à son heure, quand le fonctionnement général l'exige, il dépense telle ou telle quantité de mouvement, sous telle ou telle forme particulière.

C'est ainsi que l'équivalence générale de la matière et de la force physique est conservée dans l'ensemble, mais qu'en même temps il y a une intervention nouvelle et incontestable, celle de la vie.

Je n'insiste pas: il y a là un ensemble de caractères que je n'ai pas le temps de développer, mais qui séparent entièrement les phénomènes vitaux des phénomènes physiques, ou, pour mieux dire, qui ne permettent pas d'expliquer la vie par les seules transformations du mouvement extérieur.

Est-ce à dire qu'il faille attribuer les phénomènes vitaux à la force psychique, à l'âme? On appelle Animisme cette doctrine qui range la vie parmi les manifestations de l'activité de l'âme.

Ce qui me fait, avec l'Ecole de Montpellier, repousser cette doctrine, c'est que je ne trouve pas dans les manifestations vitales les grands caractères essentiels que nous avons assignés aux phénomènes intellectuels et moraux, et particulièrement l'intelligence et la liberté.

On tombe dans un ontologisme regrettable et contraire aux faits, quand on admet dans tous les actes vitaux une appropriation libre et intelligente vers un but toujours heureux. On arrive ainsi à voir dans toutes les maladies une réaction, un effort salutaire qui condamne alors le praticien à l'inaction la plus complète et le fait assister en simple spectateur à la lutte engagée sous ses yeux.

De plus, le principe de la pensée a une existence indépendante de la matière, et il survit au corps, qu'il anime. Le principe de la vie, au contraire, meurt à son heure et ne peut pas être conçu en dehors de l'agrégat matériel, auquel il préside.

En outre, cette divisibilité de la vie, cette vie particulière des éléments séparés de l'ensemble, dont nous avons parlé, sont bien difficilement conciliables avec la notion de l'âme.

Ce qui, à mon sens, a jeté beaucoup de médecins contemporains dans le Matérialisme, c'est précisément cette erreur qui fait attribuer à l'âme toutes les propriétés vitales et qui, par suite, trouve dans les découvertes de la physiologie des objections à la spiritualité de l'âme, alors qu'en réalité le principe de la vie est seul mis en cause par les observations des médecins.

Je crois donc qu'il faut séparer dans l'homme le principe de la vie et le principe de la pensée : la vie étant commune à tout le règne animal et à tout le règne végétal, étant par conséquent susceptible de degrés en nombre presque infini; l'âme étant au contraire propre à l'homme, et à l'homme seul, dont elle fait par là même un être complétement à part, qui sera toujours séparé par un abîme infranchissable de tout le reste de la création, quels que soient les rapports que présentent son corps et sa vie avec les autres corps et les autres vies.

Je crois inutile d'insister davantage sur ce point, parce que, si l'Animisme est très-répandu parmi les philosophes spiritualistes, il est très-rare chez les médecins d'aujourd'hui.

On voit donc que, pour avoir une idée complète de la constitution de l'homme, il faut admettre en lui trois ordres de phénomènes irréductibles les uns aux autres : les phénomènes physiques, les phénomènes psychiques et les phénomènes vitaux.

Or, à tout phénomène distinct il faut une cause distincte. Il faut donc admettre trois ordres de forces distinctes : la force psychique, qui est l'âme ; la force physique, qui est le mouvement, et la force vitale.

Peut-on maintenant pénétrer plus avant dans cette analyse et préciser quelque chose sur la nature même de ces forces ?

Pour la force psychique et pour la force physique, on le peut. On peut dire que la première est spirituelle, immortelle, qu'elle existe indépendamment de la matière, etc. : c'est l'objet de la psychologie. On peut dire que la deuxième n'est que le mouvement, n'existe pas en dehors de la matière: c'est l'objet de la physique.

Quant à la force vitale, il est impossible et parfaitement inutile de rien dire sur sa nature essentielle. Le fait important, indispensable pour le médecin, c'est d'admettre son existence, ses caractères d'unité, d'individualité, qui la distinguent de tout ce qui n'est pas elle. Mais là s'arrêtent les données expérimentales; là s'arrête la notion utile au médecin.

L'Ecole de Montpellier, à l'exemple de Barthez, ne va pas plus loin.

Le principe vital de l'homme, dit Barthez, doit être conçu par des idées distinctes de celles qu'on a des attributs du corps et de l'âme. Voilà tout. Mais ensuite il prouve qu'il n'est pas d'opinion sur la nature du principe vital dont la contraire puisse être démontrée fausse; il conclut à la nécessité de laisser la question indécise.

Ainsi, ne vous y laissez pas tromper, ne tombez pas dans l'erreur de ceux qui attaquent notre Vitalisme sans le connaître, de ceux qui, comme Piorry à la tribune académique, mettent le principe vital de Barthez à côté du magnétisme et des esprits frappeurs, parmi les manifestations successives et toujours semblables du même besoin du merveilleux.

Ne mettez pas derrière ces mots : principe vital, force vitale, un sens ontologique que personne ici ne veut leur donner. Le seul grand principe que l'on veut sauver, c'est que la vie est une, que la vie présente des caractères qui empêchent de confondre ses manifestations avec les transformations ordinaires du mouvement extérieur. Il y a donc quelque chose de plus dans l'animal vivant que dans son cadavre rendu à l'univers minéral ; c'est ce quelque chose, cet *x* que l'on désigne sous les noms de vie, de principe vital, de force vitale.

Et ne croyez pas que, réduite à ces proportions, la doctrine vitaliste de Montpellier soit inutile et inféconde. Pour en juger, il n'y a qu'à voir la notion corrélative de la maladie dans ce système.

Qu'est-ce donc que la Maladie ? Grave question que je ne puis qu'effleurer, à cause des développements que j'ai donnés à l'étude de la vie, mais qui sera en même temps facilitée par cette étude même.

Dans la doctrine de l'unité des forces, quand on ne veut voir dans la vie qu'un phénomène physique ordinaire, on ne peut concevoir dans la maladie que deux éléments : le symptôme et la lésion. Il est impossible d'aller plus loin.

Si dans l'homme vivant il n'y a pas autre chose que de la matière et du mouvement, la maladie ne peut pas être autre chose qu'une lésion de cette matière ou une altération de ce mouvement. Si un cristal est malade, il ne peut l'être que par altération de sa texture ou par modification de sa chaleur, de ses propriétés physiques.

Il est donc impossible, dans cette doctrine, d'aller, dans l'analyse de la maladie, au-delà du symptôme et de la lésion. Ai-je besoin de réfuter longuement une vue aussi étroite et aussi peu clinique ?

Vous connaissez tous la fièvre intermittente, si commune dans nos pays. Entre deux accès, la santé peut revenir en apparence complète : il n'y a aucun trouble, ni de structure, ni de fonction ; le malade mange bien, et la rate peut avoir repris son volume normal. Il y a cependant quelque chose de modifié chez ce sujet, quelque chose d'anormal, puisque le lendemain, à la même heure que l'avant-veille, sans provocation nouvelle et sans cause extérieure, un nouvel accès se produira, pareil au précédent. Si toute la maladie était dans le symptôme ou dans la lésion, vous ne devriez traiter que l'accès lui-même, réchauffer le malade quand il a froid, etc. Mais vous n'auriez pas à vous préoccuper de la lésion vitale profonde qui est cause de tout ; vous n'avez pas à prévenir le retour des accès, et vous devez laisser mourir votre malade, que sauverait un peu de sulfate de quinine.

Vous rencontrerez plus tard, dans votre clientèle, de ces malades qui ont eu successivement ce que, dans l'École organicienne, on appellerait plusieurs maladies. Ils ont eu de l'asthme à une époque, des migraines à une autre, de la gastralgie plus tard, etc. Considérez chacun de ces actes morbides comme une maladie à part ; traitez-la le plus rationnellement du monde, et vous serez surpris de ne pas voir guérir votre malade. Vous supprimerez peut-être la manifestation actuelle, mais vous en verrez bientôt apparaître une autre souvent plus dangereuse que la première.

Mais dépassez cet appareil phénoménal et symptomatique, et derrière toutes ces manifestations variées vous trouverez le plus souvent une cause unique, constante, une lésion vitale que nous appelons une diathèse, et qui sera la scrofule, la syphilis, etc. Traitez cette syphilis, et votre malade guérira.

Vous le voyez, Messieurs, et la clinique vous le démontre tous les jours, il est faux et dangereux de s'arrêter, dans l'analyse de la maladie, au symptôme et à la lésion. En considérant la maladie sous ce point de vue incomplet, vous méconnaissez son caractère dominant et essentiel : l'unité.

Il y a une unité saisissante, une individualité incontestable dans la maladie, ou, pour mieux dire, dans l'homme malade. Car, je le répète, la maladie n'est pas un être à part greffé sur l'organisme passif. Mais l'homme malade est un et individuel comme l'homme sain, et cette unité se retrouve toujours derrière cette multiplicité ondoyante des symptômes et des lésions.

Le chancre, les taches sur la peau, les plaques muqueuses, les exostoses, sont des phénomènes impossibles à rattacher entre eux, si vous ne voyez dans la maladie que le symptôme ou la lésion. Pour y voir l'unité étiologique, qui entraîne l'unité et l'efficacité thérapeutique, il faut voir cette lésion vitale profonde que l'on appelle la syphilis.

Trouvât-on, un jour, une altération constante du sang, par exemple, derrière toutes les manifestations diathésiques, cette lésion particulière d'un tissu ou d'un organe n'expliquerait pas cette imprégnation de tout l'organisme par la maladie, qui fait de la diathèse un véritable tempérament morbide.

La vie peut seule, avec son unité propre, donner la clef de l'unité puissante qui se trouve au fond de toutes les maladies, qu'elles soient aiguës ou chroniques.

Si l'Organicisme méconnaît l'unité véritable qui fait le fond de la maladie, il est, d'un autre côté, incapable de distinguer des manifestations diverses qu'il est dangereux de confondre. Si la lésion fait la maladie, l'adénite sera une maladie. Or, Messieurs, ne voyez-vous pas tout de suite l'immense danger clinique qu'il y a à confondre une adénite scrofuleuse ou une adénite qui a succédé à une simple écorchure? Vous ne pouvez cependant distinguer ces choses disparates et à indications si différentes qu'en dépassant le symptôme et la lésion, pour atteindre la cause profonde et intime de ces manifestations.

Rappelez-vous toujours ce principe au lit du malade : quand vous aurez soigneusement analysé tous les symptômes présentés par un malade, quand vous aurez employé tous les moyens d'exploration physique connus, et que vous aurez ainsi déterminé la lésion, votre diagnostic ne sera pas encore complet; il faut de plus chercher la maladie qui tient tout cela sous sa dépendance. Vous ne pourrez poser vos indications qu'après ce dernier temps de votre étude diagnostique.

Je ne saurais trop vous le répéter : la maladie n'est ni le symptôme ni la lésion. Pour comprendre la maladie, comme pour comprendre la vie, il faut admettre que les phénomènes vitaux diffèrent des phénomènes physiques, qu'il y a dans l'organisme vivant une force spéciale, une force individuelle, et que l'essence même de la maladie est dans l'altération de cette force vitale.

Cette doctrine de la vie et de la maladie entraîne naturellement une doctrine thérapeutique correspondante.

L'hypothèse de la corrélation des forces étendue à la vie et à la maladie conduit à une thérapeutique étroite : la thérapeutique du symptôme et de la lésion. Dans cette doctrine, il est impossible de comprendre le traitement de la maladie ni le traitement des éléments, qui sont des altérations simples de la vie. On ne peut tirer ses indications que du symptôme ou de la lésion, et c'est là une source d'indications insuffisantes et trompeuses.

Le même symptôme doit être traité dans un cas, respecté dans l'autre, provoqué dans un troisième. S'il doit être traité, tantôt ce sera d'une manière, tantôt d'une autre. Il est impossible de baser une thérapeutique rationnelle sur la considération seule du symptôme ou de la lésion.

Aussi arrive-t-il que trop souvent les médecins qui exagèrent l'importance de la lésion, et qui sont conséquents avec eux-mêmes, tombent dans le plus désastreux scepticisme thérapeutique. Que faire devant une sclérose? disent-ils. On ne peut pas enlever le tissu conjonctif et remettre du tissu actif à sa place. C'est vrai dans beaucoup de cas; mais, Dieu merci! pas dans tous. Vous verrez l'iodure de potassium produire des résolutions de tissu étonnantes, à la seule condition que le tissu anomal ait une origine spéciale, soit d'une nature spécifique.

La nature de la maladie, voilà un élément capital de la science des indications qui échappe absolument au médecin qui n'est pas vitaliste.

La doctrine que nous combattons conduit encore au découragement thérapeutique par une autre voie. Si tous les phénomènes vitaux sont des transformations de mouvement, comme la chaleur et la lumière, toute la vie doit être mathématique, réglée suivant des lois fixes. L'action des médicaments doit aussi être mathématique; on doit pouvoir la mesurer, la doser d'avance, et faire ainsi du problème clinique une simple résolution d'équation. De là ces vues utopiques de certains médecins qui prévoyaient l'époque où, mesurant la fièvre avec le thermomètre, on graduerait mathématiquement, suivant le degré observé, la dose de quinine ou de digitale qu'il faut employer.

Quand on est imbu de ces idées-là et qu'on entre ensuite dans une salle d'hôpital, on n'a que deux partis à prendre: ou bien on ferme les yeux sur les faits, on garde ses idées théoriques, et on laisse mourir ses malades quand on ne les tue pas; ou bien on observe les faits, on constate avec douleur que les choses ne se passent pas comme on l'avait prévu, et on tombe dans le scepticisme thérapeutique. A chaque lit, on pose soigneusement le diagnostic local, et puis on passe au lit suivant, en laissant au teneur de cahier le soin de satisfaire aux réclamations du malade par un looch blanc ou un julep laudanisé.

De plus, si la vie est réductible aux phénomènes physiques, l'effet thérapeutique s'expliquera toujours par une action physique ou chimique. De là, la doctrine des médecins qui, en prescrivant le fer aux chlorotiques, veulent remplacer le fer qui manque aux globules sanguins; qui, en prescrivant l'eau de Vichy à un calculeux, ont la prétention de dissoudre sa pierre comme dans un verre; qui, en prescrivant les bains froids dans la fièvre, pensent soustraire physiquement la chaleur en excès. Grossières erreurs cliniques qui peuvent conduire un esprit conséquent à préconiser le tamponnement du rectum contre le choléra.

Tous les grands médecins se sont élevés, dans toutes les Ecoles, contre cette prétention ridicule et dangereuse d'assimiler le corps humain à une cornue. Et il faut lire les discours de Trousseau à l'Académie de Médecine contre ceux qu'il appelle les chimiâtres.

C'est qu'en effet toute autre est l'action des médicaments, et pour la comprendre il faut admettre les principes que je vous ai indiqués. La vie, la spontanéité de la vie, interviennent toujours dans les actions extérieures; le corps humain n'est jamais purement passif. De même qu'une cause morbifique n'agit pas à la façon d'un boulet ou d'un coup de sabre, mais agit seulement en impressionnant la vie et en provoquant l'être vivant à réaliser une maladie donnée, de même le médicament s'adresse à la vie et la sollicite dans une direction donnée, salutaire. Mais il faut toujours que la vie consente; c'est dans la vie qu'est toujours l'activité, le principe de l'action, de l'action thérapeutique comme de l'action pathologique et de l'action physiologique.

Comprenez-vous maintenant, Messieurs, comment une doctrine, une saine doctrine, est nécessaire même au praticien?

Je m'arrête.

Il n'était pas dans mon intention de vous développer toute la doctrine de l'Ecole de Montpellier: il faudrait à cela plusieurs leçons, et je sortirais du programme que je me suis imposé. Je voulais seulement attirer fortement votre attention sur cette grande doctrine et en inscrire la devise en tête de mon enseignement.

Et vous, de votre côté, Messieurs, réfléchissez à cette doctrine; ne la repoussez pas sans l'entendre et surtout sans la voir à l'œuvre. Pensez-y à l'hôpital ; c'est là qu'on fait la meilleure pathologie générale. Mettez-la au contact des faits : c'est là le critérium. Et si vous sortez convaincus de sa vérité scientifique et de son utilité clinique, alors proclamez-la hautement, confessez-la publiquement.

Le moment est plus opportun que jamais, Messieurs, pour défendre notre chère et vieille Ecole de Montpellier. Il faut que ses élèves forment autour d'elle comme une garde d'honneur. Ce sont ses doctrines qui ont fait sa gloire ; rappelez-vous que ce n'est pas en les abandonnant aujourd'hui, pour obéir plus ou moins servilement à la mode et au préjugé, que Montpellier se sauvera. Loin de là : c'est en tenant haut son drapeau, en maintenant fièrement cette individualité doctrinale qui lui fait des ennemis, c'est en restant elle-même, malgré et contre tous, que notre École vivra et s'imposera.

Méfiez-vous surtout, Messieurs, de ceux qui calomnient nos doctrines sans les connaître, qui les représentent comme ennemies du progrès et inconciliables avec la science contemporaine. Le Vitalisme montpelliérain bien compris accepte tout ce qui est bon, encourage tout ce qui est grand, vivifie tout ce qui est vrai. On peut être de son siècle et de l'École de Montpellier.

Dans la suite même de ces leçons, consacrées à l'étude des Maladies du Système nerveux, j'espère, si vous voulez bien, par votre bienveillance et votre assiduité, venir en aide à ma bonne volonté, pouvoir vous montrer que toutes les grandes découvertes de la médecine contemporaine peuvent encore être acceptées et enseignées par un vitaliste de Montpellier.

II

De la Méthode et des Classifications en Pathologie interne.

Messieurs, dans la première leçon du cours de l'année dernière, je vous ai exposé sommairement les grands traits, les principes fondamentaux de la doctrine médicale qui devait présider à tout mon enseignement ultérieur. Seulement, obligé de ne consacrer qu'une leçon à cet important sujet, j'ai dû me borner à des propositions tout à fait générales, sans entrer dans aucune application.

J'ai bien essayé de vous montrer la portée clinique, la valeur pratique de ces principes; mais je n'ai pu le faire qu'en passant. Et je crains que quelques-uns trouvent abstraite et un peu théorique une doctrine que je crois au contraire essentiellement utile au lit même du malade.

Je voudrais donc aujourd'hui creuser un peu le sujet, le développer, ou, pour mieux dire, l'appliquer; mettre ces principes en œuvre devant vous. Pour cela, nous choisirons une question capitale pour l'objet même de ce cours : nous chercherons ensemble à déterminer, à la lumière de cette doctrine, quelle est la *méthode* que l'on doit suivre dans l'enseignement de la Pathologie interne, quelles sont les *classifications* que l'on doit adopter.

De la méthode et des classifications en Pathologie interne, tel est donc le sujet dont nous allons causer, si vous le voulez bien, dans cette première leçon.

Ce sujet m'était imposé pour plusieurs raisons.

D'abord, il est naturel de commencer l'étude d'une science par l'exposé de la méthode à suivre dans l'enseignement de cette science ; et, l'année dernière déjà, j'aurais dû l'aborder devant vous si je n'avais pas cru d'un intérêt majeur de vous résumer les principes, plus généraux encore, du Vitalisme montpelliérain.

D'autre part, le développement même de cette question nous permettra de bien préciser les termes de notre programme, de vous en faire mieux comprendre l'économie ; nous pourrons bien déterminer ce que nous avons déjà fait dans l'étude des Maladies du Système nerveux et ce qui nous reste à faire pour la compléter.

Enfin (et c'est peut-être là le motif le plus puissant), nous ne professons pas complétement sur ce sujet les idées qui ont cours aujourd'hui dans la plupart de vos livres classiques. La diversité des doctrines et du point de départ entraîne la diversité des applications et des méthodes.

Récemment encore, un homme éminent à bien des titres, qui avait déjà dans l'enseignement écrit de la pathologie interne une place considérable, a pris solennellement possession d'une chaire qui le met à la tête de cet enseignement oral. M. Jaccoud, avec le talent d'exposition que vous connaissez et dont il a le secret, a magistralement développé, dans sa leçon d'ouverture, la méthode et les classifications qu'il adopte en pathologie interne.

Cet exposé, qui aurait rendu le mien inutile si nous avions dû arriver aux mêmes conclusions, le rend au contraire plus nécessaire puisque je crois devoir, sur un certain nombre de points, m'écarter de l'opinion de l'éminent Professeur de Paris. C'est certainement téméraire à moi de m'attaquer à un maître de cette taille et de cette popularité ; mais j'espère que les principes sauveront l'exposition, et que l'intention vous rendra plus indulgents pour l'exécution.

D'après M. Jaccoud, la question de la méthode et des classifications en pathologie interne serait assez simple et facile à décider. Il y a deux manières de résoudre le problème : la manière ancienne et la manière moderne ou plutôt contemporaine. Or, entre les deux l'hésitation n'est plus possible. L'ancienne méthode a vécu ; tout le monde est rallié à la seconde. L'accord est parfait et touchant. « La classification nouvelle, dit-il, a rapidement usurpé, et sans réserve, la place de sa devancière, qui avait pourtant régné sans partage pendant de longues séries d'années ; la déchéance de la première est totale, l'avénement de la seconde est universel, de telle sorte qu'à vrai dire et par une exception unique, les deux méthodes se sont succédé ayant à peine eu le temps d'être rivales. »

Le jugement est sommaire ; il paraît définitif. Il n'y a donc qu'une méthode et qu'une classification en pathologie, c'est celle que M. Jaccoud adopte et développe dans son livre, que vous avez tous entre les mains. L'accord est unanime sur ce point.

Je vous l'avouerai tout de suite : je vais produire une petite note discordante dans ce concert. Je ne puis pas accepter toutes les idées de M. Jaccoud. Du reste, le professeur lui-même a fait, dans la péroraison de son discours, un trop chaleureux appel au libre examen de ses auditeurs pour me refuser l'humble droit de critiquer quelques-unes de ses idées.

Ne croyez pas cependant que je veuille vous ramener au moyen âge. Je ne brûle pas les livres de Galien, comme Paracelse ; mais je ne veux pas non plus vous ramener au culte servile de la parole du Maître. Rassurez-vous.

Seulement je voudrais que quand on juge les classifications des anciens, on se reportât exactement à l'état des connaissances à leur époque. Il ne faut pas les apprécier avec notre esprit et notre science d'aujourd'hui. M. Jaccoud a soin de bien faire cette recommandation à ceux qui voudraient apprécier l'œuvre des grands cliniciens du commencement du siècle. Pourquoi ne donne-t-il pas l'exemple quand il juge les anciens? Je crois que s'il l'avait fait il eût été moins sévère.

Croyez-vous que plus tard on ne trouvera pas à redire à nos classifications actuelles? On aura cependant tort si on nous reproche ce que, dans l'état actuel de nos connaissances, nous ne pouvons pas éviter.

De même, M. Jaccoud a tort quand il reproche, par exemple, aux anciens d'étudier comme maladies de simples symptômes : les pétéchies, le ptyalisme et l'épiphora. Nous ne décrivons plus l'hémoptysie comme une maladie, c'est vrai; mais nous décrivons toujours l'hémorrhagie cérébrale comme une maladie : est-ce mieux?

Nous trouvons ensuite dans le discours de M. Jaccoud un autre reproche qui nous paraît encore plus immérité. Chez les anciens, dit-il, « dans l'ordre des douleurs, on se heurte à un bizarre assemblage où l'on trouve pêle-mêle le tic douloureux de la face, le mal de dents et la goutte ». — La goutte confondue avec le mal de dents, ou seulement mise à côté du mal de dents par les anciens ! par les anciens, qui avaient une notion si nette de la diathèse, de la maladie goutteuse; qui la comprenaient mieux que nos localisateurs actuels! Franchement, dire que les contemporains et les successeurs de Sydenham ont confondu la goutte dans la classe des douleurs banales, avec le mal de dents, est une assertion bien étrange. Et je n'exagère pas en mettant Sydenham parmi les anciens; car pour M. Jaccoud, à ce point de vue l'antiquité va jusqu'en 1820.

Est-ce que les auteurs contemporains qui se basent uniquement sur la localisation anatomique ne devraient pas logiquement rapprocher et ne rapprochent pas souvent en effet la goutte des autres arthrites? Ne forment-ils pas ainsi un assemblage plus hétérogène, plus anticlinique?

Mais les anciens ont fait pis que cela, ajoute M. Jaccoud. Non-seulement ils rapprochent des choses tout à fait disparates, mais ils éloignent, ils dissocient de vive force des choses logiquement voisines. Voulez-vous, par exemple, étudier la pathologie des poumons : vous en trouverez un fragment dans les inflammations ou dans les fièvres, suivant le nosologiste; puis vous irez en chercher une autre partie dans les hydropisies; après quoi vous devrez vous adresser aux produits morbides accidentels; ce qui ne vous exemptera pas, si vous voulez être complets, de faire une petite visite aux flux et aux convulsions.

Le reproche est grave, vous le voyez, et présenté d'une manière piquante. J'y répondrai en faisant remarquer d'abord que M. Jaccoud fait ainsi le procès au livre de Grisolle plus qu'au livre de Frank : Grisolle classe par genres de lésion, tandis que Frank classe par organes. Et cependant Grisolle est un moderne ; ou bien il faut dire tout de suite que les temps anciens finissent à l'avénement du nouveau Professeur de pathologie.

Mais j'accorde du reste que les anciens dissocient à tort les maladies d'un même organe, que les maladies du poumon sont quelquefois éparpillées. Est-ce que les modernes ne dissocient pas les maladies de même nature? Si l'on suit la classification anatomique à la lettre, les diverses manifestations de la syphilis ou du rhumatisme ne seront-elles pas éparpillées dans les divers chapitres du livre ? Quelle est, des deux, la disjonction la plus préjudiciable, la plus anticlinique ? C'est ce que nous examinerons tout à l'heure.

Pour le moment, tout ce que je voulais faire remarquer, c'est que la critique de M. Jaccoud vis-à-vis des méthodes et des classifications anciennes est injuste à force de sévérité. Passons maintenant à l'exposé de la méthode et des classifications du Professeur de Paris, et voyons si elles sont aussi parfaites qu'il le dit, et si elles ne sont pas, elles aussi, passibles d'objections graves.

Voici, d'après M. Jaccoud lui-même, les principes de la classification anatomique qu'il adopte, et qui est, dit-il, aujourd'hui universellement acceptée.

« A l'inverse de son aînée, elle prend pour base de classement et d'étude le siége organique des maladies, et présente dans autant de classes distinctes les maladies des grands appareils. Les divisions secondes sont encore fournies par le siége : la classe des maladies de l'appareil respiratoire, par exemple, est décomposée en ordres consacrés aux maladies du larynx, des bronches, des poumons, de la plèvre, etc. Les divisions tertiaires sont empruntées aux éléments morbides communs, et dans chaque ordre d'organe sont successivement étudiées la congestion, l'inflammation, l'hémorrhagie, l'hydropisie, etc. Aux maladies à siége organique constant et univoque, qui méritent le nom de maladies localisées, la classification oppose, sous le chef de maladies généralisées, celles qui présentent des localisations multiples et diffuses; et les divisions secondes de ce vaste groupe, je les demande — pardon, je veux dire elle les demande — à l'étiologie, qui lui montre bientôt trois ordres distincts, savoir : les maladies infectieuses, les maladies par altération constitutionnelle de la nutrition, et les intoxications. »

On ne pouvait pas mieux exposer en quelques lignes la méthode et la classification préconisées par M. Jaccoud. Vous connaissez du reste bien l'une et l'autre : vous les avez tous vues mises en œuvre dans son grand *Traité de pathologie*.

Eh bien ! cette méthode et cette classification ne me paraissent pas à l'abri de tout reproche. Pour vous le prouver, nous les examinerons successivement, si vous le voulez bien, dans leur *principe* et dans leur *application*.

Le *principe* est le suivant : ce qui prime tout dans une maladie, ce qui la caractérise avant tout, c'est son siége anatomique. Les anciens s'occupaient beaucoup de la nature des maladies : c'était une erreur ; il faut s'occuper du siége. M. Jaccoud le dit expressément : « En pathologie comme en clinique, ce qui crée des analogies, ce qui établit les dissemblances, c'est la question de siége et non la question de nature. Il y aura toujours plus de rapport entre deux maladies d'un même organe, quelque disparates que soient en elles-mêmes ces maladies, qu'entre deux maladies semblables de nature, mais siégeant dans deux organes différents. »

Voilà une proposition à laquelle il m'est absolument impossible de souscrire. Je ne puis pas admettre qu'il y ait plus d'intérêt clinique à rapprocher l'adénite syphilitique de l'adénite par écorchure du pied, qu'à rapprocher cette même adénite des taches sur la peau et des autres manifestations syphilitiques. Et cependant toutes les adénites ont même siége, quelle que soit leur nature, et toutes les manifestations syphilitiques ont des siéges bien variés, quoique de même nature.

En présence d'une congestion pulmonaire, vous serait-il indifférent de savoir si elle est d'origine paludéenne ? Il est fort utile de diagnostiquer l'état du poumon, mais il l'est encore plus de prescrire le sulfate de quinine, s'il y a lieu. C'est donc la considération de nature qui prime la considération du siége.

Avec les principes de M. Jaccoud, bien plus qu'avec la méthode ancienne, on s'expose à réunir ce qui doit être séparé et à séparer ce qui doit être réuni, puisqu'en poussant les choses à leur conséquence logique on éparpillera le rhumatisme pour rapprocher les arthrites.

Croyez-vous qu'une bonne histoire clinique de la tuberculose, de la diathèse tuberculeuse, sera possible s'il vous faut chercher la tuberculose pulmonaire d'un côté, la méningite tuberculeuse de l'autre, et les tubercules du péritoine ailleurs ? Et l'histoire si complexe et si bizarre des diathèses modifiant leurs manifestations aux divers âges d'un individu ou dans les différentes générations d'une famille, se manifestant, ici par une névrose, là par une inflammation, etc. : où la trouverez-vous, si la considération de siége prime tout ?

Et cependant ce sont là des notions cliniques indispensables que le professeur de pathologie interne doit inculquer à ses élèves.

Vous le voyez, Messieurs, le principe de la méthode de M. Jaccoud me paraît si absolument contraire à la vérité que je crois pouvoir en renverser complétement les termes et vous en donner le contre-pied exact comme l'expression de mon opinion : « En pathologie comme en clinique, dirons-nous, ce qui crée les analogies, ce qui établit les dissemblances, c'est la question de nature et non pas la question de siége. Il y aura toujours plus de rapport entre deux maladies de même nature, quelque disparate que soit leur siége, qu'entre deux maladies siégeant dans le même organe, mais de nature différente. » Voilà, je crois, la proposition véritablement clinique.

Si nous passons aux *applications* de la méthode de M. Jaccoud, nous trouverons également des objections à formuler. Parcourez dans son ensemble la table de son *Traité de pathologie interne*, et vous serez immédiatement frappés des imperfections choquantes de la classification adoptée par l'auteur.

D'abord, dans une bonne classification, les différentes classes doivent être bien séparées les unes des autres, et l'on ne doit pas être exposé à retrouver la même espèce dans des classes différentes. Or, M. Jaccoud n'obéit pas du tout à cette règle quand il oppose les maladies générales aux maladies locales, car les maladies locales se retrouvent dans les maladies générales. Il n'y a pas opposition entre les maladies générales et les maladies locales : les dernières sont des parties des premières, et ne devraient pas, par suite, former de classes distinctes.

Ainsi, par exemple, la pneumonie caséeuse est dans une classe, et puis la scrofule, bien loin de là, dans une autre classe. Il semble dès-lors que ce sont là deux maladies bien distinctes, bien différentes. Or, rien n'est moins vrai : la pneumonie caséeuse est une des localisations, une des manifestations de la scrofule.

Voilà, ce me semble, un vice capital de méthode qui n'aurait pas dû échapper à M. Jaccoud, lui qui reprochait aux anciens de n'avoir pas une base univoque de classification.

M. Jaccoud n'a pas osé pousser son principe dans toutes ses conséquences logiques, autrement il n'avait qu'une ressource : c'était de nier les maladies générales. Il n'a pas pu le faire ; il l'a essayé cependant, car il en a supprimé le plus possible.

La syphilis n'a pas la moindre place dans son livre. On me répondra peut-être que c'est là de la pathologie externe : dans une certaine limite cependant. Mais la tuberculose, la diathèse tuberculeuse et la diathèse cancéreuse, voilà bien de la pathologie médicale? Eh bien! l'histoire de ces maladies n'est pas dans le *Traité* de M. Jaccoud. Il faut, pour se faire une idée du cancer, chercher le cancer du poumon d'un côté, celui de la plèvre un peu plus loin, celui de l'estomac beaucoup plus loin, etc., etc. Et de même pour la phthisie tuberculeuse, la méningite tuberculeuse......., qui sont séparées par de longs intervalles. Comprenez-vous que quand on est obligé, par sa méthode, à disjoindre ainsi des questions aussi importantes, on puisse se moquer des anciens, qui forçaient le lecteur à courir d'un chapitre à l'autre pour constituer l'histoire des maladies pulmonaires?

Quand il ne veut pas éparpiller ainsi l'histoire d'une maladie générale, M. Jaccoud la violente et la fait entrer de force dans une de ses classes de maladie locale. C'est ainsi que nous trouvons le rhumatisme et la goutte dans les maladies de l'appareil locomoteur.

Franchement, je le demande ici à tous ceux qui ont fait déjà un peu de clinique, est-ce une idée vraie, une idée acceptable que de considérer le rhumatisme et la goutte comme des maladies locales, comme des maladies de l'appareil locomoteur? Comment comprendrez-vous l'endocardite rhumatismale, la goutte viscérale, tous les traits qui font l'essence même de ces maladies? Ou vous ne les admettrez pas, et vous serez en contradiction avec les faits; ou vous les admettrez, et vous serez inconséquents avec votre méthode et votre classification.

Était-ce bien encore le cas d'accuser les anciens de mettre la goutte à côté du mal de dents, pour en arriver à la mettre dans les maladies de l'appareil locomoteur? L'un ne voit dans cette grande diathèse que la douleur, l'autre n'y voit que la localisation articulaire. Une opinion n'est guère plus vraie que l'autre.

Vous voyez, Messieurs, que la méthode et les classifications de M. Jaccoud ne sont inattaquables ni dans leur principe ni dans leur application. Elles sont passibles de nombreuses objections, et assez souvent des objections mêmes que le Professeur de Paris a adressées aux méthodes anciennes.

Est-ce à dire que cette étude des maladies par appareils n'ait pas ses avantages? Certes, non. Cette méthode a de grands avantages, que M. Jaccoud a du reste compris et exposés; s'il ne lui avait assigné que cette qualité, nous n'aurions eu qu'à l'approuver entièrement. C'est l'exagération et la généralisation que nous blâmons.

L'immense avantage de cette méthode, c'est de mettre parfaitement en rapport les symptômes et les lésions, c'est de faciliter extrêmement l'étude de la séméiologie et de la physiologie pathologique des organes.

Les symptômes en effet, nous ne faisons aucune difficulté de le reconnaître, tiennent surtout au siége de la maladie beaucoup plus qu'à sa nature. On peut souscrire à ce principe, posé par M. Jaccoud, que : « quelle que soit la nature de la maladie, les symptômes sont toujours contenus dans la sphère des attributions fonctionnelles de l'organe lésé, qu'ils y sont rigoureusement adéquats, et que les dissemblances, issues de la différence de nature, ne portent que sur l'enchaînement et la marche des phénomènes, ou bien sur les éléments morbides communs ». Je ne veux pas même faire des réserves sur le caractère un peu absolu de la proposition, et je l'accepte.

Il est en effet évident que la toux, le râle sous-crépitant d'un côté, les convulsions et les paralysies de l'autre, ont une valeur séméiologique beaucoup plus importante pour le siége que pour la nature de la maladie, quand on prend les phénomènes en eux-mêmes. Pour bien saisir la géographie de la moelle ou du cerveau, pour apprendre à localiser leurs lésions, il faut envisager toutes leurs maladies dans leur ensemble, sans faire actuellement attention à leur nature. C'est du reste ce que nous avons fait dans le cours de l'an dernier.

La méthode et la classification de M. Jaccoud ont donc un avantage réel pour bien faire connaître un côté, un point de la pathologie, le côté séméiologique, le rapport des symptômes aux lésions. Seulement comme, toute la pathologie n'est pas là, comme on n'a pas tout fait quand dans un cas clinique on a établi la correspondance entre les symptômes et les lésions, je crois que la méthode et la classification de M. Jaccoud ne suffisent pas, et qu'il exagère quand il en fait la méthode et la classification générales et définitives en pathologie interne. C'est cette exagération que je combats.

Le but final du médecin, du pathologiste et du clinicien, est toujours de guérir autant que possible, de traiter le malade. Or, pour traiter une maladie, il ne suffit pas d'en connaître le siége anatomique. *Qui sufficit ad cognoscendum sufficit ad curandum :* c'est vrai ; mais il faut connaître à fond, complétement, et la méthode de M. Jaccoud ne permet pas d'arriver à cette connaissance complète de la maladie.

Que pouvons-nous donc, dès à présent, conclure de cette première partie de notre leçon, dans laquelle nous avons plus critiqué qu'édifié ?

Nous ne concluons pour le moment qu'une chose : c'est qu'il y a exagération dans les accusations portées par M. Jaccoud contre les méthodes anciennes, et exagération dans les éloges décernés par M. Jaccoud aux méthodes modernes. Dans la classification nosologique et dans la classification anatomique, il y a du bon : l'une et l'autre peuvent rendre des services ; chacune éclaire un côté de la question ; elles doivent se compléter et non se remplacer.

Voilà l'idée qu'il nous reste maintenant à vous développer, en vous disant comment, d'après les idées montpelliéraines, nous concevons la méthode et les classifications en pathologie interne.

Pour cela, il faut vous rappeler bien exactement la véritable notion de la maladie. Tout découle de là.

Ce qui frappe tout d'abord dans la maladie, c'est ce que nous appelons le symptôme, c'est le dérangement des fonctions physiologiques. C'est là ce qui frappe le malade, ce sur quoi il attire tout d'abord l'attention du médecin ; aussi est-ce la base des classifications du vulgaire et de la science à ses débuts.

Pour tout le public, les douleurs, les convulsions, sont des maladies ; pour bien des médecins encore, la paraplégie en est une autre, et pour presque tous l'épilepsie en est une.

Les symptômes sont en effet un élément de la maladie ; mais ce n'est pas toute la maladie, ce n'est que la manifestation extérieure. Ainsi, dans l'intervalle de deux accès de fièvre, toutes les fonctions physiologiques peuvent s'accomplir très-régulièrement ; entre deux crises de goutte ou deux attaques de rhumatisme, rien ne révèle à l'observateur la maladie, qui existe cependant, qui existe si bien que, si on laisse faire les choses, la fonction pathologique viendra, en son moment, révéler bruyamment que le sujet était bien réellement malade et aurait dû être traité.

En dehors de ces cas où la maladie existe sans symptômes, que de fois vous avez dû voir l'absence de relation qu'il y a entre la gravité des symptômes et la gravité de la maladie. Comme Jaumes l'a très-bien fait remarquer, une phthisie pourra évoluer d'une manière presque latente pendant un certain temps, tandis qu'une simple crise névropathique pourra se produire avec l'appareil le plus dramatique et le plus bruyant.

Vous voyez donc, Messieurs, que si les symptômes sont un élément de la maladie, ils ne sont pas toute la maladie. On aurait tort de définir la maladie : un dérangement des fonctions physiologiques ; il faut chercher ailleurs l'essence de la maladie.

Du reste, pour qu'une fonction soit altérée, il faut que l'organe qui en est le siége soit lui-même altéré. Le trouble de la fonction suppose le trouble de l'organe, et nous trouvons ainsi un nouvel élément de la maladie qui est déjà plus profond que le précédent, mais qui n'est pas encore cependant, quoi qu'on en dise, l'essence même de la maladie.

Quand je dis que tout symptôme fonctionnel suppose une altération de l'organe, je prends le mot altération dans son sens le plus large ; je ne veux pas dire qu'il y ait toujours, nécessairement, ce que nous appelons une lésion anatomique. — Les anciens admettaient les troubles purement fonctionnels, purement dynamiques, et, au moins jusqu'à nouvel ordre, nous n'avons pas le droit de trouver qu'ils aient eu tort.

Ainsi, dans la névralgie, dans la pleurodynie, dans toutes les névroses, il n'y a pas de lésion anatomique connue de l'organe malade. Mais il y a toujours une altération : l'organe n'est évidemment pas dans son état normal, puisqu'il ne fonctionne pas normalement ; il y a altération, mais altération purement dynamique.

Le fer aimanté diffère bien par ses propriétés du fer avant son aimantation, et cependant rien n'a changé dans sa texture, dans sa nature chimique. De même entre un morceau de fer à 10° et un morceau de fer à 100° : c'est toujours du fer ; il n'y a pas de lésion anatomique, et cependant l'un est chaud et l'autre ne l'est pas. C'est la force, c'est le mouvement contenus dans le fer qui ont changé ; c'est son état physique et non son état chimique ; il est le siége d'une altération dynamique, non d'une altération anatomique. Cet exemple vous fait voir que les altérations dynamiques n'ont rien de contradictoire à la science contemporaine. Le nerf affecté de névralgie peut ne pas différer anatomiquement du nerf sain, et ses propriétés peuvent cependant avoir changé.

Cette courte digression était nécessaire pour vous faire comprendre comment j'admets que derrière les symptômes fonctionnels il peut y avoir, suivant les cas, soit une altération anatomique, soit une altération dynamique. Mais enfin, d'une nature ou d'une autre, il y a toujours altération, en prenant le mot dans son sens le plus large.

Dans toute maladie donc, il y a non-seulement dérangement des fonctions physiologiques, mais encore altération d'un ou plusieurs organes. Ce sont là des éléments essentiels. Mais est-ce tout? L'analyse est-elle terminée là, et avons-nous enfin trouvé là l'essence même, la nature intime de la maladie elle-même? Je ne le crois pas.

L'altération de l'organe, comme le dérangement de la fonction, est une manifestation de la maladie, mais ce n'est pas la maladie.

Ce qui le prouve, c'est d'abord que certaines maladies ont des moments de silence symptomatique complet, dont nous parlions tout à l'heure. Quelle est l'altération organique entre deux poussées de goutte, entre deux accès de fièvre intermittente? Elle est parfaitement inconnue, car les urates peuvent ne pas être en excès et la rate avoir son volume normal. On peut répondre à cet argument que la lésion sera découverte un peu plus tard; c'est une pure hypothèse qu'une science positiviste ou simplement positive ne peut pas accepter. Je l'admets cependant pour le moment.

Mais si la lésion organique était le fond, l'élément essentiel de la maladie, à chaque lésion organique distincte devrait correspondre une maladie distincte ; à des lésions organiques identiques devrait correspondre une maladie identique; la lésion devrait caractériser la maladie. Or, peut-on dire qu'il en soit ainsi?

Au commencement de ce siècle, dans l'enthousiasme de ses premiers essais, l'anatomie pathologique crut avoir définitivement résolu le problème: chaque maladie avait une lésion bien distincte qui la caractérisait de tous points. C'est l'époque où Laënnec fondait l'unité de la tuberculose sur l'unité de la lésion. Bientôt même le triomphe de cette idée fut plus complet encore; dès ses premières applications en médecine, le microscope trouva une cellule, un élément spécial, distinct, qui caractérisait chaque maladie : le cancer avait sa cellule, le tubercule la sienne, et il était impossible de les confondre avec autre chose. La base de la nosologie était trouvée; il était inutile de chercher plus loin : chaque maladie était caractérisée par sa lésion macroscopique et microscopique.

A ce moment-là, il eût peut-être été difficile de soutenir devant des médecins de l'époque que la lésion n'était pas l'élément essentiel de la maladie. Mais, depuis lors, les choses ont bien changé. L'anatomie pathologique et l'histologie, par le progrès même de leur magnifique évolution, restent de plus en plus dans leur domaine propre et abdiquent la prétention de légiférer en pathologie.

Pour poursuivre l'exemple de tout à l'heure, l'unité anatomique de la tuberculose semblait bien établie par les recherches macroscopiques de Laënnec et les études histologiques de Lebert, quand Virchow et l'Ecole allemande vinrent démontrer que la matière tuberculeuse, ce que nous appelons aujourd'hui la matière caséeuse, n'a rien de spécial, qu'elle se se retrouve dans une foule de circonstances banales, qu'elle ne peut donc pas caractériser une maladie. Mais Virchow n'abandonnait pas cependant la doctrine anatomique, et cette lésion spéciale qu'il ne trouvait plus dans la matière caséeuse, il la trouve dans la granulation tuberculeuse. Et alors, violentant les faits et la clinique pour les soumettre à son système anatomique, il crée la dualité de la phthisie. Il était conséquent, remarquez-le bien, avec les principes nosologiques de Laënnec. Laënnec avait dit: La phthisie est une, parce que sa lésion est une ; Virchow répliquait : La lésion est double, donc la phthisie est double.

Et cependant le bon sens clinique protestait contre cette division de la phthisie. Les cliniciens français s'efforcent, avec Hérard et Cornil, de tout sauver en soutenant qu'il y a toujours des granulations tuberculeuses, même dans les pneumonies caséeuses, où l'on n'en trouve pas. Mais ce n'était là qu'une hypothèse, je dirai presque un subterfuge, aussi facile à réfuter qu'à invoquer. — Et cependant la tuberculose est une, répétaient les cliniciens.

Enfin, une École histologique contemporaine, à la tête de laquelle il faut placer Grancher, est venu nous donner une nouvelle solution de la question. Il y a toujours du tubercule, même dans la pneumonie caséeuse; seulement c'est un tubercule infiltré. Or, savez-vous ce que c'est que le tubercule infiltré ? C'est du tissu embryonnaire diffus, du tissu inflammatoire à la première période. De telle sorte que l'on revient à l'unité de la phthisie, non pas à la manière de Laënnec, mais à la manière de Broussais, en reconnaissant que derrière cette grande unité clinique il n'y a histologiquement qu'une inflammation vulgaire, banale, commune.

Ainsi, à l'heure qu'il est, la tuberculose n'a plus de lésion spécifique, caractéristique ; sa lésion est une lésion banale, et la compression de l'artère pulmonaire par une tumeur peut mécaniquement produire la même lésion dans le poumon que la diathèse tuberculeuse héréditaire. Si vous admettez que la lésion est la caractéristique de la maladie, il faudrait identifier les deux maladies, ce qui est absurde.

Je ne crains pas d'être démenti par les histologistes les plus convaincus et les plus progressistes, en disant qu'aujourd'hui il n'y a pas une seule maladie qui puisse être caractérisée par sa lésion seule. Il n'y a pas plus de lésion pathognomonique qu'il n'y a de symptôme pathognomonique.

Tout récemment encore, M. Lancereaux a étudié une artérite spéciale aux syphilitiques. Croyez-vous que les caractères histologiques soient spéciaux? Pas du tout. A voir une préparation, vous croiriez de l'athérome sénile ou alcoolique. Il faut se baser sur le siége, la marche, les antécédents, etc., pour en déchiffrer la nature. Et cependant la syphilis ne doit pas être confondue par le pathologiste avec la sénilité ou l'alcoolisme. C'est toutefois ce qu'il devrait faire si la lésion organique était le fond, l'élément essentiel et caractéristique de la maladie.

Cet argument me paraît convaincant; je vous demanderai cependant la permission de vous en présenter un autre, parce que la question est capitale.

Quand même l'avenir réserverait de nouvelles surprises et permettrait de découvrir un jour, dans la syphilis, par exemple, une lésion spéciale, unique, tout à fait caractéristique, dans un coin inexploré de l'économie, je dis qu'une lésion organique quelle qu'elle soit, la lésion d'un organe particulier quel qu'il soit, ne peut pas rendre compte de la maladie. Car la maladie, Messieurs, n'est pas un fait local; c'est un acte vital, et, comme tel, elle a son origine et son point de départ dans l'activité vivante elle-même, prise dans son ensemble et dans son unité, et non dans telle ou telle de ses parties.

Prenez la pneumonie elle-même, ce type de la maladie locale en apparence : croyez-vous que le poumon seul est malade chez cet individu, et que l'ensemble de l'économie n'est pas influencé par la cause morbifique? Ce serait une profonde erreur. L'agent morbigène agit sur l'économie; il impressionne l'activité vivante, et cette activité vivante, dans son unité et sa spontanéité, réalise la pneumonie, comme chez un autre individu exposé au même courant d'air elle réalisera une angine ou même un accès de fièvre. Avant l'inflammation du poumon, il y a eu altération de la force vitale; je puis bien employer ce mot, quoiqu'il fasse peur et qu'on tourne habituellement autour de lui en disant : organisme, économie, unité vivante, etc.

Oui, Messieurs, vous ne comprendrez cette grande unité, cette remarquable synergie qui est le fond de toute maladie aiguë et chronique, que si vous placez dans la force vitale elle-même le principe et le point de départ de la maladie, le mot « force vitale », ai-je besoin de le répéter? n'entraînant aucune idée ontologique, encore moins substantielle, exprimant seulement le fait de l'unité et de la spontanéité qui se retrouve au fond de tous les actes de l'organisme humain, soit à l'état physiologique, soit à l'état pathologique.

Dès-lors, vous le voyez, l'altération fonctionnelle est importante; mais l'une et l'autre sont des manifestations de la maladie, qui est primitivement et avant tout une lésion de l'activité vivante. Comme a dit Jaumes, « toute maladie commence avec la lésion de la force et finit avec elle. Cette lésion est donc le trait constant, essentiel, caractéristique par-dessus tous les autres..... La cause de la maladie est la cause vitale modifiée, placée dans une situation anormale ».

Il y a donc plusieurs choses dans une maladie : 1° l'altération vitale, qui est primitive; 2° la lésion organique et la lésion fonctionnelle, qui sont des manifestations. Pour nous servir commodément de ces données, il est bon de désigner chacun de ces éléments par un nom. Pour parler le langage de l'Ecole, l'altération primitive de l'unité vivante est l'*état morbide;* la lésion organique et l'altération fonctionnelle sont des *actes morbides*. Distinction capitale, Messieurs, et qui est le corollaire naturel de la notion montpelliéraine de la maladie. La syphilis est un état morbide ; l'adénite et les douleurs ostéocopes sont des actes morbides.

Nous vous paraissons peut-être, Messieurs, nous être beaucoup écarté du but primitif de cette leçon, de la méthode et des classifications en pathologie interne. Non, Messieurs, nous y revenons ; et vous allez voir que ces grands principes nous étaient indispensables pour aller plus loin.

La pathologie interne est, vous le savez, cette partie des sciences médicales qui s'occupe de l'étude des maladies. Il faut qu'elle étudie la maladie en entier, qu'elle apprenne à connaître les états morbides. La distinction que nous avons établie entre ces deux éléments de la maladie entraîne nécessairement une distinction dans les classifications à leur adapter. Il faut avoir une classification pour les actes morbides et une classification pour les états morbides ; la même ne peut pas servir pour des choses aussi différentes.

Vous pouvez bien voir maintenant la faute de logique commise par M. Jaccoud et ceux qui l'imitent : ils confondent les états et les actes morbides dans une même classification, et ils font ainsi des espèces différentes de maladies tout artificielles et rentrant les unes dans les autres. Ainsi, pour reprendre l'exemple que nous avons déjà cité, la pneumonie caséeuse est pour lui une espèce et la scrofulose une autre. C'est là une erreur : la scrofulose est un état morbide et les pneumonies ne sont que des actes morbides. Si M. Jaccoud avait fait la distinction fondamentale dont nous parlons, il n'aurait pas placé la goutte dans les maladies de l'appareil locomoteur ; il l'aurait classée dans les états morbides, tout en étudiant les arthrites dans les actes morbides de l'appareil locomoteur.

Voilà donc un premier point établi : il faut admettre en pathologie plusieurs classifications, qui doivent rester distinctes puisqu'elles visent des objets distincts. Un mot sur le principe de chacune de ces classifications.

Les actes morbides sont de deux espèces : anatomiques et fonctionnels. Chaque catégorie a sa classification.

Pour classer les actes morbides anatomiques, vous prendrez naturellement pour base la lésion anatomique elle-même ; vous étudierez la congestion, l'anémie, l'inflammation, l'hémorrhagie, etc.., en général, puis dans les divers tissus, les divers organes, etc.

Pour classer les actes morbides fonctionnels, il vaut mieux prendre pour base les grands appareils de l'économie et étudier successivement la physiologie pathologique de chacun de ces appareils. Ainsi, pour le système nerveux, on étudiera les convulsions, les névralgies, etc.; pour l'appareil urinaire, l'albuminurie, la polyurie, etc.

Le classement des états morbides est plus important, mais aussi plus compliqué. Les états morbides ne sont pas, en effet, caractérisés par un seul signe, soit lésion, soit symptôme, qui puisse servir de base à une classification. Il faut faire un peu comme en histoire naturelle, il faut prendre en considération tout un ensemble de signes, mais en ayant soin de les hiérarchiser.

Les éléments de cette détermination seront l'étiologie, la marche des symptômes et des lésions, le traitement, c'est-à-dire l'histoire clinique tout entière. Je les ai énumérés là dans leur ordre hiérarchique.

L'étiologie, dans les cas où elle sert, donne des renseignements de premier ordre. Ainsi, la variole, la syphilis, l'impaludisme, sont absolument caractérisés par la spécialité de leur cause, de l'agent morbifique. Jaumes l'a très-bien dit : Ce qui caractérise essentiellement les natures morbides est la lésion la plus élevée dans l'ordre de causalité.

Ensuite vous tiendrez compte de la marche des symptômes et des lésions. Un symptôme pris à part, une lésion considérée en elle-même, n'est jamais caractéristique d'une maladie quelconque. Mais la succession, le mode d'évolution des symptômes et des lésions est le plus souvent un puissant élément de caractéristique. Le frisson, la fièvre, la sueur, sont des phénomènes communs à bien des maladies ; mais leur succession régulière à intervalles réglés peut servir à caractériser l'impaludisme.

Enfin, le traitement peut aussi servir à caractériser une espèce morbide. *Naturam morborum curationes ostendunt.* C'est ainsi que M. Anglada appelle fièvre à quinquina le groupe des maladies paludéennes, parce qu'en effet le succès du quinquina dans leur traitement est l'un des traits les plus caractéristiques de leur histoire.

Ce n'est donc pas sur un seul signe, mais sur cet ensemble de signes hiérarchisés que vous baserez votre classification des états morbides. Rappelez-vous ce grand principe, que l'avenir ne démentira certainement pas : tout système qui vous propose de classer les maladies en se basant sur un seul ordre de signes est faux et est anticlinique.

Vous voyez donc, Messieurs, qu'il n'y a pas une seule classification en pathologie interne ; il y en a trois. — M. Jaccoud en a très-bien décrit et appliqué une, la deuxième ; mais il n'a vu que celle-là, et c'est pour cela qu'il a mis la goutte dans les maladies locales.

Il y a trois classifications : la classification anatomique, la classification physiologique et la classification nosologique. Et il n'y a pas à les comparer entre elles, à savoir quelle est la meilleure, à dire que la nosologique doit être laissée aux rétrogrades et que l'anatomique est celle de l'avenir. Ces trois classifications n'ont rien à voir entre elles ; elles sont indépendantes et s'appliquent à des objets différents : les classifications anatomique et physiologique ont trait aux actes morbides, et la classification nosologique aux états morbides.

Cela dit sur les classifications, passons maintenant à la méthode.

Cette multiplicité dans les classifications entraîne nécessairement une grande difficulté de méthode. Car, pour être complet et faire de la pathologie interne vraie, il faut envisager les maladies sous tous ces aspects différents ; sous chacun d'eux en effet il y a quelque chose à apprendre que l'on ne verrait pas dans l'autre classification. Il y aura donc plusieurs méthodes en pathologie interne, comme il y a plusieurs classifications. Et, je me hâte de vous le dire, nous n'aurons pas à chercher parmi les méthodes quelle est la meilleure : elles sont indépendantes et sont toutes également nécessaires. Pour que vous sachiez bien votre pathologie interne, il faut que vous l'envisagiez successivement suivant les trois méthodes : il faut que le professeur ou les professeurs chargés de cet enseignement vous présentent la science avec les diverses méthodes.

Cela va peut-être effrayer un peu ceux qui sont au début de leurs études ; mais il vaut mieux savoir cela d'avance que la veille de son examen.

Il y a autant de méthodes pour enseigner la pathologie interne qu'il y a de classifications ; il y en a donc trois : deux méthodes analytiques, qui sont la méthode anatomique et la méthode physiologique ; et une méthode synthétique, qui est la méthode nosologique.

Dans la méthode anatomique, vous prendrez successivement chacune des lésions, classées comme nous l'avons dit ; vous l'envisagerez en elle-même, puis vous la suivrez dans les divers tissus, dans les différents organes, et alors vous établirez les rapports de cette lésion avec les symptômes qui lui correspondent et avec les états morbides qui l'engendrent ; c'est un peu la méthode suivie par Grisolle. Ajoutez-y une base anatomo-pathologique plus large et plus complète, et vous verrez tout ce que peut donner ce mode d'enseignement.

Dans la méthode physiologique, vous envisagez successivement chacun des grands appareils, son fonctionnement normal et pathologique, les rapports que ce fonctionnement pathologique a avec les lésions anatomiques et avec les états morbides : c'est la méthode de M. Jaccoud.

Dans la méthode nosologique, vous étudiez toutes les vraies maladies, tous les états morbides, dans leur évolution synthétique, et vous les montrez réalisant les actes morbides anatomiques et fonctionnels que les deux premières méthodes visaient plus spécialement : c'est la méthode que suivaient les anciens, ou du moins qu'ils essayaient de suivre dans la mesure des connaissances de leur époque.

Eh bien ! je ne crains pas de le répéter : vous ne saurez pas votre pathologie si vous ne l'apprenez que suivant *une* de ces trois méthodes. Un livre fait exclusivement suivant une de ces trois méthodes ne vous fera connaître qu'un côté de la pathologie interne. Il faut donc que dans l'enseignement de cette science on vous la présente sous ses trois aspects. Mais, vous le reconnaîtrez aisément, cette tâche est immense.

Recommencer ainsi trois fois la pathologie tout entière pour la faire bien connaître est une mission qui n'exigerait pas trois ou quatre années, mais dix ou douze ans au moins d'enseignement assidu. Il n'y a dès-lors qu'une chose à faire : c'est de diviser le travail.

Le professeur de pathologie médicale garde de droit l'enseignement synthétique par la méthode nosologique. C'est là, remarquez-le bien, la science logiquement la plus élevée ; ce n'est pas la plus avancée certainement, au contraire, parce qu'elle suppose les deux autres parties bien connues avant de pouvoir être édifiée. Mais enfin c'est la plus élevée, celle qui exige la doctrine la plus sûre et l'expérience la plus consommée. C'est, je le répète, toujours réservé au professeur de pathologie médicale.

La méthode anatomique, l'enseignement de la pathologie dans la classification anatomique, est depuis quelques années dévolu à une autre chaire magistrale : c'est le professeur d'anatomie pathologique qui décrit tous les ans les lésions prises en elles-mêmes et dans leurs rapports avec les maladies.

Reste l'enseignement suivant la méthode physiologique, l'enseignement de la pathologie par appareils, par organes, qui n'était encore l'objet d'aucun cours spécial et qui surchargeait le programme du professeur de pathologie. C'est de ce côté de la question que je me suis chargé. Ce sont les maladies des organes, ce sont les actes morbides réalisés dans les divers appareils, que je dois tout d'abord étudier en eux-mêmes et dont je dois vous montrer ensuite les rapports avec les états morbides générateurs.

J'ai commencé cette revue de toutes les grandes divisions de l'économie par l'étude du Système nerveux, parce que ce grand appareil préside à tout, intervient dans tout, et que sa connaissance préalable facilitera singulièrement l'étude ultérieure des autres chapitres. Mais si c'est un des appareils les plus importants, c'est un de ceux dont la pathologie est la plus complexe. Aussi n'avons-nous pu terminer son étude en un an, et devons-nous, cette année, compléter le programme.

Dès-lors il me reste, avant d'entrer plus spécialement en matière et pour terminer cette leçon d'introduction, à vous rappeler ce que nous avons étudié ensemble l'an dernier et à vous faire bien comprendre ce qu'il nous reste à étudier cette année.

Nous avons décrit, Messieurs, ce que l'on appelle et ce que nous avons nécessairement appelé comme tout le monde les maladies du cerveau, de la moelle et des méninges. Mais qu'est-ce que ces maladies? Sont-ce de véritables maladies, de vrais états morbides? Non, Messieurs. Nous n'avons passé en revue l'année dernière que les divers actes morbides, soit anatomiques, soit fonctionnels, qui peuvent être réalisés dans le cerveau, la moelle et les méninges.

Qu'avons-nous vu en effet? La congestion, l'anémie, l'hémorrhagie, le ramollissement du cerveau. Sont-ce là des maladies, des états morbides? Pas le moins du monde. Ce sont des lésions anatomiques, des actes morbides anatomiques. Voilà tout. Ce qui le prouve, c'est que ces diverses altérations peuvent être produites par l'impaludisme, l'alcoolisme, la syphilis, par des états morbides très-variés.

Puis nous avons vu l'aphasie, la paralysie, l'hémianesthésie, la déviation de la tête et des yeux. Ce ne sont pas encore là des maladies, ce sont de purs symptômes, des actes morbides fonctionnels.

Pour la moelle, nous n'avons pas fait davantage. On décrit les diverses formes de myélite comme des maladies à part; mais ce ne sont là que des manifestations, des actes morbides. Ce qui le prouve, c'est que souvent on rencontre plusieurs variétés réunies chez le même sujet; qu'un même état morbide, comme la syphilis, peut en engendrer un grand nombre.

Nous n'avons donc passé en revue que des actes morbides, soit fonctionnels, soit anatomiques, ayant leur siége, soit dans le cerveau, soit dans la moelle, soit dans les méninges.

Cette année, il nous faut d'abord faire pour les nerfs, pour le système nerveux périphérique, ce que nous avons fait l'année dernière pour les centres ; il faut étudier les actes morbides périphériques : névralgies, paralysies, spasmes périphériques, etc. C'est la première partie de notre programme.

Puis, il y a toute une série de grands actes morbides très-complexes dont le siége particulier dans le système nerveux n'est pas ou est mal déterminé : ce sont les névroses, comme l'hystérie, l'épilepsie, la chorée, etc. Nous devrons les étudier dans la deuxième partie du cours.

Nous aurons terminé là, Messieurs, ce qui a trait à tous les actes morbides dont les diverses parties du système nerveux peuvent être le siége. Il nous restera encore quelque chose à faire : prendre les grands états morbides et en étudier les manifestations sur le système nerveux ; c'est alors que nous passerons en revue les lésions nerveuses de la syphilis, du rhumatisme, de la diphthérie, de la fièvre typhoïde, etc., etc. Cette troisième partie terminera d'une manière aussi complète que possible l'histoire des Maladies du Système nerveux envisagées sous tous leurs aspects : anatomie pathologique, physiologie pathologique et nosologie.

Nous aurons ainsi essayé d'appliquer à un exemple particulier les principes et les règles que nous vous avons exposés tout à l'heure, et qui doivent faire la base de tout enseignement de la pathologie.

INTRODUCTION

Du Système nerveux en général

Il est indispensable, avant d'aborder l'étude de la Pathologie nerveuse, de jeter un coup d'œil général sur l'ensemble du système nerveux. Il est important de bien connaître l'immense importance et le véritable rôle de ce grand appareil, afin de n'être tenté, ni de l'exagérer, ni de l'amoindrir, dans les études physiologiques ultérieures[1].

Le système nerveux est un appareil de perfectionnement. Il n'est pas indispensable au fonctionnement de la vie : on peut vivre sans système nerveux.

Les plantes, les animaux inférieurs, les embryons des animaux supérieurs, vivent sans système nerveux. La cellule, la granulation moléculaire, qui représentent les formes simples des organismes élémentaires, comme les formes embryonnaires des êtres plus compliqués, vivent, dans le sens le plus complet du mot, tout en étant dépourvues de système nerveux.

A ce degré infime, le protoplasma, la granulation, cumule toutes ces fonctions que nous voyons séparées chez l'animal supérieur : elle se meut, se nourrit, se reproduit.

Au fur et à mesure que l'organisme se complique, soit par le développement de l'être, soit par la supériorité hiérarchique de l'espèce, le travail se divise, et c'est alors seulement qu'on voit, à un moment donné, apparaître le système nerveux.

Quel est son rôle dans l'organisme complet ? Quelle est sa part dans cette distribution du travail vital divisé ?

L'acte essentiel fondamental, indispensable, dans la vie, est la nutrition. Celui-là ne manque jamais ; nous le trouvons dans la granulation moléculaire comme dans l'homme.

Chez l'un comme chez l'autre, la nutrition se réduit à deux termes :

[1] Ce chapitre est complété par les détails d'anatomie et de physiologie que nous donnons plus loin, soit pour le cerveau, soit pour la moelle.

échange de matière avec le monde extérieur ; échange de mouvement ou de force avec le monde extérieur.

Ces deux termes sont indispensables l'un et l'autre. Il faut que l'être vivant assimile et désassimile de la matière qu'il élabore, mais qu'il emprunte au milieu extérieur. Et il faut aussi qu'il reçoive, emmagasine et dépense, suivant ses besoins, de la force, du mouvement emprunté aussi au monde extérieur.

Si vous voulez comparer les phénomènes vitaux aux phénomènes de la matière brute, les échanges et transformations de matière sont l'analogue des phénomènes chimiques; les échanges et les transformations de force ou de mouvement sont l'analogue des phénomènes physiques.

Ces deux ordres de phénomènes constitutifs de la nutrition sont confondus dans l'animal inférieur. Ils se séparent dans l'animal supérieur.

L'échange de matière, l'élaboration et la désassimilation des matériaux empruntés au monde extérieur sont effectués par la digestion, la respiration, la circulation, la fonction urinaire, etc.

L'échange de mouvements, les transformations, l'emmagasinement, la dépense du mouvement, ressortissent d'un seul appareil : le système nerveux.

C'est par le système nerveux, par les sens, par les conducteurs centripètes, que le mouvement extérieur sous ses différentes formes, lumière, chaleur, etc., impressionne l'organisme et pénètre en lui. C'est dans le système nerveux, dans la substance grise, ganglionnaire, partout où elle se trouve, que s'emmagasine ce mouvement. C'est par le système nerveux, par ses innombrables ramifications centrifuges, que le mouvement se transporte là où il est nécessaire : dans les muscles, dans les glandes, dans les tissus, partout; parce que partout il faut du mouvement, de la force, et c'est le système nerveux qui a reçu ce mouvement, qui le garde et qui le dépense.

Vous voyez par là quelle est l'importance du système nerveux. Tandis que les échanges de matière sont faits par une série d'appareils, le système nerveux est chargé, à lui tout seul, de tous les échanges de mouvement.

Il représente, pour le mouvement, la digestion, la circulation, la respiration, etc. L'action réflexe, la transformation de la sensation en mouvement est l'analogue de la digestion pour la matière. On a dit que le sang est un milieu intérieur où tous les tissus puisent les matériaux dont ils ont besoin. Mais le système nerveux est aussi un milieu intérieur dans lequel tous les tissus puisent la force, le mouvement, dont ils ont besoin.

En même temps que l'importance de ce grand appareil, vous en prévoyez la nécessaire complexité.

Il faut que le système nerveux aille partout, se répande partout, agisse partout; son intervention est nécessaire dans toutes les fonctions.

Il est faux de dire que le système nerveux préside à tout. Cette direction unique de tout n'appartient qu'à la vie elle-même, qui centralise tout. Mais il faut dire que le système nerveux contribue à toutes les fonctions, son intervention est nécessaire à tous les actes vitaux, quels qu'ils soient.

Cette large vue du système nerveux n'était pas possible à démontrer jusque dans ces derniers temps. On croyait que tout était fini quand on avait étudié le rôle du système nerveux dans la production des mouvements musculaires et la transmission des sensations.

Ce n'était là qu'un côté du grand rôle de cet appareil; c'était une vue incomplète, qui faussait, en la rétrécissant, la conception philosophique du système nerveux.

En réalité, le système nerveux agit sur les éléments anatomiques et agit sur leur nutrition. Voilà le fond unique de son action : il donne aux éléments le mouvement et la force nécessaires à l'accomplissement de leurs fonctions respectives, comme le sang et la lymphe leur donnent les matériaux nécessaires.

L'action sur la nutrition de l'élément : voilà l'action principale du système nerveux. Les autres actions sont secondaires, ou plutôt sont des corollaires de la première.

C'est en agissant sur la nutrition du muscle que le système nerveux produit le mouvement musculaire ; c'est en agissant sur la nutrition des glandes que le système nerveux intervient dans la sécrétion ; c'est en agissant sur la nutrition d'un tissu, quel qu'il soit, que le système nerveux agit sur sa fonction, quelle qu'elle soit.

Cette grande synthèse, qui vous fera facilement comprendre la multiplicité et la simplicité à la fois des actions du système nerveux, n'est pas un *à priori* métaphysique ; c'est la conclusion de l'analyse expérimentale, dont je dois vous résumer maintenant les résultats, pour étayer les principes que j'ai posés dès le début, afin qu'ils nous servent de guide dans l'exposition.

Comment est constitué le système nerveux ?

Tout le système nerveux est réductible à deux éléments : la cellule nerveuse et le tube nerveux.

Vous connaissez la cellule nerveuse : cette masse de protoplasma avec un noyau de dimensions très-variables, et présentant des bras en nombre variable également ; le tube nerveux : avec son cylindre axe, sa myéline et son enveloppe, quand il est complet.

Vous savez que les tubes nerveux entrent en relation avec les prolongements des cellules, qu'ils sont tout spécialement la continuation probable de cet appendice particulier que Deiters a découvert. Ce sont là des détails sur lesquels je ne puis pas insister.

D'une manière générale, les cellules se trouvent dans la substance grise et constituent les centres ; les tubes se trouvent surtout dans la substance blanche et constituent les conducteurs.

Le système nerveux est donc essentiellement constitué par des centres et par des conducteurs ; seulement il faut se garder de croire que tous les centres sont formés par le cerveau et la moelle, et que tout le reste du système nerveux ne forme que des conducteurs.

C'est là une erreur.

Il y a des centres nerveux partout où il y a des cellules, et il y a des cellules dans bien des points autres que le cerveau ou la moelle.

En dehors des ganglions spinaux, des ganglions du grand sympathique, qui sont des centres connus depuis longtemps, les recherches récentes ont fait connaître un nombre immense de petits ganglions, qui sont, pour ainsi dire, répandus dans tout le corps. Le plexus formé par le nerf ciliaire dans la choroïde présente des cellules isolées ou réunies en groupe ; il y a de petits ganglions sur les rameaux du glosso-pharyngien, du lingual, sur les nerfs qui sont dans l'intérieur de la langue, dans les parois du larynx et des bronches. Dans la charpente musculaire du cœur, il y a tout un système très-remarquable de petits ganglions. Dans les parois de l'intestin, il y a un plexus sous-muqueux et un plexus intra-musculaire, qui présentent l'un et l'autre des cellules à leurs points d'entre-croisement. Il y a encore de la substance ganglionnaire dans l'appareil génito-urinaire, dans certaines glandes, etc.

Vous le voyez : les centres nerveux sont partout ; c'est un centre diffusé presqu'à l'infini dans l'organisme tout entier.

Et permettez-moi de vous faire remarquer en passant que le système nerveux ainsi constitué ne peut pas expliquer l'unité de la vie ; quelle est la cellule qui gouverne tout le reste? Comme tous les autres appareils, comme tous les tissus, le système nerveux est essentiellement composé et multiple. Il n'a son principe d'unité que dans la force supérieure, que nous appelons la vie.

Quel est le fonctionnement de ce système si compliqué de centres et de conducteurs?

L'acte le plus simple et le plus facile à comprendre est l'action réflexe.

Un mouvement extérieur est transmis à une cellule par un conducteur centripète ; dans la cellule, il est transformé et transmis à la périphérie, sous une autre forme, par un conducteur centrifuge.

L'action réflexe peut avoir son centre de réflexion partout où il y a des cellules, dans les plexus de l'intestin ou les ganglions du cœur, comme dans la substance grise de la moelle épinière.

Mais les cellules ne se bornent pas toujours à transmettre ainsi, en le transformant, un mouvement reçu. Elles l'emmagasinent. Plus tard, une impression venue de l'extérieur peut provoquer la décharge en quelque sorte de la cellule, et on voit ainsi le mouvement centrifuge être plus grand que le mouvement centripète, qui n'a servi que de provocateur.

Ainsi, quand un corps étranger provoque un éternument en titillant la pituitaire, les éternuments peuvent se continuer après la cessation de l'excitation; la cellule nerveuse dépense la force qu'elle avait emmagasinée.

Vous voyez donc qu'il faudrait se garder de tout réduire à l'action réflexe. Si tout était action réflexe, dans chaque cas, le mouvement centrifuge dépensé représenterait le mouvement centripète reçu, et la cellule n'aurait fait que transformer ce mouvement. Tel n'est pas toujours le cas. Le mouvement centripète, l'impression reçue, ne fait que provoquer la cellule à dépenser, à émettre une quantité de mouvement centrifuge bien supérieure à la quantité de mouvements reçue.

Enfin, les cellules peuvent même dépenser du mouvement, envoyer du mouvement à la périphérie sans provocation extérieure. Quand une pensée me traverse l'esprit, je meus mon bras ou ma langue. Il n'y a pas là trace d'action réflexe. L'acte psychique a directement déterminé l'entrée en action de la cellule nerveuse centrale qui a envoyé l'excitation motrice au muscle en question.

Pour résumer ce premier point, le mouvement part des centres, d'une cellule. En envoyant ainsi du mouvement à la périphérie, la cellule peut ne faire que transformer un mouvement égal reçu sous une autre forme de l'extérieur : c'est l'action réflexe pure. Elle peut être simplement provoquée par un mouvement extérieur, dont l'intensité est insignifiante par rapport à l'effet produit. Elle peut enfin être provoquée par une excitation intérieure extra-physiologique : ce sont les actes spontanés.

Maintenant le mouvement, une fois parti de la cellule-centre, peut être directement porté jusqu'à la périphérie, et y produire, par exemple, un mouvement musculaire ou une sécrétion. Mais il peut aussi se rendre simplement à une autre cellule nerveuse plus rapprochée de la périphérie et en modifier l'action propre, l'exciter ou la ralentir.

Je m'explique.

Vous marchez en lisant : vous marchez évidemment par action réflexe, avec votre moelle, par exemple, votre cerveau étant occupé à la lecture. Tout d'un coup vous voulez vous arrêter; que se passe-t-il ? Une excitation partie des cellules cérébrales va aux cellules de la moelle et suspend le réflexe qui se produisait. Une excitation du même genre ferait recommencer le même réflexe un peu plus tard.

Autre exemple : vous digérez; les aliments provoquent eux-mêmes et sans que vous vous en doutiez les mouvements intestinaux nécessaires en provoquant les réflexes appropriés dans les plexus des tuniques. Tout à coup la vue d'un objet dégoûtant, une émotion, n'importe quoi, arrêtent votre digestion, comme on dit. Que s'est-il passé ? L'impression partie d'une cellule supérieure est venue perturber profondément le réflexe, qui avait son siége dans la paroi intestinale.

C'est là une notion précieuse et dont plus tard nous nous servirons beaucoup : l'action d'une cellule nerveuse peut être modifiée dans tous les sens par une cellule nerveuse placée plus haut. Un réflexe peut être provoqué, accéléré, ralenti, suspendu par l'action d'une cellule supérieure, plus rapprochée des grands centres.

C'est avec ces principes que nous chercherons à expliquer tout à l'heure les actions vaso-dilatatrices, qui embarrassent beaucoup les physiologistes.

Le mode général d'action du système nerveux se résume donc de la manière suivante :

Il y a deux ordres d'action : des actions directes, qui vont d'une cellule quelconque à la périphérie, ou de la périphérie à une cellule, et des actions plus courtes, qui vont d'une cellule à une autre cellule placée plus près de la périphérie.

La mise en action d'une cellule quelconque est provoquée par une excitation extérieure ou par une excitation intérieure : le mouvement transmis peut ne représenter que le mouvement actuellement reçu (action réflexe) ; mais il peut aussi être simplement provoqué par l'excitation extérieure et représenter du mouvement antérieurement reçu et emmaganisé.

Poussons maintenant plus avant l'analyse, et étudions l'action particulière du système nerveux sur les différents organes.

La première action que nous trouvons est l'action motrice, l'action sur les muscles. Quand on excite par un courant électrique ou avec une pince certaines parties bien connues du système nerveux, on provoque des mouvements dans certains groupes musculaires.

Est-ce là une action séparée, spécifique, qui se distingue des autres? Pas du tout. Comme pour tous les autres tissus, le système nerveux agit sur la nutrition du muscle, et c'est en agissant sur la nutrition qu'il agit sur la fonction ; c'est en excitant la nutrition qu'il provoque la contraction musculaire.

Vous savez que le muscle, comme tous les tissus de l'économie, brûle du carbone avec de l'oxygène et fait de l'acide carbonique ; il se nourrit; car cet acte, que l'on a appelé la respiration élémentaire, est tout simplement la nutrition même. Eh bien ! quand on excite le nerf moteur qui se rend à un muscle, la nutrition de ce muscle augmente.

Il est facile de s'en assurer. Suspendez une cuisse de grenouille préparée dans un bocal contenant au fond un peu d'eau de baryte ou de chaux. Faites passer un courant électrique dans le nerf mis à nu : la patte se contractera, mais en même temps l'eau de baryte louchira, accusant la formation d'une grande quantité d'acide carbonique.

Le nerf excité a agi sur la nutrition, l'a accélérée; de là, une absorption plus grande d'oxygène et une formation plus abondante d'acide carbonique.

On peut se convaincre du même fait en étudiant le sang veineux qui sort d'un muscle. Quand le muscle est au repos, le sang veineux est modérément noir et contient une quantité moyenne d'oxygène. Excitez le nerf moteur, le sang veineux devient d'un noir intense, l'oxygène a disparu en beaucoup plus grande quantité; sous l'influence de l'excitation du nerf, le muscle a brûlé davantage.

Mais à l'état de repos, déjà le nerf a une certaine action sur le muscle. Par une sorte d'action réflexe continue, il maintient dans le muscle un certain état d'activité que l'on appelle le tonus, et qui fait que les muscles sains entraînent toujours un membre quand leurs antagonistes sont détruits ou paralysés. C'est en excitant la nutrition que le nerf produit le tonus.

Coupez le nerf, et le sang sort du muscle rouge presque comme du sang artériel : la combustion intra-musculaire, la nutrition, a encore considérablement diminué.

La gradation est complète. A l'état de paralysie, pas d'action du nerf, nutrition très-faible; à l'état de repos, action moyenne du nerf, nutrition moyenne; à l'état de contraction, action intense du nerf, nutrition exagérée.

Nous trouvons donc là une première démonstration du principe posé au début. C'est en agissant sur la nutrition du tissu musculaire que le système nerveux agit sur sa fonction, qui est la contraction. Nous allons voir que c'est bien la loi générale.

A côté de l'action motrice, on place habituellement l'action sensitive. Quand on excite un nerf à la périphérie, l'impression est transmise vers les cellules. Elle peut s'arrêter aux premiers centres qu'elle rencontre, s'y emmagasiner ou s'y réfléchir. Elle peut aller plus loin, arriver jusqu'aux cellules cérébrales, et là donner lieu à une sensation.

C'est un mode d'action simple que nous avons étudié et sur lequel je n'ai pas à revenir. J'arrive tout de suite à l'action du système nerveux sur les vaisseaux.

Le système nerveux peut avoir deux espèces d'action opposée sur les vaisseaux : excité, il peut les resserrer et il peut les dilater; de là, l'action vaso-constrictive et l'action vaso-dilatatrice.

L'action vaso-constrictive est facile à constater et à comprendre.

Vous savez que quand on excite le grand sympathique on fait resserrer les artérioles qui sont sous la dépendance de ce segment, et que quand on sectionne ce même nerf on fait dilater les mêmes vaisseaux: le resserrement était actif, la dilatation est paralytique.

Les artérioles présentant de petits muscles circulaires, l'action des nerfs sur ces muscles se comprend d'elle-même; c'est un cas particulier de l'action motrice dont nous avons déjà parlé.

L'action vaso-dilatatrice est plus facile à établir qu'à expliquer. Comme pour l'action vaso-constrictive, c'est encore une expérience de Cl. Bernard qui l'a bien mise en lumière.

Une partie de la corde du tympan se rend, vous le savez, à la glande sous-maxillaire. Or, si l'on excite la corde du tympan, le bout périphérique de ce nerf coupé, on voit la glande devenir rouge, turgescente. Il y a une dilatation visible de tout le système vasculaire : le sang sort abondant, rouge, et avec des pulsations, par la veine.

Au lieu d'exciter directement la corde du tympan, on peut l'exciter par un réflexe, en irritant le bout central du lingual.

La corde du tympan constitue donc, à proprement parler, un nerf vaso-dilatateur, c'est-à-dire un nerf dont l'excitation produit une dilatation des vaisseaux ; c'est un système antagoniste du grand sympathique, dont l'excitation produit un resserrement des vaisseaux.

Et ce n'est pas là un exemple isolé et unique de nerf vaso-dilatateur.

Les vaisseaux de l'oreille ont leurs dilatateurs. Si sur un animal curarisé on excite le sciatique, on provoque une dilatation active, réflexe, des vaisseaux de l'oreille correspondante. Cl. Bernard et Schiff ont pu aussi produire cette dilatation vasculaire en excitant directement le nerf auriculo-temporal chez le lapin ; il est vrai que Vulpian n'a pas trouvé le même résultat: il n'est donc pas constant.

Mais Vulpian lui-même a démontré que la langue avait aussi ses nerfs dilatateurs : ce sont les filets de la corde du tympan accolés au lingual pour la partie antérieure de cet organe, et le glosso-pharyngien pour la partie en arrière du V.

Plus récemment Laffont[1] a montré que le maxillaire supérieur contient des filets vaso-dilatateurs pour les muqueuses nasale, labiale et gingivale.

Vous savez aussi que Cyon a découvert au cou du lapin un nerf qui porte son nom et qui, quand on l'excite, produit par action réflexe la dilatation des vaisseaux de l'abdomen. C'est ce que l'on appelle le nerf dépresseur de Cyon.

Les actions vaso-dilatatrices réflexes sont très-nombreuses du reste ; je vous citerai les congestions de la peau ou des muqueuses sous l'influence de divers excitants, la rougeur de la pommette dans la pneumonie , etc.

En un mot, quoiqu'on n'ait pas pu déterminer partout les nerfs vaso-dilatateurs, on peut admettre que partout cette action peut s'exercer ; que l'action directement vaso-dilatatrice doit être rangée parmi les grandes actions du système nerveux.

Comment peut-on expliquer cette action ? L'explication est moins aisée que la constatation du fait.

D'abord il s'agit bien là d'une dilatation active; la paralysie des vasomoteurs ne peut pas rendre compte des faits comme celui de Cl. Bernard. Il y a un effet directement et activement dilatateur.

[1] *Progrès médical,* 19 juillet 1879.

Certains physiologistes admettent hypothétiquement des fibres musculaires longitudinales dans la paroi des artérioles; ces fibres, en se contractant, augmenteraient le calibre des vaisseaux. C'est là une hypothèse non-seulement gratuite, mais encore contraire aux faits et à l'observation.

D'autres ont voulu admettre une action constrictive sur les veines, qui produiraient ainsi une congestion passive par stase. Mais l'expérience montre, dans le fait de Cl. Bernard, que tous les vaisseaux de l'organe se dilatent quand on excite la corde du tympan : artères et veines.

D'autres encore, avec Onimus et Legros, admettent dans les artères des mouvements péristaltiques comme ceux de l'intestin, qui faciliteraient le cours du sang, et les vaso-dilatateurs agiraient en excitant ces mouvements péristaltiques. Le fait qui sert de base à cette théorie ne paraît pas encore démontré assez solidement[1].

D'autres encore, parmi lesquels Brown-Sequard et autrefois Vulpian, veulent que les nerfs agissent directement sur les éléments des tissus, augmentent ainsi l'attraction que le tissu vivant exerce sur le sang et provoquent de cette manière un afflux plus considérable de ce liquide. Cette hypothèse ingénieuse est refutée par ce fait, que nous démontrerons tout à l'heure, que l'action de la corde du tympan sur les vaisseaux est entièrement distincte de l'action du même nerf sur les éléments actifs de la glande. Vulpian a du reste abandonné aujourd'hui cette théorie pour se ranger à la suivante, celle de Cl. Bernard.

Cl. Bernard admet que les vaso-dilatateurs agissent en exerçant une sorte d'interférence nerveuse sur les vaso-constricteurs. Voici comment je crois qu'il faut entendre cette théorie, qui rentre dans le mode général d'action que nous avons étudié.

Les vaisseaux, les muscles circulaires des artérioles, sont dans un état habituel, constant, de tonus. Ce tonus est entretenu, maintenu, par une action nerveuse qui est une action réflexe. On peut admettre que cette action réflexe a son centre immédiat dans les cellules nerveuses que présentent les plexus des parois vasculaires. Ces plexus, ces cellules, reçoivent des nerfs qui viennent de centres supérieurs.

Ainsi que nous l'avons vu, l'action nerveuse venue d'un centre supérieur peut agir pour augmenter ou pour suspendre l'acte réflexe. Par le grand sympathique vient l'action nerveuse, qui entretient et augmente l'action réflexe de tonicité; de là, l'effet vaso-constricteur de ce nerf excité. Par les nerfs cérébro-rachidiens, vient au contraire l'action nerveuse, qui suspend et supprime l'action réflexe de tonicité ; de là l'effet vaso-dilatateur.

C'est comme le réflexe de la marche, que vous pouvez accélérer, ralentir ou supprimer par des excitations venues de plus haut.

[1] Voy. la note de la pag. suivante.

Voilà comment l'action vaso-dilatatrice rentre dans les actions élémentaires déjà étudiées du système nerveux. C'est ainsi qu'agissent les nerfs dits nerfs d'arrêt, comme le pneumo-gastrique pour le cœur et peut-être les splanchniques pour l'intestin[1].

J'en arrive à l'action du système nerveux sur les sécrétions. C'est la même expérience de Cl. Bernard sur la corde du tympan, qui forme le fait fondamental de cette étude.

Quand on excite la corde du tympan, le bout périphérique de ce nerf coupé, non-seulement on voit tous les vaisseaux se dilater, mais encore on voit la sécrétion salivaire augmenter d'une manière très-sensible ; la salive s'écoule abondamment par le tube qu'on a placé dans le conduit de la glande.

La corde du tympan a donc une action vaso-dilatatrice et une action sécrétoire. Et ces deux actions sont indépendantes l'une de l'autre ; ce n'est pas parce qu'elle accélère la circulation que l'excitation de ce nerf augmente la sécrétion.

Voici les preuves de l'indépendance de ces deux actions.

[1] Depuis que ce chapitre a été écrit, Onimus a combattu, avec de nouvelles observations pleines d'intérêt, la théorie et même l'existence des nerfs d'arrêt en général et des vaso-dilatateurs en particulier.

Pour lui, le pneumogastrique n'est pas un nerf d'arrêt. Quand il ralentit les battements du cœur, c'est par une action perturbatrice qu'on lui fait réaliser en le mettant dans des conditions extra-physiologiques. Quand on l'excite par un courant électrique ne présentant qu'un très-petit nombre d'interruptions, il provoque et accélère les contractions cardiaques au lieu de les ralentir. De même les nerfs vaso-moteurs diminuent la lumière des vaisseaux quand on les tétanise par des courants trop forts ou à interruptions trop rapides. Mais un courant faible ou à interruptions rares provoque dans les vaisseaux des mouvements alternatifs de resserrement et de dilatation qui ressemblent un peu aux mouvements péristaltiques et facilitent le cours du sang.

L'action dite d'arrêt et l'action vaso-dilatatrice rentreraient donc dans la règle générale et dans l'action commune de tout le système nerveux (*Soc. de Biol.* et *Gaz. hebd.*, 1876, 52 ; 1877, 1, 2 et suivants).

Malgré ces expériences, dont on ne saurait contester l'importance, il me semble encore difficile de faire rentrer dans le mécanisme commun des nerfs moteurs l'action vaso-dilatatrice de la corde du tympan, par exemple. Nous attendrons donc de nouveaux faits pour abandonner la théorie émise dans le cours de cette Introduction, et à laquelle nous ne tenons du reste que médiocrement.

Dans de récentes recherches, Dastre et Morat ont montré que l'excitation du sciatique produit toujours une constriction avant d'entraîner la dilatation. Mais rien de semblable n'a été établi pour la corde du tympan. Dans sa *Revue générale sur l'innervation des vaisseaux* (*Rev. des Sc. méd.*, XII, 296), Dastre réfute la théorie d'Onimus et admet pour la dilatation vasculaire une explication très-analogue à celle que nous exposons ici.

Ludwig a montré que l'action de la corde du tympan s'exerce encore sur la sécrétion salivaire, même quand on a lié les carotides ou après la mort, c'est-à-dire quand il ne peut pas y avoir afflux plus considérable du sang.

D'autre part, von Vittich a montré qu'en administrant une certaine dose de curare on pouvait paralyser complétement l'action sécrétoire de la corde du tympan, sans modifier en rien l'action vaso-dilatatrice.

Le même résultat est mieux obtenu encore avec l'atropine, comme l'ont fait Heidenhain et plus tard Vulpian. L'atropine supprime complétement la sécrétion salivaire et empêche même la corde du tympan de provoquer cette sécrétion ; mais elle n'empêche nullement le même nerf de produire les effets vaso-dilatateurs [1].

Vous voyez donc que l'action vaso-motrice et l'action sécrétoire peuvent être entièrement dissociées dans la corde du tympan. Ce sont deux actions distinctes, qui ne sont nullement corollaires l'une de l'autre.

L'action du système nerveux sur les sécrétions n'est pas du reste limitée à la corde du tympan et à la glande sous-maxillaire.

Les autres glandes salivaires ont leur nerf sécréteur. Pour la sublinguale, ce serait probablement encore la corde du tympan. Pour la parotide, ce serait, d'après Cl. Bernard, un rameau émané du facial, et plus spécialement, d'après Schiff, un rameau venu du petit pétreux superficiel, à travers le ganglion otique et la branche auriculo-temporale du trijumeau.

On n'a certes pas pu déterminer encore le nerf sécréteur de chaque glande, mais il est à peu près démontré comme fait général que le système nerveux a une action incontestable sur toutes les sécrétions.

On trouvera dans les Leçons de Vulpian sur les vaso-moteurs un résumé des diverses expériences qui prouvent l'action sécrétoire du système nerveux pour la glande lacrymale, les glandes de l'estomac, de l'intestin, le rein [2], etc.

C'est ainsi qu'on explique maintenant bien des faits déjà connus depuis longtemps, comme l'action des émotions, des réflexes, etc., sur les sécrétions de toute nature.

Quel est le mécanisme intime de cette action du système nerveux sur les sécrétions ?

Qu'est-ce au fond qu'une sécrétion ? C'est tout simplement l'expression particulière de la nutrition d'un tissu spécial, du tissu glandulaire.

Les éléments, les cellules d'une glande salivaire vivent, se nourrissent, absorbent, digèrent, désassimilent, et la salive est simplement le résultat de cette élaboration intime.

[1] Jolyet a obtenu des résultats du même ordre en faisant agir la cicutine et ses dérivés, ou l'iodure d'éthylstrychnium. (*Soc. de Biol.*, décembre 1876.)

[2] Voy. les récentes recherches de Vulpian sur les nerfs excito-sécréteurs de la sueur (*Acad. des Sc.*, août et sept. 1878), ainsi que les travaux d'Adamkiewicz, Nawrocki, Hermann, Luchsinger, etc., sur le même sujet.

Quand le système nerveux agit sur une sécrétion, il agit donc tout uniquement sur la nutrition de la glande. Le nerf active ou ralentit la nutrition de la glande et influence ainsi sa fonction, comme nous l'avons vu activer ou ralentir la nutrition du muscle et influencer ainsi sa fonction.

Ainsi comprise, l'action sécrétoire est parfaitement distincte de l'action vaso-motrice; mais en même temps elle rentre dans le mode d'action général bien connu du système nerveux sur les tissus.

Abordons enfin une action du système nerveux dont on a beaucoup parlé dans ces derniers temps, qu'on a vivement discutée, mais qui va nous paraître bien simple à admettre après ce que nous avons dit: l'action trophique.

L'action trophique du système nerveux, l'action du système nerveux sur la nutrition des tissus, n'est plus pour nous un fait nouveau. Nous avons vu que le nerf moteur a sur le muscle qu'il anime une véritable action trophique; que le nerf sécréteur a sur la glande qu'il innerve une très-nette action trophique.

Nous n'avons maintenant qu'à démontrer la généralité du fait; il faut établir que cette action trophique, le système nerveux l'exerce sur tous les tissus. Je ne puis naturellement que vous résumer cette démonstration à grands traits; vous la trouverez détaillée dans beaucoup de publications récentes, et notamment dans les Leçons de Charcot et dans celles de Vulpian[1].

Le système nerveux a d'abord une action sur la nutrition du système nerveux lui-même; c'est-à-dire que les centres nerveux ont une action trophique sur les conducteurs, sur les nerfs périphériques.

Quand on sectionne un nerf quelconque, moteur ou sensitif, le bout périphérique, c'est-à-dire le fragment qui n'est plus en rapport avec les centres, s'altère; il dégénère et s'atrophie.

Certains auteurs ont voulu expliquer cette lésion atrophique par le repos prolongé, l'inertie fonctionnelle à laquelle est condamné ce fragment de nerf. Mais quand, après un traumatisme, dans certaines paralysies, les membres sont absolument immobilisés pendant longtemps, on n'observe pas la même lésion. De plus, quand on sectionne un nerf sensitif, c'est la partie attenante à la moelle qui est condamnée à l'inertie la plus complète, et cependant c'est l'autre partie, la partie périphérique, qui est le siége de l'altération.

Il faut donc admettre, avec Aug. Waller, que les centres nerveux ont une véritable action trophique sur les nerfs. Que cette action soit excitatrice, comme le veut Waller, ou modératrice, comme le soutient Ranvier, c'est là une question fort difficile à résoudre aujourd'hui, et inutile à trancher pour le but que nous poursuivons.

[1] Voy. aussi la Thèse d'Arnozan (Th. d'agrég.; Paris, 1880.)

Cette même action trophique, le système nerveux l'exerce encore sur les muscles.

Quand on sectionne le nerf qui se rend à un muscle, on voit diminuer progressivement la contractilité de cet organe, et puis survient une atrophie graduelle du muscle. Si les deux bouts du nerf coupé sont réunis quelque temps seulement après leur séparation, le processus atrophique est enrayé et le muscle peut même être entièrement restauré.

Ici non plus, ces troubles ne peuvent pas être attribués à l'inertie fonctionnelle. Vous avez tous vu de ces blessés, de ces paraplégiques qui sont condamnés au repos le plus absolu depuis longtemps déjà, et qui ont cependant des jambes énormes, des masses musculaires admirablement conservées.

Certains auteurs ont voulu confondre cette action trophique avec l'action vaso-motrice, et faire de celle-là un simple corollaire de cette dernière. Mais cette hypothèse est renversée par une série de faits, parmi lesquels je vous citerai le suivant.

La langue reçoit le lingual et l'hypoglosse ; coupez le lingual : vous déterminerez, comme l'a montré Vulpian, d'énormes troubles vaso-moteurs, mais aucune action trophique. Coupez au contraire l'hypoglosse : les troubles vaso-moteurs seront presque nuls et les troubles trophiques très-accentués.

Le système nerveux a donc positivement et directement une action sur la nutrition des muscles.

Le trijumeau a une action du même ordre sur la nutrition de l'œil.

Magendie a montré, un des premiers, qu'après la section du trijumeau il survient très-rapidement de l'opacité de la cornée, puis de la suppuration, une ulcération, perforation, et l'œil se vide.

Snellen attribue cette action à l'anesthésie de l'œil : après la section du trijumeau, en effet, la paupière, la conjonctive, sont insensibles et n'empêchent pas les poussières de s'accumuler sur l'œil et de le léser.

On peut répondre que dans la paralysie du facial qui laisse l'œil ouvert, on n'observe pas ces lésions ; de plus, Schiff a montré que quand on protége l'œil par les paupières réunies à l'aide d'un point de suture ou d'un agglutinatif, les mêmes troubles surviennent tout de même après la section du trijumeau [1].

Il y a du reste des faits encore plus nets qui prouvent que si l'anesthésie

[1] De récentes expériences de Ranvier (*Soc. Biol.*, *Gaz. méd.*, 22 mars 1879) ont cependant montré que la protection de l'œil par l'oreille rabattue et cousue peut empêcher le développement des altérations cornéennes après la section intra-crânienne de la cinquième paire. Il en conclut que les nerfs ne seraient pas nécessaires à la nutrition et à la conservation de la cornée. — Voy. aussi sur ce point les faits présentés à l'Académie des Sciences le 29 mai 1879.

joue un certain rôle dans le développement des troubles trophiques, ce n'est, à coup sûr, qu'un rôle secondaire.

Ainsi, Meissner, en faisant des sections incomplètes du trijumeau, conservait la sensibilité de l'œil et produisait cependant des troubles trophiques quand la lésion portait sur la partie interne du nerf. Schiff a confirmé ces résultats et cité des cas pathologiques analogues chez l'homme.

Dans ces derniers temps même, Merkel aurait trouvé une troisième racine, une racine trophique, au trijumeau; il aurait pu dans certains cas couper la racine sensitive sans toucher la racine trophique, et aurait ainsi déterminé l'anesthésie de l'œil sans lésion trophique.

On ne peut pas non plus réduire cette action à une action vaso-motrice. La section du trijumeau produit une dilatation paralytique des vaisseaux de l'œil, mais on ne peut pas attribuer l'action trophique à cette paralysie. Sinitzin a montré au contraire que la paralysie vaso-motrice, au lieu de prédisposer aux inflammations, les rend plus difficiles : un fil de verre passé dans la cornée produit une inflammation du côté où le sympathique est sain et pas du côté où il est coupé. Cl. Bernard a confirmé ces résultats pour les animaux non débilités.

L'action trophique du trijumeau existe donc bien comme action distincte, spéciale, irréductible aux autres actions sensitive ou vaso-motrice du même nerf.

La peau tout entière et le tissu sous-cutané sont soumis à une action du même genre.

Quand on coupe le sciatique à un animal, on voit se développer sur le membre postérieur une rougeur intense, une chaleur plus forte, une tuméfaction œdémateuse du membre, et plus tard des ulcérations ou des eschares.

L'anesthésie et la paralysie vaso-motrice peuvent encore jouer ici un certain rôle, puisque Brown-Sequard a montré l'absence de ces lésions quand l'animal reste enveloppé de coton; ce sont les corps étrangers qui servent d'occasion à ces lésions, mais il y a en même temps une action directe sur la nutrition. Car vous voyez tous les jours des malades, comme les hystériques ou les ataxiques, qui ont des anesthésies absolues, et chez lesquels cependant il ne se développe aucune lésion trophique.

Le système nerveux a donc une véritable action sur la nutrition de la peau et du tissu cellulaire sous-cutané.

Les os n'échappent pas à cette influence. Schiff, Vulpian, ont vu souvent la section du sciatique produire des lésions osseuses. Pour faire une réponse péremptoire à ceux qui voudraient attribuer ces lésions à l'inertie fonctionnelle, Schiff a fait l'expérience pour l'os maxillaire inférieur. Après la section du nerf, on voit souvent se développer des lésions trophiques, et cependant l'os est entraîné dans le mouvement général imprimé par le nerf de l'autre côté.

Pour les viscères, je pourrais vous montrer les mêmes effets. Vous verriez le poumon s'altérer après la section du nerf vague, le testicule s'atrophier après la section du nerf spermatique, comme la crête du coq et les appendices jugulaires du dindon s'atrophient après la section des nerfs qui s'y rendent, etc., etc.

Je n'insiste pas.

Le fait est général. Partout, dans tous les tissus, dans toutes les parties de l'organisme, le système a une action directe incontestable sur la nutrition. Vous verrez par la suite combien cette action, dont nous n'avons à dessein donné que les preuves physiologiques, se retrouvera en clinique ; les faits pathologiques seront une importante vérification et une utile application de tous ces principes.

Seulement il est bon que vous compreniez très-exactement la portée de cette action du système nerveux sur la nutrition des tissus.

Quand on coupe les nerfs qui se rendent à un organe, la nutrition de cet organe est altérée, profondément altérée, mais le tissu ne meurt pas. Les nerfs que l'on sépare des centres nerveux, les muscles dont on sectionne le nerf moteur, subissent des altérations profondes ; mais ils ne cessent pas de se nourrir, ils ne cessent pas de vivre, il n'y a rien dans leur altération qui ressemble, par exemple, à la gangrène, cette mort locale des tissus. Le tissu ne vit plus comme il devrait vivre, voilà tout ; il ne se nourrit plus comme il devrait se nourrir ; il ne participe plus, comme il devrait, à l'ensemble ; il devient une anomalie, presque un corps étranger indépendant.

C'est dans ce fait qu'est la notion exacte de l'action trophique du système nerveux.

La nutrition peut avoir lieu et a lieu dans une infinité de cas sans la participation du système nerveux. Mais dans le corps humain, tel qu'il est constitué, le système nerveux a une action incontestable, de premier ordre, sur la nutrition des tissus. D'où il suit (et c'est la conclusion qu'il nous importe le plus de retenir), d'où il suit que les maladies du système nerveux doivent avoir un grand retentissement sur la nutrition des divers tissus de l'économie.

Il y a une seconde remarque importante à vous faire, afin que vous ne dénaturiez pas ma pensée. J'admets, et cela avec la plupart des physiologistes aujourd'hui, j'admets et j'ai essayé de vous démontrer l'action trophique du système nerveux. Mais j'ai volontairement laissé entièrement de côté la question des nerfs trophiques. La question de l'action trophique des nerfs et la question des nerfs trophiques sont deux questions absolument distinctes : la première me paraît résolue, la seconde ne l'est nullement.

Je vous dirai seulement, en passant, à propos de cette seconde question encore pendante, que je n'admets pas une espèce de nerfs à part que l'on appelle nerfs trophiques, par cette bonne raison que, pour moi, tous les nerfs sont des nerfs trophiques, et que c'est toujours en agissant sur la nutrition que le système nerveux agit sur la fonction.

Voilà toutes les grandes actions du système nerveux. On en nomme souvent quelques autres ; je crois qu'elles rentrent dans celles que nous avons étudiées.

Ainsi, Eckhardt admet des nerfs érecteurs ; c'est un cas particulier de l'action vaso-dilatatrice. Goltz admet une action des nerfs sur l'absorption ; cela revient à l'action sur la nutrition , l'absorption étant un acte constitutif par excellence de la nutrition. L'effet calorificateur ou frigorifique lui-même, qui avait tout d'abord frappé Cl. Bernard dans ses expériences sur le sympathique, se réduit entièrement à l'action du système nerveux sur la circulation et sur la nutrition, c'est-à-dire sur la distribution et la production de la chaleur.

Vous le voyez : de même que, au point de vue anatomique, le système nerveux est réductible tout entier à deux éléments fort simples ; de même, au point de vue physiologique, ses actions, en apparence si complexes, sont réductibles à un très-petit nombre d'actions élémentaires très-simples.

PREMIÈRE PARTIE

MALADIES DE L'ENCÉPHALE

ARTICLE PREMIER.

De l'Apoplexie[1].

On rencontre souvent à l'hôpital, et on retrouve souvent dans la clientèle, des malades qui ont été frappés subitement dans toutes leurs fonctions cérébrales. Ils sont là, étendus sans mouvement dans leur lit ; ils n'entendent, ne voient et ne comprennent rien. N'était une respiration bruyante, stertoreuse, que l'on entend à distance, on les croirait morts. Comme l'a dit Archigène il y a déjà bien longtemps, *mortui vivunt* ; ce sont des morts vivants, des vivants qui ont toute l'apparence de la mort.

Ces malades sont dans un état qu'on appelle l'*apoplexie.*

L'apoplexie n'est pas une maladie ; c'est un symptôme, ou plutôt c'est un groupe de symptômes : c'est un *syndrome clinique.*

C'est un syndrome qui ne correspond ni à une maladie toujours la même, ni à une lésion toujours la même.

Il correspond à des maladies variées, comme l'alcoolisme, l'impaludisme, le mal de Bright, la goutte, la sénilité, etc.

[1] On trouvera dans les nouveaux Dictionnaires des bibliographies très-complètes et très-récentes sur tous les sujets que nous traitons ; nous croyons inutile de les reproduire. Nous serons en général très-sobre de renseignements bibliographiques.

Pour l'apoplexie, nous signalerons d'une manière générale : *Schutzenberger*, article *Apoplexie* : *Brouardel*, article *Hémorrhagie du cerveau*, in *Dictionn. encyclop. des Scienc. méd.*; *Jaccoud et Hallopeau*, article *Hémorrhagie de l'encéphale*, in *Nouv. Dictionn. de méd. et de chirurg. pratiques* ; *Nothnagel*, article *Hémorrhagie cérébrale*, in *Handbuch der speciellen Pathologie und Therapie* de *Ziemssen*.

Il correspond à des lésions diverses, comme la congestion, l'anémie, l'hémorrhagie, le ramollissement, etc.

A ce sujet, il est indispensable de combattre une erreur trop répandue sur le sens de ce mot apoplexie, erreur qui entraîne souvent une regrettable confusion et pourrait troubler à la lecture de certains ouvrages.

Autrefois, depuis Hippocrate, on connaissait l'apoplexie par son histoire clinique et on la définissait par ses caractères cliniques : c'était un syndrome.

Plus tard, on chercha à déterminer l'anatomie pathologique correspondante à ce symptôme, et on trouva diverses lésions qui pouvaient, suivant les cas, produire l'apoplexie. Dans cette période, que représente Morgagni, l'anatomie pathologique se contente d'établir des subdivisions dans l'apoplexie, qui garde son sens symptomatique et reste une unité clinique.

Plus récemment, l'Ecole anatomique, exagérant l'importance de la lésion dans la définition des maladies, a voulu identifier les symptômes, les maladies, avec la lésion correspondante. A chaque maladie, à chaque groupe symptomatique arrêté doit correspondre une lésion fixe, qui peut servir à les définir.

A ce moment, Rochoux fait d'importants travaux sur l'hémorrhagie cérébrale, montre que très-souvent l'hémorrhagie cérébrale est la cause de l'apoplexie, et arrive alors à identifier ces deux choses : apoplexie devient synonyme d'hémorrhagie cérébrale.

On va plus loin encore dans cette voie : apoplexie veut dire hémorrhagie parenchymateuse, interstitielle, quel que soit l'organe dans lequel se développe cette lésion. Et alors, à côté de l'ancienne apoplexie, qui devient l'apoplexie cérébrale, prennent place l'apoplexie pulmonaire, l'apoplexie splénique, etc.

Le sens clinique du mot apoplexie a complétement disparu et est remplacé par un sens anatomique faux et artificiel. On trouve cette nomenclature dans le livre classique de Grisolle et dans beaucoup d'autres.

Cette extension des travaux de Rochoux est manifestement exagérée et ne peut qu'entraîner les plus regrettables logomachies. Il peut en effet y avoir des apoplexies sans hémorrhagie et des hémorrhagies sans apoplexie.

Nous adopterons donc l'ancien sens du mot apoplexie, le sens clinique, auquel du reste on paraît revenir de différents côtés, à l'exemple de Schützenberger, dans son article du *Dictionnaire encyclopédique*.

L'apoplexie est un syndrome clinique que nous allons définir, qui correspond à des lésions très-diverses et à des maladies très-variées.

C'est précisément parce que c'est un syndrome que l'on retrouve dans beaucoup de maladies de l'encéphale, que je crois utile de l'étudier ici une fois pour toutes, en tête et à part.

La véritable définition de l'apoplexie est dans l'énumération des caractères cliniques essentiels qui la constituent et sans lesquels elle n'existe pas. Ces caractères sont les suivants :

1° Soudaineté des accidents, attaque, ictus. C'est le caractère qui a toujours le plus frappé et qui se trouve dans l'étymologie même du mot. Il y a quelquefois des prodromes plus ou moins insignifiants, mais l'apoplexie elle-même est subite, brusque, par définition.

2° Généralité des phénomènes ; extension à toutes les fonctions cérébrales sur toute l'étendue du corps. Toutes les fonctions cérébrales : intellectuelles, motrices, sensitives, sont en même temps suspendues ; le corps tout entier est dans une prostration complète, le malade est séparé du monde extérieur. Deux fonctions persistent seules, avec des modifications moins importantes : la circulation et la respiration, c'est ce qui permet à ces morts de vivre, *mortui vivunt*.

3° L'origine de tous ces accidents est dans l'altération spontanée d'un ou plusieurs points du cerveau. Ainsi, l'asphyxie, la syncope, peuvent produire des effets analogues, mais il n'y a pas de lésion cérébrale. La contusion, la commotion, le traumatisme du cerveau, peuvent aussi produire des effets analogues, mais la lésion n'est pas spontanée.

Si l'on veut maintenant réunir ces trois grands caractères cliniques dans une phrase qui puisse servir de définition, on dira que l'apoplexie est : « la cessation subite de l'action cérébrale produite par une altération spontanée d'un ou de plusieurs points du cerveau, avec conservation de la respiration et de la circulation ».

Entrons maintenant dans la description symptomatique régulière.

Il y a quelquefois une période prodromique dans laquelle on observe du mal de tête, des vertiges, des fourmillements, des sensations bizarres, une barre de feu devant les yeux, etc.

Mais ces symptômes n'appartiennent pas à l'apoplexie, ils la précèdent, et dépendent de la maladie qui cause l'apoplexie ; ils sont donc variables avec cet état morbide antérieur et doivent être décrits avec lui.

Le premier phénomène appartenant à l'apoplexie elle-même est la *perte de connaissance* ; c'est là un fait capital. — Il peut se présenter à des degrés différents, mais il ne manque jamais : sans lui, il n'y a pas d'apoplexie.

Au degré le plus complet, le malade est absolument étranger au monde extérieur ; son regard est fixe, sans expression ; il n'entend, ne voit et ne veut rien.

Quelquefois, à un degré moindre, le malade a l'air de comprendre vaguement ce qui se passe ; il suit un peu du regard, se retourne légèrement quand on l'excite vivement ; il ouvre la bouche comme pour montrer la langue, quand on le lui demande avec instances répétées. En tout cas, il ne peut pas parler ou bredouille quelques grognements d'une façon tout à fait inintelligible.

En même temps, il ne fait aucun mouvement ; il est abandonné dans son lit, dans le décubitus dorsal ; tous les muscles sont dans un état de *résolution complète.*

Il faut savoir distinguer cet état de résolution musculaire des paralysies véritables.

Quand on soulève les bras du malade, on peut en voir un qui retombe lourdement, d'un trait, comme une masse inerte, sous l'influence de la pesanteur physique. L'autre, au contraire, ne retombe que plus lentement, retenu qu'il est par la tonicité des muscles : le premier seul est paralysé. Le second était abandonné dans le lit par simple résolution musculaire et non par paralysie.

La distinction est donc formelle entre la résolution et la paralysie. La résolution musculaire est seule un caractère essentiel de l'apoplexie, tandis que la paralysie peut manquer. Qand la paralysie existe, elle est limitée à un certain groupe de muscles, le plus souvent dans un côté du corps, tandis que la résolution est générale et s'étend à tous les muscles du corps. Cette résolution générale masque souvent en partie les paralysies, de telle sorte que la paralysie devient plus manifeste quand les phénomènes apoplectiques proprement dit disparaissent.

Il est intéressant, pendant l'apoplexie même, de reconnaître s'il y a un côté paralysé et quel est ce côté.

Pour les membres, on peut le constater quelquefois, en les soulevant, par la manière dont ils retombent, comme nous l'avons dit. L'attitude dans le lit peut aussi parfois fournir un indice.

La jambe paralysée est rectiligne, abandonnée, absolument immobile. L'autre est, au contraire, souvent dans une position variable, plus ou moins écartée de l'autre ou un peu fléchie ; elle est de plus, par intervalle, le siége de quelques légers mouvements automatiques.

Quand la face est paralysée d'un côté, on constate assez facilement une déviation des traits caractéristique. Les traits sont tirés d'un côté, la commissure des lèvres soulevée, les rides et les plis de la peau plus accentués du côté sain. Le côté paralysé, au contraire, est affaissé, flasque; les lèvres et la joue se laissent passivement soulever par l'air expiré à chaque mouvement respiratoire, et le malade *fume la pipe* du côté paralysé.

La *déviation conjuguée de la tête et des yeux* peut aussi, quand elle existe, donner des indications importantes sur le côté de la lésion. C'est là un symptôme important, dont nous étudierons plus loin la valeur séméiologique avec quelques détails ; mais dès à présent nous pouvons formuler les lois cliniques suivantes.

Quand il y a lésion d'un hémisphère, si les membres et la face sont paralysés, le malade regarde du côté opposé aux membres atteints : il regarde sa lésion. Si, au contraire, les membres et la face sont convulsés, le malade regarde ses membres atteints : il se détourne de sa lésion.

Quand l'altération siége dans le mésocéphale, le sens de la rotation se fait en sens inverse.

La *sensibilité* paraît atteinte comme la motilité : le malade ne sent rien ou presque rien. Mais il faut faire ici la même distinction que pour les troubles moteurs.

Le malade ne perçoit pas les sensations ; il ne réagit pas quand on le pique dans un point quelconque du corps. Mais il ne faut pas confondre ce défaut de perception, qui est en quelque sorte un trouble intellectuel, avec les anesthésies plus ou moins limitées qui accompagnent quelquefois les paralysies, avec cette hémianesthésie notamment, qui est très-nette dans certains cas et paraît répondre à un siége spécial de lésion, comme nous le verrons plus tard.

Le défaut de perception appartient seul essentiellement à l'apoplexie ; les anesthésies sont au contraire relativement rares, et apparaissent (quand elles existent) d'autant plus nettement que les phénomènes apoplectiques eux-mêmes disparaissent.

La plupart des *mouvements réflexes* sont en général abolis : on ne provoque aucune contraction en excitant la plante des pieds, par exemple.

Le réflexe de la déglutition peut aussi être devenu impossible : les malades n'avalent pas les liquides mis dans la bouche ; ils les rejettent en bavant ou les avalent de travers.

Ces troubles s'étendent à la miction et à la défécation.

Quelquefois le malade urine sous lui, mais souvent il y a au contraire rétention d'urine. En présence d'un apoplectique et, d'une manière générale, en présence de tout malade sans connaissance, il ne faut jamais oublier d'examiner avec soin l'état de la vessie et de pratiquer le cathétérisme si cet organe est distendu. Méfiez-vous de la miction par regorgement, qui à un simple interrogatoire pourrait vous faire croire à une incontinence, alors que l'examen direct vous révélera une rétention vraie.

De même, le malade est souvent constipé ; mais d'autres fois aussi il va sous lui et ne peut pas garder les lavements.

Rosenbach[1] et Moell[2] ont spécialement étudié, dans ces derniers temps, l'état des réflexes dans les hémiplégies récentes et dans l'apoplexie. Ils y trouvent un moyen, dans beaucoup de cas, de diagnostiquer l'apoplexie par lésion cérébrale unilatérale et aussi de fixer le côté paralysé, quand le malade est sans connaissance.

Ils recommandent tout spécialement dans ce but la recherche du *réflexe abdominal*. On sait qu'il suffit de toucher du doigt la paroi abdominale d'un malade pour voir celle-ci se déprimer par suite d'une contraction ré-

[1] *Arch. f. Psych. u. Nervenkr.*, VI, 845.— *Centralbl. f. Nerv.*, II, pag. 193.
[2] *D. Arch. f. klin. Med.*, XXII, 279.

flexe. C'est là le réflexe abdominal, dont la valeur séméiologique est résumée dans les propositions suivantes de Rosenbach:

1. Si les réflexes abdominaux manquent d'un côté, il y a toujours une affection locale de l'hémisphère opposé (hémorrhagie, ramollissement, hématome circonscrit, etc.).

2. Si, dans une lésion cérébrale, ces réflexes sont diminués des deux côtés et qu'il y ait en même temps perte de connaissance plus ou moins complète, cela indique une lésion cérébrale diffuse (méningite, etc.). Ce signe est certain chez les enfants et les individus à paroi abdominale tendue; il faut ne l'accepter qu'avec réserve chez les individus à paroi abdominale flasque. L'idée d'une lésion cérébrale diffuse devient plus sûre si les pupilles sont étroites et si les autres réflexes sont supprimés.

3. Quand on a déjà constaté la disparition bilatérale des réflexes abdominaux, si on les voit ensuite reparaître d'un côté ou des deux côtés, c'est un bon signe pronostique, qui indique une diminution dans l'intensité de la lésion cérébrale.

4. Chez un hémiplégique dans le coma, la disparition d'un réflexe abdominal est un symptôme très-défavorable, indiquant l'apparition de troubles circulatoires dans l'hémisphère encore intact.

5. Si, après la disparition du coma, il reste une paralysie unilatérale du réflexe abdominal du côté de l'hémiplégie, c'est un signe de destruction des parties motrices du cerveau sur une étendue plus ou moins grande.

L'intégrité de la *respiration* et de la *circulation* est un caractère de l'apoplexie, mais c'est une intégrité relative.

La respiration est bruyante par obstruction passive, mécanique, des voies respiratoires : de là souvent un râle trachéal. La vibration du voile du palais s'y ajoute souvent, et l'ensemble constitue la respiration stertoreuse.

Quelquefois on observe ce rhythme spécial de la respiration désigné sous le nom de phénomène de Cheyne-Stokes : il y a des arrêts complets du mouvement respiratoire pendant lesquels on croirait le malade mort; puis les mouvements respiratoires reprennent, d'abord faibles, avec une amplitude et une fréquence croissantes, pour diminuer ensuite de nouveau, et revenir au silence complet.

On considère ordinairement cette respiration comme un phénomène paralytique, et dans toutes les théories courantes (Traube, Filehne) on cherche à expliquer la dyspnée par l'apnée. J'ai été amené au contraire par plusieurs faits à considérer ce phénomène comme d'ordre convulsif[1]. C'est la dyspnée qui est le phénomène initial, l'apnée en étant la conséquence.

[1] Voy. le travail publié par MM. Blaise et Brousse dans le *Montpellier médical*, avril 1880, sur le phénomène de Cheyne-Stokes, avec des tracés de la respiration et de la circulation.

La respiration redevient quelquefois régulière pendant le sommeil. En tout cas, on voit souvent le Cheyne-Stokes disparaître avant la mort quand les phénomènes de dépression se généralisent et dominent la scène. Il est bon de ne pas prendre pour un signe d'amélioration cette disparition de la respiration irrégulière, qui indique au contraire souvent l'envahissement progressif de la paralysie et du coma terminal.

L'état de la circulation est variable suivant les causes de l'apoplexie. Le seul phénomène commun à tous les cas est une tendance marquée aux stases veineuses, une gêne considérable dans la circulation capillaire.

La fréquence de la respiration et de la circulation est particulièrement altérée dans les cas graves. Charcot a distingué, à ce point de vue, deux périodes dans l'apoplexie.

Dans une première phase, les mouvements du cœur et les mouvements respiratoires sont ralentis : c'est la période algide, avec abaissement de température. — Dans la seconde phase, il y a accélération de ces mouvements (par paralysie du bulbe), qui va en croissant jusqu'à la mort.

L'état simultané de la circulation et de la respiration s'exprime dans le *faciès* du malade, qui est spécial et presque caractéristique : la face est turgescente, congestionnée, bleuâtre, cyanosée, avec un peu d'écume ou de salive à la bouche, soulevée par une respiration bruyante. Ce faciès devient tout à fait typique quand il s'y ajoute la déviation des traits que nous avons décrite, avec la déviation de la langue, qui (nous avons oublié de le dire) se porte vers le côté paralysé (à cause de l'action du génioglosse sain).

A côté de ces phénomènes de premier ordre, nous devons en mentionner quelques-uns qui ont bien leur valeur, sans être essentiels.

Il est toujours important de prendre la *température* d'un apoplectique : les résultats ne sont pas identiques dans tous les cas et leur détermination exacte sert surtout au diagnostic de la cause et à l'étude de la marche de l'apoplexie; aussi renverrons-nous à ce paragraphe ce que nous avons à en dire.

Pendant l'attaque même, on observe quelquefois des *convulsions* ou des *contractures*. Ces phénomènes n'ont rien de commun avec les contractures *tardives* que la plupart des hémiplégiques présentent, longtemps après leur attaque. Il ne s'agit que des convulsions et des contractures *précoces*, de l'attaque elle-même.

C'est là un phénomène intéressant sur lequel nous devrons revenir quand nous nous occuperons de préciser le siége d'une lésion cérébrale. Il suffit de dire pour le moment que ce signe est particulièrement en rapport avec les lésions qui irritent les méninges (périphérie ou ventricules) ou les circonvolutions dans les régions motrices.

Ce symptôme a du reste un caractère pronostique grave.

L'apoplectique présente souvent encore des *congestions viscérales*. Ainsi, dans le poumon, il peut y avoir une pneumonie hypostatique du côté de l'hémiplégie; dans le rein, il peut y avoir des congestions entraînant l'albuminurie, et cela sans que la lésion siége sur le plancher du quatrième ventricule.

Il faut se rappeler que, cliniquement, ces congestions doivent être cherchées expressément par le médecin; autrement elles risqueraient fort de passer inaperçues.

Mentionnons enfin un signe important à surveiller, à cause de sa valeur pronostique et du danger qui peut en naître : c'est l'*eschare* précoce, *decubitus acutus*.

Très-rapidement après le début de l'attaque, le deuxième, le quatrième jour, on voit se produire sur la fesse paralysée une plaque érythémateuse, à 4 ou 5 centimètres du sillon interfessier; la rougeur disparaît à la pression. Puis se développe une teinte ecchymotique violacée qui ne disparaît plus à la pression. Puis l'eschare elle-même se produit, quelquefois entourée plus tard de son cercle éliminateur.

Cette mortification des tissus n'est nullement due à la pression seule, au décubitus, car des malades atteints de fracture, de certaines paraplégies, peuvent passer des mois entiers dans leur lit sans présenter ces eschares, qui se développent ici dès les troisième et quatrième jours de la maladie.

L'eschare rapide, dans l'apoplexie, est un signe pronostique très-grave et annonce le plus souvent une terminaison funeste.

MARCHE ET TERMINAISONS. — Charcot établit trois périodes dans la marche de l'apoplexie.

La première période, période initiale ou syncopale, peut manquer ou échapper à l'observation. Quand elle existe, la respiration et les mouvements du cœur se sont ralentis, le malade est algide; la température extérieure et centrale s'abaisse; dans le rectum, elle peut tomber à 36° et même à 35°,4 (Bourneville).

La deuxième période est une période stationnaire. La température s'élève, atteint le degré normal et oscille autour de ce degré.

Si l'apoplectique marche vers la guérison, cette période continue et aboutit graduellement à la convalescence.

Si au contraire la terminaison doit être funeste, il survient une période dite période ultime : le pouls devient petit, fréquent; la respiration s'accélère. On peut compter 136, 140 pulsations, 64 respirations. Mais ce qu'on observe surtout, c'est l'élévation finale de température : le thermomètre monte d'une manière ininterrompue. Vous avez pu le voir récemment monter chez un apoplectique, à l'hôpital Saint-Eloi, jusqu'à 42°,8. Cette ascension continue de la température est un signe pronostique des plus graves. Quelquefois on a même vu la température s'élever encore après la mort; en tout cas, elle ne baisse que lentement.

L'apoplexie peut se terminer par la mort ou la guérison. Dans ce dernier ca le malade gardera ou non une paralysie permanente. Souvent enfin la guérison n'est qu'apparente ; c'est un simple temps d'arrêt bientôt suivi de rechute.

Étiologie et anatomie pathologique. — Le cerveau tout entier est intéressé dans l'apoplexie, ou du moins toutes les fonctions cérébrales sont atteintes simultanément. Mais cela ne veut pas dire que la lésion porte sur l'organe tout entier ; le plus souvent, au contraire, la lésion qui produit l'apoplexie est limitée.

Les différentes parties du cerveau sont liées par une étroite solidarité. A cause de cette solidarité même, les lésions qui se développent lentement peuvent être silencieuses, parce que les diverses parties saines peuvent suppléer la partie malade ; de là, le silence symptomatique d'un grand nombre de tumeurs cérébrales.

Quand, au contraire, une lésion est brusque, violente, non-seulement la suppléance ne peut pas se produire, mais encore, à cause de la même solidarité, la lésion, quoique limitée et circonscrite, retentit sur l'organe tout entier ; de là, l'ictus, l'apoplexie.

La condition pathogénique générale de l'apoplexie est donc la suivante : lésion généralisée d'emblée ou lésion circonscrite se développant brusquement, subitement.

1. La lésion cérébrale par excellence, qui remplit mieux que toute autre cette condition, est l'*hémorrhagie cérébrale* : brusquerie et gravité de la lésion ; perturbation profonde du cerveau tout entier.

Aussi est-ce là la cause la plus fréquente de l'apoplexie. C'est cette fréquence même qui avait entraîné l'erreur de Rochoux. En rendant synonymes les mots apoplexie et hémorrhagie cérébrale, Rochoux avait singulièrement exagéré, mais il avait exagéré un fait vrai.

Nous n'avons naturellement à rechercher ici que les causes prochaines de l'apoplexie ; les causes secondes seront étudiées plus tard, à propos de chacune des lésions que nous passons en revue.

2. A côté de l'hémorrhagie cérébrale, il faut placer une autre cause également très-fréquente d'apoplexie : c'est le *ramollissement*.

Le ramollissement par embolie entraînera surtout l'apoplexie, à cause de la brusquerie avec laquelle le vaisseau s'oblitère. Mais il y a des thromboses rapides qui peuvent aussi, quoique plus rarement, produire l'apoplexie.

En somme, c'est à deux lésions, hémorrhagie et ramollissement, que l'on doit tout de suite penser dès que l'on est en présence d'un apoplectique. C'est entre ces deux lésions que l'on a le plus souvent à hésiter ; ce ne sont cependant pas les seules.

3. On a discuté pour savoir si la seule *congestion cérébrale* peut entraîner l'apoplexie. Pour moi, le fait est positif.

Je trouve l'exemple le plus probant de ces apoplexies par congestion pure dans les apoplexies paludéennes, dans la fièvre pernicieuse à forme apoplectique, qui, sans être fréquente dans nos contrées, peut cependant y être observée quelquefois, comme nous avons eu l'occasion de le faire il y a quelque temps[1]. Dans ces cas-là, il s'agit bien d'une simple congestion, puisque tout peut guérir très-rapidement et en tout cas disparaît dans l'intervalle des accès. Les explications par la mélanémie et les embolies pigmentaires ne peuvent s'appliquer à ces cas.

Cette apoplexie palustre est une forme très-importante à connaître, à cause de l'indication urgente qu'elle fait naître immédiatement.

Ce n'est là, du reste, qu'un exemple des apoplexies par simple congestion cérébrale. Il y en a d'autres que nous retrouverons dans l'étiologie même de cette lésion.

4. L'apoplexie n'est pas toujours sanguine, elle peut être *séreuse*. Dans ces cas, elle est due à une sorte d'œdème aigu, à un épanchement rapide de sérosité dans les ventricules ou dans le cerveau même : c'est de l'hydrocéphalie ou de l'hydrencéphalie aiguë.

C'est encore là une variété d'apoplexie importante à distinguer cliniquement, à cause des indications particulières qu'elle présente.

5. Quoique se produisant seulement dans le voisinage du cerveau, l'*hémorrhagie méningée* trouble profondément et brusquement l'équilibre du contenu encéphalique; d'où secousse violente pour le cerveau tout entier, et, dans un certain nombre de cas, apoplexie.

6. Il y a deux modes différents et opposés dans la marche et le développement des *tumeurs cérébrales*.

C'est d'abord le développement progressif, insidieux ; ce développement peut être complétement silencieux au point de vue symptomatique. On a pu voir récemment, à l'hôpital, des tumeurs cérébrales multiples et considérables surprendre à l'autopsie d'une malade qui n'avait présenté que de la céphalalgie pendant la vie et qui mourut subitement. Ces faits ne sont pas rares ; l'apoplexie n'a rien à voir dans leur histoire.

Mais souvent aussi les tumeurs cérébrales présentent, en plus, des poussées aiguës qui viennent brusquement modifier le tableau habituel de l'affection. Ces poussées aiguës s'accompagnent de phénomènes congestifs plus ou moins rapides, plus ou moins transitoires, et peuvent produire alors l'apoplexie.

Nous terminerons enfin par deux espèces d'apoplexie moins bien étudiées, à lésions indéterminées : les apoplexies dyscrasiques et les apoplexies nerveuses.

[1] Observation d'accès pernicieux à forme apoplectique avec hémiplégie ; guérison. — Étude clinique sur les diverses manifestations hémiplégiques de l'intoxication paludéenne. (*Montpellier méd.*, avril 1876, pag. 311.)

7. Les *apoplexies dyscrasiques* sont celles qui paraissent être le résultat d'intoxication, dans lesquelles le sang paraît altéré plutôt dans sa compotion, dans sa qualité, que dans sa quantité et son mode de distribution.

Cependant la dyscrasie n'empêche pas qu'il y ait souvent en même temps un des processus habituels que nous venons d'énumérer. Seulement la dyscrasie imprime à ces processus un cachet spécial, une allure particulière.

C'est ainsi que l'impaludisme, la dyscrasie paludéenne, produit l'apoplexie par congestion cérébrale ou par embolie pigmentaire. Mais la congestion prend, quand elle a cette origine, une allure particulière, une marche qui lui est propre, et entraîne des indications spéciales.

C'est ainsi encore que l'urémie, la dyscrasie urémique, produit l'apoplexie, probablement par œdème cérébral, par épanchements séreux cérébraux. Mais ce sont des apoplexies séreuses particulières qui ont leurs symptômes et leur marche à part, qui se distinguent des autres, ne fût-ce que par l'abaissement de la température et l'albuminurie.

On voit par ces exemples que les dyscrasies ne figurent que provisoirement parmi les causes prochaines de l'apoplexie, à cause de l'ignorance où nous sommes de leur mécanisme d'action. Leur vraie place est dans les causes secondes, dont nous ne nous occupons pas maintenant.

8. Tous les auteurs admettent enfin un dernier groupe, celui des *apoplexies nerveuses*. C'est un groupe ouvert, sans caractères bien spéciaux, dans lequel on accumule tous les cas où on ne trouve pas de lésion appréciable, et duquel les progrès de la science détachent tous les jours de nouvelles espèces.

PHYSIOLOGIE PATHOLOGIQUE. — Comme nous le disions plus haut, la condition pathogénique générale de l'apoplexie est une lésion généralisée d'emblée ou une lésion circonscrite se développant brusquement, subitement. Il reste à se demander par quel mécanisme les causes que nous venons d'énumérer peuvent produire le syndrome que nous avons décrit.

C'est une question de physiologie pathologique, de mécanisme intime fort difficile et encore bien obscure.

Charcot a très-bien posé les termes du problème : une hémorrhagie se produisant dans la région opto-striée entraîne une hémiplégie, voilà un résultat direct. Mais en même temps il y a coma : donc le cerveau proprement dit est atteint dans sa totalité ; le cœur se ralentit, la respiration s'embarrasse : donc le bulbe est affecté ; la résolution des membres est complète, il y a une suppression temporaire des réflexes, non-seulement bulbaires mais médullaires (dorsaux et lombaires) : donc la moelle est prise.

Charcot constate que la lésion limitée du corps opto-strié retentit ainsi sur tous les centres nerveux ; puis il ajoute : « Quel est le mécanisme de la propagation ? On l'ignore[1]. »

[1] Cours de 1869, cité par Duret. Th. Paris, 1878, pag. 144.

La première idée invoquée par quelques auteurs pour combler cette lacune a été la *compression*.

La compression directe des éléments nerveux est en effet un élément important, surtout dans les cas de foyers volumineux; Leyden, Pagenstecher et plus récemment Duret, ont montré que la compression produit des effets analogues à ceux de l'apoplexie. Mais cette explication ne peut pas s'appliquer aux petits foyers et surtout ne rend pas compte du retentissement sur le bulbe et la moelle.

Alors on a invoqué non plus la compression directe des éléments nerveux, mais la compression des vaisseaux, d'où *anémie cérébrale*. Beaucoup d'auteurs admettent ce trouble circulatoire généralisé, de nature anémique. Mais il est impossible de l'accepter pour les petits foyers, incapables de comprimer même les vaisseaux. Le trouble circulatoire inverse, admis par d'autres médecins, l'*hyperémie*, a été constatée quelquefois, mais elle manque dans la grande majorité des cas.

D'autres supposent une sorte de secousse (paralysie à distance) subie par les éléments nerveux. C'est l'*étonnement cérébral* de Trousseau, le *shok* de Hughlings Jackson, la *névrolysie* de Jaccoud. Il y a aussi une sorte d'*étonnement spinal :* ainsi, immédiatement après la section de la moelle, les réflexes sont abolis au-dessous, tandis qu'ils seront exagérés plus tard.

On remarquera seulement que c'est là un mot plutôt qu'une explication. De plus, on peut à la rigueur expliquer ainsi les effets produits dans le voisinage immédiat de la lésion, mais non ceux développés à distance.

A la suite de ses travaux sur la circulation cérébrale, Heubner a proposé une autre hypothèse : quand une hémorrhagie se produit en un point d'un vaisseau, il en résulte une chute considérable du niveau dans le bassin que forment les réseaux de la pie mère, et alors les grandes anastomoses des vaisseaux de la pie mère généralisent l'effet à toute la surface des hémisphères.

Mais l'apoplexie se produit avec des foyers trop petits pour modifier sensiblement ce niveau ; elle accompagne également les foyers cérébelleux, qui sont cependant incapables de modifier les réseaux de la pie mère cérébrale.

Toutes ces théories sont peu brillantes. Et Nothnagel, qui les expose [1] et les discute, arrive, comme Charcot, à dire qu'elles sont insuffisantes et qu'il ignore ce mécanisme.

Plus récemment, Duret a étudié le choc traumatique cérébral et, à la suite, le choc apoplectique. Il a été amené par ses expériences à faire jouer le principal rôle dans les deux cas au *liquide céphalo-rachidien*.

Le crâne est une cavité fermée contenant des liquides incompressibles et une masse nerveuse molle, sans espace vide. D'autre part, la paroi crâ-

[1] Art. *Hémorr. cérébr.*, in *Handbuch* de Ziemssen, 1876.

nienne est dépressible et élastique. Dès-lors, quand un traumatisme déprime le crâne, le cerveau étant incompressible, le liquide céphalo-rachidien est brusquement refoulé dans les voies d'échappement inférieures. Or, nous verrons plus loin[1] que ce liquide circule autour du système nerveux tout entier; on comprend donc qu'il puisse devenir agent de transmission d'une généralisation des phénomènes.

Ici seulement Duret introduit un nouvel intermédiaire que l'expérience ne met pas hors de doute, et qui d'ailleurs ne me paraît pas indispensable. Le déplacement céphalo-rachidien, dit-il, produit une anémie cérébrale, et cela de deux manières : 1. en développant un excès de tension brusque autour des vaisseaux, dans les gaînes de Robin ; 2. le flot exerce surtout son action sur le bulbe; là, il irrite, excite les corps restiformes. Or, ce sont des organes très-sensibles, très-excito-moteurs, dont l'excitation provoque des contractures, du tétanisme. De là, une contracture vasculaire réflexe qui augmente l'anémie. A cette contracture vasculaire généralisée succède une paralysie vasculaire qui suspend les échanges entre le sang et les éléments nerveux, d'où la persistance des troubles, quelquefois jusqu'à la mort.

Je ne nie pas la possibilité de ce mécanisme ; mais je ne trouve pas que les expériences de Duret en démontrent la réalité. Du reste, le rôle du liquide céphalo-rachidien me paraît être indépendant de ce détail, et il est bon de séparer les deux choses.

L'assimilation du traumatisme à l'hémorrhagie cérébrale est toute naturelle : la théorie que nous venons d'exposer peut donc servir à expliquer l'apoplexie par hémorrhagie.

Mais c'est plus difficile à appliquer à l'apoplexie par embolie. Duret a essayé cependant une assimilation. Dans l'hémorrhagie, dit-il, y a diminution de l'espace fermé crânien et *reflux* brusque du liquide céphalo-rachidien vers le bulbe. Dans l'embolie, il y a inversement un vide brusquement formé dans cette même cavité close, la voûte crânienne ne peut pas s'affaisser, d'où *afflux* subit du liquide céphalo-rachidien. La cause de ce vide et de cette aspiration est que l'arrivée du sang est suspendue au moment de l'embolie et que l'hémisphère correspondant s'affaisse.

En somme, et sans insister sur le détail, l'idée nouvelle de la théorie est de faire jouer un grand rôle dans la production de l'apoplexie au déplacement du liquide céphalo-rachidien. C'est là un élément important, ajouté par Duret, et qui explique bien des choses. Je crois que, sans vouloir éclaircir le mécanisme tout à fait intime, encore obscur, il suffit de dire que les lésions cérébrales circonscrites retentissent souvent sur la totalité du système nerveux, parce qu'elles produisent une *perturbation brusque dans la distribution normale du liquide céphalo-rachidien*, l'afflux ou le reflux de ce liquide pouvant amener au même résultat, de même que nous

[1] Voy. le chapitre suivant.

verrons l'anémie et la congestion cérébrale entraîner, à certains points de vue, les mêmes symptômes.

Quoi qu'il en soit, ce que nous avons dit de l'étiologie multiple de l'apoplexie a démontré la justesse des considérations que j'émettais au commencement. On a vu que l'apoplexie ne peut être confondue, ni avec une lésion, ni avec une maladie donnée; que c'est un syndrome clinique qui peut correspondre à des lésions très-variées, comme l'hémorrhagie, le ramollissement, la congestion du cerveau, et à des maladies très-différentes, comme l'impaludisme, le mal de Bright, etc.

Il faut maintenant apprendre à reconnaître ce syndrome quand il se présente, et en même temps à distinguer dans chaque cas particulier la lésion ou la maladie qui tient cette apoplexie sous sa dépendance.

Le DIAGNOSTIC comprend en effet un double problème : il faut d'abord reconnaître l'apoplexie et la distinguer de ce qui n'est pas elle ; il faut ensuite déterminer à quelle espèce étiologique particulière on a affaire dans chaque cas donné.

Diagnostic de l'apoplexie en elle-même. — Si vous vous rappelez les grands caractères cliniques que nous avons condensés dans la définition proposée en tête de ce chapitre, vous aurez les principaux éléments de ce diagnostic différentiel.

Dans la *syncope*, le malade est sans connaissance et sans mouvement ; mais l'absence de respiration stertoreuse et surtout l'arrêt du cœur excluent l'apoplexie.

L'*asphyxie* se distinguera par la teinte cyanosée de tout le corps, le refroidissement des extrémités; l'apoplectique, au contraire, a une température normale ou élevée et le faciès vultueux. Dans l'asphyxie, il y a une respiration anhélante bien plus accentuée. Ensuite ne négligez jamais l'examen de la poitrine, qui trancherait la difficulté. Enfin, dans la marche des accidents, la connaissance des causes, le mode de début progressif et non subit de l'asphyxie, vous trouverez des signes importants pour lever toutes vos hésitations.

L'*épilepsie*, qui semble d'abord si différente de l'apoplexie, peut cependant tromper quelquefois.

Il y a d'abord les petites attaques non convulsives, dans lesquelles le malade reste sans connaissance et sans mouvement pendant quelque temps. Trousseau a très-bien étudié et décrit ces petites attaques, si bien même qu'il a considéré comme de l'épilepsie toutes les apoplexies transitoires. C'est là une exagération, mais qui prouve combien il faut se méfier de la confusion. Vous tirerez principalement les signes distinctifs des antécédents du malade, de la répétition des mêmes accidents à différents intervalles chez le même malade et des conditions étiologiques.

La grande attaque convulsive elle-même peut être confondue. Dans l'apoplexie, en effet, les convulsions sont rares, mais enfin elles peuvent se présenter. Si l'on connaît les antécédents du malade, le mode de début et de développement des accidents, le diagnostic est facile. Si, au contraire, on a porté le malade en pleine attaque, sans connaissance, il y a des cas où il faudra savoir attendre un peu pour être fixés.

Enfin, l'état de mal épileptique peut aussi simuler, et à un haut degré, l'attaque d'apoplexie. La distinction se fera par les antécédents, la succession des attaques, et aussi par l'appréciation de la température, qui s'élève rapidement et reste élevée dans l'état de mal.

L'*urémie* ou l'*éclampsie* peuvent également en imposer pour l'apoplexie. La détermination du mal de Bright antérieur ou de l'état puerpéral, l'examen de l'urine, le mode de développement des accidents, serviront à établir le diagnostic. La température sera aussi d'un grand secours, car, d'après les recherches de Charcot et Bourneville, elle est plus élevée dans l'apoplexie que dans l'éclampsie et surtout que dans l'urémie, qui s'accompagne d'un abaissement hyponormal de température.

Les auteurs signalent encore les *maladies cérébrales anciennes* comme pouvant entraîner un état de marasme et de dépression dans lequel toutes les fonctions cérébrales sont à peu près suspendues, comme dans l'apoplexie. Les antécédents du malade et le mode de développement éclaireront sur ces états, que l'on ne risquera de confondre que si l'on est absolument dépourvu de toute espèce de renseignements.

Certaines *maladies graves*, comme l'ictère grave, la variole, le rhumatisme articulaire, et surtout la fièvre typhoïde, peuvent entraîner des états qui imitent de plus ou moins loin l'état apoplectique. On n'aura qu'à rechercher dans ces cas les autres symptômes des maladies en question, comme pour la fièvre typhoïde : les taches rosées, les phénomènes abdominaux, la marche de la température, etc.

On peut encore avoir à distinguer l'*anémie cerébrale* profonde, comme elle se développe, par exemple, à la suite des hémorrhagies considérables, des hémorrhagies internes. Si l'on ignore cette circonstance pathogénique (qui empêcherait toute hésitation), la pâleur extrême de tout le corps, le refroidissement de la peau, la persistance de l'intelligence, qui ne s'obscurcit que progressivement, éclaireraient le diagnostic.

Enfin, on distinguera les *empoisonnements* en reconnaissant chez le malade les signes spéciaux à chaque intoxication particulière : comme la dilatation des pupilles, la sécheresse de la gorge, le délire avec hallucinations, pour la belladone, etc.

L'alcoolisme doit être distingué dans l'ivresse simple et dans le *delirium tremens*. Dans le premier cas, le faciès, le pouls et la température normale, quelquefois les vomissements, et le plus souvent l'odeur alcoolique que dégage le malade, fixeront rapidement. Dans le second cas, les phénomènes d'excitation, le délire agité si caractéristique, l'absence habituelle de fièvre et surtout le tremblement significatif des mains, excluront l'idée de l'attaque d'apoplexie.

Diagnostic de l'espèce d'apoplexie. — Une fois que l'on est arrivé au diagnostic d'apoplexie, il est de la plus haute importance de déterminer à quelle espèce d'apoplexie on a affaire.

On tâchera d'abord de distinguer si c'est une apoplexie séreuse ou sanguine. La coexistence d'hydropisies actuelles ou antérieures dans d'autres parties du corps, la pâleur et la bouffissure des téguments, la connaissance des conditions étiologiques, feront diagnostiquer l'apoplexie séreuse; tandis que la face congestionnée, vultueuse, le pouls fort, les paralysies limitées, feront plutôt penser à l'apoplexie sanguine.

Une fois ce diagnostic posé, on pensera à une tumeur cérébrale si l'on connaît l'histoire du malade et si l'on y découvre des phénomènes constants, peu bruyants, mais habituels, ayant précédé pendant un certain temps les phénomènes surajoutés, transitoires, de la poussée actuelle.

C'est aussi dans la considération de la période qui a précédé l'apoplexie que l'on puisera les éléments du diagnostic de l'hémorrhagie méningée. Hardy et Béhier déclarent le diagnostic impossible entre l'hémorrhagie cérébrale et l'hémorrhagie méningée. C'est vrai si l'on ne connaît que l'attaque elle-même. Mais comme l'hémorrhagie méningée succède le plus souvent à la pachyméningite, qui a son étiologie spéciale et ses symptômes particuliers, on aura dans la connaissance de ce tableau prodromique des motifs suffisants pour établir le diagnostic.

La congestion se distinguera souvent de l'hémorrhagie et du ramollissement par l'absence de paralysie circonscrite, de signe de lésion en foyer. Mais il ne faut pas attacher une trop grande importance à ce fait : tout le monde a vu, comme moi, des apoplexies purement congestives accompagnées cependant d'hémiplégie.

C'est la fugacité, le caractère transitoire des phénomènes, qui sera le meilleur signe diagnostique. Et il n'y a aucun inconvénient clinique à traiter l'apoplexie par hémorrhagie comme l'apoplexie par congestion, en attendant que la plus ou moins grande durée des accidents tranche le diagnostic.

Mais une variété de ce groupe importante à diagnostiquer, et à diagnostiquer vite, est l'apoplexie palustre, la fièvre pernicieuse à forme apoplectique. Tenez grand compte, pour ce diagnostic, des antécédents du sujet, du lieu qu'il habitait quand il est tombé malade, des phénomènes qui ont précédé l'apoplexie. L'homme dont je rappelais l'histoire plus haut avait déjà été traité pour des fièvres intermittentes; il habitait une contrée éminemment palustre et venait à Montpellier se faire soigner pour de nouveaux accès, quand il fut frappé des accidents apoplectiques. Tenez compte également des frissons qui ont pu précéder les accidents, des sueurs qui ont pu les suivre, du faciès terreux spécial des palustres et de l'état de la rate. Enfin, suivez la marche de la fièvre avec le thermomètre. Ne vous attendez pas à trouver les trois stades de l'accès classique; vous ne trouverez pas non plus une température très-élevée : certains accès bénins approcheront de 41°, tandis que certains accès pernicieux ne dépasseront pas 39°. Tenez compte surtout des rémissions dans la courbe de la marche de la fièvre, et, si vous avez quelque hésitation, quelque chance d'avoir affaire à une fièvre pernicieuse, donnez hardiment le sulfate de quinine, sans attendre la certitude du diagnostic, et surtout sans attendre la chute complète de la température.

Il resterait à parler du diagnostic différentiel entre les deux espèces d'apoplexie les plus communes et aussi les plus difficiles à distinguer : l'apoplexie par hémorrhagie et l'apoplexie par ramollissement. Il y a des signes qui permettent ce diagnostic dans un certain nombre de cas. Nous préférons ne les exposer que quand nous aurons étudié en elles-mêmes les deux lésions dont il s'agit.

Je n'ai pas besoin de dire que le Pronostic est toujours grave. La question est de savoir s'il y a, dans les symptômes et la marche de l'attaque, quelques signes dont la valeur pronostique soit plus grande et doive être précisée.

L'état de la circulation et de la respiration constitue à ce point de vue un élément de premier ordre. C'est par là que les malades succombent. Quand ces fonctions sont atteintes, on peut dire que, plus elles sont profondément atteintes, plus la fin est proche.

L'état de la température a aussi une grande importance. L'ascension continuelle du thermomètre est un signe des plus fâcheux, et quand la température a dépassé 40° et croît encore, c'est un signe à peu près certain de mort.

Mais l'abaissement considérable de la température (jusqu'à 36° et 35°,4) persistant pendant plusieurs heures après l'attaque apoplectique est encore, d'après Bourneville, un signe précoce de la terminaison fatale.

L'eschare précoce est aussi un signe très-grave. Toutes les complications, l'engouement pulmonaire, par exemple, annoncent et précipitent la terminaison funeste.

Enfin, il faut penser aussi à la possibilité des rechutes; les poussées hémorrhagiques notamment se font souvent en plusieurs fois. Leur existence se révèle par une nouvelle accélération du pouls, par l'énergie des battements du cœur, la plénitude des carotides, la distension des veines jugulaires, la rougeur de la face et des conjonctives, par des névralgies de la tête et par des troubles des facultés intellectuelles (Rosenthal). Un des signes pratiquement les plus utiles est incontestablement la réascension du thermomètre.

Aussi est-ce une précaution que je ne saurais trop recommander de toujours suivre un apoplectique avec le thermomètre, matin et soir, jusqu'à complète guérison.

TRAITEMENT. — « En médecine pratique, dit Schützenberger, en tête du traitement de l'apoplexie, il ne faut jamais se placer au point de vue de l'inutilité des secours de l'art, quand la certitude n'est pas absolue.»

Si, en face d'une apoplexie, on ne prenait en considération que l'état anatomique local réalisé, si l'on ne cherchait ses indications que dans l'hémorrhagie même ou dans le ramollissement, on se croiserait les bras, dans la conviction de l'impuissance où l'on est en face d'une lésion déjà consommée.

Il faut, au contraire, considérer ce que nous appelons ici l'élément fluxionnaire, la fluxion, ce mouvement anormal des liquides de l'économie qui précipite le sang ou la sérosité vers le cerveau. C'est de cette fluxion, qui se continue, qui se prolonge, que vient le principal danger. C'est elle que l'on doit combattre.

Nous reviendrons sur cet important sujet, à propos du traitement de la congestion cérébrale. Je le signale simplement ici en passant.

La première indication est donc de détourner le mouvement fluxionnaire. Comme la chose presse, on combinera en général plusieurs moyens dans ce but. Les sinapismes sur les parties inférieures du corps, les purgatifs, les lavements purgatifs, produisent une révulsion sur la peau et sur le tube digestif. Les sangsues ou les petites saignées peuvent également être employées comme dérivatifs ou révulsifs. On placera des sangsues au fondement, ou mieux derrière les oreilles ; en ce dernier point, on en mettra d'emblée un très-grand nombre, ou bien on les maintiendra pendant longtemps l'une après l'autre.

Quelquefois il y a en même temps un état d'éréthisme circulatoire généralisé, ce que les anciens appelaient l'état inflammatoire[1]. Dans ces cas-là, il ne suffit pas de chercher à détourner la fluxion, il faut dégorger le système circulatoire tout entier. C'est cette indication déplétive que remplira la saignée copieuse, par laquelle il faudra souvent commencer le traitement.

Dans l'apoplexie séreuse, la saignée générale pourra être aussi indiquée pour dégager le système veineux, qui est le siége d'une stase dangereuse,

[1] « S'il apparaît de la turgescence et une rougeur intense de la face, une injection considérable de la conjonctive; si la carotide et le pouls battent avec force, si la température s'élève, la saignée sera immédiatement indiquée chez les individus forts, bien nourris, dans le but d'abaisser la tension vasculaire en diminuant la masse du sang et l'énergie cardiaque. » (Rosenthal; *Traité clin. des Mal. du Syst. nerv.*, pag. 30.)

mais les sangsues seront rarement indiquées dans cette forme. On devra le plus souvent insister sur les diurétiques, et surtout sur les purgatifs, les drastiques.

S'il s'agit d'une apoplexie d'origine paludéenne, ayez immédiatement recours au spécifique. Sans attendre une rémission, que la mort précéderait, administrez 1 gram. de sulfate de quinine en injection hypodermique et continuez le traitement de cette manière. L'emploi de la quinine dirigée contre le fond de la maladie n'exclut pas du reste l'emploi des révulsifs contre sa forme actuelle et sa localisation cérébrale. On combinera donc l'emploi du sulfate de quinine et la médication révulsive indiquée plus haut.

Si la dépression et le collapsus dominent, ce qui arrive souvent, surtout à certaines périodes, il faut administrer les stimulants. L'alcool et surtout le café peuvent alors rendre de grands services pour éviter les dangereuses conséquences de l'amyosthénie cardiaque.

ARTICLE II.

Troubles circulatoires.

CHAPITRE PREMIER.

CIRCULATION DU CERVEAU ET LIQUIDE CÉPHALO-RACHIDIEN.

I. C'est Haller qui a donné la première description précise des ARTÈRES du cerveau. Avant lui, Casserius avait bien décrit le cercle auquel Willis donna plus tard son nom [1]. Mais enfin c'est la description de Haller qui est restée exacte jusque dans ces derniers temps.

En 1874, Duret a publié sur la circulation de l'encéphale une série d'articles importants dont il est indispensable de connaître la substance pour comprendre la pathologie cérébrale [2].

A la base du cerveau, la saillie des lobes forme une sorte d'infundibulum très-évasé, surtout en avant. C'est au centre de cet infundibulum que se trouvent les artères; les veines, au contraire, occupent la convexité des hémisphères.

Les artères forment là ce qu'on appelle l'hexagone de Willis; mot impropre qui devrait être remplacé par celui de polygone ou de *cercle de Willis*.

Ce cercle est alimenté par quatre gros troncs artériels, les deux *carotides* en avant, les deux *vertébrales* en arrière. Les premières abordent perpendiculairement la base du cerveau. Les secondes, au contraire, dirigées obliquement d'arrière en avant, s'unissent sur la ligne médiane et forment le *tronc basilaire*. Vers le bord supérieur de la protubérance, le tronc basilaire se bifurque et donne naissance aux *cérébrales postérieures*, qui sont à leur origine presque perpendiculaires à la direction du tronc basilaire.

Le tronc carotidien se bifurque et donne : la *cérébrale antérieure*, qui est

[1] On trouvera un historique complet de la question dans la Thèse de Lucas. Paris, 1879 ; 25.

[2] Heubner est arrivé, à Leipzig, à des résultats très-analogues à ceux que Duret obtenait au même moment à Paris. C'est le même jour (7 décembre 1874) que Duret présentait son travail à la Société de Biologie et que Heubner publiait le sien dans le *Centralblatt*. — On trouvera le travail complet de Duret dans les *Archives de Physiologie*, 1874, pag. 60.

fig.1.

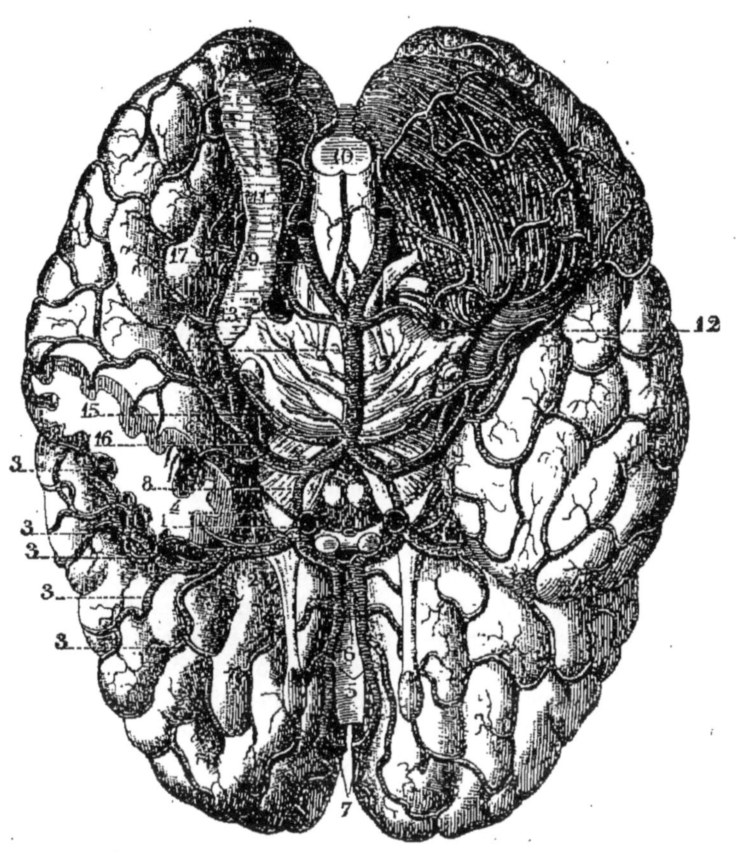

fig.2.

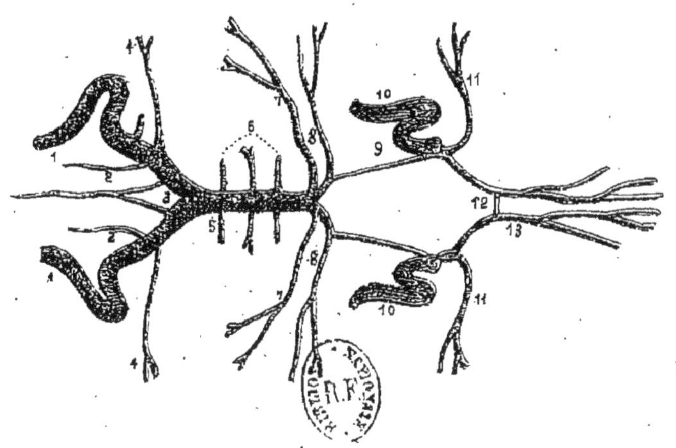

perpendiculaire au tronc ; et la *cérébrale moyenne* ou *sylvienne*, qui est simplement oblique et forme ainsi véritablement la continuation de la carotide.

Le système antérieur ou carotidien est relié au système postérieur ou vertébral par les *artères communicantes postérieures* ; les systèmes des deux hémisphères sont reliés entre eux par l'artère *communicante antérieure* en avant et par le tronc basilaire en arrière (Voy. Pl. I).

Ces larges anastomoses de la base et la direction relative des diverses branches artérielles ont des applications pathologiques que nous retrouverons en leur lieu.

EXPLICATION DE LA PLANCHE I.

Fig. 1. — Branches terminales de l'artère carotide interne.

1. Tronc de la carotide interne. — 2. Cérébrale moyenne. — 3, 3, 3, 3, 3. Branches que donne cette artère en parcourant la scissure de Sylvius. — 4. Artère choroïdienne. — 5. Les deux cérébrales antérieures. — 6. Anastomose de ces artères, ou communicante antérieure. — 7. Coude que forment les mêmes artères en se réfléchissant au-devant du corps calleux pour se porter sur la face interne des hémisphères cérébraux. — 8. Communicante postérieure, s'étendant du tronc des carotides internes aux cérébrales postérieures. — 9. Artère vertébrale. — 10. Artère spinale antérieure. — 11. Cérébelleuse inférieure et postérieure gauche naissant de la vertébrale. — 12. Les deux cérébelleuses inférieures droites naissant par un tronc commun qui part du tronc basilaire. — 13. Cérébelleuse inférieure et antérieure gauche dont la partie terminale a été enlevée avec l'hémisphère cérébelleux correspondant. — 14. Tronc basilaire. — 15. Cérébelleuse inférieure gauche. — 16. Cérébrale postérieure. — 17. Branches terminales de cette artère.

Fig. 2. — Réunion des deux vertébrales. — Hexagone artériel de la base de l'encéphale.

1, 1. Artères vertébrales. — 2, 2. Spinales postérieures. — 3. Spinale antérieure. — 4, 4. Cérébelleuses inférieures et postérieures. — 5. Tronc basilaire. — 6. Artérioles qui naissent des parties latérales de ce tronc et qui se répandent sur la protubérance annulaire. — 7, 7. Cérébelleuses supérieures. — 8, 8. Cérébrales postérieures. — 9. Communicante postérieure. — 10, 10. Carotide interne. — 11, 11. Cérébrales moyennes. — 12. Cérébrales antérieures. — 13. Communicante antérieure.

Les artères du cerveau parties de ce cercle de Willis se divisent en deux groupes : les artères *centrales* (artères des noyaux gris de la base et artères ventriculaires) qui vascularisent la région opto-striée ; les artères *corticales* qui vascularisent les circonvolutions (substance grise et substance blanche).

Les artères de la base pénètrent rapidement dans la pulpe cérébrale. Là elles émettent un certain nombre de branches, de volume très-variable, d'où partent les artères propres du cerveau, qui ont un diamètre constant et forment ce que Cohnheim appelle des artères terminales.

Cela posé, on peut diviser, avec Duret, les artères du corps strié en deux groupes : 1. un groupe interne, comprenant les rameaux qui viennent de l'artère cérébrale antérieure et des plexus choroïdes : artères *striées* proprement dites et artères *striées ventriculaires*. Elles nourrissent exclusivement le noyau caudé. 2. Un groupe externe auquel nous rapportons toutes les branches qui viennent de la sylvienne dans l'espace perforé antérieur : artères *lenticulaires* proprement dites, artères *lenticulo-striées* (en avant), artères *lenticulo-optiques* (en arrière).

Les artères nourricières de la couche optique se divisent également en deux groupes. Dans le groupe interne il faut ranger : 1. les artères *optiques internes antérieures et postérieures*, branches de la communicante postérieure et de la cérébrale postérieure ; 2. les artères *optiques ventriculaires*, branches des artères choroïdiennes. Dans le groupe externe se placent les artères *optiques externes postérieures* qui naissent de la cérébrale postérieure, au niveau des corps genouillés.

Les artères corticales forment d'abord le réseau de la pie-mère. Là, chaque artère se divise en trois ou quatre troncs principaux, chacun de ces troncs en deux ou trois branches ; puis ces branches fournissent deux ou trois rameaux qui se terminent par deux ou trois arborisations. De toutes les parties de ce squelette, des gros troncs comme des rameaux secondaires, naissent des arborisations. Ces arborisations forment un ensemble parfaitement défini et très-régulier d'où naissent perpendiculairement les artères nourricières qui pénètrent dans la substance nerveuse. Parmi celles-ci, les unes, longues, vont à la substance blanche ; d'autres, courtes, s'arrêtent dans la substance grise.

Nous reviendrons sur la distribution particulière des différentes artères corticales quand nous connaîtrons les circonvolutions[1].

Le seul point des recherches de Duret que n'ont pas absolument confirmé les travaux ultérieurs, est l'indépendance des territoires vasculaires. Duret proclame cette indépendance presque absolue et n'admet que des anastomoses peu importantes. Le domaine artériel central est évidemment très-indépendant du domaine artériel cortical; mais les observations de Cadiat[2] semblent indiquer que les anastomoses sont assez importantes entre les divers territoires des artères corticales, et qu'il faut sur ce point apporter quelques restrictions à l'opinion trop absolue de Duret.

II. Les VEINES du cerveau ont été bien étudiées dans ces derniers temps par Charles Labbé[3].

Les veines cérébrales qui tapissent la convexité ne forment pas une

[1] Voy. art. IV, chap. IV.

[2] Voy. la Thèse de Lucas déjà citée.

[3] *Arch. de Physiol.*, 1879, pag. 136.

espèce de réseau, comme le figure Hirschfeld. Elles sont seulement unies par des anastomoses de deux ordres : les unes transversales sur la partie saillante des circonvolutions, les autres (plus importantes) dans les sillons, faisant surtout communiquer les veines supérieures avec les inférieures.

Les veines du cerveau se rendent dans les sinus de la dure-mère, qui sont disposés suivant deux plans réciproquement perpendiculaires : l'un supérieur, médian et vertical (sinus longitudinaux et sinus droit) ; l'autre inférieur et horizontal (sinus de la base du crâne). Le système des sinus supérieurs vient s'aboucher dans le système des sinus de la base, par un orifice unique qui correspond au pressoir d'Hérophile. Le golfe de la veine jugulaire est l'aboutissant commun des sinus.

Mais il y a aussi des voies anastomotiques qui permettent aux sinus verticaux de déverser leur trop plein sans passer par les sinus latéraux. Ce sont les veines de la dure-mère ou petites anastomotiques et les grandes veines anastomotiques.

Il y a également une série de communications venant d'un hémisphère à l'autre. Ces anastomoses se constatent à la base du cerveau, à la partie centrale de l'organe, au niveau et au-dessus du corps calleux.

Il y a enfin d'autres communications entre le système veineux cortical dont nous venons de parler et le système veineux central ou veines de Galien.

On discute encore pour savoir s'il y a, dans la pie-mère, des anastomoses directes, autres que les capillaires, entre les artères et les veines cérébrales. Ecker, Heubner et Cadiat les admettent; Vulpian, Sappey et Duret les nient. Labbé ne se prononce pas catégoriquement, mais considère ces canaux comme probables.

Ce dernier auteur a encore décrit autour des sinus, dans l'épaisseur de la dure-mère, des dilatations ampullaires qui jouent, à l'égard de ces derniers, le rôle de véritables *lacs de dérivation*. Les veines cérébrales s'abouchent dans les sinus par l'intermédiaire de ces lacs ou au moins en communication avec eux.

On voit l'importance de toutes ces dispositions pour diminuer le retentissement cérébral des troubles circulatoires, pour empêcher la compression du cerveau, etc.

Labbé rattache les corpuscules de Pacchioni à ces lacs dérivatifs. La circulation y est peu active, dit-il; la fibrine s'y dépose et provoque par irritation la formation de granulations conjonctives qui peuvent ensuite s'infiltrer de sels calcaires. Quoi qu'il en soit de la théorie, ajoute-t-il, ce que l'on peut regarder comme certain, c'est la coexistence des corpuscules de Pacchioni avec les lacs sanguins de dérivation[1].

[1] Pour Axel Key et Retzius, les granulations de Pacchioni seraient des franges arachnoïdiennes et serviraient de communication entre l'espace sous-arachnoïdien et la cavité des vaisseaux sanguins.

III. On aurait une idée très-incomplète et inexacte de la circulation encéphalique si l'on ne considérait aussi le SYSTÈME LYMPHATIQUE des centres nerveux, si l'on n'étudiait le LIQUIDE CÉPHALO-RACHIDIEN, dont la distribution et le rôle ont été bien élucidés dans ces derniers temps[1].

Il y a du liquide céphalo-rachidien partout où il y a des éléments nerveux, partout il communique avec lui-même. On le trouve donc dans le cerveau , la moelle et les nerfs.

Dans le *cerveau*, tous les vaisseaux sont entourés d'une gaîne (Robin, His). Entre cette gaîne et le vaisseau est un espace libre parcouru par de petits filaments, *retinacula*, très-fins (Axel Key, Golgi, Charcot). Là circule le liquide céphalo-rachidien, séreux, clair, renfermant quelques leucocytes et quelques autres éléments figurés du sang. C'est là qu'il se forme par transsudation des artérioles du cerveau.

Toutes ces gaînes lymphatiques s'ouvrent à la surface du cerveau dans les mailles de la *pie-mère*. C'est aux prolongements de cette pie-mère qu'appartiennent les *retinàcula* des gaînes; ils émanent du feuillet interne de cette membrane. Le feuillet externe est composé d'aréoles, de mailles conjonctives analogues à celles du grand épiploon. Enfin les faisceaux les plus superficiels du feuillet externe se condensent, se disposent parallèlement, se revêtent à leur surface d'une couche épithéliale continue, et forment ainsi le feuillet viscéral de *l'arachnoïde*.

Le liquide céphalo-rachidien circule dans cette grande gaîne au milieu des filaments de la pie-mère.

En s'accumulant sur certains points, ce liquide forme ainsi, à la surface du cerveau, dans les sillons qui séparent les circonvolutions , des confluents plus ou moins considérables : *rivuli, rivi, flumina*. (Voy. *fig*. 1 et 2.)

Ainsi, à la face externe, il y a trois *flumina* : rolandique, parallèle, sylvien (dans les scissures de Rolando, parallèle, de Sylvius). Tous affluent au *lac sylvien*, situé à l'extrémité antéro-inférieure de la scissure de Sylvius. A la face interne, on en retrouve de semblables, qui forment le *lac calleux*.

Le lac calleux et les deux lacs sylviens s'unissent largement et forment le *grand lac central* à la base du cerveau, limité par les saillies de cette face inférieure; ce lac communique par le *canal péripédonculaire* avec le *lac cérébelleux supérieur*, et par le *canal basilaire* et les *canaux vertébraux* avec le *sillon central de la moelle* et la *pie-mère rachidienne*.

Le liquide céphalo-rachidien se retrouve également dans les *ventricules* (latéraux et médian); par l'aqueduc de Sylvius, il se déverse dans le *ventricule bulbaire* et peut enfin s'écouler, par le *foramen* de Magendie, dans le *lac cérébelleux inférieur* ou *postérieur*.

[1] Voy. Duret ; *Études expériment. et clin. sur les traumatismes cérébraux*. Th. Paris, 1878, pag. 15. — On y trouvera la synthèse des travaux d'Axel Key et Retzius, Golgi, Schwalbe, etc.

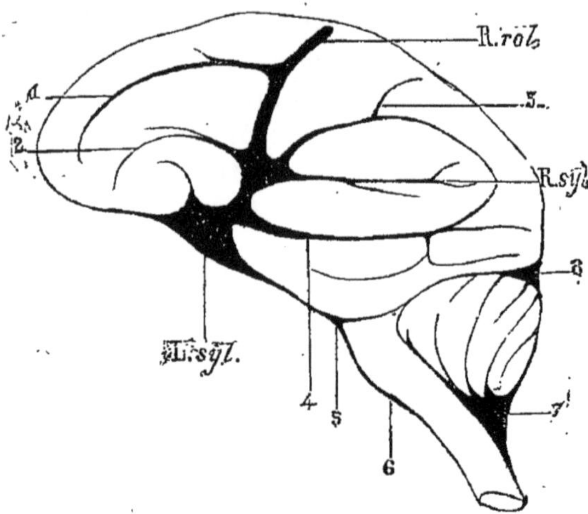

Fig. 1. — *Flumina* de la face externe des hémisphères cérébraux. — R. *rol.* *Flumen* rolandien. — R. *syl.* *Flumen* sylvien. — L. *syl.* *Lac* sylvien. — 1, 2, 3, 4. *Rivi* des *Flumina*. — 5, 6. *Canal* basilaire. — 7. *Lac* cérébelleux inférieur. — 8. *Lac* cérébelleux supérieur.

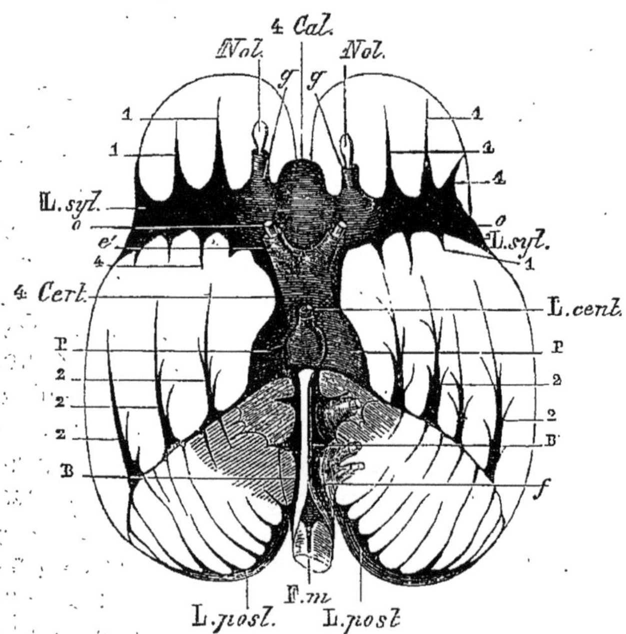

Fig. 2. — *Lacs* arachnoïdiens et *Flumina* de la base du cerveau. — L. *cent.* Lac central. — L. *cal.* Lac calleux. — L. *syl.* Lac sylvien. — P, P. Canaux péripédonculaires. — B, B. Canaux basilaires. — F. *m.* Canal médullaire antérieur. — L. *post.* Lacs postérieurs. — N. *ol.* Nerfs olfactifs ; O, nerf optique ; *g, e, f,* canaux arachnoïdiens accompagnant les nerfs encéphaliques ; 1, 1, 2, 2, *Flumina* de la base du cerveau.

Dans la *moelle*, nous retrouvons des dispositions analogues : les sources du liquide céphalo-rachidien autour des artérioles, les communications avec la pie-mère et un *lac terminal* (sinus rhomboïde) à la partie inférieure du rachis.

Il y a aussi des espaces séreux autour de tous les *nerfs*. Les gaînes lamelleuses de Ranvier sont en communication avec les lacs sous-arachnoïdiens. Axel Key et Retzius l'ont démontré, notamment avec des injections de gélatine et de bleu de Prusse.

Autour des faisceaux de nerfs, dans les organes des sens, partout, dans le système nerveux périphérique comme dans le système nerveux central, nous retrouvons le liquide céphalo-rachidien.

Schwalbe a complété la démonstration en prouvant la communication des diverses parties des organes des sens. Ainsi, « par le trou auditif, les canaux séreux du nerf auditif sont en rapport avec les espaces remplis de périlymphe, compris entre le labyrinthe osseux et le labyrinthe membraneux; par le trou optique, les espaces séreux de la *lamina fusca*, qui entourent les vaisseaux de la choroïde et communiquent avec la chambre antérieure de l'œil, sont en relation avec les *canaux séreux* du nerf optique et avec le *lac central* au niveau du chiasma ; une disposition analogue existe pour les nerfs de l'olfaction. »

Ainsi, c'est une loi générale : partout où il y a un élément nerveux et un vaisseau sanguin, il y a un espace séreux avec du liquide céphalo-rachidien ; tous ces espaces séreux communiquent entre eux partout.

On remarquera les analogies qui rapprochent ce système du système lymphatique, tel qu'on le conçoit aujourd'hui, depuis les travaux de Ranvier: les origines sont les mêmes dans les séreuses, dans le tissu conjonctif lâche. Les lymphatiques proprement dits communiquent du reste avec ce grand système céphalo-rachidien.

Ce système constitue donc, à proprement parler, un grand système lymphatique qui imprègne partout le tissu nerveux. Ranvier a démontré que le tissu conjonctif tout entier est un vaste espace lymphatique, une vaste séreuse parcourue par des filaments tapissés de cellules plates et formant un cloisonnement incomplet. Les cellules araignées de la névroglie seraient de même le simple résultat de l'entre-croisement des filaments de cet ordre avec une cellule endothéliale au nœud.

Le système nerveux tout entier est donc imprégné de lymphe. C'est là le vrai milieu intérieur dans lequel le tissu nerveux se nourrit. Mais en même temps ce liquide joue un rôle mécanique : il protége la délicatesse de l'élément nerveux contre le choc cardiaque ou l'excès de tension vasculaire. Si la pression intravasculaire augmente dans le cerveau, le liquide céphalo-rachidien transsude plus abondant, est refoulé dans le rachis, etc. L'œdème cérébral survient quand ces voies naturelles de déplétion deviennent insuffisantes.

Ce liquide possède normalement, à l'intérieur du crâne, une tension supérieure à celle de l'atmosphère. Si, par une perforation du crâne, on ouvre l'arachnoïde viscérale, le liquide s'écoule, et si l'ouverture est faite à la région atloïdienne ou lombaire, l'écoulement a lieu par jet. Leyden a mesuré cette pression et l'a trouvée égale à 735-787 millim. de mercure.

La source de cette tension est dans le sang. Si la carotide est ouverte et l'animal tué par hémorrhagie, la tension tombe à 0. Ce fait de la forte tension physiologique explique la hernie du cerveau dans les traumatismes ou après la trépanation.

La quantité de liquide céphalo-rachidien est difficile à apprécier. Magendie l'estimait à 64 gram., Longet à 200-250 gram. Ce dernier chiffre est plus près de la vérité.

IV. Le contenu liquide du crâne subit des variations physiologiques qui correspondent à ce qu'on appelle les MOUVEMENTS DU CERVEAU[1].

Quand on applique le doigt sur la fontanelle d'un nouveau-né, quand on examine le cerveau d'un adulte mis à nu par la trépanation ou par une cause accidentelle, ou encore quand on observe un cerveau d'animal dans les mêmes circonstances, on constate deux ordres de mouvement : de petits mouvements suivant le rhythme du cœur, et d'autres, moins rapides, mais plus amples et plus manifestes, coïncidant avec les mouvements respiratoires ; coïncidence qui apparaît surtout quand un effort ou une excitation provoque un effort respiratoire.

Ce fait est connu depuis très-longtemps. Pline le Naturaliste signale dans le cerveau de Zoroastre, à sa naissance, des pulsations qui repoussaient la main appliquée sur la tête. Galien les observe mieux et les attribue au soulèvement du cerveau par l'air pénétrant dans les ventricules par les fosses nasales à travers les ouvertures ethmoïdales.

L'ère scientifique de cette étude s'ouvre avec Lamure, professeur à Montpellier, qui présente en 1749, à l'Académie, un mémoire sur les causes des mouvements du cerveau, basé sur 13 expériences faites sur des chiens trépanés.

Cotugno découvre en 1764 le liquide céphalo-rachidien. Mais la découverte est si peu utilisée que, quelques années après, Monro et Kellie émettent le théorème que nous exposerons plus loin sur la fixité absolue de la quantité de liquide contenue dans le crâne.

Ravina (1811) commence à appliquer des appareils pour étudier ces mouvements. Puis viennent les travaux de Magendie, Richet, etc., qui montrent le rôle du liquide céphalo-rachidien ; ceux de Leyden, Bruns, etc., qui inscrivent les mouvements du cerveau.

[1] Abadie ; *Recherch. histor. et crit. sur les mouvements du cerveau.* Th. Paris, 1878 ; 250.

Piégu (1846) rapproche le premier ces mouvements de ceux qui se passent dans tout organe vasculaire. Langlet applique le premier les enregistreurs de Marey à l'étude de cette question.

Viennent alors les travaux contemporains qui ont fixé la science dans son état actuel : Mosso de Turin[1], Salathé[2] et François Frank[3].

Les mouvements du cerveau sont d'origine circulatoire et d'origine respiratoire.

Voici les conclusions d'Abadie relatives à la première origine.

1. La pulsation cérébrale est placée sous la dépendance de la pulsation cardiaque et elle représente la somme des augmentations de calibre que subissent les vaisseaux encéphaliques sous l'influence de l'ondée sanguine.

2. La pulsation cérébrale présente sur la systole cardiaque un léger retard.

3. Cette pulsation s'accompagne en outre d'ondulations dues aux contractions spontanées des vaisseaux de l'encéphale.

4. Ces divers mouvements ne sont pas particuliers à l'encéphale, mais ils doivent être considérés comme propres à tous les organes vasculaires.

Pour les mouvements d'origine respiratoire, la turgescence de l'encéphale se produit pendant l'expiration. C'est le reflux du sang vers la cavité encéphalique et dans le cerveau, qui est considéré, dans l'expiration, comme cause du mouvement d'expansion de l'encéphale, le reflux se faisant non-seulement par les veines du cou, mais aussi par les sinus rachidiens (Flourens). L'affaissement dans l'inspiration est produit par l'appel thoracique du sang veineux.

Pour enregistrer ces mouvements, la respiration calme et régulière ne suffit pas ; il faut une respiration exagérée, agitée.

Ces mouvements se produisent à l'état physiologique, quand le cerveau est enfermé dans sa boîte à parois inextensibles. Seulement alors le liquide céphalo-rachidien subit les oscillations correspondantes : le rachis est une voie d'échappement. Ce fait, établi par Richet, a été montré par Salathé : en pratiquant une trépanation au rachis, cet observateur a constaté dans le liquide rachidien des oscillations de même ordre qu'au crâne, et ces oscillations, d'origine cardiaque et respiratoire, sont synchrones dans les deux cavités. Il y a donc seulement un mouvement de *flux* et de *reflux*, qui met en jeu l'extensibilité des ligaments vertébraux ou chasse le sang des plexus veineux si abondants et si volumineux dans le rachis (Duret).

V. Les détails que nous venons de donner sur la circulation sanguine et lymphatique du cerveau et sur les mouvements physiologiques de cet organe

[1] 1875-76. — Voy. la Thèse de Suc. Paris, 1878.

[2] *Acad. des Sciences*, 19 juin 1876. — Trav. lab. Marey, 1876. Mém. 9. — Th. Paris, 1877.

[3] *Journ. de l'Anat. de Robin*, mai 1877; 267. — Trav. lab. Marey, 1877

prouvent la possibilité de troubles circulatoires encéphaliques et suffisent à réfuter le THÉORÈME DE MONRO ET KELLIE, dont l'examen sommaire terminera ce chapitre préliminaire.

En 1783, Monro avait avancé qu'à cause de l'inextensibilité des parois crâniennes et de l'incompressibilité du contenu, il n'était pas possible qu'il y eût des variations dans la quantité de sang contenue dans le cerveau. Kellie développa la proposition et voulut montrer qu'en effet les émissions sanguines n'anémient pas le cerveau et que la ligature ou la compression des veines du cou ne le congestionnent pas.

L'Ecole anglaise adopta d'abord cliniquement ces propositions erronées, qui pénétrèrent en France. Mais bientôt on protesta de divers côtés. Burrows montra que cliniquement c'était inexact. Donders le fit voir directement en remplaçant par un petit morceau de verre un fragment de crâne trépané. Aujourd'hui le principe de Monro et Kellie est complétement abandonné.

D'abord la tension sanguine peut augmenter dans le cerveau sans que le volume occupé par les vaisseaux change. Ainsi, dans les tubes inextensibles, la pression sanguine peut augmenter ou diminuer ; cela suffit à produire des phénomènes de congestion et d'anémie. Leyden et Jolly ont démontré que la pression sanguine intra-crânienne augmente dans la stase veineuse et diminue dans l'anémie artérielle.

De plus, il y a cet autre élément à quantité variable, dont les fluctuations compensent celles du sang : le liquide céphalo-rachidien, le liquide lymphatique.

Gaethgens a montré directement que l'injection d'une certaine quantité de sang défibriné, injecté à haute pression, dans la carotide, détermine un fort écoulement par les vaisseaux lymphatiques du cou.

Sans revenir sur tout ce que nous avons dit sur ce sujet au commencement de ce chapitre, nous pouvons admettre que d'une manière générale les choses se passent de la façon suivante : quand une cause agit pour hyperémier le cerveau, le système lymphatique s'exprime, se vide, et, si la cause persiste et dépasse certaines limites, la tension s'élève. Le contraire arrive si c'est une cause anémiante.

La possibilité de la congestion et de l'anémie cérébrales est donc un fait incontestable et que personne ne songe plus à nier.

CHAPITRE II.

ANÉMIE CÉRÉBRALE[1].

Il est curieux que la congestion cérébrale ait été beaucoup plus anciennement étudiée que l'anémie, et que pendant très-longtemps on ait attribué à la congestion seule les troubles fonctionnels cérébraux qui peuvent être la conséquence de l'hyperémie ou de l'anémie.

Galien, je crois, connaissait déjà cliniquement la congestion cérébrale; il savait la valeur diagnostique et pronostique de la vue de la barre rouge. Il faut arriver à Boerhaave pour trouver une mention nette de l'anémie cérébrale. Van Swiéten la développe, et, chose remarquable, décrit après Bonnet les thromboses et les embolies, dont on parle tant depuis Virchow. — Plus tard, on étudie cliniquement l'anémie cérébrale à la suite des hémorrhagies.

A notre époque, les études se développent. Piorry analyse ces troubles cérébraux que l'on éprouve quelquefois en se baissant ou en se relevant, c'est-à-dire en produisant de très-légères variations dans la circulation cérébrale. — Puis viennent les travaux contemporains sur la thrombose et l'embolie, et l'histoire de l'anémie cérébrale prend définitivement place à côté de l'hyperémie du cerveau, dans tous les traités classiques.

Différents cas peuvent se présenter, qui doivent être nécessairement distingués en clinique.

D'abord, l'anémie cérébrale peut se présenter seule, comme phénomène principal, dans une maladie donnée; ou bien elle peut être confondue dans une anémie générale de tout le corps, dont elle ne constitue alors qu'une partie, un élément. Nous n'avons à nous occuper que de la première de ces deux espèces. Du reste, pour la seconde, on retrouvera dans le tableau général les symptômes particuliers de l'anémie cérébrale, que par l'analyse on reconnaîtra semblables à ceux de la première catégorie.

En second lieu, l'anémie peut s'étendre à tout le cerveau ou se limiter à une partie de cet organe. C'est là une distinction capitale à tous les points de vue : étiologie, symptômes, etc., tout est différent.

Enfin, le tableau changera suivant la rapidité avec laquelle l'anémie se développe : ainsi, certaines anémies sont subites, d'autres progressives. C'est ainsi que l'anémie cérébrale qui succède à une grande hémorrhagie diffère essentiellement de l'anémie cérébrale des convalescents.

[1] Potain : *Dict. encycl. des Sc. méd.* — Nothnagel ; *Handbuch von Ziemssen.* — Hammond ; *Traité clin. des Mal. du Syst. nerv.*, trad. Labadie-Lagrave. — Rosenthal ; *Traité clin. des Mal. du Syst. nerv.*, trad. Lubanski.

Nous devons évidemment tenir grand compte de toutes ces divisions dans le tableau d'ensemble que nous sommes obligé de faire ici.

L'Étiologie comprend la notion des conditions prédisposantes et l'étude des causes proprement dites.

Conditions prédisposantes. — L'enfance est d'une manière générale très-prédisposée à l'anémie cérébrale. Gravez bien ce principe dans votre esprit, parce qu'il doit gouverner toute la thérapeutique de l'enfance, et vous empêcher d'attribuer à la congestion cérébrale des phénomènes que souvent les émissions sanguines aggraveraient singulièrement.

On peut invoquer plusieurs causes pour expliquer cette facilité de développement de l'anémie cérébrale chez l'enfant. D'abord, il est très-exposé à diverses maladies, telles que les diarrhées, l'inanition (l'athrepsie de Parrot), qui produisent l'anémie cérébrale. D'autre part, les troubles circulatoires se développent aisément chez les enfants : ils pâlissent et rougissent aisément; le moindre petit accident local entraîne facilement des troubles de cet ordre. Potain ajoute encore à ces causes l'inocclusion des fontanelles : l'action de la pression atmosphérique s'exercerait par là et gênerait l'afflux du sang.

Nous ajouterons qu'à cet âge le cerveau travaille très-peu, le tube digestif au contraire beaucoup, presque exclusivement. De là une tendance des mouvements fluxionnaires à se diriger vers l'abdomen et à anémier le cerveau. Toutes ces causes peuvent du reste se réunir pour donner naissance au fait clinique, incontestable en lui-même.

Le vieillard est aussi disposé à l'anémie cérébrale. Mais ici c'est l'altération des vaisseaux, si fréquente à cet âge, qui est l'élément pathogénique essentiel.

L'âge de croissance facilite aussi le développement de l'anémie cérébrale. L'époque d'établissement de la menstruation, les diverses phases de la vie puerpérale, la lactation, etc., auront encore une influence facile à comprendre.

Pour ces causes et par nature, la femme est plus disposée que l'homme à l'anémie cérébrale ; d'une manière générale, les personnes à tempérament nerveux, à téguments pâles. On retrouverait du reste ici tout l'ensemble des conditions qui favorisent le développement de l'anémie en général.

Causes. — La circulation d'un organe dépend de trois éléments : l'état du cœur, l'état de la circulation générale, l'état particulier des vaisseaux de l'organe. Il faut l'intégrité de ces trois éléments pour que la circulation soit normale, à cause de l'étroite solidarité qui unit les divers points de l'arbre circulatoire.

Le second élément (état de la circulation générale) peut se subdiviser, car il faut à la fois que la quantité, la distribution et la qualité du sang soient normales.

Les causes de l'anémie cérébrale résideront dans un trouble porté à l'un quelconque de ces éléments, et peuvent par suite être classées d'après le tableau suivant :

1. État du cœur.
2. État de la circulation générale : Sang altéré dans sa......... { quantité, distribution, qualité.
3. État de la circulation cérébrale.

1. *État du cœur.* — Les maladies du cœur peuvent, dans certains cas, produire l'anémie du cerveau.

Ainsi, parmi les lésions valvulaires, les lésions de l'orifice aortique, au début de leur évolution et avant l'hypertrophie compensatrice du ventricule gauche, produisent facilement l'anémie cérébrale. C'est à cette cause qu'on peut attribuer les vertiges, les troubles céphaliques, qui marquent souvent le début de la maladie.

La dégénérescence graisseuse du cœur et toutes les maladies qui affaiblissent l'énergie, la force d'impulsion du cœur, produisent aussi les mêmes phénomènes. Stokes a fait des signes de l'anémie cérébrale un élément diagnostique important pour la stéatose cardiaque [1].

2. *État de la circulation générale.* — *A.* Une brusque diminution dans la *quantité* générale du sang en circulation pourra naturellement entraîner l'anémie cérébrale.

C'est ce que vous observerez notamment dans les hémorrhagies puerpérales, les hémorrhagies traumatiques, les hémorrhagies intestinales, quelquefois l'épistaxis, l'hématémèse ou l'hémoptysie.

Chez certaines personnes, les enfants par exemple, les sangsues, les émissions sanguines, peuvent produire ces résultats. Il faut se méfier énormément des émissions sanguines chez les enfants, et ne pas attribuer à de la congestion les convulsions ou autres phénomènes nerveux qu'on peut voir apparaître dans ces cas.

B. Quand la *distribution* normale du sang est brusquement troublée, quand il se produit tout d'un coup une fluxion anormale vers un point, quelle qu'en soit du reste la cause, il peut en résulter de l'anémie pour d'autres organes.

C'est à l'anémie cérébrale, développée dans ces circonstances, que l'on peut attribuer certains accidents produits par l'application des grandes ven-

[1] Des expériences de Jolly ont montré que l'excitation du nerf vague abaisse la tension intra-cérébrale. Peut-être pourrait-on voir là l'origine de certaines anémies cérébrales, d'origine émotive, par exemple ?

tousés Junod[1]. C'est, au moins en partie, de ce mécanisme que relèvent les vertiges ou même les syncopes qu'éprouvent les convalescents en mettant le pied par terre. Fischer attribue à ce mécanisme les phénomènes du shok traumatique[2]: il y aurait une paralysie réflexe de certains vaso-moteurs, notamment du splanchnique, d'où fluxion sanguine vers l'abdomen et anémie cérébrale.

L'anémie cérébrale pourra encore se produire dans les évacuations trop précipitées de liquides hydropiques (ascite, épanchement pleurétique). Certains cas de mort subite dans la thoracentèse peuvent être attribués, au moins en partie, à cette cause. De là le précepte classique, dans les ponctions, d'évacuer le liquide lentement et quelquefois en plusieurs séances.

C. Un sang appauvri, profondément altéré dans sa *qualité*, peut également constituer par lui-même un état d'anémie générale. Seulement cet élément est rarement seul à intervenir dans la production de l'anémie cérébrale; il ajoute le plus souvent son action à celle d'autres éléments.

Les flux considérables ou prolongés entraînent l'anémie cérébrale en appauvrissant le sang d'un côté et en troublant sa distribution normale de l'autre : diarrhées, leucorrhées, lactation. L'inanition peut produire les mêmes résultats.

Les maladies graves agissent de la même manière. Il y a là nutrition insuffisante, pertes considérables par des flux variés et par la fièvre, souvent affaiblissement du cœur, diminution de la quantité totale de sang (amaigrissement de la chair coulante), etc.; tout cela réuni agit chez les convalescents. Il est de la plus haute importance clinique de distinguer le délire, la céphalalgie que peut produire cette anémie cérébrale des convalescents, du délire et de la céphalalgie précédemment produits par la maladie elle-même. Ainsi, dans la fièvre typhoïde, l'érysipèle de la face, etc., les indications peuvent être opposées dans les deux cas; l'alimentation fera disparaître, dans la convalescence, les mêmes symptômes qu'elle aggraverait dans le cours de la maladie.

C'est le même mécanisme complexe qui entraîne l'anémie cérébrale dans la phthisie, la chlorose, toutes les cachexies.

3. Il nous reste à parler des troubles survenant dans la *circulation cérébrale* elle-même.

Il faut entendre ici, par circulation cérébrale, l'ensemble des vaisseaux qui vont au cerveau, depuis le cœur jusqu'à l'encéphale lui-même. Ainsi, les carotides et les vertébrales font partie de la circulation cérébrale.

Le type des anémies cérébrales relevant de ce mécanisme est l'anémie

[1] Hammond cite plusieurs accidents de cet ordre arrivés en Amérique, où l'application des ventouses est tombée entre les mains des charlatans.

[2] Voir, sur le shok traumatique : Blum; *Arch. génér. de Méd.*, janvier 1876.

expérimentale produite par la ligature ou la compression de tous les vaisseaux qui se rendent au cerveau.

Cette condition peut être réalisée cliniquement dans les cas de compression des vaisseaux cérébraux, par n'importe quelle cause, hors du crâne : par des tumeurs, des hémorrhagies, etc.

Le spasme des artérioles cérébrales peut-il être considéré comme produisant l'anémie? C'est difficile à démontrer directement. La contractilité des petits vaisseaux est incontestable, et on admet alors qu'elle est mise en jeu, par exemple dans les lipothymies, par impression morale ou par sympathie. Il est en effet démontré que les constrictions vaso-motrices peuvent se produire par action réflexe.

Leudet (de Rouen) a récemment cité le cas d'un malade ayant subi une opération d'empyème, chez lequel l'irritation de la plèvre, tantôt par frottements d'une canule à demeure, tantôt à la suite du lavage de la plèvre, avait donné lieu à de l'engourdissement et des douleurs dans la main droite (la fistule pleurale siégeant à gauche), à de l'aphasie transitoire et à des troubles bilatéraux de la vision. Leudet considère ces phénomènes comme de nature réflexe, et dus à l'anémie cérébrale causée par l'irritation de la plèvre. Ce cas est peut-être plus complexe; mais c'est toujours un fait intéressant à noter [1].

C'est aussi par irritation des centres vaso-moteurs et anémie cérébrale que Rosenthal explique le vertige stomacal, *vertigo a stomaco læso*, bien décrit par Trousseau. D'après les travaux de Mayer et Pribram, dit-il, l'irritation des parois de l'estomac et sa distension forcée par des quantités considérables de liquide produisent une augmentation notable de la tension sanguine et un ralentissement du pouls; il en serait de même, d'après Bernstein, de l'électrisation des filets terminaux du sympathique dans la région abdominale.

Le *vertigo ab urethra læsa* qu'Erlenmeyer [2] vient de décrire récemment est peut-être aussi justiciable de la même explication.

Peut-être encore pourrait-on rattacher au même mécanisme d'anémie cérébrale par action réflexe l'hémiplégie pneumonique de Lépine, l'hémiplégie après la hernie étranglée de Nicaise [3], etc. (?)

Certaines substances paraissent aussi agir sur les vaisseaux cérébraux et produire l'anémie en les contractant. Tels seraient, par exemple, le chloroforme et ses congénères. Hammond cite au premier rang des substances susceptibles d'entraîner l'anémie cérébrale : le tabac [4], le tartre stibié, le

[1] *Congrès de Clermont*, 1876.

[2] *D. med. Wochenschr.*, 1878; 44 et 45. — *Centralbl. f. Nervenheilk.*, 1879; 62.

[3] Voy. dans la sixième partie les chapitres relatifs aux *Paralysies réflexes* et aux *Paralysies dans les maladies aiguës*.

[4] Rosenthal cite aussi l'usage de cigares forts (riches en nicotine).

calomel, l'oxyde de zinc, les bromures de potassium, de sodium et de lithium. Ces médicaments agiraient sur les nerfs vaso-moteurs, d'une part, et diminueraient, de l'autre, la puissance contractile du cœur.

Certains physiologistes ont admis que le sommeil naturel entraîne aussi la contraction des artérioles cérébrales, ou plutôt est la conséquence habituelle de l'anémie cérébrale.

Cette théorie est passible de nombreuses objections. L'opium et d'autres substances qui endorment, produisent plutôt la congestion cérébrale quand elles agissent sur l'élément circulatoire. D'autre part, Vulpian a fait voir que le chloroforme, l'éther, le chloral, peuvent endormir sans modifier la circulation cérébrale. Gubler a montré, pendant le sommeil naturel, le resserrement de la pupille et l'injection de l'œil.

Nous verrons que cliniquement l'anémie cérébrale n'entraîne pas toujours le sommeil, que la congestion le produit souvent. Il y a des insomnies par anémie et des insomnies par congestion. L'élément principal du sommeil naturel est surtout le repos des éléments nerveux, et l'action des anesthésiques est avant tout une action directe sur ces éléments. Comme l'a très-bien dit Langlet, « la médication hypnotique n'existe pas ; il y a des médicaments qui, prenant un système nerveux en état de congestion, d'anémie, ou de simple excitation sensitive ou motrice, modifient ces conditions de façon à les rapprocher de la normale ».

Cette digression était nécessaire pour montrer les rapports du sommeil et de l'anémie cérébrale, rapports souvent méconnus et qui peuvent entraîner des erreurs cliniques et thérapeutiques, en faisant croire qu'en présence de l'insomnie il y a toujours hyperémie plutôt qu'anémie du cerveau.

L'athérome artériel peut enfin modifier aussi profondément la circulation cérébrale et produire l'anémie de tout le cerveau, quand il siége assez près du cœur, quand il rétrécit, par exemple, la lumière de l'aorte.

Nous avons dû séparer et analyser les différentes conditions pathogéniques de l'anémie cérébrale pour les faire mieux saisir ; mais le plus souvent les causes morbides agissent en déterminant plusieurs de ces éléments à la fois.

C'est ainsi, pour citer un exemple, que l'anémie des convalescents, une des plus fréquentes, a un grand nombre de facteurs : la faiblesse du cœur, l'inanition, l'altération du sang, etc.

Nous n'avons parlé jusqu'ici que des causes pouvant produire l'anémie de tout le cerveau. Il reste à dire un mot de l'étiologie de l'*anémie partielle*, locale, circonscrite à une région plus ou moins étendue de l'encéphale.

Le type de ces anémies est causé par la ligature ou la compression expérimentale ou chirurgicale d'un vaisseau, comme la carotide.

Le même résultat peut encore être produit par la compression intra-cérébrale des vaisseaux par une tumeur, un exsudat, une hémorrhagie, comme l'hémorrhagie méningée en particulier.

La crampe locale des vaisseaux, c'est-à-dire le resserrement spasmodique d'un certain nombre d'artérioles, peut encore entraîner l'anémie cérébrale circonscrite. C'est ce que l'on observe, par exemple, dans certains cas d'épilepsie et aussi dans une forme de migraine, la forme anémique ou tonique avec resserrement des artérioles.

Enfin, les coagulations intra-artérielles (thrombose ou embolie) produiront des phénomènes d'anémie localisée, sur lesquels nous reviendrons à propos du ramollissement.

Comme corollaire et développement de cette étiologie, il est bon de connaître les divers moyens que l'on a de développer *expérimentalement* l'anémie cérébrale. Les études de PATHOLOGIE EXPÉRIMENTALE sont toujours intéressantes et utiles, quand on sait ne leur demander que ce qu'elles peuvent donner. Nous aurons toujours soin de les rappeler toutes les fois que nous le pourrons.

C'est du reste une transition naturelle de l'étiologie à la symptomatologie.

Chez l'homme, on peut comprimer la carotide d'un côté : après deux ou trois secondes, on éprouve une sensation de cuisson, puis de chaleur vive, d'abord dans la moitié correspondante de la face, se généralisant ensuite à l'autre côté. Cette moitié du corps est moins bien sentie, les impressions et les mouvements sont gênés et diminués ; puis il survient du tremblement et des convulsions, toujours du même côté. Enfin, après une minute tout disparaît, quoiqu'on continue à comprimer.

Si l'on comprime simultanément les deux carotides, la pupille se dilate après s'être resserrée un instant ; la respiration devient plus lente, avec sensation de gêne thoracique ; puis survient l'obscurcissement des sens jusqu'à la perte de connaissance. Si l'on continue, il y a des nausées et quelquefois des convulsions.

Nothnagel, Jacobi, Alex. Fleming, Hammond, ont décrit les résultats de ces expériences sur l'homme.

Chez les animaux, les procédés d'expérimentation sont naturellement plus variés. Les observations de Kussmaul et Tenner sont classiques.

On peut d'abord lier les carotides et les vertébrales. Dans ce cas, il y a les mêmes phénomènes iridiens que plus haut ; la respiration devient pénible et courte, puis lente et profonde. Les animaux ne peuvent pas se tenir debout ; les convulsions surviennent ensuite, avec perte de connaissance. Tout disparaît si l'on permet de nouveau l'accès du sang.

On développe le même tableau par des hémorrhagies. Seulement les animaux, déjà affaiblis, n'ont pas de convulsions et meurent rapidement après la perte de connaissance.

La ligature des carotides seules produit moins d'effet chez les animaux que chez l'homme, à cause de la moindre importance relative de ces vaisseaux dans la circulation cérébrale.

On peut encore déterminer expérimentalement l'anémie cérébrale en administrant certaines substances, comme la belladone, la morphine (?), le chloroforme, l'ergotine, la nicotine, etc. (Rosenthal) ; ou en excitant le sympathique cervical, directement (Kussmaul) ou par voie réflexe (Loven et Nothnagel, Mayer et Pribram).

En soumettant les animaux à l'inanition, Chossat les a vus mourir dans le coma, sans convulsions. Si à la dernière période on réchauffe l'animal, on prolonge son existence; alors la mort peut survenir dans les convulsions.

Symptomatologie. — Il serait entièrement faux et dangereux de croire (ce que certaines théories du sommeil pourraient faire supposer) que l'anémie entraîne toujours des phénomènes de dépression fonctionnelle et l'hypérémie des phénomènes d'excitation dans les fonctions cérébrales. Le délire et les convulsions peuvent être produits par l'anémie cérébrale aussi bien que par la congestion et au même titre que le coma ou les paralysies. Ai-je besoin de faire remarquer les dangers thérapeutiques de l'opinion que je combats ici ?

En réalité, le fonctionnement des éléments nerveux exige, pour être régulier, une circulation normale; un trouble quelconque dans la circulation produit des déviations dans les fonctions habituelles et des déviations dans un sens comme dans un autre.

C'est ce que prouvera l'analyse que nous allons faire des divers symptômes de l'anémie cérébrale ; nous les classons naturellement suivant la division même des fonctions cérébrales.

A des degrés divers et sous des formes variées, les *fonctions intellectuelles* sont toujours atteintes par l'anémie. Il y a tantôt des phénomènes de dépression, tantôt des phénomènes d'excitation, sans qu'on puisse habituellement déterminer ni prévoir les conditions qui font développer tel ou tel genre de manifestations.

Comme phénomènes de *dépression*, on notera d'abord de la torpeur intellectuelle, sorte d'état de fatigue et d'indifférence. Il faut que le malade fasse effort pour penser et réfléchir, et c'est pour lui une fatigue. On cite l'exemple d'hommes qui, pour réfléchir dans ces cas-là, étaient obligés de se mettre dans la position horizontale.

Il y a souvent une *somnolence* habituelle qu'il faut savoir bien distinguer du sommeil naturel. On trouvera surtout cet état chez les malades atteints d'œdème cérébral, d'anémie rapide, par exemple chez certains tuberculeux à la dernière période.

Ces malades sont assis sur leur lit[1], les yeux à moitié fermés, la tête

[1] Hammond a insisté sur les cas dans lesquels les malades ont de la tendance au sommeil, tant qu'ils sont assis, et chez lesquels tout rentre dans l'ordre quand ils sont allongés.

lourde tombant d'un côté ou de l'autre ; ils répondent cependant quand on leur parle, mais en luttant contre le sommeil qui les envahit. C'est un sommeil particulier, comme celui du chloroforme ; ni l'un ni l'autre ne prouvent rien pour la théorie du sommeil naturel.

Si l'anémie augmente, comme cela arrive notamment dans les cas d'hémorrhagies graves, il survient d'abord un état soporeux, puis un véritable coma.

Quelquefois la perte de connaissance peut se développer très-rapidement, et constitue alors ce que Abercrombie a appelé *apoplexia ex inanitione*.

Comme phénomènes d'*excitation*, on notera souvent l'agitation, l'insomnie habituelle, le sommeil troublé, la vive impressionnabilité au bruit, à la lumière. Cela s'observe surtout chez les femmes dans la chlorose, c'est-à-dire quand il y a un élément nerveux particulier surajouté, indépendant de l'anémie elle-même.

Le vertige, cette sensation anormale et fausse de l'équilibre, se présente fréquemment.

Enfin, le délire peut venir compléter le tableau. En voici, par exemple, une forme fréquente. A la fin d'une fièvre typhoïde ou d'un érysipèle, après la disparition du délire qui tenait à la maladie elle-même, la fièvre est tombée, au moins le matin, à son degré normal ; le malade est en pleine défervescence quand commence le délire par anémie cérébrale. Souvent le malade rêve tout haut et continue à divaguer un peu quelques instants après son réveil : il rêve éveillé. Souvent on observe les diverses formes du délire professionnel; d'autres fois c'est une sorte de marmottement, quelquefois accompagné d'hallucinations. Le plus souvent, en somme, c'est un subdélire qu'une assez forte excitation dissipe facilement, au moins pour le moment.

Il y a un immense intérêt clinique à bien connaître ce délire, car on le guérit en alimentant le malade, tandis qu'on l'aggraverait en révulsant, en purgeant, etc.

Ces phénomènes s'observent surtout dans les différentes formes de délire par inanition.

Du côté des *organes des sens*, bien des personnes anémiques éprouvent, en se levant le matin, des bourdonnements d'oreille[1], voient quelquefois des flammèches ou des étoiles devant les yeux. C'est là un phénomène fréquent, surtout dans les cas légers.

Abercrombie cite un individu qui était sourd tant qu'il était debout, et qui entendait quand il s'allongeait horizontalement ou même la tête plus bas que le corps. On aurait aussi observé des pertes de la vue ; mais ce sont là le plus souvent des cas plus complexes.

1 Hammond cite des malades qui ont des sensations analogues à celle que produit l'application d'un gros coquillage sur le pavillon de l'oreille. Il attribue ces bruits à la perception, par le sujet, de son souffle artériel.

Le seul symptôme à noter du côté de la *sensibilité*, c'est le mal de tête accompagné de vertiges, la sensation de tête lourde, etc. Ce symptôme se présente surtout dans l'anémie chronique et généralisée, chez les chlorotiques par exemple.

Pour la *motilité*, on constate dans les cas légers une sensation d'abattement, de faiblesse, de fatigue musculaire; l'impossibilité de se mouvoir, de se tenir debout; de la parésie musculaire; quelquefois même, mais rarement, des paralysies véritables.

La paralysie véritable, sans coma, ne s'observerait que dans l'anémie limitée, par exemple après la ligature de la carotide, et elle serait elle-même toujours limitée. Mais ce sont là des cas très-rares, exceptionnels.

Les convulsions peuvent s'observer dans certaines conditions données : il faut une cause qui entraîne l'anémie avec rapidité et intensité , comme une hémorrhagie considérable, et il faut que cela se produise chez un individu qui ne soit pas, d'autre part, trop débilité.

Certaines convulsions des enfants, après les diarrhées prolongées par exemple, sont dues à l'anémie cérébrale. Ce sont des phénomènes d'inanition, d'athrepsie, plutôt que des congestions.

La *respiration* est très-rapidement influencée dans l'anémie cérébrale : les mouvements respiratoires deviennent plus profonds et plus lents. Souvent les malades éprouvent une sensation de gêne respiratoire considérable, de poids sur la poitrine, en même temps que de manque d'air.

Le *pouls* est en général beaucoup plus influencé par la cause qui a produit l'anémie cérébrale (maladie du cœur, etc.) que par cette anémie elle-même. De là, des résultats cliniques inconstants.

Le plus souvent, la face est pâle et la peau refroidie; il peut y avoir des sueurs froides ou même des frissons, de l'horripilation, etc.

Les *nausées* et quelquefois les *vomissements* viennent souvent s'ajouter aux bourdonnements d'oreille et au vertige, pour constituer le tableau de l'anémique mettant le pied par terre.

Telle est la nomenclature analytique, et par suite aride, des principaux symptômes que peut présenter l'anémie cérébrale.

Je crois utile maintenant de synthétiser ces données en présentant quelques types cliniques, quelques groupes particuliers de ces symptômes, dans un certain nombre de cas donnés.

Dans les *hémorrhagies graves*, dans ces hémorrhagies incoercibles qui suivent par exemple l'accouchement, quand le cerveau commence à être atteint, on constate l'obnubilation de la vue, des vertiges, du bruit dans les oreilles, de la faiblesse générale, des nausées; puis le tremblement des membres, les vomissements; puis encore un délire léger; plus tard, une suspension complète de tous les sens, des mouvements convulsifs partiels ou généralisés, et la mort par syncope ou dans le coma.

C'est là le tableau le plus complet de la maladie, dont les phases différentes se succèdent impitoyablement si l'on ne parvient pas à enrayer la marche du mal.

Chez les *convalescents*, l'anémie cérébrale peut affecter différentes formes. Dans les cas les plus simples, quand le malade se lève pour la première fois, il a des vertiges, sa vue se trouble, ses oreilles sifflent, et quelquefois il se trouvera mal ou sera obligé de s'appuyer.

D'autres fois c'est le délire d'inanition, tel que nous l'avons décrit.

Enfin, quelquefois ce sont les formes graves : on peut observer une syncope ou même la mort subite.

Dans les *cas chroniques*, comme la chlorose, les symptômes de l'anémie cérébrale se confondent avec ceux de l'anémie générale. — Les symptômes particuliers au cerveau, que l'on peut démêler dans le tableau d'ensemble, seront la céphalalgie, la torpeur intellectuelle, les sensations anormales, l'insomnie, le sommeil court et agité par des rêves, etc.

Je terminerai en rappelant, d'après Potain, le tableau de l'anémie cérébrale chez les enfants et chez les vieillards.

Chez les *enfants*, au début, on observe de l'insomnie, ou bien le sommeil est léger, entrecoupé par des réveils subits avec effroi du petit malade; il a une impressionnabilité excessive au bruit et à la lumière, quelquefois du délire. — Puis surviennent de la torpeur et de l'épuisement ; la face est pâle, refroidie ; les yeux sont demi-clos, les pupilles immobiles ; la respiration est rare ou irrégulière : c'est un coma profond [1].

Cet état, si grave en apparence, l'est quelquefois moins en réalité ; souvent quelques stimulants, et surtout une alimentation réconfortante et appropriée, dissiperont assez facilement ces états, qui paraissent désespérés.

Chez le *vieillard* [2], c'est l'athérome qui est la principale cause de l'anémie ; il y a de la céphalalgie, des vertiges, des étourdissements, des éblouissements, des bourdonnements d'oreille ; de la photophobie, de l'incohérence dans les idées, de l'agitation ; de la faiblesse dans les membres inférieurs, embarras dans la marche, etc.

Tous ces phénomènes, notamment les vertiges et les troubles sensoriels, augmentent, non pas quand le vieillard se baisse, mais quand, s'étant baissé, il se relève.

Ce tableau symptomatique, fréquent chez le vieillard, est souvent attribué à la seule congestion. En réalité, il tient à un état anormal du cerveau dans lequel il y a des parties hyperémiées et des parties anémiées, à cause des

[1] On pourrait confondre cet état avec l'hydrocéphalie ou la méningite tuberculeuse. C'est ce qui a fait désigner cette maladie par Marshal Hall sous le nom d'hydrocéphaloïde.

[2] Bachelet (Th. Paris, 1868), qui a bien décrit ces effets de l'anémie cérébrale chez les vieillards, en a exagéré l'importance en restreignant trop le rôle de la congestion.

lésions vasculaires. C'est donc, en somme, le tableau clinique des troubles circulatoires cérébraux chez le vieillard.

Anatomie pathologique. — Dans l'expérimentation, quand on examine directement les vaisseaux du cerveau, on perçoit assez nettement les différences qui caractérisent le cerveau anémié. Mais, dans les autopsies, c'est en général très-difficile à voir, car vous savez que les vaisseaux artériels se vident toujours et que le sang s'accumule dans les veines et les sinus.

Si cependant l'anémie a beaucoup duré, on peut constater une pâleur plus grande des tissus; la pâleur apparaît surtout dans la substance grise, mais on la trouve aussi dans la substance blanche.

Les grosses veines et les sinus continuent en général à contenir du sang; ne prenez pas cela pour de la congestion. Il ne faut pas juger de la circulation cérébrale par la circulation des méninges. Vous pouvez voir souvent des enveloppes congestionnées avec un cerveau véritablement anémié.

Nous reviendrons sur l'aspect anatomique de l'anémie localisée, en parlant des embolies et du ramollissement.

Traitement. — Une indication de premier ordre est souvent fournie par la connaissance de la cause. C'est ainsi que la digitale dans un cas d'anémie cérébrale par asystolie, ou l'alimentation dans un cas d'anémie des convalescents, ou la compression de l'aorte dans un cas d'anémie par hémorrhagie utérine, ou une bonne nourrice chez certains enfants mal alimentés, rendent des services inappréciables. Nous n'avons qu'à indiquer cet ordre de moyens, sans avoir besoin d'y insister.

Pour corriger les effets même de l'anémie réalisée, on peut d'abord essayer de ramener mécaniquement le sang vers le cerveau, en faisant coucher le malade tout à fait horizontalement et même la tête plus bas que le corps. Vous savez que plusieurs chirurgiens, notamment Nélaton, et récemment M. Campbell, ont recommandé l'inversion complète du malade comme traitement héroïque des accidents chloroformiques.

Cette pratique, dit Campbell, consiste à faire immédiatement et sans hésiter l'inversion complète, tête en bas et pieds en l'air, de la personne chloroformée. Et il cite une dame qui fut victime d'un accident formidable dû à une chloroformisation mal surveillée, et qui ne fut sauvée que par cette pratique mise immédiatement à exécution et maintenue pendant plus de quinze minutes[1].

On est assez généralement d'accord pour attribuer à l'anémie cérébrale une grande partie des accidents dus au chloroforme, et cette théorie reçoit une nouvelle confirmation des succès cliniques de cette manœuvre thérapeutique.

[1] *Journ. de thérap.*, 1874, pag. 132.

On connaît, du reste, tous les excitants qui peuvent être successivement ou simultanément mis en usage dans le cas d'anémie cérébrale avec accidents graves pouvant aller jusqu'à la mort apparente : frictions, flagellation, marteau de Mayor, corps irritants, etc.; électrisation avec le pinceau; respiration artificielle,..... transfusion.

En même temps, on pourra administrer divers stimulants, l'alcool surtout. Il est curieux de voir la dose de liqueur que peut supporter un malade atteint d'anémie cérébrale; c'est surtout remarquable chez certaines femmes qui, à l'état normal, supporteraient mal quelques gouttes de chartreuse et qui, après une hémorrhagie puerpérale par exemple, en tolèrent plusieurs verres de suite.

Le carbonate d'ammoniaque, le thé, le café, les préparations ammoniacales, le musc, l'éther, peuvent aussi rendre des services. Hammond insiste beaucoup pour qu'on s'abstienne de bromure de potassium.

Quand les accidents immédiats, actuels, sont atténués; ou bien, dans les cas moins graves, quand on veut une action rapide, mais plus durable, on aura recours aux toniques de tout ordre : les stimulants, excitant rapidement, mais pour peu de temps, les forces agissantes; les toniques, au contraire, excitant lentement, mais pour plus longtemps, les forces radicales[1].

Parmi ces toniques, je citerai le quinquina, que l'on peut associer au fer. Le peroxychlorure de fer de Béchamp est une préparation qui est habituellement bien supportée. L'hydrothérapie complétera enfin heureusement ce traitement. J'entends par là l'hydrothérapie vraie et générale, et non pas l'application de glace pilée que Chapman a conseillée sur la région cervico-dorsale du rachis, moyen sur l'efficacité duquel je ne puis pas me prononcer.

Il y a enfin toute une catégorie de médicaments qui ont la prétention de combattre directement l'anémie cérébrale en dilatant les vaisseaux du cerveau. Ce sont les agents qui, comme le nitrite d'amyle, ont une action vaso-dilatatrice sur les artérioles cérébrales.

J'avouerai qu'en principe je suis fort peu enthousiaste des médicaments qui s'appuient sur cet ordre d'arguments. Et je préfère de beaucoup quelques faits cliniques bien observés à des expériences qui ne sont habituellement que de la physiologie expérimentale et non de la thérapeutique expérimentale.

Je ne parlerai donc pas du nitrite d'amyle et des médicaments analogues, qui n'ont pas fait encore leurs preuves cliniques dans l'anémie cérébrale. Je ne mentionnerai que l'opium, qui paraît, dans certains cas, avoir donné des succès réels.

M. Huchard a récemment publié un travail intéressant sur la médication opiacée dans l'anémie cérébrale[2]. L'auteur cite des cas dans lesquels cette

[1] Voy. notre article *Force*, in *Dict encycl. des Sc. médic.*

[2] *Journ. de Thérap.*, 1877, pag. 1 et 48. — Voir aussi un Mém. plus récent de Gubler, même Journal, pag. 361.

médication a fort bien réussi contre les accidents d'anémie cérébrale dus aux affections du cœur (insuffisance et rétrécissement aortiques), et aussi dans d'autres formes d'anémie cérébrale. Il faut remarquer que, dans ces cas, le mode d'administration qui vaut le mieux est l'injection hypodermique de chlorhydrate de morphine à dose assez élevée dès le début, 1 ou 2 centigr. au moins.

Les principes que nous exposerons à propos du traitement de la congestion cérébrale pourraient enfin être utilisés quelquefois pour ramener vers le cerveau le sang qu'une fluxion anormale dirige sur un point donné.

CHAPITRE III.

CONGESTION CÉRÉBRALE.

On peut établir pour la congestion les mêmes divisions que pour l'anémie cérébrale.

Nous distinguerons la congestion qui se développe dans le cerveau seul, et la congestion qui se produit en même temps dans le cerveau et dans d'autres organes.

Nous distinguerons aussi la congestion à développement rapide de la congestion à développement progressif, et aussi la congestion généralisée à tout le cerveau de la congestion localisée à une partie de cet organe.

Mais la véritable division clinique la plus communément admise est la division étiologique en congestion par excès de tension artérielle et congestion par stase veineuse. Il ne faut pas accepter cependant cette division comme trop absolue, car nous serons obligé d'admettre un troisième groupe, dans lequel la pression s'élève à la fois dans le système artériel et dans le système veineux.

Causes prédisposantes. — Il y a un habitus que l'on appelle vulgairement l'habitus apoplectique, qui est en réalité un habitus congestif, et qui semble indiquer dans quelques cas, chez ceux qui le présentent, une prédisposition aux congestions cérébrales. Ces personnes sont habituellement grosses pour leur taille ; elles ont le cou court, le faciès turgescent, congestionné. Cet aspect s'accentue encore après toutes les fatigues et pendant les digestions ; à ces moments, les sujets sentent vite le besoin de se reposer et ont une tendance habituelle au sommeil.

D'une manière générale, le tempérament sanguin et la pléthore, qui en représente le plus haut degré, prédisposent à la congestion cérébrale.

C'est par ces facteurs que s'exerce le plus souvent l'influence héréditaire. Il y a des familles dans lesquelles un grand nombre de membres meurent apoplectiques, ou tout au moins sont pendant toute leur vie sujets aux congestions. Il y a là un double élément, une double tendance héréditaire : tendance aux congestions, tendance aux localisations cérébrales.

On ne peut rien dire de bien précis sur l'influence de l'âge et de la saison.

Au point de vue de l'âge, on est tenté de dire d'abord que c'est le vieillard qui est le plus prédisposé. Mais en réalité c'est à l'hémorrhagie, au ramollissement surtout, aux lésions vasculaires en général, que le vieillard est particulièrement prédisposé et non aux congestions. Ce sont plutôt les jeunes gens, les adultes, qui réalisent les vrais mouvements congestifs vers le cerveau comme vers les autres organes.

Parmi les saisons, l'hiver peut produire les congestions par les refroidissements extérieurs ; mais l'été peut les amener aussi par l'insolation, de telle sorte que, je le répète, nous ne pouvons rien conclure de précis sur ces deux ordres de prédisposition[1].

Nous diviserons les Causes vraies de la même manière que celles de l'anémie cérébrale, et nous passerons successivement en revue celles qui tiennent à l'état du cœur, celles qui tiennent à l'état de la circulation générale et celles qui tiennent à l'état de la circulation cérébrale.

Pour le *cœur*, toute augmentation d'impulsion, même sans hypertrophie, sous l'influence d'une émotion, par exemple, pourra produire un peu de congestion cérébrale ; mais c'est surtout l'hypertrophie du cœur et tout particulièrement l'hypertrophie non compensatrice d'une lésion valvulaire, qui entraînera cet accident. Ainsi, dans les lésions aortiques, on trouve très-souvent l'hypertrophie cardiaque ; mais, à cause de la lésion de l'orifice, c'est plutôt l'anémie que l'hyperémie qui domine dans le cerveau. Mais l'hypertrophie qui se présente dans certains cas de mal de Bright (à petit rein contracté), dans la maladie de Basedow, le cœur forcé, l'hypertrophie essentielle, etc., produiront facilement la congestion de l'encéphale.

Du côté de la *circulation générale*, vous comprenez facilement que les causes qui modifient la distribution normale du sang agissent puissamment sur la circulation du cerveau. Toute cause qui diminue la circulation en un point, qui diminue la quantité de sang en circulation dans un organe, peut développer collatéralement une congestion cérébrale.

Ainsi, la ligature d'une carotide produira la congestion de l'hémisphère opposé. Le rétrécissement ou la compression de l'aorte thoracique ou abdominale causera des effets analogues sur tout le cerveau.

C'est ainsi qu'agit le froid, en resserrant les artérioles de la surface cutanée et en produisant un reflux du sang vers les viscères profonds : telles

[1] Andral a trouvé sur 114 cas, 26 en été et 50 en hiver, et Hammond décompose 622 cas en : 110 pour l'automne, 131 pour le printemps, 179 pour l'été et 202 pour l'hiver.

sont l'action de l'eau froide et l'origine de certains accidents dans les bains, sous la douche, etc.

La congestion cérébrale, qui peut se développer sous l'influence du frisson fébrile, dans le premier stade d'un accès de fièvre ou au début d'une maladie inflammatoire, est aussi justiciable du même mécanisme.

C'est encore en augmentant la tension du sang en circulation qu'agira la suppression d'une hémorrhagie habituelle : suppression des règles, d'un flux hémorrhoïdaire, quelquefois même d'une épistaxis. Il en est absolument de même de la suppression trop brusque et non ménagée d'un flux ancien, comme la diarrhée, un cautère, etc.

Remarquez cependant que dans ces derniers cas il y a des éléments complexes : la tension est augmentée à la fois dans les artères et dans les veines.

La digestion, qui suffit souvent à produire des congestions cérébrales chez des personnes disposées, agit aussi sur la circulation générale : il y a une activité plus grande de toute la circulation, les aliments distendent l'estomac et compriment le système veineux abdominal, un chyle abondant est versé dans le torrent circulatoire, etc.

Un autre élément qui peut aussi contribuer puissamment au développement de la congestion cérébrale est la tension d'esprit exagérée, le travail intellectuel forcé, une émotion violente, etc.

L'arrêt de la *circulation cérébrale* sur un point, par thrombose ou par embolie, par exemple, entraîne la congestion collatérale des parties voisines, par le mécanisme indiqué tout à l'heure.

La circulation cérébrale peut aussi être directement influencée : les vaisseaux peuvent se dilater, et cela par des causes qui paralysent les vaso-constricteurs ou qui excitent les vaso-dilatateurs.

Dans cette classe rentrent toutes les congestions réflexes ou sympathiques : ce sont des dilatations réflexes des artérioles cérébrales. Telle est la congestion cérébrale qui accompagne souvent les souffrances de l'estomac ; il y a une sympathie étroite et réciproque entre le cerveau et l'estomac. Le *vertigo a stomacho læso* en est un exemple bien connu.

Certaines substances ont la propriété d'agir directement sur le calibre des vaisseaux et de les dilater. Je ne m'occupe pas de savoir si cette action s'exerce ou non par l'intermédiaire des vaso-moteurs ; c'est une question qui embarrasse de plus forts que nous. Je me contente de mentionner le nitrite d'amyle surtout, l'opium, l'alcool, etc., comme agents dilatateurs des vaisseaux encéphaliques.

Les influences morales agissent de la même manière, peut-être aussi l'insolation.

Toutes les causes que nous venons d'énumérer produisent la congestion cérébrale en augmentant la *tension artérielle*. S'il y a eu aussi dans quelques cas augmentation de la *tension veineuse*, c'était un élément secondaire. Cet élément peut, au contraire, jouer le rôle principal, et cela dans les cas suivants.

Les maladies du cœur droit, l'insuffisance tricuspide, doivent être placées au premier rang. L'insuffisance mitrale pourra, elle aussi, produire des résultats analogues, mais plus tard et par son action secondaire sur le cœur droit lui-même. L'asystolie, qu'elle qu'en soit l'origine, entraîne aussi facilement une stase veineuse générale à laquelle le cerveau n'échappe pas.

Les maladies du poumon ont un retentissement très-rapide et très-considérable sur le cœur droit, par suite sur la tension veineuse. Ce sont surtout les lésions de l'appareil respiratoire dans lesquelles il y a un élément scléreux très-développé, qui produisent ces effets : ainsi, la bronchite chronique, l'emphysème pulmonaire, la pneumonie chronique, etc., beaucoup plus facilement que la phthisie pulmonaire, par exemple.

La compression de la veine cave supérieure, des veines jugulaires par des tumeurs siégeant au cou, notamment par des masses ganglionnaires, produira la même action. L'effet de la strangulation est plus complexe ; il y a la compression du larynx, l'asphyxie, la cyanose, etc.

Un obstacle au cours du sang dans la veine cave inférieure peut aussi retentir sur la circulation cérébrale. Hasse a montré que dans ces cas la veine azygos, dilatée, suppléait la veine cave inférieure et portait une quantité anormale de sang dans la veine cave supérieure elle-même.

Enfin, il y a des causes transitoires qui, en gênant la circulation en retour, peuvent produire des congestions cérébrales. Tels sont les efforts, la toux, notamment les quintes de toux convulsive, le jeu des instruments à vent, la digestion, la défécation, etc.

Voilà les mécanismes élémentaires par lesquels se développe la congestion cérébrale, soit par excès de tension artérielle, soit par excès de tension veineuse. Mais rappelez-vous que le plus souvent une cause donnée agit en réalisant simultanément plusieurs de ces conditions pathogéniques.

Ainsi, dans le cours ou au déclin de la fièvre typhoïde, un homme fait un écart de régime, et, comme je l'ai vu se produire à l'hôpital Saint-Eloi, il a une congestion cérébrale intense. Il y a là l'action de la fièvre et de la maladie sur les vaisseaux cérébraux, sur le cœur, la tendance aux hyperémies inhérente à la maladie, l'action complexe du travail de la digestion, etc.

Potain cite encore l'exemple d'un alcoolique qui s'expose au froid après un repas copieux et est saisi de congestion immédiate : il y a là la triple action de l'alcool, du repas et du froid.

Pathologie expérimentale. — D'après Nothnagel, Langlois a fait quelques expériences sur le lapin et a montré ainsi ce fait important, que les phénomènes de la congestion expérimentale du cerveau sont identiques aux phénomènes de l'anémie expérimentale.

Hermann et Escher ont arrêté chez des chats le retour du sang cérébral, et ont produit ainsi des convulsions épileptiformes avec accidents dyspnéiques.

Symptomatologie. — Nous ne reprendrons pas l'analyse des symptômes un à un ; nous l'avons fait pour l'anémie cérébrale, et cela peut, dans une certaine limite, servir ici. Nous décrirons seulement quelques grands types cliniques.

Avec Potain, nous en distinguerons quatre principaux : la forme légère, la forme grave, la forme apoplectique et la forme à stase veineuse.

Dans la *forme légère,* le malade éprouve de la douleur de tête et des vertiges : pesanteur, sensation de chaleur, élancements. Il y a quelques troubles sensoriels : bruit dans les oreilles, éblouissements, photophobie ; les malades fuient le bruit et la lumière.

En même temps, ils sont apathiques, ne peuvent pas ou ne veulent pas faire d'effort intellectuel ou musculaire ; ils ne demandent que le repos. Ils ne dorment pas, ou leur sommeil est agité par des rêvasseries.

L'aspect du malade est frappant : faciès rouge, congestionné ; pupilles rétrécies, yeux injectés ; les carotides et les temporales battent violemment. — Il y a quelquefois des vomissements, le plus souvent de la constipation. — En général, pas de fièvre.

Il y a encore des formes plus légères que celles-là, des congestions avortées : quelques vertiges, de la céphalalgie, un peu d'engourdissement musculaire ; phénomènes qui disparaissent et reparaissent à plusieurs reprises.

La *forme grave* présente une accentuation générale de tous les symptômes précédents.

Certains auteurs ont prétendu que les phénomènes d'excitation sont particulièrement en rapport avec la congestion active (artérielle), et les phénomènes de dépression avec la congestion passive (veineuse). C'est là une erreur, du moins comme formule absolue et générale. Ainsi, dans la forme grave, que nous étudions, nous trouverons des phénomènes de dépression et des phénomènes d'excitation dans les différentes fonctions que nous passerons en revue.

Le malade présente d'abord de l'agitation, des sensations anormales (vue et ouïe) pénibles, de l'insomnie, des rêvasseries, des cauchemars ; un délire variable. Ce délire peut présenter divers degrés.

Chez les vieillards, c'est souvent une simple agitation : ils ne peuvent pas rester calmes dans leur lit, ils se lèvent ou tirent leurs couvertures, remuent continuellement et sans motif. Quand ils se lèvent, ils errent un peu, ne retrouvent plus leur lit, et, si c'est à l'hôpital, se couchent souvent dans celui d'un autre. On a pu nettement constater ces phénomènes l'an dernier à l'hôpital, chez un alcoolique pour lequel c'était le prélude d'une paralysie générale progressive.

Souvent encore, au début de certaines formes de ramollissement notamment, le malade se met pendant toute la nuit à pousser des cris inhumains, qui dérangent toute une maison. Il n'a pour cela aucun motif, et, si on le gronde ou si on lui demande pourquoi il crie, il continue ou répond par un rire niais. Le malade se découvre constamment. Il peut du reste parler encore assez raisonnablement, quand on l'excite un peu et directement.

Ce sont là des formes qui préludent souvent au développement d'accidents cérébraux plus graves.

D'autres fois, c'est un délire agité, avec une loquacité extrême et souvent même des violences, qui reproduit presque le tableau du *delirium tremens*. Il peut enfin y avoir de véritables accès de manie[1], etc.

En même temps les malades voient des flammèches, des barres de feu, des incendies ; ils entendent des bruits éclatants.

La céphalalgie peut devenir très-forte et excessivement pénible.

Des phénomènes de dépression intellectuelle sont le plus souvent intriqués au milieu même des symptômes d'agitation que nous avons mentionnés. On constate une grande difficulté de compréhension, l'obnubilation de l'intelligence et des sens, une grande lenteur dans les réponses, la perte de la mémoire, le défaut d'attention, etc., etc.

On observe aussi, du côté de la motilité, soit des phénomènes d'excitation, soit des phénomènes de dépression.

Les convulsions peuvent, d'après Nothnagel, présenter trois degrés. En même temps que les autres signes de congestion, on peut observer quelques secousses dans les muscles de la face, plus rarement dans les membres : c'est le premier degré ; ou bien tout d'un coup l'on voit survenir une attaque épileptiforme avec perte de connaissance[2] ; ou bien enfin des convulsions générales sans perte de connaissance.

Ces états présentent naturellement de grandes difficultés de diagnostic par rapport aux diverses formes de l'épilepsie vraie. Nous y reviendrons.

Les paralysies, surtout les paralysies limitées, sont assez rares ; il ne faut cependant pas en nier absolument la possibilité dans la congestion cérébrale. Il est assez fréquent de constater de la gêne de la parole produite par une sorte de paralysie de la langue ; quelquefois il y a aussi de la parésie dans les doigts, de la douleur dans les membres, etc.

Quelquefois on constate de véritables hémiplégies : Andral, Graves, etc., en ont observé des faits positifs dans lesquels la nature de la lésion a été bien démontrée, soit par la rapidité de la guérison, soit même par l'autopsie. Je puis citer un fait nouveau que les élèves ont pu voir avec moi à l'hô-

[1] Hammond a fait de ces cas une classe particulière qu'il étudie sous le nom de forme maniaque.

[2] Hammond fait aussi de ces cas l'objet d'une description spéciale sous le nom de forme épileptique.

pital Saint-Éloi : dans le cours d'une fièvre typhoïde, d'ailleurs bénigne et arrivée au commencement de la défervescence, un jeune militaire présenta tout d'un coup, après l'ingestion intempestive d'aliments portés du dehors, une hémiplégie droite avec gêne de la parole ; il fut mieux le lendemain, et le surlendemain tout avait disparu sans laisser aucune espèce de trace. C'était bien évidemment une simple congestion. Les cas d'hémiplégie dans la fièvre pernicieuse sont encore des exemples du même genre ; j'ai pu en réunir un certain nombre à propos du malade dont j'ai cité l'observation dans l'histoire de l'apoplexie[1].

L'hémiplégie peut donc se présenter dans la simple congestion cérébrale. C'est là un fait important à connaître pour le pronostic de l'hémiplégie récente. Quand on se trouve en présence d'une paralysie de cet ordre, il ne faut pas affirmer nécessairement une hémorrhagie, un ramollissement. Si l'on avait prononcé le mot de lésion incurable chez le typhoïsant que je citais tout à l'heure, on aurait jeté l'alarme partout, et le lendemain on se serait moqué du médecin. Car, il faut se rappeler que dans la clientèle on pardonne toutes les erreurs de diagnostic et même de thérapeutique plus facilement qu'une grossière erreur de pronostic.

Ces faits, dont l'existence clinique ne fait pour moi aucun doute, sont du reste difficiles à interpréter, comme physiologie pathologique. On ne s'explique pas pourquoi un hémisphère se congestionne plus que l'autre ; certaines autopsies, dans des cas analogues, ont même montré une hyperémie égale des deux côtés. C'est un point à éclaircir.

Pour terminer le tableau symptomatique de cette forme de congestion cérébrale, ajoutons que la face est rouge, que les artères du cou battent fortement, et qu'il y a quelquefois de la constipation et des vomissements, comme dans la méningite ou le ramollissement cérébral.

Forme apoplectique. — C'est le tableau déjà décrit de l'apoplexie, qui se développe quelquefois brusquement, d'autres fois précédée de signes de congestion légère comme prodromes : perte de connaissance complète avec résolution des membres, etc.

Cet état dure de quelques heures à trois jours, et tout revient ensuite à l'état normal.

Au commencement de 1861, Trousseau vint dire un jour à l'Académie de Médecine que la congestion apoplectiforme n'existait pas, que depuis quinze ans il n'en avait jamais vu, et que ce que l'on appelle ainsi est simplement de l'épilepsie : ce sont des accès d'épilepsie, des crises épileptiformes. Cette assertion étrange produisit une assez grande impression, souleva un *tolle* général et provoqua une discussion que Trousseau fit tourner court quelque temps après, en laissant le dernier mot à ses adversaires. Il y avait dans cette affirmation une exagération manifeste.

[1] *Montpellier médical*, novembre 1877.

Il faut cependant retenir de là la fréquence effective de ces manifestations épileptiformes; ces crises finissent, du reste, plus vite encore que la congestion cérébrale vraie, et se reproduisent à des intervalles plus ou moins rapprochés. Nous reviendrons d'ailleurs sur le diagnostic différentiel quand nous connaîtrons l'épilepsie elle-même.

Congestion veineuse. — Ici les phénomènes de dépression dominent. Le malade s'affaisse peu à peu, l'intelligence devient paresseuse, la mémoire incertaine; il y a de l'engourdissement, de la somnolence, de la torpeur; le sommeil est entrecoupé de rêvasseries et de subdélire. Puis surviennent le coma et la mort.

Hammond décrit à la congestion cérébrale passive trois formes analogues à celles qu'il reconnaît à la congestion active: forme apoplectique, forme épileptique, forme maniaque.

Il est rare de voir dans la congestion passive un début assez brusque pour justifier le mot *apoplectique*, des convulsions assez généralisées et intenses pour être appelées *épileptiques* ou un délire assez violent pour caractériser une forme *maniaque*.

Je ne développerai donc pas cette division et je me contenterai d'insister sur ce point que le caractère essentiel de ce genre de congestion cérébrale est la somnolence, la stupeur, c'est-à-dire la prédominance marquée des phénomènes de dépression.

ANATOMIE PATHOLOGIQUE. — Il y a le plus souvent un défaut de rapport complet entre les lésions trouvées à l'autopsie et les symptômes observés pendant la vie. Ainsi, bien des congestions, surtout des congestions artérielles, peuvent produire des tableaux cliniques très-bruyants et ne laisser aucune trace anatomique.

D'autre part, bien des congestions trouvées à l'autopsie ne correspondent à rien de clinique. Ainsi, dans certaines maladies, la fièvre typhoïde par exemple, dans les premières périodes il y a souvent une congestion de la plupart des organes, du cerveau notamment, même dans des cas qui n'ont cliniquement rien présenté de bien spécial du côté des symptômes céphaliques. Souvent aussi, la congestion que l'on constatera se sera développée à la fin de la vie. Les congestions veineuses notamment ne sont souvent qu'un phénomène agonique. Dans tous les cas où la mort survient par asphyxie, dans les maladies du cœur, du poumon, la congestion cérébrale peut être considérable. Et cela n'exprime qu'un phénomène terminal, sans importance clinique.

Quelquefois même la congestion aura pu ne se développer qu'après la mort. La position du cadavre entraîne l'accumulation du sang dans les parties déclives. Piorry a montré les différences que présentent à ce point de vue les diverses parties du corps des animaux, suivant qu'on les suspend après leur mort par les pattes ou par la tête.

Il faut se méfier de tous ces éléments d'erreur. Tenez compte pour cela de la situation des parties congestionnées. Les stases *post mortem* correspondent en général aux régions occipitales, avec anémie fréquente des parties antérieures, si le cadavre a été, comme c'est l'habitude, maintenu dans le décubitus dorsal.

Cela posé, voici les signes habituels que l'on peut constater dans l'hyperémie cérébrale vraie.

Il y a d'abord souvent congestion des enveloppes; on voit des vaisseaux volumineux ramper dans les méninges. Le cerveau lui-même présente à la coupe ce que l'on appelle l'état sablé : il est parsemé de petits points rouges. Ces grains rouges et la teinte rosée sont en général plus accentués dans la substance grise. Une analyse plus minutieuse ferait constater, dans ces cas, que les vaisseaux sont dilatés et leurs gaînes périvasculaires effacées.

Souvent il y a aussi des îlots hortensia, c'est-à-dire des régions présentant une teinte rosée qui résiste au frottement et à un lavage léger.

A une période plus avancée, on a ce que Durand-Fardel appelle l'état criblé. Cet état, attribué d'abord à la dilatation des vaisseaux, est attribué aujourd'hui à la dilatation des vaisseaux et des gaînes. Il avait déjà été décrit par Calmeil.

Mais les lésions sont surtout nettes quand la congestion est chronique, ou du moins s'il y a eu dans le cerveau des congestions répétées.

Alors, il y a des dilatations vasculaires, souvent de l'œdème. Autour des vaisseaux, on constate des signes de transsudation; les vaisseaux sont comme entourés d'une gaîne opaque[1]. Quelquefois même on trouve des taches pigmentaires le long des vaisseaux, ce qui est, on le sait, le signe habituel des congestions chroniques et répétées dans tous les organes.

Les signes de la congestion localisée, circonscrite, sont plus faciles à reconnaître, à cause du contraste avec les régions voisines. Mais ces congestions se présentent rarement et presque toujours autour d'une autre lésion, comme des tumeurs, des lésions en foyer, etc.

Le Diagnostic est une question délicate et de la plus haute importance clinique. Que de fois, en présence de phénomènes cérébraux, on hésitera entre la congestion et l'anémie ! Et cependant, quelle différence de traitement ! Les purgatifs et les émissions sanguines, par exemple, feront beaucoup de bien dans un cas et beaucoup de mal dans l'autre.

Il n'y a pas de signe pathognomonique, pas de symptôme qui, pris à part, permette de distinguer l'une de l'autre la congestion et l'anémie cérébrales. Les phénomènes d'excitation peuvent se présenter chez les anémiques

1. Suivant Golgi, les vaisseaux sanguins atteignent leur maximum de dilatation, tandis que les espaces lymphatiques sont notablement rétrécis.

comme chez les autres [1]. Une chlorotique peut avoir les joues rouges, des pulsations rapides et des vertiges, aussi bien qu'un homme menacé d'apoplexie. Il faut, pour faire le diagnostic, tenir compte de tout.

L'état général et les conditions antérieures pathogéniques fournissent tout d'abord des signes de la plus haute importance.

Ainsi, pour l'état général, la pâleur des tissus (peau et muqueuses), les bruits de souffle à la base du cœur et dans les gros vaisseaux, seront bien différents de l'injection générale des tissus, du pouls plein et vibrant des pléthoriques.

Pour les conditions antérieures pathogéniques, que l'on se rappelle les causes énumérées aux deux étiologies, et on aura là un élément puissant d'opposition : une hypertrophie du cœur fera plutôt penser à une congestion et l'inanition à une anémie.

En dehors de ces premiers renseignements, les phénomènes de l'anémie cérébrale s'accentuent quand le malade est debout ; souvent ils ne paraissent qu'alors. C'est l'inverse pour la congestion du cerveau. On observera ces variations quand le malade se lève et quand il se couche, quand il se baisse et quand il se relève après s'être baissé.

Il ne faut pas cependant accorder à ce signe une valeur absolue. Une brusque perturbation dans la circulation cérébrale, dans l'acte de se lever ou de se coucher, par exemple, peut aggraver les phénomènes dans les deux cas. Il faut alors tenir surtout compte de ce qui se passe dans le décubitus prolongé ou dans la station debout durable.

L'action des médicaments doit enfin être essayée dans les cas douteux et peut donner d'utiles renseignements. Ainsi, l'alimentation, les moyens toniques et reconstituants, amélioreront un anémique et aggraveront une congestion cérébrale.

Ici encore, il ne faut cependant pas conclure trop vite. Quelquefois une saignée peut améliorer une chlorotique sur le moment et pendant un temps. Mais ce temps est court et il faut surtout se baser sur les effets persistants fixes.

Voilà les principaux éléments de diagnostic différentiel entre la conges-

[1] Dautheville (Th. Paris, 1879; 442) a voulu défendre de nouveau cette idée que les symptômes de suractivité nerveuse doivent toujours être attribués à l'hyperémie du cerveau, et que l'anémie est incapable de les produire. Il attribue les symptômes d'excitation et le délire que présentent souvent les anémiques à des hyperémies qui sont favorisées par la paralysie du sympathique cervical. — C'est là une question d'interprétation, mais personne ne peut nier l'existence de ces phénomènes d'excitation dans l'anémie comme dans l'hyperémie. C'est là le point clinique important à connaître et à retenir. — Dautheville lui-même ne le nie pas, puisqu'il ajoute : « Aussi est-ce un précepte de ne jamais considérer les symptômes d'excitation comme l'indication absolue d'un traitement spoliateur. » — C'est tout ce que nous voulons dire nous-même.

tion et l'anémie cérébrales. L'essentiel est que l'on soit bien pénétré de la possibilité des deux hypothèses et de la nécessité d'un diagnostic entre ces deux états si opposés. Une fois l'attention attirée sur ce point, une analyse minutieuse et soignée de tous les signes cliniques permet en général de faire le diagnostic plus ou moins rapidement.

Il est encore important (mais ceci plutôt pour le pronostic que pour le traitement) de distinguer la congestion simple des lésions durables du cerveau.

La connaissance des antécédents est capitale pour reconnaître les tumeurs, les lésions anciennes, etc.

Il est surtout difficile de distinguer la congestion grave à forme apoplectique des lésions récentes, comme l'hémorrhagie ou l'embolie au début. D'une manière générale, on peut dire que les symptômes circonscrits, comme les paralysies et surtout l'hémiplégie, appartiennent, dans l'immense majorité des cas, à des lésions en foyer. Nous avons vu cependant que la congestion seule peut quelquefois entraîner l'hémiplégie. Le diagnostic est alors excessivement difficile.

Seulement, ce qui doit consoler le médecin, c'est que le traitement, dans ces cas, est toujours celui de la congestion, celui de la fluxion, qu'il faudra instituer dans tous les cas. La lésion en foyer se dégage ensuite et se manifeste nettement ; c'est le pronostic seul qui doit être tenu en suspens jusqu'à ce moment.

On pourrait encore confondre la congestion cérébrale avec l'épilepsie, avec diverses intoxications, comme l'alcoolisme (*delirium tremens*), le saturnisme (encéphalopathie), etc. — Ce sont les signes spéciaux de ces maladies qui fixeront le diagnostic ; nous en avons déjà dit un mot à propos de l'apoplexie, et nous aurons occasion d'y revenir.

La congestion cérébrale n'a pas de Pronostic propre. Elle a, dans chaque cas, le pronostic de la lésion ou de la maladie qui lui a donné naissance.

En soi, la congestion est sujette aux récidives ; on peut dire que chaque atteinte dispose davantage à la répétition des accidents. De plus, les crises de congestion cérébrale précèdent souvent et facilitent en tout cas la formation des hémorrhagies cérébrales, quand les sujets y sont, d'autre part, prédisposés.

Le Traitement de la congestion cérébrale doit s'appuyer sur les principes généraux du traitement des troubles circulatoires, sur ce que nous appelons ici les *principes généraux du traitement des fluxions*.

Quand on a à traiter un trouble circulatoire dans un organe quelconque, on ne peut que rarement et difficilement s'adresser à la lésion réalisée elle-même, à l'accumulation ou à la diminution du sang dans telle région. Il faut traiter, si c'est possible, cet état particulier de l'organisme en vertu duquel le sang se distribue anormalement et s'accumule dans tel organe au détriment de tel autre. C'est sur cet élément qu'on aura prise, et c'est par cet élément que l'on pourra agir sur la congestion qui en est la conséquence et l'aboutissant.

Ainsi, quand il y a congestion dans le cerveau, les moyens employés ne vont pas enlever le sang qui est de trop dans le cerveau. Parviendrait-on à enlever ce sang, il serait immédiatement remplacé par d'autre. Comme le disait Andral, un jour qu'il était vitaliste, n'y eût-il plus qu'une goutte de sang dans l'économie, elle fluerait vers ce point.

Il faut détourner ce mouvement fluxionnaire qui porte le sang vers le cerveau. De même, quand un autre mouvement fluxionnaire anémie le cerveau en dirigeant le sang sur un autre point, on doit chercher à modifier la direction anomale de cette fluxion. C'est souvent le meilleur moyen pour envoyer du sang dans le cerveau, qui en manque.

On voit par là pourquoi il est indispensable de distinguer, comme le faisaient les anciens et comme ne le font pas les modernes, la *fluxion* et la *congestion*. La fluxion est le mouvement anomal en vertu duquel l'équilibre général des liquides est rompu ; la congestion est la conséquence de cette fluxion.

La fluxion produit de la congestion en un point et de l'anémie dans un autre. Dans les deux cas, c'est la fluxion qu'il faut traiter.

Dans les maladies en général, il faut toujours traiter les *éléments* et non les *symptômes*. La congestion, l'anémie, ne sont que des symptômes; mais la fluxion, le mouvement fluxionnaire qui produit cette congestion ou cette anémie, est un élément. Et c'est la fluxion qui fait indication thérapeutique.

Si les émissions sanguines, par exemple, s'adressaient à la congestion réalisée, qu'importerait de mettre les sangsues derrière les oreilles, à l'anus ou à la vulve. Il suffirait de dégorger simplement le système circulatoire en un point quelconque.

Ce serait là une erreur clinique très-dangereuse. Car si la congestion est produite, par exemple, par une fluxion menstruelle ou hémorrhoïdaire déviée, l'indication est formelle de rappeler cette fluxion à son cours normal, et le lieu d'application des sangsues n'est pas indifférent.

On ne saurait donc trop recommander de ne pas confondre, comme on le fait dans les livres modernes, le mot fluxion avec le mot congestion active[1]. Le mot fluxion a son sens spécial, son sens clinique, utile au praticien. Il faut le lui laisser, ou, pour mieux dire, il faut le lui rendre.

Cela posé, comment doit-on traiter les fluxions ?

D'une manière générale, en présence d'une fluxion, il faut d'abord se

[1] Voy. notre article *Fluxion*, in *Dict. encycl. des Sc. médic.*

demander si l'on doit la traiter. Il y a, en effet, des fluxions de nature très-diverse : il y a des fluxions critiques, thérapeutiques, symptomatiques, etc. Mais cette question ne se pose pas quand il s'agit de congestion cérébrale : quand la fluxion a pour aboutissant un organe aussi important que le cerveau, dont elle compromet le fonctionnement, il faut traiter.

Cette question préalable peut au contraire se poser pour une fluxion qui entraîne l'anémie cérébrale. Ainsi, il faudrait se garder d'arrêter une légère hémorrhagie critique, qui entraînerait même quelques signes d'anémie cérébrale ; c'est là une question de mesure qu'on appréciera au lit du malade en se basant sur l'importance de la crise d'une part, et sur la gravité des symptômes d'anémie de l'autre. Il suffit d'être prévenu.

Une fois la question de l'opportunité du traitement résolue, le principal moyen de combattre une fluxion est de la dévier, d'en changer l'aboutissant, de la ramener, soit vers son aboutissant naturel, soit vers un aboutissant moins dangereux, à cause de sa position hiérarchique dans l'économie.

Ainsi, si la congestion cérébrale provient d'une fluxion menstruelle déviée, on tâchera de rappeler les règles. Si la congestion cérébrale provient d'une fluxion accidentelle, produite par le froid par exemple, c'est sur l'intestin ou sur la peau qu'on essayera d'attirer le mouvement fluxionnaire.

Quant aux procédés à employer pour détourner la fluxion, Barthez a posé sur ce point de grandes règles cliniques qu'on a bien oubliées en dehors de Montpellier.

Il distingue d'abord la *dérivation* de la *révulsion*. Quand on cherche à attirer la fluxion sur un point rapproché de l'organe malade, on fait de la dérivation. Quand on cherche à attirer la fluxion sur un point éloigné de l'organe malade, on fait de la révulsion. En mettant un vésicatoire sur le côté pour un épanchement pleurétique, on dérive ; en mettant des sinapismes au cou-de-pied contre la congestion cérébrale, on révulse.

On repousse aujourd'hui cette distinction comme surannée, et le savant auteur de l'article *Révulsion* du *Dictionnaire encyclopédique* fait de révulsion et de dérivation deux mots synonymes. Je me rappelle cependant qu'à l'époque, si profitable pour mon instruction, où j'avais l'honneur d'être l'interne de M. Lereboullet, il ne mettait pas indifféremment les attractifs sur un point quelconque du corps, et n'aurait pas mis un vésicatoire à la jambe pour remplir la même indication qu'avec un vésicatoire sur le côté.

La distinction entre la dérivation et la révulsion est essentiellement clinique, et il faut la conserver. Ce qui prouve que ces deux mots répondent à deux choses différentes, c'est que chacun de ces procédés thérapeutiques a ses indications respectives.

Barthez les a formulées d'une manière magistrale.

La fluxion imminente, la commençante et celle qui se fait par reprises, exigent la révulsion.

La fluxion avancée, fixement établie, qui a déjà formé congestion, dont les mouvements ont peu d'activité ou qui a le caractère chronique, demande les attractions dérivatives.

Dans les fluxions chroniques qui reconnaissent pour cause excitatrice l'affection d'un organe éloigné de celui où les mouvements se portent, Barthez prescrit de pratiquer des attractions, non près du terme de la fluxion, mais près du point dont elle part, comme le disent les praticiens.

Dans les fluxions très-rapides avec grande congestion, Barthez ordonne des évacuations locales, que par prudence on fait précéder de la révulsion et de la dérivation. Dans ces mêmes cas, il peut être nécessaire d'employer alternativement et à plusieurs reprises les évacuations locales, les attractions dérivatives et les révulsives.

Les remèdes qu'on emploie comme révulsifs, et surtout comme dérivatifs, ont d'autant plus d'efficacité qu'ils sont appliqués sur des points du corps qui ont les sympathies les plus fortes et les plus constantes avec l'organe par rapport auquel on veut opérer une révulsion ou une dérivation.

Voilà les règles générales du traitement méthodique des fluxions posées par Barthez. Il faut les méditer et surtout les appliquer au lit du malade : on sera surpris de leur haute importance clinique et des mille applications thérapeutiques qui en découlent et que je ne puis naturellement pas indiquer à cette place.

Nous rencontrerons à chaque pas de nouvelles applications de ces règles de traitement, qui sont courantes ici, mais qu'on ne trouvera pas exposées dans les livres que l'on a entre les mains et qui viennent du dehors.

Il me reste encore à dire quels sont les moyens que le médecin a à sa disposition pour attirer, pour provoquer une fluxion sur un point. Les attractifs, les agents provocateurs d'une fluxion thérapeutique, les agents fluxionnaires, sont très-nombreux et variés.

Les cataplasmes, les sinapismes, les vésicatoires, l'huile de croton tiglium, la pommade stibiée, le cautère,... sont des attractifs à la peau. Les purgatifs attirent le mouvement fluxionnaire vers l'intestin, les diurétiques vers l'appareil uropoïétique, etc.

Les émissions sanguines peuvent être considérées comme des attractifs. La grande saignée, l'application d'un très-grand nombre de sangsues à la fois, ont un effet surtout déplétif. Mais la petite saignée, l'application d'un petit nombre de sangsues, ont un effet surtout attractif, et par suite, suivant les cas, dérivatif ou révulsif.

Voilà pourquoi le lieu d'application des sangsues n'est pas indifférent, même pour les praticiens d'aujourd'hui, et voilà pourquoi le lieu où l'on pratique la saignée n'était pas indifférent aux praticiens d'autrefois.

Je n'insiste pas, et je passe à l'application de ces principes au traitement particulier de la congestion cérébrale.

Aux premiers signes de congestion cérébrale, au début de cette lésion, quand elle n'atteint pas d'emblée une intensité extrême, quand la congestion est encore plus menaçante que réalisée, on fera de la révulsion sur la peau et sur le tube digestif : sinapismes, bains de pied sinapisés ; purgatifs, lavements purgatifs, pilules drastiques ; sangsues à l'anus.

Si la congestion est plus accentuée, plus fixe ; si elle se répète, acquiert droit de domicile, la révulsion ferait perdre un temps précieux : mettez des sangsues derrière les oreilles ; si la tendance à la chronicité est plus accusée encore, un vésicatoire à la nuque, un séton à la nuque, seront indiqués. Le séton à la nuque : c'est là une vieille pratique bien usée, peut-être parce qu'on en avait abusé, mais qui est excellente quand on se maintient dans un usage raisonnable.

Voilà des règles de traitement simples et cependant capitales, règles qu'il aurait été, je crois, impossible de poser si l'on n'avait envisagé que l'état anatomique même de la congestion réalisée, sans considérer l'élément fluxionnaire.

C'est là l'indication principale ; ce n'est pas toujours la seule.

Quelquefois il y a une pléthore véritable, un excès de sang ou plutôt de tension sanguine dans le système circulatoire tout entier ; cela peut devenir sujet d'indication : indication à déplétion. Dans ce cas, on doit remplir cette indication avant les précédentes, et demander cet effet déplétif à une saignée abondante.

Il faut bien comprendre que cette saignée générale, abondante, n'a pas d'effet révulsif et s'adresse à l'élément pléthore, tension sanguine exagérée, généralisée.

Cette saignée n'empêche pas en géneral d'instituer ensuite le traitement habituel de la fluxion : purgatifs, etc.

Quelquefois enfin des indications plus spéciales pourront être tirées de la nature même de la fluxion. Ainsi, quand il s'agit d'une fluxion spéciale déviée, comme la fluxion menstruelle ou hémorrhoïdaire, le lieu d'application de l'attractif est tout naturellement indiqué : c'est le point d'où part la fluxion, comme le dit Barthez.

S'il s'agit d'une fluxion d'origine paludéenne, il faut combiner le traitement spécifique par la quinine au traitement rationnel de la fluxion.

Si la fluxion est de nature goutteuse, c'est sur les articulations et notamment vers le gros orteil qu'il faudra chercher à provoquer la fluxion thérapeutique.

Ces exemples suffisent à montrer comment la nature particulière de chaque fluxion peut modifier, dans une certaine mesure, les règles ordinaires du traitement des fluxions en général.

Il y a quelques précautions à prendre chez les individus sujets aux congestions cérébrales pour en éviter ou en éloigner le retour. On prescrira des précautions hygiéniques basées sur la connaissance des causes de la congestion cérébrale et surtout des causes particulières à l'individu. De plus, on devra éviter toute constipation et répéter même les purgatifs légers ; nous recommandons dans ce but l'eau de séné à petites doses, répétée souvent, comme le prescrit habituellement M. le professeur Combal[1]. L'eau de Balaruc en boisson peut aussi rendre des services ; nous y reviendrons dans l'étude d'ensemble que nous ferons de cette eau minérale[2].

Je dois ajouter quelques renseignements sur l'emploi de l'électrisation et de certains médicaments spéciaux dans le traitement de l'hyperémie cérébrale.

On a voulu utiliser l'action constrictive que produit sur les vaisseaux de l'encéphale l'excitation électrique du grand sympathique cervical. Hammond applique le courant de quinze éléments de Smée ; il place le pôle positif au-dessus du nerf et le négatif un peu au-dessous de la septième vertèbre cervicale. Quand le courant passe, on voit, à l'ophthalmoscope, que les vaisseaux de la rétine se contractent. «D'où il résulte, ajoute Hammond, qu'il n'est pas douteux que le même résultat se produise sur ceux du cerveau. Un effet semblable se produit quand on fait passer directement le courant à travers le cerveau, les pôles étant appliqués sur les apophyses mastoïdes. Un faible sentiment de vertige se produit à l'ouverture et à la fermeture du courant. Les bons effets de cette pratique sont bien nets ; quelques applications suffisent souvent pour dissiper le vertige et le sentiment de malaise cérébral ; l'activité intellectuelle et physique est aussi rétablie.»

Letourneau[3] a de même préconisé récemment l'électrisation céphalique. Il place un des pôles sur la nuque et l'autre sur la branche montante du maxillaire, près de l'apophyse mastoïde. Il faut ne faire qu'une séance par jour, de cinq à six minutes au plus; quarante séances en moyenne constituent le traitement. Il pense modifier de cette manière les phénomènes congestifs consécutifs à une fatigue excessive du cerveau. Il est bon en même temps de surveiller le cœur, parce qu'il peut y avoir des menaces de syncope.

Comme moyen interne contre la congestion cérébrale, Hammond préconise surtout le bromure de potassium. Il donne trois cuillerées à thé par jour d'une solution contenant 30 gram. de bromure de potassium ou même 50 gram. dans 120 gram. Il continue le médicament jusqu'à production de l'assoupissement, d'un léger sentiment de faiblesse dans les jambes et de contraction des vaisseaux sanguins de la rétine révélée par l'ophthalmos-

[1] Faites bouillir 1gr,50 ou 2 gram. de follicules de séné pendant un quart d'heure ou vingt minutes, dans la valeur d'un grand verre d'eau. Passez et laissez refroidir toute une nuit. On boit ensuite cette eau à ses repas comme de l'eau ordinaire.

[2] Voy. plus loin (art. III) le chap. I, consacré à l'hémorrhagie cérébrale.

[3] *Assoc. franc. pour l'Avanc. des Sciences.* Congrès Paris, 1878.

cope. Les symptômes cérébraux les plus alarmants disparaissent généralement en quatre ou cinq jours, et les résultats ci-dessus mentionnés apparaissent au bout de dix jours.

On peut employer aussi le bromure de sodium, qui a un goût moins désagréable et dont les hautes doses sont mieux tolérées, et mieux encore le bromure de lithium, qui agit plus rapidement.

Avec l'un ou l'autre de ces bromures, le même auteur donne l'oxyde de zinc à la dose de 0gr,10 trois fois par jour, en pilules ou en poudre, après les repas, pour éviter les nausées. Après dix jours environ, les symptômes de congestion auront disparu, laissant un peu de faiblesse et de dépression intellectuelle. Alors il est utile de donner les toniques et spécialement la strychnine, le phosphore ou l'huile de foie de morue. Ainsi, il prescrit la formule suivante :

Sulfate de strychnine.	0,gr05
Pyrophosphate de fer.	*aa* 4gr,00
Sulfate de quinine.	
Acide phosphorique dilué.	*aa* 60gr,00
Sirop de gingembre	

à prendre par cuillerée à thé, trois fois par jour dans un peu d'eau. — On peut encore donner le phosphure de zinc, à la dose de 0gr,015 par jour en trois pilules.

Enfin Hammond a beaucoup employé aussi l'acide arsénieux dans les congestions cérébrales, spécialement dans les cas qui sont produits par la contention d'esprit ou par de violentes émotions morales. On donne 0gr,001 après le repas et on continue pendant plusieurs semaines. Hammond n'est jamais arrivé à la dose de 0gr,01 et 0gr,02 prescrite par Lisle, et qui ne présente du reste aucun danger.

ARTICLE III.

Lésions en Foyer.

CHAPITRE PREMIER.

HÉMORRHAGIE CÉRÉBRALE[1].

L'hémorrhagie cérébrale est une des causes certainement les plus fréquentes d'apoplexie et d'hémiplégie : c'est une maladie extrêmement commune.

Une hémorrhagie est constituée par l'issue du sang hors des vaisseaux. Aussi ne peut-elle se produire le plus souvent, sinon toujours, que quand il y a préalablement une lésion des vaisseaux.

La lésion la plus habituelle des vaisseaux dans l'hémorrhagie cérébrale est l'anévrysme miliaire. Aussi allons-nous tout d'abord prendre ce cas-là comme type, et décrire complétement toute l'HISTOIRE ANATOMIQUE de l'hémorrhagie cérébrale par *anévrysmes miliaires*. Nous passerons ensuite rapidement en revue les autres lésions possibles et les autres conditions pathogéniques.

Quand on trouve, à une autopsie, un foyer hémorrhagique récent, on peut enlever le caillot avec beaucoup de ménagement; on déterge ensuite les parois de l'espace vide et puis on met dans l'eau; on ramollit ainsi le tissu cérébral, que l'on peut enlever alors avec un mince filet d'eau, et il ne reste plus que les vaisseaux. On aperçoit alors, disséminés le long des petits vaisseaux, de petits points rouges ou noirs, gros comme une tête d'épingle ou un peu plus, qu'on voit bien nettement en étalant les vaisseaux sur une lame de verre : ce sont les anévrysmes miliaires (Pl. II, *fig*. 2 et 3.)

[1] Voy. Brouardel; article *Hémorrhagie cérébrale*, in *Dict. encyclop.* — Jaccoud et Hallopeau; *Ibid.*, in *Handbuch* de Ziemssen. — Charcot; *Leçons sur les maladies des vieillards*. — Cornil et Ranvier; *Manuel d'histologie pathologique*. — Hammond, Rosenthal; *loc. cit.*

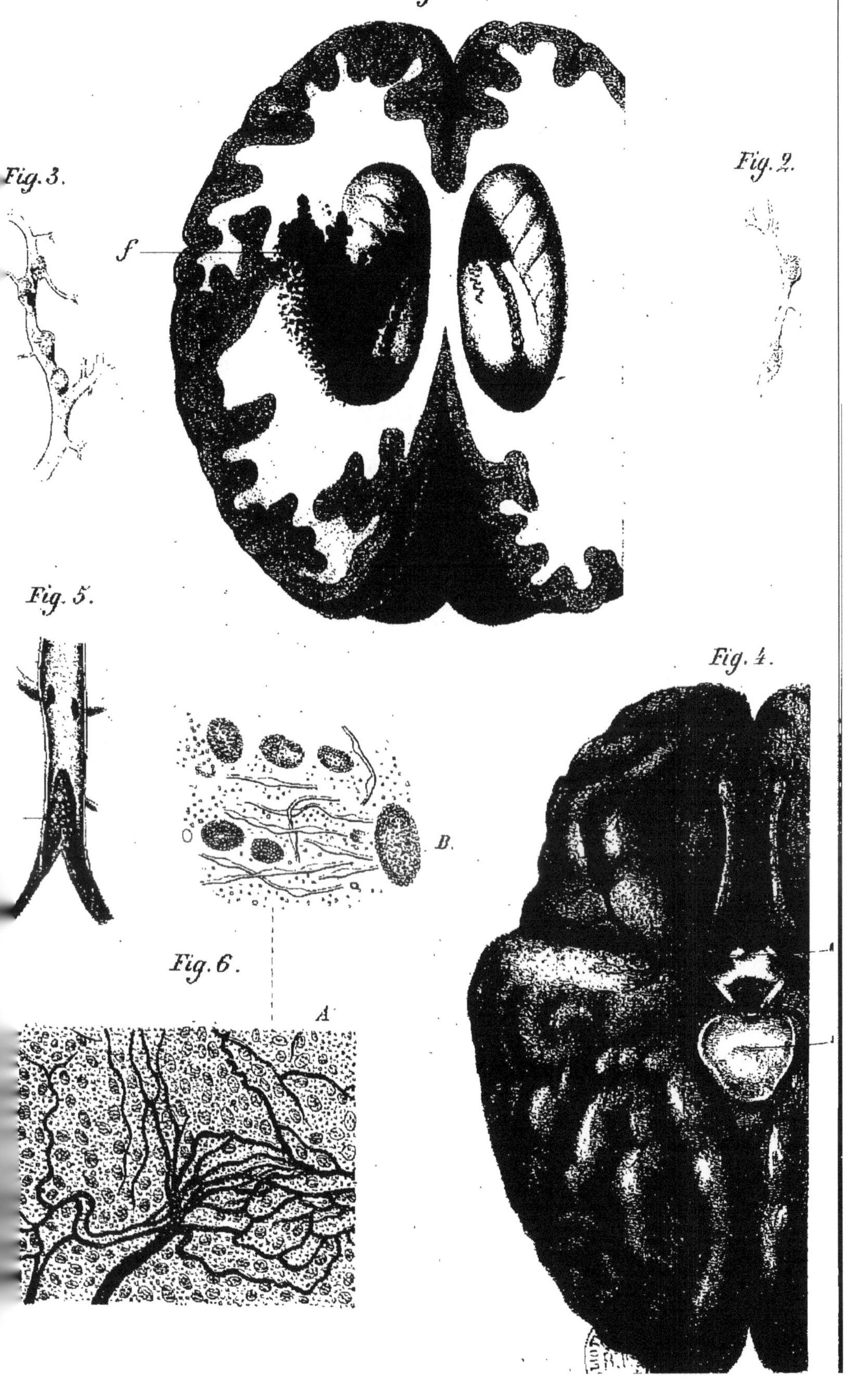
Fig. 2.
Fig. 3.
f
Fig. 4.
Fig. 5.
Fig. 6.
A
B.

C'est Cruveilhier qui les vit le premier à la Salpêtrière, en 1836, et qui les décrivit comme des foyers miliaires d'apoplexie capillaire. Un certain nombre d'auteurs les aperçurent aussi dans la suite, comme Calmeil, Gull, Virchow, etc. Mais on n'en avait pas compris l'importance, on n'avait pas déterminé leur rôle dans la production des hémorrhagies. Charcot et Bouchard en ont fait les premiers une étude complète, et en ont déterminé le vrai rôle pathogénique dans un important Mémoire paru en 1868 dans les *Archives de Physiologie*, et qui est devenu classique[1].

EXPLICATION DE LA PLANCHE II.

Fig. 1. — Hémorrhagie cérébrale. Section horizontale du cerveau passant par les ventricules latéraux. Le foyer hémorrhagique occupe la partie postérieure du corps strié et la partie externe de la couche optique gauche, de telle sorte que ces deux masses ganglionnaires sont en partie séparées l'une de l'autre. Le sang, après déchirure de la substance nerveuse, a fait irruption dans le ventricule latéral correspondant, et de ce ventricule dans celui du côté opposé, en traversant le trou de Monro.

Fig. 2 et 3. — Petits anévrysmes miliaires.

Fig. 4. — Embolie sylvienne et ramollissement cérébral consécutif. Cerveau vu par sa face inférieure ; *s*, section des pédoncules cérébraux ; *a*, artère sylvienne renflée par la présence d'un bouchon ; *r*, substance cérébrale ramollie, circonscrite par une zone d'injection.

Fig. 5 — L'artère sylvienne ouverte de façon à montrer le bouchon *v*, qui est une végétation verruqueuse provenant de la valvule mitrale. Ce bouchon est allongé par un coagulum formé à son extrémité la plus éloignée du cœur.

Fig. 6. — A, dessin microscopique de la substance nerveuse ramollie. Les vaisseaux sont gorgés de sang, les éléments nerveux en voie de désorganisation ; des corps granuleux ou corpuscules de Gluge existent en grand nombre ; B, corpuscules de Gluge isolés et tubes nerveux variqueux.

Quelle est la constitution de ces anévrysmes ?

On se rappelle la classification classique ancienne des anévrysmes : c'est un anévrysme vrai, quand les trois tuniques sont dilatées et forment le sac ; c'est un anévrysme mixte externe, quand les tuniques internes sont rompues et que la tunique externe forme le sac ; c'est enfin un anévrysme mixte interne, quand la tunique interne forme le sac à travers les tuniques externes rompues. — Mais on sait également combien il est difficile de faire rentrer les anévrysmes en général dans cette classification, et on n'ignore pas qu'un grand nombre d'histologistes contemporains la déclarent complétement inexacte.

[1] Charcot et Bouchard ; *Nouvelles recherches sur la pathogénie de l'hémorrhagie cérébrale.* (*Arch. de Physiol.*, 1868, pag. 110.) — Voy. aussi Bouchard ; *De la pathogénie des hémorrhagies* ; Th. d'agrég. Paris, 1869.

Cornil et Ranvier admettent que tous les anévrysmes spontanés ont une constitution analogue : il y aurait toujours lésion de la tunique interne, lésion de la tunique externe et atrophie de la tunique moyenne. Le sac serait toujours formé par les tuniques externe et interne altérées, la tunique moyenne ayant disparu.

L'anévrysme miliaire n'échappe pas à cette règle générale. La constitution est la suivante :

Il y a d'abord lésion de la tunique externe ; c'est là la lésion principale. Cette péri-artérite serait la lésion primitive pour Charcot et Bouchard. C'est une sclérose, une prolifération conjonctive, un épaississement de l'adventice. On constate une augmentation considérable du nombre des noyaux, une prolifération de tissu conjonctif ; l'adventice peut atteindre une épaisseur égale à la lumière du vaisseau : la prolifération nucléaire gagne la gaîne lymphatique elle-même, qui est infiltrée de noyaux.

La tunique interne est également altérée ; il y a multiplication des gros noyaux ovoïdes longitudinaux. C'est un processus du même genre que celui que présente la tunique externe : une sclérose.

La tunique moyenne est atrophiée. On constate l'atrophie même des éléments musculaires : les stries deviennent plus rares et disparaissent.

On le voit, la lésion de ces vaisseaux consiste essentiellement dans une inflammation chronique des tuniques interne et externe, avec atrophie de la tunique moyenne. Dans ces conditions, surtout quand la lésion nucléaire existe sans que l'épaississement conjonctif soit réalisé, les tuniques cèdent, se laissent distendre, et l'anévrysme miliaire est constitué.

Il est assez facile de constater ces lésions une fois réalisées et dans leur ensemble ; mais il est fort difficile de déterminer quelle est la lésion primitive dans ce processus complexe.

Pour Charcot et Bouchard, la lésion primitive essentielle serait la péri-artérite, la sclérose externe ; on pourrait dire que la péri-artérite est la lésion de l'hémorrhagie cérébrale, tandis que l'endartérite est la lésion du ramollissement.

Pour Zenker, au contraire, la lésion primitive serait celle de la tunique interne ; ce serait la sclérose interne. Les uns et les autres se retrouvent du reste d'accord sur le résultat final, sur la description de l'anévrysme une fois formé.

Dans un travail récent, Eichler[1] a repris cette question des anévrysmes miliaires.

Il admet, avec Charcot et Bouchard, que l'hémorrhagie cérébrale est due à la rupture des anévrysmes miliaires. Mais il arrive, sur la structure et le

[1] *D. Arch. f. klin. Med.*, XXII ; 1. — *Centralbl. f. Nerv.*, I, 227.

mode de formation de ces anévrysmes, à des conclusions qui se rapprochent plutôt des idées de Zenker que de celles de Charcot.

Le développement des anévrysmes miliaires est dû, d'après lui, à une endartérite chronique identique à la sclérose artérielle. La tunique interne s'épaissit et forme une saillie dans le vaisseau, d'aspect uniforme ou lamelleux, due à l'accumulation des cellules entre l'endothélium et la lame homogène qui touche à la tunique musculaire.

C'est là la seule altération du début ; puis l'anévrysme se forme, et alors, dans cette seconde période, la tunique musculaire s'atrophie, sans disparaître le plus souvent ; la tunique externe reste ordinairement sans altérations; mais il peut se faire une accumulation de cellules lymphatiques dans l'espace que Eichler a décrit avec Axel Key et Retzius. La tunique interne peut se calcifier ou subir la dégénérescence graisseuse.

Ce serait donc là une endartérite chronique qui résulterait de l'action sénile commune.

Dans la grande généralité des cas d'hémorrhagie cérébrale, on trouve les anévrysmes miliaires.

Il faut se rappeler cependant qu'on peut trouver ces anévrysmes dans des cas où il n'y a pas eu d'hémorrhagie ; mais on peut dire encore que ces malades étaient disposés à l'hémorrhagie cérébrale, et que l'occasion seule a manqué pour qu'elle se réalise.

Ces anévrysmes ne sont pas du reste une lésion banale de la vieillesse (ce qui leur enlèverait toute signification). On les trouve à d'autres âges quand il y a eu hémorrhagie cérébrale, et il y a des vieillards qui n'en présentent pas.

Les tableaux statistiques établissent qu'il y a des rapports de fréquence très-intimes entre l'anévrysme miliaire et l'hémorrhagie cérébrale. Ces rapports existent pour l'âge des sujets, le siége habituel des lésions, etc.

On peut poser en principe, non d'une manière absolue, mais d'une manière générale, que, dans les cas d'hémorrhagie cérébrale, il y a une lésion artérielle le plus souvent exprimée par les anévrysmes miliaires.

Les anévrysmes miliaires étant considérés comme la cause immédiate, prochaine, de l'hémorrhagie cérébrale, il faut déterminer maintenant les causes secondes de cette hémorrhagie, c'est-à-dire les conditions dans lesquelles les anévrysmes miliaires se développent eux-mêmes.

C'est une question fort difficile, encore très-obscure ; on en connaît seulement quelques éléments.

On peut d'abord poser en principe que l'*âge* joue un grand rôle et que la sénilité dispose à ces altérations. D'une manière générale, on doit dire que l'hémorrhagie cérébrale est d'autant plus fréquente que l'âge est plus avancé.

On en a observé chez de tout jeunes enfants, même dans la vie intra-utérine ; mais c'est de 60 à 70 ans qu'on en observe le plus. Si l'on en note moins après cet âge, c'est simplement à cause de la diminution de la population.

Rosenthal cite les chiffres suivants de Burrows, relativement à l'influence de l'âge. Les cas d'apoplexie sont, pour 1000, dans la proportion de

5,3	...	de	20	à	30	ans.
12	...	de	30	à	40	—
22,2	...	de	40	à	50	—
31,3	...	de	50	à	60	—
54	...	de	60	à	70	—
60	...	de	70	à	80	—

Hammond décompose ainsi les 229 cas qu'il a observés :

1	...	avant			20	ans.
7	...	entre	20	et	30	—
17	...	—	30	et	40	—
172	...	—	40	et	60	—
24	...	—	60	et	70	—
5	...	—	70	et	80	—
3	...	au-dessus de			80	—
229						

Pour le *sexe*, il n'y a rien de précis. Les hommes semblent présenter un plus grand nombre de cas que les femmes : ainsi, Gintrac compte 401 hommes contre 299 femmes sur 700 malades ; Falret 1660 hommes et 637 femmes sur 2297, et Hammond 153 hommes et 76 femmes sur 229 cas. Mais cela vient de ce que le sexe masculin est exposé ou s'expose à plus de causes d'hémorrhagie, comme l'alcoolisme, les efforts, etc.

L'*hérédité* est une condition parfaitement positive, dont on ne peut nier l'importance. Sans qu'on puisse dire pourquoi, il y a des familles dans lesquelles on meurt d'hémorrhagie cérébrale, des familles dans lesquelles les anévrysmes miliaires sont véritablement héréditaires. Ce sont là du reste des documents que l'on ne peut guère recueillir que dans la clientèle privée.

Dieulafoy a présenté récemment à l'Académie de Médecine un intéressant mémoire dans lequel il établissait sur de nouvelles observations l'hérédité de l'hémorrhagie cérébrale, qu'il assimilait à l'hérédité de la phthisie et du cancer. Il arrivait aux conclusions suivantes :

1. La maladie hémorrhagie cérébrale est héréditaire.

2. Elle détermine, dans une même famille, tantôt l'apoplexie, tantôt l'hémiplégie, et la gravité des accidents, la mort rapide ou la survie ne sont subordonnées qu'à la localisation de la lésion cérébrale.

3. L'hémorrhagie cérébrale apparaît, en général, à un âge assez avancé; néanmoins elle frappe assez souvent, aux diverses périodes de la vie, plu-

sieurs membres d'une même famille, et il n'est pas rare que dans une lignée une génération plus jeune soit atteinte avant une génération plus avancée.

En tête des *maladies*, des états morbides qui peuvent produire l'hémorrhagie cérébrale, il faut placer l'alcoolisme, qui peut agir doublement : dans l'intoxication chronique, il produit les anévrysmes miliaires, et, par les crises d'intoxication aiguë, il peut en provoquer la rupture.

Viennent ensuite l'intoxication saturnine (Gintrac), la goutte, le rhumatisme. Mais, je le répète, ce sont là des questions difficiles et encore à l'étude.

Voilà donc l'anévrysme miliaire formé sous l'influence d'une ou de plusieurs des causes indiquées ou sous l'influence d'autres causes. C'est par la rupture de ces anévrysmes que se produira l'hémorrhagie.

Comment se fait cette rupture ?

La rupture peut se produire de deux manières, et développer ainsi, ou une hémorrhagie capillaire ou un vaste foyer hémorrhagique.

La lésion atrophique de la tunique moyenne et quelquefois la dégénérescence graisseuse de la paroi font que l'anévrysme cède, et le sang s'épanche alors dans la gaîne lymphatique. On trouve la gaîne remplie, comme le vaisseau, de globules sanguins, et souvent il y a aussi des globules au dehors de la gaîne, entre les éléments nerveux refoulés. L'hémorrhagie capillaire peut rester dans cet état; elle est souvent aussi le premier degré de l'hémorrhagie en foyer.

L'hémorrhagie en foyer peut se produire par la réunion de plusieurs hémorrhagies capillaires, quand plusieurs anévrysmes se rompent dans le voisinage les uns des autres. D'autres fois elle peut se produire d'emblée, quand l'anévrysme siége, par exemple, sur une artériole de plus fort calibre, qui donne plus de sang à la fois ; ce sang se collecte alors en foyer.

Sous quelles influences a lieu cette rupture des anévrysmes miliaires ?

C'est ici que se placent les causes banales de l'hémorrhagie cérébrale, citées partout. Mais ces causes ne produisent pas l'hémorrhagie en réalité, ou du moins elles ne la produisent que chez un individu déjà disposé par l'altération de ses vaisseaux.

Ainsi, toutes les causes de congestion cérébrale sont insuffisantes à développer de toute pièce une hémorrhagie cérébrale chez un individu ordinaire. Mais, chez un sujet qui est déjà porteur d'anévrysmes miliaires, ce sont là des occasions qui pourront provoquer la rupture de l'anévrysme, et, à ce titre, il est bon de les connaître.

La condition essentielle, capitale, que doit remplir une cause pour entraîner la rupture d'un anévrysme miliaire, c'est d'augmenter la tension vasculaire dans les vaisseaux cérébraux.

On divise quelquefois, à ce point de vue, les causes de cet ordre en causes qui en augmentent habituellement la tension sanguine, et causes qui produisent une augmentation brusque. Parmi les causes générales de congestion, soit active, soit passive, on sépare celles qui produisent cette congestion d'une manière lente et durable, et celles qui la produisent d'une manière rapide et momentanée.

Mais la congestion habituelle du cerveau ne pourra entraîner l'hémorrhagie cérébrale, quand elle la produira, que par les variations brusques auxquelles elle est elle-même toujours soumise. Cette division ne me paraît donc pas utile à accepter en clinique.

Nous reprendrons simplement les causes, telles que nous les avons classées et énumérées dans l'histoire même de la congestion cérébrale.

L'*état du cœur* a d'abord une grande importance : les hypertrophies de cet organe, surtout les hypertrophies non compensatrices des lésions valvulaires ou vasculaires, pourront causer l'hémorrhagie cérébrale.

On sait, en effet, que l'hémorrhagie cérébrale est constatée assez souvent dans le mal de Bright, ou tout au moins dans la forme de mal de Bright qui correspond au petit rein contracté. Ici, toutes les conditions sont favorables pour la production de cet accident : il y a l'hypertrophie du cœur, et il y a cette altération des petits vaisseaux de la périphérie signalée par les travaux récents de l'Ecole anglaise.

Une partie seulement de ces conditions est réalisée dans le cœur forcé, l'hypertrophie essentielle.

Vient ensuite l'*état de la circulation générale.* La suppression brusque d'une hémorrhagie, d'un flux, etc., pourra servir de cause occasionnelle pour la rupture d'un anévrysme miliaire.

Il en est de même du froid, qui peut agir d'une manière analogue, en faisant brusquement contracter les petits vaisseaux de la périphérie. Depuis Hippocrate, on a noté la fréquence de l'apoplexie en hiver. C'est surtout le froid subit qui agit particulièrement.

Bamberger cite un jeune homme qui, échauffé par le travail, se jeta dans une rivière et fut pris d'une hémiplégie qui dura plusieurs mois. Le même auteur cite également un homme de 30 ans qui fut frappé d'apoplexie sous une douche froide. Bouchard cite deux cas survenus dans un bain froid pris après la marche. Brouardel parle d'un élève d'un collége de Paris qui fut aussi frappé dans des conditions analogues.

L'acte de la digestion, qui, comme nous l'avons vu, peut produire la congestion cérébrale par un mécanisme complexe, doit cependant être encore rangé dans cette catégorie de faits.

Comme causes agissant directement sur la *circulation cérébrale*, on peut citer certaines substances, comme l'alcool, etc.; les causes morales, les émotions, l'insolation; on y ajoute quelquefois l'influence du sommeil (?).

Ces divers éléments étiologiques se surajoutent du reste le plus souvent pour produire l'hémorrhagie cérébrale. C'est ainsi qu'on nous citait, ces jours-ci, le fait d'une dame qui fut frappée d'hémorrhagie cérébrale sous l'influence combinée d'un froid vif et d'une violente émotion pendant le travail de la digestion.

Les causes de la *congestion passive*, en augmentant aussi la tension sanguine dans les vaisseaux du cerveau, pourront amener également la rupture des anévrysmes miliaires. C'est ainsi qu'agissent les maladies du cœur et des poumons et surtout les efforts.

On connaît la fréquence des apoplexies dans l'acte de la défécation, et aussi chez les vieillards pendant le coït, dans les maisons de prostitution. M. O. Larcher a récemment attiré l'attention sur des faits curieux du même genre qui se développent chez les oiseaux.

Chez les oiseaux, notamment à l'époque des amours, il y a une suractivité vitale considérable qui s'accompagne d'une congestion fort intense des centres nerveux, pouvant entraîner la mort, et qui produit quelquefois l'hémorrhagie cérébrale quand il y a une altération préalable des vaisseaux. Les oies, les canards, les poules, sont plus exposés à cet ordre d'accidents, que semble favoriser le trop fréquent accomplissement de l'acte nécessaire à la reproduction [1].

Quelquefois, enfin, des secousses bien plus simples peuvent être invoquées, le rire, par exemple, qui, dit-on, aurait provoqué l'apoplexie chez le pape Léon X.

Mais, il faut le répéter en terminant ce paragraphe, ce ne sont là que des causes occasionnelles, accessoires, qui produisent la rupture des anévrysmes miliaires quand ceux-ci existent déjà, mais qui resteraient absolument sans action si le vaisseau n'était pas déjà altéré.

Une fois le sang sorti du vaisseau et collecté en foyer, que devient-il ?

Nous avons à faire ici l'histoire anatomo-pathologique du foyer hémorrhagique (Pl. II, *fig.* 1).

Quand le sang épanché est en petite quantité, il écarte et sépare en quelque sorte les éléments nerveux, mais souvent il ne les rompt pas. C'est le contraire qui se produit quand le foyer est volumineux. Dans ce dernier cas, déjà, à l'ouverture du crâne, on trouve les circonvolutions aplaties, anémiées ; le cerveau, ou tout au moins l'hémisphère atteint, semble gonflé et fluctuant.

Le caillot, dans les premiers jours, remplit toute la cavité qu'il s'est creusée ; il ne se rétracte pas en se coagulant. Comme l'a très-bien fait observer Charcot, le sang de l'hémorrhagie cérébrale se coagule, non comme dans une palette, mais comme dans le cœur droit.

Ensuite la dégénérescence granuleuse s'empare de tous les éléments qui

[1] *Acad. des Sc.*, 26 févr. 1877.

constituent le caillot : globules rouges, leucocytes, fibrine,... tout disparaît peu à peu.

Les globules rouges présentent cette particularité qu'en s'altérant ils perdent leur matière colorante ; mais celle-ci ne se détruit pas, elle imbibe la substance cérébrale qui est autour du foyer. Elle se transforme en hématoïdine et forme de petits cristaux persistants, qui, on peut le dire, ne disparaissent jamais plus.

Le caillot lui-même se condense, devient gris et se détache de la paroi.

La paroi, à son tour, subit des altérations importantes : la substance nerveuse se ramollit, subit la dégénérescence granulo-graisseuse. Ce ramollissement, qu'on a pris souvent pour la cause de l'hémorrhagie (ramollissement hémorrhagipare de Rochoux), est en réalité postérieur à l'hémorrhagie : il en est la conséquence.

En même temps que le tissu nerveux proprement dit disparaît ainsi, du tissu conjonctif se développe, s'organise. La névroglie modifiée forme ainsi comme les parois d'un kyste. Ce tissu conjonctif retient les cristaux d'hématoïdine et conserve une teinte ocreuse caractéristique.

Le caillot, réduit maintenant en une petite masse de boue ocreuse, persiste encore très-longtemps pendant des mois et des années. Il disparaît ensuite en totalité. Il reste alors une cicatrice indélébile : c'est le kyste avec sa paroi conjonctive ocreuse, qui reste béant, les lèvres écartées, si le foyer est grand ; les lèvres, au contraire, rapprochées et formant cicatrice linéaire, si le foyer est petit.

Souvent l'altération ne se borne pas là. Quand la lésion siége vers les corps opto-striés, dans la capsule interne, ou encore dans la région motrice de l'écorce cérébrale, il se produit ce que l'on appelle des lésions secondaires, descendantes.

La lésion descendante est une lésion des tubes nerveux, des conducteurs. C'est une lésion analogue à celle d'un nerf que l'on a séparé de son centre trophique. L'hémorrhagie ou le ramollissement, et d'une manière générale toute lésion destructive, détermine une altération dans tout le système des fibres qui passent par le point lésé pour aller à leur centre trophique.

La lésion secondaire est une lésion scléreuse avec atrophie des éléments actifs et développement de tissu conjonctif.

On peut la suivre dans le pédoncule cérébral, la protubérance annulaire, la pyramide antérieure, toujours du côté de la lésion. Puis, au-delà de l'entre-croisement, on trouve souvent deux faisceaux dégénérés : un direct (le moins important) à la partie interne du cordon antérieur de la moelle ; l'autre croisé (le plus constant), plus volumineux, qui occupe le cordon latéral du côté opposé à la lésion.

Ces faisceaux altérés vont en diminuant de haut en bas, s'amincissent et disparaissent. Le premier (faisceau direct) s'arrête à la région dorsale ; le second (faisceau croisé) va jusqu'à la région lombaire.

Nous ne faisons ici qu'indiquer sommairement ces lésions, que nous retrouverons avec plus de détails dans l'histoire des maladies de la moelle [1].

Nous verrons un peu plus loin qu'au point de vue clinique on retrouve dans l'hémorrhagie cérébrale des phénomènes correspondant aux diverses phases de l'histoire anatomique : il y a les symptômes de la première période, période de formation du kyste, et les symptômes de la deuxième période, période des lésions secondaires.

Nous pouvons résumer en quelques mots l'histoire anatomique de l'hémorrhagie cérébrale par anévrysmes miliaires, telle que nous venons de la faire.

Des causes variées et encore mal connues, comme la sénilité, l'alcoolisme, certaines diathèses, produisent une altération des petits vaisseaux caractérisée par la lésion de la tunique externe, et le plus souvent aussi de la tunique interne, avec atrophie de la tunique moyenne, aboutissant à la formation d'anévrysmes miliaires. Ces anévrysmes une fois formés, les causes générales de congestion cérébrale déterminent la rupture d'un ou de plusieurs anévrysmes plus ou moins volumineux, et l'hémorrhagie est constituée.

Le caillot disparaît progressivement en laissant sa matière colorante, qui imbibe le tissu ambiant. Le tissu nerveux se ramollit autour du caillot; le tissu conjonctif se développe, forme un kyste et aboutit enfin à une cicatrice ocreuse. Dans un grand nombre de cas, une sclérose descendante se développe au-dessous de la lésion principale, et va, par un trajet spécial, jusque dans la moelle (région dorsale et région lombaire).

Telle est l'histoire anatomique commune, la plus habituelle, de l'hémorrhagie cérébrale. Mais ce n'est pas l'histoire absolument constante de tous les cas. Avant d'aller plus loin et de mettre l'évolution clinique de la maladie en face de son évolution anatomique, nous devons dire un mot des autres conditions anatomiques qui ont été invoquées et qui peuvent, quoique plus rarement, produire des hémorrhagies cérébrales.

D'abord, la lésion vasculaire est-elle toujours celle que nous avons décrite ? N'y en a-t-il pas d'autres ?

Quelques auteurs, Robin, Paget, ont noté la *dégénérescence graisseuse* des capillaires et en ont fait une cause de l'hémorrhagie cérébrale. Bouchard a discuté ces travaux.

D'abord, on a souvent pris pour de la dégénérescence graisseuse une accumulation, dans la gaîne lymphatique, de corpuscules graisseux venus du ramollissement, décrit plus haut, du tissu nerveux. D'autre part, on trouve cette lésion dans beaucoup de cas, chez les enfants cachectiques,

[1] Voy. le chapitre III (art. I) de la 2e partie.

par exemple, etc., sans rapport aucun de fréquence avec l'hémorrhagie cérébrale elle-même.

Si cette lésion joue un rôle dans la pathogénie de l'hémorrhagie cérébrale, c'est un rôle absolument secondaire.

La question est plus délicate quand il s'agit de déterminer l'influence pathogénique de l'*endartérite* et de l'*athérome.*

Depuis Abercrombie jusqu'à Charcot et Bouchard, on a attribué une grande importance à cette lésion, qui agirait de deux manières : 1° en déterminant la fragilité de la paroi altérée ; 2° en lui faisant perdre son élasticité, ce qui donne une plus grande influence au choc transmis au moment de chaque systole.

Charcot et Bouchard ont réagi contre cette doctrine. Ils ont montré, par une série de cas bien observés, que l'athérome artériel coexiste sans doute souvent avec l'hémorrhagie cérébrale, mais que cependant, d'après des statistiques étendues, il n'y a aucun rapport entre la fréquence de l'athérome et la fréquence de l'hémorrhagie.

Ils ont alors repoussé toute connexion entre l'endartérite athéromateuse et l'hémorrhagie, qu'ils ont attribuée uniquement à la péri-artérite, et ils ont posé en principe que l'athérome artériel conduit, non à l'hémorrhagie, mais au ramollissement.

On est arrivé ainsi à poser bientôt cette règle clinique : Quand, dans un cas d'apoplexie ou d'hémiplégie, le pouls radial ou l'état du cœur donnent des signes d'athérome, on doit penser au ramollissement plutôt qu'à l'hémorrhagie.

Cette formule est trop absolue. Il est à peu près démontré aujourd'hui, et c'est l'opinion de Cornil et Ranvier, que la lésion de l'anévrysme miliaire, la lésion de l'hémorrhagie cérébrale, est à la fois péri-artérite et endartérite, lésion des tuniques interne et externe avec atrophie de la tunique moyenne. Nous avons vu comment Eichler défend l'opinion de Zenker contre celle de Charcot.

Il faut donc repousser ce principe clinique. La vérité est entre l'opinion ancienne et celle de Bouchard.

Ai-je besoin de mentionner les *traumatismes*, les *tumeurs*, qui, par leurs progrès, ouvrent un vaisseau en en détruisant la paroi ? Ce sont là des hémorrhagies en dehors de la règle, et dans lesquelles l'anévrysme miliaire n'a évidemment rien à voir.

Une classe d'hémorrhagies cérébrales difficiles à expliquer, rares, mais incontestables, est celle des hémorrhagies *dyscrasiques*. Dans le typhus, toutes les maladies typhiques, la pyémie, l'ictère grave, l'anémie pernicieuse, le purpura, l'hémophilie, la leucocythémie, etc., on peut observer des épanchements sanguins dans le cerveau.

Pour la leucocythémie, la pyémie, la mélanémie, on invoque les obstacles apportés à la circulation par les globules blancs, les granules de pigment, etc., qui peuvent s'accumuler et former des embolies. Dans un cas d'ictère grave, Vulpian et Charcot ont trouvé des anévrysmes miliaires. Dans une analyse intéressante de divers cas d'hémorrhagie cérébrale dans le cours du purpura, Lereboullet a toujours trouvé une lésion des vaisseaux encéphaliques, le plus souvent une stéatose. On peut dire enfin que d'une manière générale les dyscrasies, en troublant la nutrition des vaisseaux, rendent leurs parois friables, fragiles, et disposent aux hémorrhagies.

La classe des hémorrhagies dyscrasiques est donc une classe mal définie, encore à l'étude, et pour laquelle une explication générale serait prématurée. Ce sont là du reste des cas exceptionnels.

Et on peut, en définitive, comme formule clinique générale suffisamment approchée, conserver ce que j'ai dit de l'histoire de l'hémorrhagie cérébrale par rupture des anévrysmes miliaires.

Pour terminer ce qui a trait à l'anatomie pathologique, nous n'avons plus qu'à ajouter quelques mots relatifs au *siége* de l'hémorrhagie cérébrale.

Les statistiques ne peuvent pas être faites avec les observations publiées, à cause de la négligence que l'on met à faire connaître les cas ordinaires. Il faut prendre tous les cas qui se présentent dans un laps de temps donné, et les comparer.

Voici ce que nous avons recueilli, pendant l'année 1879, dans notre service de vieillards à l'Hôpital-Général.

Nous avons eu 11 malades présentant à l'autopsie des foyers, anciens ou récents, d'hémorrhagie cérébrale. Sur ces 11 malades, il y a 6 hommes et 5 femmes.

Ces 11 malades nous ont présenté 20 foyers, dont 11 à droite, 8 à gauche et 1 dans le cervelet. 5 sujets n'avaient qu'un foyer ; 4 en présentaient 2 ; 1 en avait 3 et 1, 4.

Quant au siége, voici comment ils se décomposent :

Siège	Foyers	Total
Région opto-striée et pénétration ventriculaire (vastes foyers)	2	Région opto-striée 12
Couche optique et noyau caudé (dont 1 avec pénétration ventriculaire).	2	
Couche optique	2	
Noyau lenticulaire	6	
Centre ovale (dont 1 avec pénétration sous les méninges).	2	Hémisphère 7
Circonvolutions	5	
Cervelet	1	

Malgré leur petit nombre, ces chiffres sont assez instructifs. Je ferai d'abord remarquer la plus grande fréquence à droite (11 contre 8), fait que les auteurs ont déjà signalé, sans en donner l'explication. Il est remarquable que pour le ramollissement ce soit le contraire.

Pour le siége, ils confirment ce qui ressort de toutes les statistiques : la fréquence la plus grande de l'hémorrhagie dans la région opto-striée, et parmi les cas de cette dernière catégorie la lésion facile du noyau lenticulaire.

Charcot a insisté sur ce fait. C'est à la partie externe du noyau lenticulaire que se ramifient les artères striées ; elles sont logées là, entre le noyau gris et la capsule externe, qui n'adhère pas au corps strié, mais en est séparée par une sorte de ventricule supplémentaire, cavité virtuelle ; c'est là que s'ouvre très-facilement cette artère que Charcot a appelée l'artère de l'hémorrhagie cérébrale. C'est le siége de prédilection des foyers hémorrhagiques.

J'insisterai enfin sur un point, signalé déjà, mais qui m'a paru plus général qu'on ne le dit ordinairement : c'est la symétrie remarquable que présentent très-souvent les foyers multiples d'hémorrhagie cérébrale. Ainsi, quand un malade a une hémorrhagie dans l'hémisphère gauche et s'il a eu antérieurement une hémorrhagie à droite, on constatera le plus souvent que ces deux foyers siégent dans des points assez exactement symétriques.

Six de nos malades ont eu des foyers multiples ; cinq seulement ont eu ces foyers bilatéraux, au nombre de douze. Or, sur ces douze foyers, dix étaient symétriques deux à deux ; un seul malade faisait exception à cette règle de symétrie.

Il y a là plus qu'une coïncidence. Et c'est un fait d'autant plus important à noter, que quand on trouve des foyers multiples de ramollissement (ce qui arrive assez souvent) on ne constate rien de semblable.

J'arrive à l'Histoire clinique de l'hémorrhagie cérébrale. Nous n'allons parler que de cette maladie en général, c'est-à-dire décrire les symptômes communs qu'elle présente, quel que soit le siége de la lésion. Nous étudierons plus loin les signes particuliers qui dépendent de tel ou tel siége pour une lésion en foyer, quelle qu'elle soit[1].

Les *prodromes* sont nuls ou insignifiants, en tout cas sans valeur clinique. Ce sont les signes habituels des troubles circulatoires du cerveau : douleur de tête, vertiges, tintements d'oreille, etc. ; tout cela s'exaspérant dans les efforts, les mouvements brusques.

Puis survient brusquement l'*apoplexie*. Nous n'avons plus à parler de cet état, que nous avons décrit à part et en détail.

L'apoplexie peut aussi manquer ou être incomplète. Quelquefois il y a un étourdissement léger, une sorte d'absence, perte incomplète de connaissance après laquelle le malade se trouve paralysé.

[1] Voy. l'article IV : Diagnostic du siége des lésions en foyer.

D'autres fois même, avec sa connaissance complète, le malade se sent tout d'un coup paralysé, au moment de faire un mouvement. Souvent il voit sa paralysie se développer sous ses yeux, et assiste à l'envahissement successif de la jambe, du bras, de la face, de la langue, etc.

Dans d'autres cas encore, les sujets se trouvent paralysés au réveil d'un sommeil que rien n'a paru troubler.

Broadbent a récemment insisté sur un mode de début spécial, qu'il appelle apoplexie progressive, et auquel il attribue une certaine valeur pour le diagnostic de siége. « L'apoplexie progressive débute par une brusque douleur dans la tête, une défaillance, des vomissements, et continue par un coma qui augmente peu à peu ; elle est caractérisée par la conservation initiale de la connaissance, le développement graduel des symptômes et une issue fatale rapide; la cause ne varie jamais et n'est autre qu'un épanchement sanguin considérable... Le territoire hémorrhagique serait constamment situé sur le côté externe du corps strié extra-ventriculaire, entre le ganglion et la capsule externe [1]. »

Un phénomène à remarquer dans certains cas est l'apparition des convulsions et des contractures précoces, qu'il faut toujours soigneusement distinguer des contractures tardives permanentes. Ces phénomènes d'excitation motrice atteignent le côté paralysé et se généralisent quelquefois aux deux. Ils sont dus à l'excitation produite sur le tissu nerveux ambiant par le travail intra-cérébral du début, à l'altération de la substance nerveuse, etc., mais ils ne se développent que quand la lésion siége dans certaines régions, comme les pédoncules, la protubérance, le bulbe, et surtout, d'une manière générale, dans les régions touchant aux méninges, à l'épendyme ventriculaire. Nous y reviendrons du reste à ce dernier point de vue.

Après l'apoplexie s'il y en a eu, ou d'emblée si l'apoplexie a manqué, survient la *période stationnaire* ou de *paralysie*. Le phénomène principal de cette période est en effet la paralysie.

Cette paralysie est généralement une hémiplégie, habituellement plus forte au bras qu'à la jambe. Il y a souvent en même temps déviation de la face : la commissure des lèvres est tirée en haut du côté sain, les plis et les rides sont plus accentués de ce côté, le malade ne peut pas siffler ou souffler; l'asymétrie de la face apparaît nettement quand il rit.

Un caractère remarquable de cette paralysie faciale, c'est qu'elle ne frappe pas l'orbiculaire des paupières. Le sujet ferme l'œil du côté malade comme de l'autre, ce qui n'arrive pas dans les paralysies périphériques du facial, dans les paralysies rhumatismales, par exemple, de ce nerf.

La langue, la luette, peuvent être déviées. La pointe de la langue est

[1] *Rev. des Sc. méd.*, tom. IX, 2581.

alors dirigée vers le côté paralysé, à cause de l'action du génioglosse, dont l'antagoniste est paralysé.

Il y a toute une catégorie de muscles qui sont le plus souvent épargnés. Ce sont en général les muscles dont les mouvements sont toujours associés avec ceux des mêmes muscles du côté opposé : les muscles des yeux, du thorax, de l'abdomen.

J'ai déjà indiqué, à propos de l'apoplexie, les phénomènes observés par Rosenbach dans le côté hémiplégique[1].

Les troubles de la sensibilité sont beaucoup moins fréquents que les troubles de motilité ; l'hémianesthésie complète répond à un siége spécial de la lésion sur lequel nous aurons à revenir. Nous renvoyons aussi les troubles des sens au chapitre consacré au diagnostic de siége.

Au point de vue intellectuel, une fois les phénomènes apoplectiques proprement dits disparus, il reste souvent une grande inaptitude au travail, une irritabilité excessive, des changements dans le caractère ; tous phénomenes vulgairement attribués au ramollissement, mais qui peuvent aussi très-bien dépendre de l'hémorrhagie.

La circulation des viscères est profondément troublée dans quelques cas. On trouve la congestion du poumon, la pneumonie, comme après la section du pneumogastrique ; des ecchymoses sous la plèvre, sur le cœur, sur l'endocarde et les valvules, sur l'estomac, les intestins, les reins, etc.— Ces faits, observés par tous les auteurs, n'ont pas l'importance qu'on avait voulu leur attribuer pour le diagnostic du siége des lésions. On a cru qu'ils prouvaient une lésion du bulbe, du mésocéphale ; nous verrons plus tard que c'est une erreur.

On peut observer aussi la paralysie du grand sympathique dans le côté hémiplégique[2]. C'est à cette cause qu'est due, quand elle existe, l'élévation de température du côté paralysé[3]. D'autres fois (ce sont des cas tout à fait exceptionnels), les signes de l'hémiplégie vaso-motrice sont complets. On a alors : 1° faux ptosis, c'est-à-dire diminution de la fente palpébrale, avec possibilité de soulever énergiquement la paupière supérieure ; 2° rétrécissement marqué de la pupille, toutes les branches oculo-motrices fonctionnant du reste normalement ; 3° renfoncement du bulbe dans l'orbite ; 4° température plus élevée de la moitié paralysée de la face et de l'oreille corres-

[1] Nous retrouverons plus loin (2e partie) la trépidation épileptoïde ou réflexe tendineux exagéré, que l'on peut rencontrer aussi dans l'hémiplégie suite d'hémorrhagie cérébrale.

[2] Voy. Nothnagel ; *Betheiligung des Sympathicus bei cerebraler Hémiplegie. Virch. Archiv.*, tom. LXVIII, pag. 26. — Seeligmüller (*Centralbl.*, 1878, pag. 13), et Vulpian (*Clin. de la Charité*, pag. 563), ont publié des faits analogues.

[3] Voy , à l'Appendice, tout ce qui est relatif aux températures de la tête et des membres paralysés chez les hémiplégiques.

pondante ; 5° sécrétion anormale dans l'œil, le nez et la bouche, du côté paralysé.

On peut enfin observer, toujours dans la même période, des troubles trophiques accusés, tels que l'eschare fessière et les arthropathies.

L'eschare sur la fesse paralysée, *decubitus acutus* de Samuel, a été bien décrite par Charcot en 1868. Nous en avons déjà parlé à propos de l'apoplexie et nous devrons y revenir.

Les arthropathies ont été décrites par Scott Alison d'abord, puis par Brown-Sequard, puis surtout par Charcot. Elles peuvent succéder aux lésions en foyer en général.

Elles affectent surtout les articulations du membre supérieur et rappellent d'abord le rhumatisme, en s'accompagnant souvent de tuméfaction, de rougeur et de douleur articulaires. — Anatomiquement, c'est une synovite végétante et parfois exsudative, avec participation des synoviales tendineuses au processus inflammatoire (Charcot).

C'est en général quinze jours ou un mois après l'attaque que les arthropathies peuvent faire leur apparition. Quelquefois même elles marquent le début de la période tardive.

Le phénomène dominant de la *période tardive* est la contracture. Ces contractures tardives ont une grande importance clinique, à cause de leur valeur pronostique.

Ces contractures, une fois complétement développées, ne cèdent pas absolument au chloroforme ; elles entraînent des déformations articulaires et des attitudes vicieuses qui persistent jusqu'à la mort. Elles sont plus fréquentes et beaucoup plus marquées au membre supérieur qu'à l'inférieur. Elles peuvent aussi, quoique rarement, affecter la face ; dans ce cas, les traits sont naturellement tirés du côté contracturé, ce qui, à un examen superficiel, peut tromper sur le côté de l'hémiplégie.

Les contractures présentent deux types principaux : le type de flexion et le type d'extension. Le premier est le plus commun ; Bouchard l'a trouvé 26 fois sur 31 : tous les segments du membre supérieur sont alors fléchis les uns sur les autres ; les doigts sont fléchis dans la paume de la main ; il faut même souvent surveiller les ongles du malade, qui risquent d'ulcérer la peau et qui nécessitent quelquefois l'interposition d'un objet, comme une bande roulée. La main est dans la flexion et la pronation, l'avant-bras fléchi à angle droit sur le bras, qui est lui-même fortement appliqué contre le tronc.

Le type d'extension ne diffère que par l'extension de l'avant-bras sur le bras ; la main et les doigts sont toujours en flexion.

Quand la contracture existe au membre inférieur, c'est en général le type d'extension qui domine : tous les segments sont dans l'extension forcée ; seuls, les orteils sont souvent fléchis en crochets sous la plante du pied.

Quelquefois on peut, par un effort plus ou moins violent, transformer le type de flexion en type d'extension. En redressant les doigts, par exemple, quand on dépasse un certain point, il survient tout d'un coup une extension forcée qui peut persister. — Mais en général la contracture, quand elle est un peu ancienne, résiste à toute espèce d'efforts.

Avant les travaux de Charcot et Bouchard sur les dégénérations secondaires de la moelle, on attribuait ces contractures à une exagération des réflexes, des mouvements associés dans le côté paralysé. C'est ainsi qu'en 1855, Duchenne (de Boulogne), dans la première édition de son *Traité sur l'électrisation localisée*, rappelait que les phénomènes réflexes s'exagèrent chez les animaux auxquels on a enlevé les hémisphères cérébraux, et attribuait les contractures des hémiplégiques à un excès d'excitabilité analogue de la moelle, à des mouvements associés et exagérés.

On reconnaîtra tout à l'heure cette ancienne théorie dans des travaux tout à fait récents.

Après les recherches de Charcot et de Bouchard, on a été d'accord pour attribuer les contractures des hémiplégiques à la dégénérescence secondaire des cordons latéraux de la moelle. C'est l'explication qui persiste encore aujourd'hui, et c'est pour cela que nous retrouverons cette étude à propos des maladies de la moelle. Mais je dois dire ici un mot de l'opposition que rencontre cette doctrine chez quelques savants d'outre-Rhin.

Pour Hitzig[1], la dégénération descendante des cordons latéraux est incapable de déterminer des phénomènes d'excitation motrice. Il considère la contracture tardive comme un mouvement associé excessif, provoqué par le moindre mouvement volontaire qu'exécute le côté sain.

Les phénomènes dont parle Hitzig, les mouvements associés, existent en effet chez un certain nombre d'hémiplégiques : quand les patients accomplissent un mouvement avec leurs membres sains, ce mouvement est exécuté de la même façon par le côté paralysé, qui est soustrait à l'action de la volonté[2]. Un genre de mouvements associés moins rare comprend ceux que l'on provoque en excitant la peau du côté paralysé, avec l'ongle par exemple.

C'est à cette catégorie de phénomènes qu'Hitzig rattache les contractures tardives des hémiplégiques. Il s'appuie pour cela sur ce fait « que la contracture hémiplégique est notablement augmentée lors de la production de

[1] Voy. Straus; *Des contractures*. Thèse d'agrég. Paris, 1875.

[2] Westphal a bien décrit ce phénomène en 1872, chez des hémiplégiques adultes dont la paralysie remontait à la plus tendre enfance (*R. S. M.*, II, 687). Bernhardt a fait en 1874 des observations analogues chez un petit garçon de 8 ans (*R. S. M.*, V, 194). Nothnagel a étudié et classé les diverses espèces de mouvements associés que peuvent présenter les hémiplégiques (*loc. cit.*, pag. 100). M. d'Escarra avait déjà, en 1868, signalé les mouvements associés les plus simples qui se produisent dans le bâillement, l'éternuement, etc. (Thèse de Paris, 1868.)

mouvements un peu vifs, pendant la marche, au moment d'une émotion. Il s'appuie aussi sur la diminution de la contracture pendant le sommeil et pendant les premières heures qui suivent le réveil. La volonté, dans ces cas, ne fonctionnant pas et le sujet étant en repos, l'excitabilité du centre d'association n'est pas mise en jeu et la contracture est absente ; elle reparaît lorsque l'influx cérébral vient de nouveau solliciter et ébranler ce centre.» (Straus.)

Cette théorie met les dégénérescences secondaires tout à fait hors de cause. C'est ainsi que Leyden[1] considère ces altérations comme n'ayant pas de symptômes à elles et ne modifiant en rien le pronostic de la lésion cérébrale.

Il nous est impossible d'accepter une pareille opinion, que nous retrouverons ailleurs[2].

Les intermittences dans les contractures, leurs variations sous l'influence de certaines causes, objectées par Hitzig, sont vraies au début de ces contractures; mais on les observe aussi dans les maladies vraies et primitives des cordons latéraux, ainsi que nous le verrons plus tard. D'autre part, comme le dit très-bien Straus, si l'hypothèse d'Hitzig était vraie, les contractures devraient se produire dès le début même de l'apoplexie. Si elles ne se développent qu'à la période tardive, c'est qu'elles sont en rapport avec les lésions de cette période, c'est-à-dire avec les lésions secondaires[3].

Nous maintenons par suite entièrement la théorie française, qui rattache les contractures tardives des hémiplégiques aux dégénérescences secondaires descendantes et qui fait de ces contractures, quand elles sont complètes et permanentes, un signe d'incurabilité à peu près absolue. Elles ont donc un diagnostic et un pronostic.

Je termine par cette discussion, que j'ai dû un peu allonger à cause de l'actualité même de la question, l'histoire clinique de l'hémorrhagie cérébrale, et j'arrive au DIAGNOSTIC de cette affection.

Le diagnostic, à la période d'apoplexie, est déjà fait; le diagnostic entre l'hémorrhagie et le ramollissement ne pourra être établi utilement qu'après l'étude de cette dernière lésion. Le diagnostic de siége sera traité plus tard pour toutes les lésions en foyer. Notre tâche actuelle est donc bien restreinte.

[1] *Traité clinique des maladies de la moelle*, trad. franç., pag. 586.

[2] Voy. plus loin (2e partie, art. I) le chapitre III consacré à l'étude des Dégénérescences secondaires de la moelle.

[3] Onimus vient de discuter ces questions dans son récent article *Contractures*, du *Dictionn. encycl.* Il attache une très-grande importance aux faits invoqués par Hitzig; il admet qu'il y a une irritation des centres excito-moteurs, mais par la lésion scléreuse secondaire.

Nous essayerons simplement de distinguer l'hémorrhagie cérébrale à la période paralytique de l'hémiplégie hystérique, de l'hémiplégie de cause spinale, de l'hémiplégie qui succède à certaines maladies aiguës.

L'hémiplégie hystérique se distinguera par les antécédents de la malade et par la coexistence d'autres manifestations hystériques : la brusquerie du début des accidents, souvent leur disparition non moins rapide, la coïncidence des anesthésies... L'hémiplégie avec hémianesthésie pourrait plus facilement être confondue : l'hyperesthésie ovarienne, sur laquelle Charcot a tant insisté, a, dans ces cas, une grande valeur.

L'hémiplégie d'origine spinale est rare ; du reste, elle laisse absolument intacts tous les nerfs cérébraux et est souvent croisée pour le mouvement et la sensibilité.

Les hémiplégies qui peuvent succéder aux fièvres graves (Gubler), à la pneumonie (Lépine), à la gastro-entérite (Rostan), à la hernie étranglée (Nicaise), etc., se distingueraient par l'existence même de ce fait morbide antérieur.

Sans parler du PRONOSTIC de l'apoplexie, le pronostic de l'hémiplégie sera très-variable suivant les cas et notamment suivant le siége de la lésion.

Les lésions atrophiques, l'eschare fessière surtout, sont un signe pronostique grave, même au point de vue de la vie du sujet.

Les contractures tardives et permanentes sont un signe pronostique grave aussi, mais seulement au point de vue de l'incurabilité de la paralysie.

Au début, le TRAITEMENT sera celui de l'apoplexie sanguine en général et de la congestion cérébrale : dérivation et révulsion par tous les moyens; quelquefois, mais pas toujours, déplétion préalable par une saignée abondante, etc.

La réaction contre les émissions sanguines a été telle dans ces dernières années que certains auteurs en sont venus à les repousser absolument dans le traitement de l'hémorrhagie cérébrale.

Presque toujours, dit Hammond, le processus (dans le foyer apoplectique) n'est pas pathologique ; au contraire, il est à un haut degré réparateur. Prendre du sang à un corps qui lutte de toutes ses forces contre la lésion, c'est le priver d'une partie de ses ressources, sans modifier en aucune façon la nature du mal. La pratique des purgatifs même, qui est devenue vulgaire, est en opposition formelle, non-seulement avec cette assertion que *la chose principale est de laisser le malade tranquille*, mais encore avec le sens théorique du traitement... En fait, il n'y a qu'à laisser le malade parfaitement tranquille, avec la tête maintenue élevée et la chambre à une température de 60° (Fahrenheit) environ, autant que possible, et bien aérée.

Une assertion aussi absolue me paraît inadmissible. C'est là une des preuves du danger que peut présenter une application trop hâtive et trop absolue de l'anatomie pathologique à la thérapeutique. Je persiste à croire qu'il y a des cas d'hémorrhagie cérébrale dans lesquels les émissions sanguines et les révulsifs, intestinaux ou autres, sont indiqués.

Ce n'est pas le caillot formé et réalisé dans l'encéphale qu'il faut seulement considérer, c'est le mouvement fluxionnaire général qui a précédé et provoqué l'hémorrhagie, qui lui survit, qui est quelquefois même accru par ce corps étranger nouveau, qui peut entraîner de nouvelles ruptures vasculaires, qui généralise les effets apoplectiques à tout le cerveau, et qui, très-souvent, sera la cause directe de la mort. Débarrasser une hémorrhagie cérébrale de cet élément fluxionnaire, c'est déjà rendre un très-grand service au patient, c'est souvent lui sauver la vie en facilitant le passage à cette phase où le caillot persiste sans doute, mais ne produit plus qu'une hémiplégie, une simple infirmité qui ne menace plus l'existence.

C'est pour avoir méconnu l'existence de cet élément fluxionnaire, cause et suite de l'hémorrhagie, que l'on repousse les émissions sanguines. Or, ce mouvement fluxionnaire s'impose à tout clinicien non prévenu ; c'est lui qui fait le pronostic et l'indication thérapeutique.

La nature médicatrice est certainement une belle chose ; mais il ne faut ni en abuser ni trop s'y fier. Pour que le processus soit réparateur dans l'hémorrhagie, il faut que tout élément d'irritation et de fluxion soit tombé. Et pour cela, l'intervention thérapeutique n'est pas inutile.

A l'appui de sa thèse, Hammond reproduit le raisonnement suivant de Trousseau.

« Il n'y a pas de médecin qui pense à la saignée quand il s'agit d'un épanchement de sang à la peau, parce qu'il sait combien serait absurde une telle pratique ; et cependant, sauf la localisation, il n'y a pas de différence entre ces deux processus. Un athlète, par exemple, reçoit dans un pugilat un coup de poing sur la face qui détermine la rupture des vaisseaux sanguins dans le tissu cellulaire de la région palpébrale. Que penserait-il d'un médecin qui ordonnerait la saignée du bras dans le but de faire résorber le foyer sanguin ? »

On le voit, c'est toujours cette prétendue indication exclusive de la saignée : faire résorber le foyer sanguin. Mais la question n'est pas là. La preuve en est que, quand les phénomènes apoplectiques ont disparu, personne ne songe à saigner pour faciliter la résorption du caillot, qui existe cependant bien encore. Mais pendant l'apoplexie il y a autre chose.

J'ajouterai même que cet élément peut aussi se présenter chez l'athlète. Si le traumatisme a été violent, il peut être l'occasion d'un mouvement fluxionnaire vers le point blessé et son entourage, et dans ce cas, quoi que puisse en penser l'athlète lui-même, je conseillerai des émissions sanguines.

En résumé, je ne prétends pas qu'il faille saigner tous les malades atteints d'hémorrhagie cérébrale, mais je dis qu'il ne faut pas exclure ces moyens d'une manière absolue. En admettant qu'on ne puisse rien sur le caillot, il y a à côté un élément fluxionnaire très-important qui fait souvent le pronostic et l'indication thérapeutique. Contre cet élément fluxionnaire, on fera bien d'appliquer les règles que nous avons indiquées à propos du traitement de la congestion cérébrale (pag. 103) et d'employer, suivant les cas, la saignée, les émissions sanguines locales ou les révulsifs cutanés ou autres.

Une fois l'attaque terminée, la période paralytique comporte deux indications: 1° empêcher autant que possible le retour d'accidents semblables en prévenant les nouvelles poussées congestives auxquelles le malade est sujet; 2° rendre, si on le peut, le mouvement aux membres paralysés.

La première indication sera remplie par les moyens que nous avons énumérés pour le traitement de la congestion cérébrale habituelle : révulsifs, notamment sur le tube intestinal; pour entretenir la liberté du ventre, laxatifs, purgatifs répétés; quelques sangsues de temps en temps au fondement ou derrière les oreilles, etc.

La seconde indication est plus délicate. Les excitants sont nombreux pour donner un coup de fouet au système nerveux engourdi et aux muscles rouillés ; mais il ne faut pas perdre de vue ce grand principe que les excitants peuvent présenter de grands dangers au point de vue du retour des accidents congestifs : il y là un double élément de détermination qui doit inspirer la prudence du médecin.

J'appellerai ici l'attention sur deux moyens très-puissants, très-employés et en même temps très-difficiles à manier : l'*électrisation* et les *eaux minérales*.

On n'a d'abord employé que l'électricité d'induction, les *courants interrompus*. Duchenne a magistralement posé les règles de leur emploi[1].

Il distingue deux périodes dans l'histoire de l'hémorrhagie cérébrale : l'une qui correspond à la résorption de l'hémorrhagie, l'autre qui suit cette résorption. Dans la première période, l'électrisation est toujours inutile et elle peut même être nuisible, en déterminant de nouvelles congestions cérébrales. Duchenne rapporte des observations qui montrent les réels dangers d'une électrisation trop hâtive.

A la deuxième période, on peut avoir des succès. Dans le vingtième des cas, il a eu une guérison radicale; dans le quart, une amélioration plus ou

[1] Duchenne (de Boulogne) ; *Traité de l'électrisation localisée*, 1855.

Voy., pour ce qui a trait à l'exploration électrique et aux généralités sur l'électrodiagnostic et l'électrothérapie, plus loin le chapitre consacré aux Paralysies périphériques (5e partie, art. III, chap. I).

moins complète. Plus fréquemment encore, il n'a obtenu aucune amélioration. Pour juger d'avance si les courants électriques seront efficaces ou resteront impuissants, on doit s'appuyer sur la présence ou l'absence des contractures tardives, qui annoncent l'incurabilité de la paralysie.

L'hémiplégie faciale peut être guérie aussi ; mais Duchenne redoute (et en citant des faits à l'appui) les dangers de l'application électrique en des points si rapprochés du cerveau. D'où la nécessité clinique de bien distinguer les paralysies faciales d'origine centrale, pour lesquelles l'électricité est un danger, des paralysies d'origine périphérique, dans lesquelles l'électrisation est absolument inoffensive et excessivement utile. On fondera surtout cette distinction sur l'intégrité de l'orbiculaire des paupières et sur la réaction électrique des muscles.

En électrisant après l'hémorrhagie cérébrale, on doit toujours rapprocher le plus possible les excitateurs, de manière à limiter l'action; il faut aussi employer un courant à intermittences rares, ne pas appliquer l'électricité avant le sixième ou le septième mois en général, électriser tous les muscles paralysés individuellement ; s'il y a des contractures, s'abstenir ou diriger le courant sur les antagonistes des muscles contracturés.

Depuis quelques années, on s'est beaucoup occupé des *courants continus*; en France, c'est certainement Onimus qui a le mieux posé les indications de leur emploi[1].

Onimus insiste sur les différences essentielles qu'il y a entre les courants induits et les courants continus ; ces derniers, ne présentant pas les dangers des premiers, peuvent être employés déjà quelques jours après l'attaque et dirigés directement sur le siége de la lésion cérébrale ou sur le sympathique cervical du côté de la lésion.

Remak a exagéré la valeur de ce procédé quand il a dit qu'il pouvait guérir toutes les paralysies et les contractures de l'hémorrhagie cérébrale.

Voici comment Onimus recommande de procéder.

On peut commencer sept à huit jours après le début. On applique le pôle positif sur le front du côté de la lésion et le pôle négatif sur la nuque, et on emploie un courant très-faible, 6 à 10 éléments, pendant deux à trois minutes. On électrise ensuite le ganglion cervical supérieur avec un courant un peu plus fort, 10 à 15 éléments, pendant près de cinq minutes.

Il faut toujours avoir soin de commencer l'électrisation par le courant le plus faible possible, 1 à 2 éléments, et augmenter lentement et progressivement. Il faut prendre les mêmes précautions quand on cesse l'électrisation.

On facilite ainsi la résorption du caillot, en agissant modérément sur la

[1] Onimus et Legros; *Traité d'électricité médicale*, 1872. — Onimus; *Guide pratique d'électrothérapie*, 1877.

circulation, et cette influence peut également être utile dans les cas où l'hémiplégie est due à une oblitération des vaisseaux ou à une compression dépendant de la stase sanguine.

Plus tard, quelques semaines après le début, on électrise à la fois le sympathique cervical et les membres. On obtient ainsi en général un peu plus de facilité et d'étendue dans les mouvements. Mais l'action est bornée et atteint assez vite son maximum.

S'il y a des douleurs et des contractures, on peut calmer les douleurs et faire cesser les contractures, mais seulement pour un temps. La contracture cesse pendant le passage du courant, mais reparaît un temps variable après la cessation de l'électrisation.

En terminant ce point, je rappellerai les précautions qu'il faut toujours prendre pour éviter la provocation de nouveaux accidents congestifs, sous l'influence d'une électrisation prématurée. J'insisterai, avec Vulpian, « sur la nécessité, quand on emploie l'électrisation comme moyen de traitement dans les hémiplégies de cause cérébrale, de faire des séances très-courtes et surtout de ne pas employer des courants trop forts; pour lui, des accidents graves peuvent être la conséquence de longues séances d'électrisation, et, à ce propos, il se rappelait que l'on avait vu des accidents mortels survenir en pareils cas, les malades ayant été pris d'hémiplégie cérébrale pendant la faradisation. De même il croit qu'il faut, en général, s'abstenir des courants continus, qui sont bien plus pénétrants et qui peuvent aller modifier, même lorsqu'ils ne sont pas très-intenses, la circulation des centres nerveux[1]. »

Avec ces précautions et de la surveillance, le courant électrique donnera souvent de bons résultats contre la paralysie consécutive à l'hémorrhagie cérébrale. Mais je souscris entièrement à cette maxime de Hammond: il n'y a rien à faire pour la guérison de la paralysie avant que tout signe d'irritation cérébrale ait disparu et avant que le malade ne commence à souffrir de son inaction et n'essaye de mouvoir ses membres paralysés.

Je me contenterai d'indiquer les *Eaux minérales*, conseillées contre les paralysies d'origine cérébrale. Celles qui sont le plus spécialement préconisées sont les eaux chlorurées sodiques, dans lesquelles le chlorure de sodium domine, comme dans l'eau de mer.

On les divise classiquement en deux catégories : les chlorurées sodiques fortes, telles que Balaruc, Bourbonne, Bourbon-l'Archambault, Lamotte, Wiesbaden... ; les chlorurées sodiques faibles, telles que Neris, Luxeuil, Bourbon-Lancy, Wildbad. Ces dernières ne paraissent agir que par leur thermalité.

Je demande seulement la permission d'insister avec détails sur Balaruc,

[1] *Clin. de la Charité*, pag. 566.

à cause de la puissance si remarquable de son action et à cause de son voisinage de notre ville, qui l'impose spécialement à notre attention. C'est par là que je terminerai l'étude de l'hémorrhagie cérébrale.

Balaruc[1] est situé sur les bords de l'étang de Thau, cette vaste nappe d'eau qui est en communication constante et intime avec la mer, et qui constitue une véritable mer intérieure. C'est non loin de Cette, d'où l'on peut s'y rendre en bateau à vapeur.

Cette source minérale est connue depuis bien longtemps. D'Aigrefeuille raconte que les étuves de Montpellier, qui avaient une grande réputation, furent abandonnées quand les eaux de Balaruc prirent de l'extension, notamment sous l'impulsion de Rondelet, le docteur Rondibilis de Rabelais.

C'était déjà une restauration pour Balaruc, car les Romains avaient fréquenté ces thermes et y avaient construit un temple et des aqueducs.

En 1579, Balaruc est très-fréquenté, et en 1597 paraît l'ouvrage de Dortoman sur les causes et les effets de ces eaux. Il y eut à cette époque et dans tout le XVIIe siècle une grande vogue pour cette station. En 1706 encore, Chirac guérit par les eaux de Balaruc le régent de France, Philippe d'Orléans, qui avait été blessé au siége de Turin.

Plus tard, la réputation de Balaruc subit une sorte d'éclipse, et ce n'est que dans ces dernières années qu'une nouvelle restauration a replacé Balaruc au rang qu'il doit occuper. Dans le grand mouvement contemporain qui a entraîné toute l'hydrologie minérale, Balaruc a conquis et conservé la place toute particulière qui lui appartient.

Je ne donnerai pas la composition exacte de l'eau de Balaruc ; on la trouve partout. Je mentionnerai seulement sa haute thermalité, 40° à 50° centigrades à la source ; sa richesse en chlorure de sodium, qui en fait de l'eau de mer chaude. Elle contient enfin quelques autres principes, les sels de magnésie notamment.

Les eaux de Balaruc sont employées de bien des manières différentes, soit à l'extérieur, soit à l'intérieur.

En *boisson*, on devra prendre des doses variées, suivant l'indication à remplir. — Pour avoir un effet laxatif, qu'on peut prolonger, on prendra quatre à six verres par jour. Dix à douze verres produiront une purgation véritable ; dans ce cas, et pour obtenir cet effet, M. Rousset fait prendre deux verrées toutes les vingt minutes, de cinq à huit heures du matin. On commence souvent le traitement par là.

Au-delà de quinze à vingt verres, on a des superpurgations ; c'est un

[1] C'est aux travaux de M. le Dr Crouzet, ancien inspecteur de Balaruc, et à ceux de son prédécesseur, M. Rousset, que j'ai emprunté les éléments de ce paragraphe. Dans ces derniers temps, MM. Planche, inspecteur actuel, et Girbal, ont également publié d'intéressants Mémoires sur l'action de ces eaux.

moyen perturbateur que l'on doit redouter, parce qu'il mènerait facilement à la colliquation.

Un autre effet très-important que l'on peut obtenir avec l'eau de Balaruc en boisson, est celui que M. Rousset appelle l'effet altérant ; pour M. Fonssagrives, c'est une action sur la nutrition analogue à celle du chlorure de sodium pris à l'intérieur (dans l'engraissement des chevaux par exemple). Dans ce but, il faut se contenter de très-petites doses : un verre matin et soir. Mais M. Crouzet nous faisait remarquer combien il était difficile d'astreindre un malade à boire aussi peu, à profiter aussi peu de l'eau qu'il est venu chercher.

Les *bains* peuvent être pris à des températures variées : de 18° à 40°; on les échauffe graduellement. On peut aussi prendre des bains partiels : bains de pieds, etc. On y ajoute des *frictions*, le *massage* dans le bain.

On donne aussi des *douches*, soit générales, soit locales.

La *boue* laissée par l'eau au fond des réservoirs et qui est très-chargée de principes minéralisateurs, est également utilisée en bains.

Enfin, on peut prendre des *bains d'étuve*, dans une sorte de vaporarium.

Les *effets physiologiques* varient suivant le mode d'administration. La boisson agit sur le tube digestif et agit différemment suivant la dose employée, comme nous l'avons vu. Mais elle modifie aussi la nutrition ; maintenue dans de certaines limites, l'eau excite l'appétit et facilite la digestion.

A doses modérées, l'eau de Balaruc en boisson peut donc avoir une certaine action reconstituante, en même temps que son action laxative.

Les différents modes d'application externe ont, d'une manière générale, un effet excitant dû, soit à la thermalité, soit au chlorure de sodium, et que l'on peut augmenter par les pratiques mêmes de l'application.

Les bains font rougir la peau, stimulent la vitalité de ce tissu, accélèrent le pouls. Les douches sont plus excitantes encore. La boue aurait une action à la fois excitante et révulsive.

Au point de vue thérapeutique, ce ne sont pas là des eaux anodines; ce sont des eaux très-puissantes, qui peuvent faire beaucoup de bien comme aussi beaucoup de mal. Il est monstrueux que l'inspecteur ait dû, à une époque, signaler à l'Académie de Médecine des inscriptions comme la suivante dans le vestibule de l'établissement : « Chacun sait que l'usage des eaux de Balaruc, même le plus prolongé, ne peut en aucun cas être nuisible. Les malades devront suivre un traitement complet et éviter tous les frais de n'importe quel médecin ». Ce sont là des absurdités remplies de dangers.

Tant qu'un processus actif et progressif existe dans l'encéphale, il faut se méfier de ces eaux qui pourraient faciliter le développement d'une nouvelle poussée vers le cerveau. Ne les employez que quand tout phénomène d'excitation aura disparu, quand il n'y aura plus de menace de congestion.

Quand il n'y a plus que les conséquences de la lésion déjà réalisée, quand il reste seulement une hémiplégie avec cicatrice dans le cerveau, sans processus actif d'aucune sorte tout autour, l'eau de Balaruc remplira l'indication capitale et sera de la plus haute utilité.

Le nom de Balaruc rappelle l'idée de paralysie, dit M. Rousset. En 1869, sur 181 malades non hospitalisés, M. Crouzet eut 160 paralytiques ou tout au moins 160 maladies des centres nerveux.

Dans ces cas, l'action curative est remarquable. Il y a excitation sur la contractilité musculaire et aussi action spéciale sur le système nerveux, action tonique et décongestive sur ces organes. Balaruc, dit encore M. Crouzet, est moins un antiparalytique qu'un antiplastique.

Retenez cette indication capitale des eaux de Balaruc dans le traitement de la paralysie qui succède à l'hémorrhagie cérébrale.

L'emploi de ces eaux dans la congestion cérébrale est beaucoup plus délicat.

Ici, il faut se rappeler les divers modes d'administration indiqués et leurs effets respectifs; et alors, avec beaucoup de prudence et de sagacité médicales, on peut améliorer même les états congestifs de l'encéphale. « Les eaux de Balaruc, dit toujours M. Crouzet, combattent souvent avec un rapide succès les états congestifs du cerveau, pourvu que l'on n'ait pas affaire à des symptômes cérébraux aigus, à l'état d'acuité d'une période ascendante du mal. »

En dehors de ces grandes indications, il y a quelques circonstances dont il faut tenir compte pour poser les indications ou les contre-indications de ces eaux.

Ainsi, l'existence d'une diathèse strumeuse est une puissante indication. Ces eaux de mer chaudes s'appliquent très-bien à beaucoup de manifestations variées de la scrofule.

Balaruc, administré avec intelligence et modération, peut être supporté par de jeunes enfants.

Vous trouverez au contraire des contre-indications dans la période ascendante du mal avec symptômes d'acuité, les fortes chaleurs, l'irritabilité des voies urinaires, notamment chez les buveurs avancés en âge, et alors que la boisson d'eau minérale est prise à doses trop élevées.

Telles sont les principales conclusions des nombreux travaux et des innombrables observations du Dr Crouzet et des médecins qui l'ont suivi ou précédé à Balaruc.

CHAPITRE II.

RAMOLLISSEMENT CÉRÉBRAL[1].

On sera peut-être étonné de me voir employer ce mot de ramollissement cérébral, qui est dédaigné par bien des médecins, que l'on remplace volontiers par des mots plus nouveaux, et qui n'est inscrit notamment en tête d'aucun chapitre dans les Traités récents de Pathologie interne, comme celui de M. Jaccoud.

Je conserve ce vieux mot, parce qu'il représente nettement un type clinique bien arrêté, et dont la démonstration a été faite par l'Ecole française.

C'est à Rostan, en 1820, que commence l'histoire du ramollissement. Morgagni et quelques autres l'avaient entrevu; mais Rostan en fixe l'histoire clinique et le fait entrer dans la nosologie.

Dans cette première phase, toute clinique, de l'histoire du ramollissement, on insiste peu sur l'origine et sur la pathogénie de cette lésion. Ainsi, Rostan admet dans beaucoup de cas l'origine inflammatoire; mais aussi il voit les lésions artérielles, leur attribue le ramollissement et les attribue elles-mêmes à la sénilité plutôt qu'à l'inflammation.

Les cliniciens français qui viennent ensuite, Lallemand, Bouillaud, Durand-Fardel et autres, complètent l'histoire clinique du ramollissement; mais en même temps ils versent tout à fait dans la doctrine de l'encéphalite, ils admettent toujours l'origine inflammatoire de cette lésion. Cette opinion est due à l'influence considérable de Broussais et à la ressemblance réelle qu'il y a entre le ramollissement et l'encéphalite.

C'est la seconde phase de cet historique.

Dans une troisième période, le rôle des troubles circulatoires, des lésions vasculaires, est bien mis en lumière. Ces travaux commencent avec le Mémoire de Virchow sur les thromboses et les embolies, en 1847. Rostan avait déjà vu les lésions artérielles. D'autres après lui, Andral, Bouillaud, Abercrombie, etc., les avaient vues aussi. Mais Virchow les décrit complètement et pose une nouvelle doctrine : c'est la circulation entravée dans un département vasculaire; c'est la coagulation du sang, soit sur place, soit par transport, qui entraîne le ramollissement cérébral de la région vascularisée.

[1] V. Parrot; art. *Ramollissement du cerveau*, in *Dict. encycl.* — Jaccoud et Hallopeau; art. *Oblitération des vaisseaux de l'encéphale*, in *Nouv. Dict. de méd. et de chirurg. prat.* — Nothnagel; même article, in *Handbuch* de Ziemssen. — Durand-Fardel; *Traité du ramollissement du cerveau.* — Proust; *Des différentes formes de ramollissement du cerveau*; Thèse d'agrégation. Paris, 1866. — Hammond; Rosenthal; *loc. cit.*

Virchow ouvrait ainsi une voie heureuse, qui a conduit une série d'observateurs de tous les pays à compléter cette histoire pathogénique du ramollissement cérébral, que nous exposerons tout à l'heure.

Mais on a voulu aller plus loin : pour effacer l'œuvre française de Rostan et de ses successeurs, de 1820 à 1847, les Allemands ont biffé le type clinique du ramollissement. Faisant tout partir des travaux de Virchow, on a voulu fondre absolument le ramollissement dans sa cause immédiate, la coagulation vasculaire. Dans les traités allemands de Pathologie interne, comme le récent Traité de Ziemssen, et dans le traité de M. Jaccoud (quoiqu'il soit écrit en excellent français), il n'y a pas de chapitre *Ramollissement*; il n'y a qu'un chapitre : *Oblitération des vaisseaux cérébraux*.

Pour nous, il y a là une confusion, et par suite une erreur : le ramollissement, tout en étant produit par l'oblitération vasculaire, ne peut pas être confondu avec cette oblitération même, car il n'en est pas un effet constant et nécessaire; le seul effet constant et nécessaire de l'oblitération artérielle, c'est l'anémie localisée. Et c'est confondre, bien à tort, le ramollissement et l'anémie, que de mettre tout cela ensemble dans les suites des oblitérations vasculaires [1].

Les anévrysmes miliaires sont la cause habituelle de l'hémorrhagie cérébrale; on conserve cependant le chapitre *Hémorrhagie* sans l'intituler : *Des Anévrysmes miliaires*, parce que l'hémorrhagie est un effet qui peut manquer : il y a des anévrysmes miliaires qui ne se rompent jamais, et de plus l'hémorrhagie cérébrale est un effet distinct qui mérite une description clinique spéciale.

De même ici, tout en admettant pour la plupart des cas l'origine allemande du ramollissement [2], nous maintenons le mot et le type clinique

[1] Nous avons été heureux de trouver dans le livre de Hammond le passage suivant, qui exprime absolument les mêmes idées : « Beaucoup d'auteurs mettent le ramollissement en rapport intime avec l'oblitération des artères du cerveau; mais, bien que celle-ci en soit le point de départ, il peut être la conséquence de bien d'autres causes, et l'occlusion artérielle n'est pas forcément suivie de ramollissement. C'est pourquoi j'ai préféré ne l'étudier que comme il doit être réellement considéré, c'est-à-dire comme un état pathologique distinct aussi bien que la sclérose ou toute autre affection cérébrale.»

[2] Plus je fais d'autopsies de sujets atteints de ramollissement cérébral, plus ma conviction se fortifie que l'encéphalite joue dans sa pathogénie un rôle plus considérable qu'on ne le dit aujourd'hui. La méningite chronique est très-fréquente chez le vieillard; quand le foyer de ramollissement est cortical et adhère aux méninges, on parle de méningo-encéphalite. Mais quand (quelquefois sur le même cerveau) on trouve d'autres foyers un peu distants des méninges, on ne parle plus d'inflammation, on n'y pense même pas (pour peu qu'il y ait un peu d'athérome artériel) : et en cela on a souvent tort. — Ce serait un beau sujet d'étude histologique que de reprendre, à ce point de vue, toute l'histoire du ramollissement cérébral.

français de cette maladie. — La suite de ce chapitre montrera, je l'espère, que nous sommes ainsi dans le vrai.

Histoire anatomique du ramollissement. — On sait que les processus peuvent se diviser en progressifs et en régressifs. Dans les premiers, c'est la prolifération qui domine, comme dans l'inflammation ; il y a néoformation d'un tissu semblable au tissu malade lui-même, ou d'un tissu correspondant à une autre phase de son développement histologique.

Dans les processus régressifs, au contraire, il y a tendance à la destruction du tissu atteint, dégénérescence. Ce n'est pas la mort du tissu, la gangrène, c'est un processus vital, encore actif, mais qui mène à la destruction. C'est ce que Virchow appelle nécrobiose, expression que l'on a critiquée à cause de la contradiction qu'il y a entre les deux moitiés du mot, mais qui veut exprimer précisément cette opposition d'un processus vital qui mène à la destruction.

Le ramollissement est le type des processus régressifs, de la nécrobiose.

La condition pathogénique générale qui le produit, c'est l'arrêt de la circulation sans développement suffisant de la circulation collatérale : dans ces cas, la nutrition du tissu privé de sang languit ; le tissu dépérit, dégénère ; d'où ramollissement.

Étudions d'abord les conditions de développement de cette oblitération des vaisseaux qui entraîne le ramollissement.

En tête des causes de l'oblitération vasculaire, il faut noter l'athérome artériel. L'athérome, vous le savez, est une lésion chronique de la tunique interne avec des plaques de dégénérescence. Cette lésion produit une gêne de la circulation, et cela de plusieurs manières : d'abord il y a perte d'élasticité et d'extensibilité de la paroi ; le vaisseau ne se laisse pas aussi bien dilater par le sang et ne réagit pas aussi bien sur son contenu ; d'où ralentissement local de la circulation. On sait que sur des radiales fortement athéromateuses le pouls ne se sent pas ; on ne perçoit plus l'influence de chaque systole cardiaque.

De plus, les plaques athéromateuses font saillie dans la lumière du vaisseau, diminuent mécaniquement son calibre et forment des rugosités anormales sur la paroi.

Or, le ralentissement de la circulation, les rugosités de la paroi, sont des éléments de coagulation pour le sang. Le sang ralenti se coagule peu à peu autour des saillies de la paroi et diminue de plus en plus le calibre du vaisseau, jusqu'à ce que la lumière soit oblitérée en entier par le bouchon fibrineux.

C'est ce qu'on appelle l'oblitération par thrombose.

Supposez maintenant une coagulation faite, pour n'importe quelle cause, en un point quelconque de l'appareil circulatoire, dans une veine, par exemple : le sang se coagule jusqu'à la rencontre d'un tronc plus grand; le bouchon fait alors saillie dans la grande veine et un fragment peut être entraîné dans la circulation. S'il trouve sur son trajet un vaisseau trop petit pour y circuler, il s'y arrêtera et le bouchera. Ce résultat sera facilité notamment par l'augmentation de volume que subit le petit caillot dans sa migration : il fait boule de neige.

Supposez par exemple un de ces petits caillots parti du cœur gauche, il pourra aller oblitérer une artère cérébrale. C'est l'oblitération par embolie : le caillot migrateur est un embolus.

Ces deux processus d'oblitération peuvent se développer dans les artérioles, les capillaires ou les veines, suivant les conditions.

Voilà les deux grandes conditions pathogéniques du ramollissement. Une fois cette oblitération produite, voyons comment se développe la lésion.

Le premier résultat constant est l'arrêt du sang dans la région. Tout peut se borner là. Il y a dans les artères cérébrales des anastomoses nombreuses, le cercle de Willis, par exemple; alors la circulation collatérale peut s'établir et supplée à tout.

Mais il y a des artérioles dont nous étudierons plus tard la distribution plus précise, qui sont ce que Cohnheim a appelé des artères terminales (*Endarterie*). Ce sont des artérioles qui n'ont plus d'anastomoses entre elles jusqu'au réseau capillaire. Quand la coagulation se produit dans un de ces vaisseaux, le ramollissement survient.

Le développement de la lésion a pu être étudié, soit cliniquement, soit expérimentalement. L'expérimentation faite et variée depuis Virchow peut être pratiquée, comme l'ont fait Prévost et Cotard, en injectant dans la carotide de l'eau contenant des grains de tabac ou toute autre particule simulant une embolie; ces corps étrangers forment ainsi le noyau d'un coagulum. C'est surtout utile pour étudier les premiers phénomènes , les altérations du début, difficiles à saisir cliniquement.

Quand l'oblitération s'est produite, le premier phénomène observé n'est pas la diminution de volume de la région : la région se gonfle au contraire, devient plus volumineuse et prend le plus souvent une teinte rouge foncé. Ce fait est facile à comprendre quand il y a oblitération veineuse : c'est la stase en amont de l'obstacle qui produit cette turgescence de la région. La chose est plus difficile à expliquer dans le cas d'oblitération artérielle.

Une artériole étant oblitérée, la tension augmente dans le vaisseau et dans les autres artérioles qui naissent dans le voisinage de l'obstacle, d'où une fluxion collatérale qui explique la rougeur et le gonflement à la périphérie de l'infarctus.

Mais, de plus, cette fluxion collatérale augmente la tension dans les capillaires et détermine ainsi une sorte de reflux dans le centre même de l'infarctus, qui s'engorge, faute de *vis à tergo*. D'où congestion et tuméfaction de l'infarctus lui-même.

Sous l'influence de cette augmentation de tension, il y a non-seulement hyperémie, mais aussi issue du sang, gonflement œdémateux et diapédèse de globules blancs avec un nombre variable de globules rouges.

Ce type, bien étudié expérimentalement, reproduit le type clinique du ramollissement rouge.

A cette première phase du ramollissement, on a un foyer rouge, plus foncé à la périphérie qu'au centre, uniforme ou en pointillé. Ce dernier cas est dû aux petites extravasations sanguines qui se font dans la gaîne lymphatique et peuvent même la dépasser. Le sang se mêle en proportion variable à la matière même du foyer.

Déjà, à ce moment, la lésion du tissu nerveux a commencé: désagrégation, dissociation et dégénérescence granulo-graisseuse des éléments [1].

On observe d'abord la coagulation de la myéline, puis la segmentation et la désagrégation de cette substance, qui s'échappe du tube et forme dans le foyer de petits blocs irréguliers de formes variées, souvent bizarres ; puis elle se désorganise complétement et on ne trouve plus que des gouttelettes graisseuses. Les cellules nerveuses subissent la même dégénérescence et se réduisent en granulations.

De même pour le tissu conjonctif. Ce sont surtout les cellules de ce tissu qui forment les corps granuleux, corpuscules de Gluge, qu'on trouve dans les foyers : ce sont des cellules à noyau et granuleuses.

Plus tard enfin, on n'observe plus que des granulations libres, le réticulum lui-même ayant disparu lentement par résorption.

C'est de tous ces éléments en voie de segmentation et de dégénérescence granulo-graisseuse que se compose la bouillie qui forme le foyer.

La couleur de cette bouillie se modifie en même temps. De rouge qu'il était d'abord, le foyer devient jaune : ce sont les plaques jaunes de ramollissement que l'on rencontre souvent ; c'est une simple modification dans la substance colorante du sang que nous avons déjà vue se produire dans les hémorrhagies.

Enfin, les mêmes foyers peuvent perdre toute couleur et devenir blancs : c'est le ramollissement blanc.

La consistance du foyer va d'ailleurs en diminuant, et quand le ramollissement a atteint ses dernières limites, la bouillie est devenue un liquide laiteux : c'est une sorte de lait de chaux liquide qui tient en suspension des particules graisseuses libres, des corps granuleux, des cristaux d'hématoïdine... C'est le dernier terme du processus destructif.

En même temps que les éléments actifs du tissu nerveux se détruisent, le tissu conjonctif se développe tout autour. Comme dans les foyers hémorrhagiques, il se forme une paroi kystique, scléreuse, de tissu cicatriciel.

L'élément fluxionnaire, hémorrhagique, que nous avons décrit, a du reste

[1] Voy. les *fig.* 4, 5 et 6 de la Pl. II.

une importance variable suivant les cas ; quelquefois il est nul : de là, le ramollissement jaune ou même blanc d'emblée.

Parrot décrit bien les divers aspects que peut présenter le foyer de ramollissement complétement constitué. Les dimensions en sont variées. Il y a des foyers comme une tête d'épingle, qui forment des lacunes, ou l'état criblé que Durand-Fardel attribue à la congestion répétée, Prévost et Cotard au ramollissement. Il y a des foyers plus gros, comme une noisette, etc. ; des parois du kyste partent des filaments qui parcourent la cavité dans tous les sens et la subdivisent irrégulièrement. Ces kystes contiennent un liquide variable ; quelquefois ils sont vides. Dans ce dernier cas, le foyer finit par se réduire à une cicatrice plus ou moins linéaire. Ces cicatrices ont en général une teinte moins ocreuse que celles des foyers hémorrhagiques.

D'autres foyers sont étalés, et, au lieu de former des kystes plus ou moins arrondis, s'étalent en plaques : ce sont les plaques jaunes et blanches des auteurs.

Enfin, il peut se développer des lésions secondaires à ces foyers de ramollissement, comme à la suite des hémorrhagies et dans les mêmes conditions, car ces dégénérescences descendantes tiennent au siége de la lésion et non à sa nature.

Nous avons étudié le ramollissement en lui-même et dans ses conditions pathogéniques immédiates : l'arrêt de la circulation par thrombose ou par embolie. Il faut dépasser ce degré pour la clinique, et déterminer les causes plus éloignées du ramollissement, les conditions cliniques qui déterminent la condition anatomique décrite, les causes de l'embolie ou de la thrombose.

Cette étude étiologique servira de transition entre l'histoire anatomique et l'histoire clinique du ramollissement.

Nous devons distinguer, dans l'Étude étiologique, que nous commençons maintenant, les causes de l'embolie et les causes de la thrombose cérébrale.

Au point de vue de l'*embolie*, je ferai remarquer d'abord que le point de départ le plus simple, pour une embolie cérébrale, est dans cette partie de l'arbre circulatoire qui comprend les capillaires pulmonaires, les veines pulmonaires, le cœur gauche et les carotides. Une coagulation, dans un point de ce trajet, pourra facilement envoyer un embolus, qui cheminera librement jusqu'à une artériole cérébrale trop étroite pour le laisser passer.

Mais l'embolie ne partira pas nécessairement de cette région. On voit des caillots partis d'une veine, de la veine fémorale par exemple, produire une embolie cérébrale. Il est assez difficile de comprendre comment un petit caillot a pu traverser les capillaires pulmonaires, et oblitérer cependant une artériole du cerveau. On a voulu admettre dans le poumon des vaisseaux plus gros que les capillaires, qui mettraient directement les artères en communication avec les veines. Mais il faut surtout se rappeler que le caillot grossit en route, et que, par suite, il ne peut arriver au cerveau plus volumineux que quand il a passé au poumon.

Cela posé, en tête des causes d'embolie cérébrale, on peut placer les lésions cardiaques : l'endocardite et surtout cette forme spéciale que l'on appelle endocardite ulcéreuse. C'est une maladie typhique, infectieuse, entièrement distincte de l'endocardite des rhumatisants. Les ulcérations versent leurs produits dans les cavités du cœur et constituent ainsi des causes très-fréquentes d'embolie.

L'endocardite ordinaire peut aussi en entraîner, soit par les coagulations qui se produisent autour de valvules malades, sur les végétations, sur une induration, soit par les fragments mêmes d'une végétation détachée. On hésitera peu sur le diagnostic quand on verra se développer des accidents hémiplégiques dans le cours d'un rhumatisme avec lésion cardiaque.

On peut encore invoquer, quoique plus rarement, les autres lésions du cœur : myocardite, gommes syphilitiques. (Oppolzer.)

Il faut signaler enfin les caillots qui se développent quelquefois dans les cavités cardiaques, et qui sont, dans une certaine mesure, indépendants des lésions cardiaques elles-mêmes. Le fait se produira quand il y a un obstacle à la circulation et que le cœur est devenu incapable de le vaincre ; dans les maladies du cœur, à la période d'asystolie, quand le cœur est définitivement vaincu; dans les marasmes, les états cachectiques (cancers, tubercules).

L'athérome artériel, que nous savons être une grande cause de thrombose, peut l'être aussi d'embolie en provoquant des coagulations dans divers points de l'appareil circulatoire. C'est cependant assez rare.

L'anévrysme de l'aorte peut produire un résultat analogue par la coagulation du sang dans la poche. On a vu, mais rarement, des embolies partir du poumon dans des cas de cancer, etc., etc.

L'embolus n'est du reste pas toujours sanguin. On a certainement exagéré l'importance du rôle de l'embolie dans l'infection purulente, pour les abcès métastatiques, dans les accès pernicieux, etc. Mais il ne faut pas aussi trop restreindre ce grand processus.

Un foyer athéromateux peut se vider dans un vaisseau et produire une embolie : du pus, de la matière gangréneuse, cancéreuse, font embolie; le pigment dans la fièvre intermittente, les globules blancs dans la leucocythémie, peuvent produire l'embolie. Je n'insiste pas; il suffisait d'indiquer toutes les origines possibles du ramollissement.

Quant aux causes de *thrombose*, il faut d'abord se rappeler ce que Julius Vogel a nommé inopexie. Il y a des personnes chez lesquelles les coagulations sanguines surviennent avec la plus grande facilité : ce sont, par exemple, les accouchées, les cancéreux, etc. C'est cet état mal défini du sang que J. Vogel a appelé inopexie. Ce fait clinique joue en effet un grand rôle dans la production des thromboses.

Il y a ensuite les lésions artérielles, l'athérome, dont nous avons déjà parlé; et alors il faut placer ici les causes habituelles de ces lésions artérielles.

En tête, nous nommerons l'âge. L'athérome est en général un signe de sénilité. Si l'on est athéromateux, quoique jeune, on n'en est pas moins le plus souvent un vieillard : on a l'âge de ses artères. Les relevés de Durand-Fardel et de tous les auteurs mettent nettement en lumière l'influence de l'âge sur le développement du ramollissement.

Immédiatement à côté de la sénilité, il faut placer l'alcoolisme, qui a des effets si analogues. On a remarqué la fréquence extrême du ramollissement à notre époque; cela ne vient pas seulement de ce que l'on a mieux étudié cette maladie qu'autrefois, c'est une conséquence de l'alcoolisme croissant qui nous a envahis.

Ce sont là les causes habituelles et bien connues du ramollissement. On peut ensuite invoquer certaines diathèses, commc le rhumatisme et surtout la syphilis.

Un mot, en terminant ce paragraphe, sur les causes qui disposent telle artère à s'oblitérer plus facilement que telle autre, et par suite sur le siége le plus habituel des embolies cérébrales et des ramollissements.

« Parmi les gros vaisseaux de la tête, la carotide gauche, à cause de son long parcours et de son trajet rectiligne (Buhl) et de la direction oblique à gauche et en arrière qu'elle affecte en quittant la crosse de l'aorte (Hyrtl), est très-exposée aux embolies. Parmi les artères cérébrales, la plus grande fréquence, d'après Erlenmeyer, est pour l'artère sylvienne (45,7 pour 100); viennent ensuite la carotide interne (25,7 pour 100, avec prédominance marquée pour le côté gauche), puis les artères cérébrale profonde, basilaire, vertébrale, très-rarement l'artère du corps calleux. » (Rosenthal.)

Il semble d'autre part que la substance grise est plus fréquemment le siége du ramollissement que la substance blanche.

L'Histoire clinique du ramollissement cérébral est toute française. Si pour l'histoire anatomique il faut se servir beaucoup des travaux allemands, pour la clinique on doit revenir aux travaux français d'Andral, Lallemand, Durand-Fardel.

Il faut se garder de croire, en effet, qu'on peut déduire l'histoire clinique de l'histoire anatomique. C'est une mauvaise méthode, qui fausserait ici le vrai tableau symptomatique de la maladie. Il faut décrire simplement les grands types cliniques, tels que l'observation au lit du malade peut seule les faire connaître.

Nous réserverons, comme pour l'hémorrhagie, l'étude des symptômes spéciaux, considérés dans leurs rapports avec le siége de la lésion, et nous étudierons seulement les formes principales que la maladie peut présenter.

C'est par le début et la marche que se caractérisent le mieux les types cliniques. Nous distinguerons d'abord trois grands types, suivant le mode de début; et ensuite, dans chaque type, nous admettrons des variétés basées sur la marche des phénomènes.

Le tableau suivant résume cette classification :

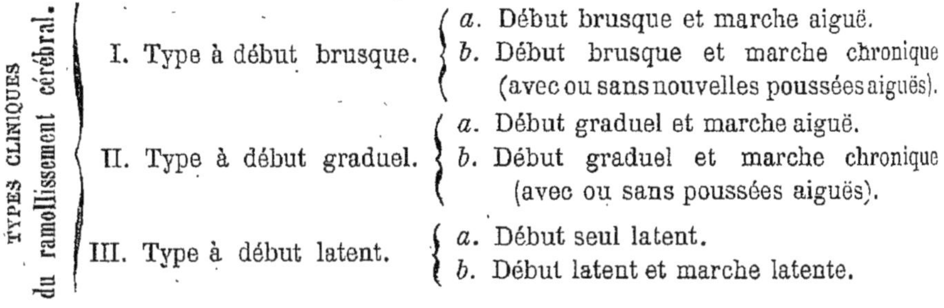

TYPES CLINIQUES du ramollissement cérébral.		
	I. Type à début brusque.	*a.* Début brusque et marche aiguë. *b.* Début brusque et marche chronique (avec ou sans nouvelles poussées aiguës).
	II. Type à début graduel.	*a.* Début graduel et marche aiguë. *b.* Début graduel et marche chronique (avec ou sans poussées aiguës).
	III. Type à début latent.	*a.* Début seul latent. *b.* Début latent et marche latente.

1. *Type à début brusque et à marche aiguë.* — Le type à début brusque est celui qui ressemble beaucoup à l'hémorrhagie cérébrale. Il correspond en général à l'embolie; il peut cependant correspondre aussi quelquefois à la thrombose : la coagulation est silencieuse, et les accidents éclatent brusquement au moment de l'oblitération complète.

Il y a d'abord une forme apoplectique qui conduit rapidement à la mort.

Une femme de 77 ans était bien portante, ne présentait aucun signe d'affection cérébrale, travaillait, etc. Un jour, au moment de sortir, elle tombe sans connaissance : c'est une attaque d'apoplexie complète avec hémiplégie à droite, qui entraîne la mort après cinquante-quatre heures.

Ce cas, emprunté à Durand-Fardel, représente bien cette forme apoplectique à marche aiguë. C'est là un type très-net, très-accusé.

Ce même type peut se présenter, dans d'autres cas, précédé de prodromes.

Un individu ressent, depuis quelques jours, de la céphalalgie, des vertiges, des bourdonnements d'oreille, des étourdissements même, souvent des fourmillements dans un côté du corps, quelquefois de la faiblesse dans les membres, etc. Après quelques jours de cet état, l'attaque d'apoplexie apparaît, et tout se passe comme dans la forme précédente.

2. *Type à début brusque et à marche chronique.* — Les deux formes précédentes peuvent, au lieu de se terminer rapidement par la mort, conduire à l'état chronique, comme l'hémorrhagie cérébrale.

Dans ces cas-là, l'apoplexie survient avec ou sans prodromes ; puis les phénomènes, au lieu de s'aggraver, s'atténuent progressivement, se dissipent. Il reste le plus souvent une hémiplégie, qui évolue comme après l'hémorrhagie cérébrale. Elle peut disparaître à son tour ou présenter des contractures tardives.

En même temps, la parole reste souvent embarrassée ; le malade parle en traînant, d'une manière monotone. Le caractère est changé, fantasque, à impressions rapides mais passagères; les larmes sont faciles, la mémoire et le jugement incertains.

Ce type marche vers l'amélioration ou persiste indéfiniment dans le *statu quo*.

La même forme peut se présenter avec des recrudescences ; de temps en temps, dans le cours de l'évolution chronique, il survient de nouvelles poussées aiguës qui reproduisent de plus ou moins près les formes décrites plus haut.

Il y a d'autres variétés encore dans le type à début brusque. Ainsi, il y a des cas *sans apoplexie*. Le cerveau est frappé brusquement ; mais au lieu de l'être à la fois dans toutes ses parties, il l'est seulement dans quelques-unes de ses fonctions.

Il n'y a pas alors perte de connaissance : tout à coup le malade tombe, parce qu'un côté faiblit, se dérobe brusquement sous lui ; ou bien, au réveil, il se trouve paralysé. — Il y aura souvent l'embarras de la parole avec ou sans hémiplégie. — D'autres fois le début se fera par des vomissements ou par des troubles intellectuels.

Enfin, il y a une dernière variété qui est principalement marquée par les phénomènes d'excitation : c'est la forme ataxique de Durand-Fardel et de Proust.

On observe alors surtout du délire ou des convulsions épileptiformes. C'est là une variété qui se combine avec d'autres types en proportions variables, qui dépend surtout du siége et qui ne me paraît pas devoir constituer une forme distincte, à part.

3. *Type à début graduel et à marche aiguë.* — Dans les types que nous appelons à début brusque, les accidents atteignent rapidement leur maximum : l'apoplexie ou l'hémiplégie complète surviennent d'emblée. Dans les types à début graduel, les accidents peuvent commencer assez vite, mais n'atteignent que progressivement leur maximum.

Une vieille femme est surprise un jour de voir l'annulaire et le petit doigt de sa main gauche se fléchir brusquement et rester fléchis. Ce phénomène reste isolé. Trois jours après, toute la main se fléchit sur l'avant-bras, bientôt celui-ci se fléchit sur le bras. En même temps le membre abdominal gauche devient plus lourd, et quinze jours après le début, l'hémiplégie est complète. La mort survient bientôt après.

Ce cas d'Andral représente bien ce type à début graduel et à marche aiguë : c'est la forme de paralysie progressive.

La maladie peut aussi débuter par des troubles intellectuels; c'est ce qu'a observé Rostan dans le fait suivant.

Une femme de 83 ans, après une contrariété, présente de l'agitation et des troubles intellectuels; elle urine dans son crachoir, se perd dans la salle, menace de battre ou de tuer. Plusieurs jours après seulement, le bras gauche s'engourdit : il y a des fourmillements, puis des contractures, puis une paralysie complète. La jambe, intacte jusque-là, se prend ensuite, et la malade meurt.

Dans toutes ces formes, l'évolution est rapide, quoique le début soit progressif. Voici maintenant les formes chroniques.

4. *Type à début graduel et à marche chronique.* — C'est là la forme la plus fréquente, la forme habituelle du ramollissement cérébral. Elle présente des variétés innombrables. Nous ne pouvons parler que des principales et poser des jalons.

Les symptômes portent en proportions variables, suivant les cas, sur les diverses fonctions cérébrales. Supposons d'abord un cas schématique complet.

Un malade d'un âge avancé ou alcoolique, un homme à vieilles artères, se plaint de malaise, d'engourdissement dans la tête, de céphalalgie ; il a des vertiges, des étourdissements. Quelquefois il tombe, avec ou sans perte de connaissance et sans que la chute ait des suites. C'est un état vague, sans symptômes bien précis, pour lequel on ne consulte le médecin que négligemment et qui peut se continuer quelquefois très-longtemps, même jusqu'à la mort.

Quand les troubles moteurs viennent s'y joindre, le malade sent de l'engourdissement dans les membres, des picotements dans les doigts, des fourmillements; puis survient une attaque, ou plus souvent une grande faiblesse musculaire : la jambe est traînée dans la marche, la main laisse à certains moments échapper les objets légers. Ce sont des espèces de paralysies passagères, après quoi les muscles reprennent, pour un temps, leur activité. La main a quelquefois de la peine à se fermer sous la seule impulsion de la volonté; elle a besoin d'y être provoquée par un corps étranger dans la paume de la main. Quelquefois il y a des contractures. L'hémiplégie peut être complète et la face elle-même y participer.

Les troubles intellectuels sont également très-importants. La perte de la mémoire est un des premiers phénomènes notés, surtout la perte de la mémoire pour les choses récentes. Dans la conversation, le malade oublie ce qui vient de se dire ; il demandera vingt fois la même chose à trois minutes de distance, et il répétera compendieusement de vieilles histoires, qu'il se rappelle dans tous leurs détails. Il fait des confusions fréquentes entre les idées et entre les images. Il prend une personne pour une autre. Le jugement est moins sûr. C'est l'amnésie qui domine sur tout ce tableau.

Souvent on observe une sorte de délire calme qui a un cachet spécial : le malade parle sans savoir ce qu'il dit. Causez avec lui, il répond bien ; mais abandonnez-le à lui-même, il divague de nouveau. Il a un besoin incessant d'agitation : il se lève à tout instant ; une fois levé, il oublie pourquoi il s'est levé, et se recouche ; quelquefois il oublie son lit, se couche dans celui du voisin, ou bien il tombe par terre. Ce sont des malades qu'on ne peut pas laisser seuls un instant.

A un degré de plus, ils poussent des cris, des exclamations, et cela sans cause aucune. Vous les secouez, vous leur demandez : Pourquoi criez-vous ? — Pour rien, répondent-ils ; ils ont l'air de vous comprendre, et une minute après ils recommencent.

Enfin, dans les formes plus graves, il y a un délire complet qui peut aller jusqu'aux hallucinations et aux menaces, et constituer alors un état très-dangereux.

Quel que soit le degré, on remarque bien un faciès spécial : c'est un masque toujours hébété, sans expression ; une grande facilité de pleurs et de rire, non sans motif, mais pour des motifs futiles et disproportionnés, ou pour un malheur oublié depuis vingt ans. La parole est embarrassée, traînante, monotone, comme la démarche elle-même. Ce sont là les traits d'un habitus général tout à fait spécial.

On observe souvent de l'aphasie.

Les phénomènes de sensibilité sont beaucoup moins importants. Nous avons déjà parlé des fourmillements, etc. Il y a quelquefois de l'anesthésie, mais cela dépend du siége de la lésion.

Les vomissements constituent un phénomène capital qui mérite une mention spéciale. Certaines formes de ramollissement ne se manifestent que par là : le malade paraît avoir des indigestions fréquentes. On attribue ces accidents à la gloutonnerie des sujets ; on prend des précautions, on surveille l'alimentation. Mais les vomissements reviennent d'abord de temps en temps, puis d'une manière continuelle. Le malade ne peut plus rien supporter : il y a une intolérance absolue de l'estomac.

Souvent, en même temps, on trouvera une constipation opiniâtre contre laquelle tout reste inefficace ; les purgatifs sont vomis, les lavements refusés ou impossibles ; c'est un état spécial important.

Voilà l'ensemble des symptômes que l'on peut observer. Mais, comme je l'ai dit, ces cas sont schématiques. Très-rarement on trouve tout ainsi réuni.

Mais maintenant, imaginez toutes les associations possibles entre les divers groupes de ces symptômes, et vous aurez la vérité clinique, vous aurez une idée des diverses formes de la maladie.

Ajoutez que chacun des groupes symptomatiques décrits peut exister seul et constituer à lui tout seul toute la maladie.

Ainsi, les troubles intellectuels peuvent constituer tout le tableau; les troubles moteurs également; les troubles gastriques eux-mêmes. J'ai vu récemment un homme succomber à un ramollissement qui ne s'était manifesté que par une intolérance incoercible de l'estomac et un léger affaiblissement intellectuel.

Je n'insiste donc pas sur tous les groupes qui peuvent se produire par les associations variées, en qualité ou en quantité, des symptômes décrits. Je ferai seulement une remarque sur la marche.

L'évolution se fait tout d'une traite, d'une venue, sans temps d'arrêt ni recrudescence ; ou bien elle présente des poussées, des attaques. Et cela est vrai de chacune des formes particulières qui peuvent se présenter.

5. *Type à début latent.* — Ces types ont été bien décrits par Durand-Fardel. Quelquefois le début seul des accidents est latent, et puis la maladie se manifeste tard, plus ou moins bruyamment. D'autres fois la maladie tout entière est latente, d'un bout à l'autre, jusqu'à la mort.

Dans le premier cas, cliniquement, le malade paraît succomber à une forme quelconque de ramollissement aigu. Et l'autopsie montre que c'était en réalité le dernier temps d'un ramollissement chronique resté latent pendant une longue période, ou qui tout au moins ne s'était manifesté jusque-là que par des symptômes insignifiants.

La seconde forme n'a pas d'histoire clinique. Le sujet n'a jamais rien éprouvé de cérébral, ou bien il a ressenti autrefois quelque chose d'insignifiant, qui est actuellement dissipé; il succombe à une maladie quelconque, bronchite, pneumonie, pleurésie, etc., et on trouve un ramollissement cérébral.

Ces cas-là sont rares et curieux. Ce silence symptomatique tient surtout au siége qu'affecte le ramollissement dans le cerveau et à la lenteur avec laquelle il se développe.

Diagnostic. — Les difficultés sérieuses de diagnostic se présentent surtout pour les formes de ramollissement à développement rapide.

Les formes à développement progressif et à marche chronique ne pourraient être confondues qu'avec les tumeurs cérébrales, la paralysie générale progressive, etc.; toutes maladies que nous ne connaissons pas encore et dont nous ne pouvons faire maintenant le diagnostic. — Contentons-nous de noter pour le moment qu'il faut tenir grand compte de l'âge du malade, de l'état des vaisseaux, du cœur, etc.

Les formes à développement rapide peuvent simuler une méningite, qui se distinguera par la fièvre et les phénomènes aigus. Les paralysies après les maladies graves se reconnaîtront aux signes mêmes de ces maladies antérieures.

Mais la grande difficulté est de distinguer le ramollissement des autres lésions apoplectiques, et tout spécialement de l'hémorrhagie cérébrale. C'est sur ce dernier point que nous insisterons.

Les éléments de diagnostic doivent être tirés de l'histoire clinique tout entière, car il n'y a pas de signe qui, pris isolément, ait une valeur diagnostique réellement indiscutable.

On interrogera d'abord les causes : les signes d'athérome artériel, d'endocardite ulcéreuse ou autre, de cachexie cancéreuse, tuberculeuse, l'état puerpéral, etc., feront penser au ramollissement plutôt qu'à une hémorrhagie. Cependant les athéromateux et les cardiaques peuvent aussi avoir des hémorrhagies cérébrales ; ce n'est donc qu'une présomption.

Les prodromes appartiennent plutôt au ramollissement qu'à l'hémorrhagie; ils caractérisent spécialement le ramollissement par thrombose, la coagulation progressive et sur place développant naturellement une anémie incomplète et transitoire avant de produire l'anémie définitive qui conduit au ramollissement.

Une fois les accidents proprement dits constitués, il faut tenir grand compte des phénomènes concomitants, signes d'embolies dans d'autres organes : dans le poumon, dans la rate (tuméfaction douloureuse), dans les reins (hématurie, albuminurie, etc.).

Dans l'attaque d'apoplexie elle-même, dans la paralysie permanente qui lui succède, dans les contractures tardives, on ne trouvera guère de signe diagnostique.

Mais les cas où la perte de connaissance manque, et qui entraînent cependant une hémiplégie intense, appartiennent plutôt au ramollissement. On trouvera aussi plus souvent dans le ramollissement que dans l'hémorrhagie le début graduel et la variabilité dans l'intensité de la paralysie. Ainsi, Cruveilhier cite un cas dans lequel un membre paralysé le matin était libre le soir. Charcot fait de cette variabilité dans les accidents un signe important de ramollissement; il l'explique par l'anémie qui précède le ramollissement et qui est variable, notamment au bord du foyer. Ce sont évidemment les troubles circulatoires qu'il faut rendre responsables de ces changements.

L'aphasie appartient beaucoup plus au ramollissement qu'à l'hémorrhagie. D'après Brouardel, il n'y aurait que cinq cas d'aphasie dans l'hémorrhagie cérébrale, et encore un de ces cas serait-il douteux.

Enfin, la température peut donner de très-utiles renseignements pour ce diagnostic différentiel, depuis les recherches de Charcot et Bourneville.

Dans l'hémorrhagie cérébrale, pendant les premières heures qui suivent l'attaque, la température s'abaisse au-dessous de 37°,5 jusqu'à 34°,8 quelquefois. Dans une deuxième période, qui a une durée variable, la température oscille entre 37°,5 et 38°. Dans la troisième période, qui aboutit à la mort, il y a une ascension continue à 39°, 40°, 41°. Peu avant la mort l'ascension peut devenir encore plus rapide et se continuer même après la mort; la température peut ainsi dépasser 42°. Si, au contraire, la maladie marche vers la guérison, la période ascensionnelle manque ou est excessivement réduite.

Dans le ramollissement cérébral, il n'y aurait pas d'abaissement initial, ou, s'il se produit, il est beaucoup moins prononcé. Peu après l'attaque, le thermomètre atteint 39°, 40°; puis la température revient à l'état normal, avec ou sans oscillations. Enfin, la période ascendante est plus lente que dans l'hémorrhagie.

On ne saurait contester l'importance de ces signes; seulement on remarquera qu'il faut être appelé tout à fait au début pour en tirer réellement un grand profit[1].

Le PRONOSTIC est toujours grave. La mort ou le passage à la chronicité, voilà la terminaison la plus habituelle du ramollissement cérébral. Le principal intérêt, au point de vue pronostique, est de déterminer le type auquel appartient le cas particulier, et de prévoir ainsi dans une certaine limite la rapidité avec laquelle la maladie évoluera.

Il ne faudrait pas dire cependant que la lésion est incurable en soi. Andral, Cruveilhier, Lallemand, ont affirmé la possibilité de la guérison du ramollissement. Cruveilhier avait trouvé et décrit les cicatrices de cette lésion. Dechambre, en 1838, étudia soigneusement les divers modes de curabilité du ramollissement. Puis Durand-Fardel et les histologistes modernes ont déterminé le processus de cette cicatrisation, tel que nous l'avons décrit.

Mais il faut se garder d'exagérer, par une confusion, la valeur de ces faits. La curabilité de la lésion n'entraîne pas la curabilité de la maladie, parce qu'un foyer nouveau pourra succéder au premier après la cicatrisation de celui-ci.

Nous n'avons rien de bien consolant à dire sur le TRAITEMENT. Les travaux d'anatomie pathologique ont conduit les contemporains à proscrire certaines choses sans faire rien prescrire de nouveau.

Autrefois on employait beaucoup la médication antiphlogistique, les émissions sanguines, les révulsifs. Ces médications furent condamnées par la nature ischémique de la lésion, tandis qu'elles étaient en rapport avec la nature inflammatoire, admise antérieurement.

La médication antiphlogistique et révulsive doit donc être réservée pour

[1] On a voulu aussi tirer des renseignements diagnostiques importants de la température dite cérébrale. Nous verrons plus loin (à l'Appendice) que ce moyen est loin d'avoir donné ce qu'on en espérait au début.

combattre les complications congestives, complications qui ne sont peut-être pas, du reste, aussi rares qu'on le dit aujourd'hui [1].

Il y a aussi de fréquentes indications des toniques et des reconstituants, seulement il faut que l'estomac puisse les supporter. L'état du tube digestif ne permet pas toujours le traitement qu'indiqueraient l'état du cerveau et l'état général. Il y a là souvent une analyse un peu délicate.

Les crises de vomissements, les formes dans lesquelles l'intolérance gastrique domine, sont souvent très-difficiles à traiter. Les purgatifs, les antiémétiques, le quinquina, l'alimentation même, ne sont pas supportés. Vous pourrez quelquefois, dans ces cas-là, vous bien trouver du régime lacté; ce régime m'a récemment réussi dans un cas de ce genre, mais pour un temps seulement.

Enfin, la paralysie une fois constituée, l'hémiplégie est justiciable des mêmes moyens que la paralysie qui succède à l'hémorrhagie cérébrale; nous n'avons pas à y revenir.

[1] Je crois que le mouvement fluxionnaire vers la tête, dont nous avons fait le pivot de la thérapeutique dans l'hémorrhagie cérébrale, existe aussi, plus souvent qu'on ne le croit, dans le ramollissement cérébral. Que de fois on voit chez les malades des *poussées* de leur mal dans lesquelles les révulsifs cutanés et quelquefois même quelques émissions sanguines prudentes rendent de grands services ! — Je n'admets pas qu'on doive mettre des sangsues pour plaire au malade et à l'entourage, comme on l'a dit récemment (Pastol ; Th. Paris, 1879 ; 471). Je crois qu'il y a des cas où l'indication du traitement antifluxionnaire est formelle et ne peut être négligée qu'aux dépens du malade.

ARTICLE IV.

Diagnostic du siége des lésions en foyer.

Nous avons étudié jusqu'à présent la succession générale et la marche clinique des phénomènes dans l'hémorrhagie et le ramollissement. Il y a encore à étudier une série de symptômes qui peuvent être produits presque indifféremment par toutes les lésions en foyer, dont la production ne dépend absolument que du siége même de la lésion.

Les différentes parties de l'encéphale sont en rapport avec diverses fonctions, soit comme centres, soit comme conducteurs; il en résulte que la lésion limitée d'un de ces points entraîne l'altération particulière de la fonction correspondante. Si cette partie de la physiologie était bien connue, on pourrait toujours, sur un sujet atteint de lésion cérébrale, localiser cette lésion, en diagnostiquer le siége. Malheureusement ce chapitre de physiologie est encore à l'étude; on peut même dire qu'il est à peine entrevu et ébauché. Il me paraît d'autant plus nécessaire de bien faire connaître ce qui est acquis.

Certains physiologistes, comme Brown-Sequard, nient la possibilité même des localisations cérébrales, admettant que toute lésion agit à distance et non sur place. De ce que par le chatouillement de la plante des pieds, dit-on quelquefois, vous provoquez le rire, s'ensuit-il que le rire ait son centre à la plante des pieds?

Nous reviendrons plus tard sur les objections faites aux expériences physiologiques, sur les diverses manières de les interpréter, notamment en ce qui concerne les centres corticaux. Pour le moment, nous allons chercher à établir simplement le fait clinique. Il y a certains symptômes ou certains groupes de symptômes qui correspondent en général à une lésion siégeant en un point donné, toujours le même. En d'autres termes, il est possible, dans certains cas cliniques, de diagnostiquer le siége de la lésion. Voilà le point capital qui intéresse seul le médecin.

Pour faciliter cette étude, je commencerai par le symptôme dont la localisation anatomique a été la première bien mise en lumière et est aujourd'hui le plus généralement acceptée: l'aphasie.

CHAPITRE PREMIER.

APHASIE[1].

Tout le monde connaît ce type si frappant de l'aphasique. Un malade souvent paralysé du côté droit ne peut pas parler; il ne trouve pas le mot ou dit un mot pour un autre; il articule cependant bien ce qu'il dit, il a une intégrité bien suffisante de la langue et de tout l'appareil de la phonation; il pense aussi suffisamment; il comprend son infirmité et s'en irrite. Il a la pensée et la phonation intactes, mais le terme intermédiaire fait défaut. — Ce symptôme serait, d'après les travaux modernes, en rapport le plus souvent avec une lésion siégeant à l'extrémité postérieure de la troisième circonvolution frontale gauche.

En général, nous insistons peu sur l'Historique des questions. Mais ici je crois nécessaire de le faire. Il y a une revendication à soutenir.

On entend tous les jours répéter les noms de Broca et de Bouillaud comme les auteurs de la découverte de cette localisation; on y adjoint quelquefois Dax, mais comme par complaisance et à un rang tout à fait inférieur. Il y a là une erreur historique, une injustice contre laquelle M. Dax lutte depuis longtemps déjà, et je suis heureux de l'y aider toutes les fois que l'occasion s'en présente[2].

L'aphasie, en tant que phénomène observé, avait frappé depuis longtemps beaucoup d'observateurs. On en trouve des cas dans Pline le Naturaliste. Dans le *Wilhelm Meister*, de Gœthe, un personnage dit, en parlant de son père, qu'il fut frappé d'apoplexie, qu'il resta paralysé du côté droit et perdit le libre usage de la parole. Il fallait deviner tout ce qu'il demandait, car jamais il ne se servait du mot qu'il avait dans l'idée. C'est là un tableau bien net du symptôme; on remarquera la coïncidence avec l'hémiplégie droite.

Mais enfin l'aphasie était confondue, au point de vue scientifique, avec tous les autres troubles de la parole : c'est ce que l'on peut constater, par exemple, dans le Traité de Frank.

D'autre part, si l'idée scientifique des localisations cérébrales est neuve, l'idée théorique ne l'est pas. Lépine parle d'un petit livre, *Margarita philosophica*, qui parut dans les premiers temps de l'imprimerie, et qui est un système complet de phrénologie.

[1] Voy. les articles *Aphasie* des deux *Dictionnaires* et la Thèse d'agrégat. de Legroux. Paris, 1875.

[2] Voy. notamment notre travail sur les *Localisations dans les maladies cérébrales*, 3e édit., 1880.

Vous connaissez le retentissement qu'eut le système de Gall, au commencement de ce siècle. Gall localisait, en 1808, la fonction du langage dans les lobes antérieurs du cerveau.

Les erreurs capitales du système de Gall sont la méthode employée pour déterminer le siége des centres cérébraux et l'influence présumée de ces centres sur la boîte crânienne. — Ce n'est donc pas là une tentative vraiment scientifique.

Pour donner une base sérieuse aux recherches, il fallait reprendre cette idée des localisations cérébrales en s'étayant sur l'investigation clinique, en s'appuyant surtout sur l'observation pathologique : c'est là l'œuvre de notre époque.

En 1825, Bouillaud s'efforce, par des recherches scientifiques cliniques, de confirmer les conclusions de Gall sur le siége de la faculté du langage articulé dans les lobes antérieurs du cerveau. Mais Bouillaud ne voit pas cette localisation curieuse à gauche, qui est la véritable loi de l'aphasie.

C'est Dax, de Sommières, qui pose le premier et démontre cette loi très-remarquable, d'après laquelle l'aphasie coïncide avec l'hémiplégie droite, et d'après laquelle il faut, par suite, chercher dans l'hémisphère gauche le siége spécial du centre de la parole.

En 1836, cette loi est énoncée dans un Mémoire lu au Congrès de Montpellier, et intitulé : *Lésions de la moitié gauche de l'encéphale coïncidant avec l'oubli des signes de la pensée*. La découverte était complète et parfaitement nette. Malheureusement il se fit peu de bruit autour de ce travail comme autour de beaucoup des travaux sortis de Montpellier [1].

En 1863, Dax fils envoie à l'Académie de Médecine un Mémoire plus développé, dans lequel il reproduit et développe le travail de son père : *Observations tendant à prouver la coïncidence constante des dérangements de la parole avec une lésion de l'hémisphère gauche du cerveau* [2].

Ici la date est bien précise et la publicité officielle.

On répète cependant partout que c'est Broca qui a découvert cette loi en 1861. C'est que beaucoup de gens citent sans recourir aux sources.

En 1861, Broca communiqua à la Société anatomique deux observations d'aphasie, mais il ne parle pas du tout de ce fait remarquable de la lésion à gauche. Il le constate dans le compte rendu des autopsies, mais il l'attribue à une pure coïncidence dans ses deux observations. Il insiste sur la localisation dans la troisième circonvolution frontale; mais du côté gauche de la lésion, il n'en dit pas un mot.

[1] Ce Mémoire fut distribué, à l'époque, à différents professeurs de la Faculté de Montpellier. Le Dr Raymond Caizergues en a récemment retrouvé un exemplaire dans les papiers de son grand-père, le professeur Caizergues, alors doyen de la Faculté (voy. *Montpellier médical*, tom. XLII, pag. 178).

[2] Mémoire publié *in extenso* dans le *Montpellier médical*, 1877.

Donc, si vous récusez la date de 1836 à cause d'une publicité insuffisante, vous ne pouvez récuser la communication du 24 mars 1863, officiellement constatée à l'Académie de Médecine[1].

Ainsi, Bouillaud admet une localisation erronée dans les lésions des deux hémisphères, Dax découvre le fait exact de la localisation dans l'hémisphère gauche, et Broca, précisant davantage, découvre la localisation plus spéciale dans la troisième circonvolution frontale.

Voilà la vérité historique, d'autant plus importante à dégager que c'est là, non-seulement l'historique de l'aphasie, mais l'historique même de toute la question des localisations cérébrales[2].

Ce point établi, je me garderai d'énumérer même une partie des innombrables travaux qui ont paru depuis cette question, et je vais essayer de préciser maintenant, autant que possible, le sens du mot aphasie.

Le mot *alalie* a d'abord été employé, notamment en 1756, par Délius. Nous le voyons persister encore au commencement de ce siècle : c'est de ce mot que se sert Lordat quand il raconte sa propre observation, si curieuse et si connue.

Broca employa pour la première fois le mot *aphémie*, en 1861. Les Hellénistes protestèrent, disant que cela voulait dire infamie et non perte de parole. On se soumit et on adopta le mot *aphasie*, qui est resté le seul définitivement employé.

Autrefois, le mot avait un sens général et signifiait tout trouble de la parole, toute perte de la parole. C'est le sens dans lequel le prennent Sauvages et Frank. M. Jaccoud a voulu maintenir ce sens ancien, tout récemment, dans ses Cliniques de Lariboisière. Cette tentative n'a pas réussi.

Le mot aphasie, pris dans un sens aussi général, devient inutile. Autant vaut dire simplement : trouble de la parole. M. Jaccoud est obligé naturellement de faire une division des aphasies, de les classer ; il distingue : 1° l'aphasie par trouble de la motilité de la langue ; 2° l'aphasie par défaut de coordination dans les centres moteurs ; 3° l'aphasie par interruption des transmissions volontaires ; 4° l'aphasie par amnésie verbale ; 5° l'aphasie par hébétude.

[1] C'est huit jours après, le 2 avril 1863, que Broca parle pour la première fois, à la Société d'Anthropologie, de la localisation *à gauche*. Il analyse huit faits d'aphasie et ajoute : « Et, chose remarquable, chez tous ces malades la lésion existait du côté gauche. Je n'ose tirer de là une conclusion et j'attends de nouveaux faits ». Ce texte n'est-il pas une réponse péremptoire à ceux qui veulent que Broca ait découvert la localisation à gauche avant Dax?

[2] Je crois devoir maintenir les conclusions de cet historique, malgré la nouvelle affirmation de Broca (*Acad. de Méd.*, mai 1877), acceptée par Bouillaud et la majeure partie de la presse. — Voy. *Montpellier médical*, Chronique de M. Jacquemet, juin 1877.

Il n'y a aucun intérêt, ce me semble, à réunir sous un seul nom des choses aussi disparates.

Pour nous, le mot aphasie ne désigne pas tous les troubles de la parole, mais un trouble particulier, spécial, dont il s'agit maintenant de préciser la nature.

Pour cela, il est nécessaire d'analyser les divers éléments de la parole. On conçoit une idée, on pense ; puis on revêt cette idée d'un mot : c'est là le passage de l'intelligence à l'expression extérieure ; puis, enfin, on articule le mot. Ce temps intermédiaire, cet acte du passage de l'idée au mot, de l'intelligence à l'extérieur, semble inséparable de la formation même de l'idée. C'est vrai physiologiquement ; mais la maladie peut disjoindre cet état : l'aphasie est précisément la suppression isolée de ce second temps de la parole.

D'après cette analyse même de la parole, on peut distinguer trois ordres de troubles : 1° troubles portant sur l'idéation ; 2° troubles portant sur le passage de l'idée au mot ; 3° troubles dans la conduction et l'exécution du mouvement qui aboutit à l'articulation.

Ce sont les altérations de la deuxième catégorie qui constituent l'aphasie.

Ce qui distingue les troubles de la deuxième catégorie des troubles de la première, c'est l'intégrité (dans l'aphasie) de l'intelligence, de l'idéation. Ce qui distingue les mêmes troubles de la deuxième catégorie et ceux de la troisième, c'est l'intégrité de l'appareil phonateur lui-même.

L'aphasie est ainsi caractérisée par un trouble de la parole, avec intégrité de l'idéation et de la phonation. Nous reviendrons sur les termes de cette définition provisoire.

Il est important de préciser les rapports qu'il y a entre l'aphasie et l'amnésie. Ce sont deux états qu'il ne faut ni séparer absolument, ni confondre d'une manière complète.

Il y a deux espèces d'amnésie distinctes : la perte de mémoire peut porter sur les idées ou sur les mots. L'amnésie des idées ou des images est un trouble de l'idéation ; on la trouvera dans le ramollissement, la paralysie générale, etc. Elle entraîne un trouble de parole de la première catégorie, qui n'a rien à voir avec l'aphasie vraie. L'amnésie des mots, au contraire, rentre dans l'aphasie ; elle en est le degré inférieur.

On peut se faire une idée de ces degrés de l'aphasie en les comparant aux périodes par lesquelles passe un enfant avant de parler. L'enfant a d'abord une aphasie complète : il ne parle pas du tout ; qu'on lui fournisse les mots en les prononçant devant lui, ou qu'on ne les lui fournisse pas, il est incapable de revêtir ses pensées de mots. Plus tard, quand il est plus avancé, il ne trouve pas encore les mots tout seul, mais il les répète quand on les dit devant lui. Il ne se les rappelle pas encore dans l'intervalle pour les prononcer spontanément : c'est une image de l'amnésie.

De même, l'aphasique incomplet répète les mots quand on les lui dit, mais il ne peut pas les trouver spontanément : c'est de l'amnésie. L'aphasique complet ne peut même pas répéter ce qu'on lui dit.

Pour résumer ce point important et un peu délicat, je ne puis pas admettre que l'amnésie est une forme à part du trouble de la parole, comme le voudrait Proust. L'amnésie doit être dédoublée en amnésie idéale, qui rentre dans la première catégorie de troubles et n'a rien à voir avec l'aphasie, et en amnésie verbale, qui appartient à la deuxième catégorie (aphasie) et en forme le degré inférieur.

Ainsi, je le répète, dans l'aphasie l'idée existe, l'appareil phonateur existe pour exprimer l'idée ; mais l'intermédiaire manque, le passage au mot qui rendrait l'idée exprimable par la parole manque.

On a une image de ce fait en le comparant à certains phénomènes physiques.

Un corps vibre ; mais il vibre trop vite et donne un son trop haut pour être perçu par l'oreille. Les vibrations existent, l'oreille existe, et cependant les premières n'impressionnent pas le nerf auditif. Interposez maintenant un corps qui se mette à vibrer comme le premier, mais en ralentissant les vibrations de moitié : l'oreille sera impressionnée par ces mêmes vibrations qui ne l'impressionnaient pas tout à l'heure.

De même, chez l'aphasique l'idée existe ; mais, faute d'un intermédiaire qui manque, l'idée ne peut pas prendre cette forme de mot qui irait exciter l'appareil phonateur et produirait la parole articulée.

Ce n'est là qu'une définition provisoire de l'aphasie, sur laquelle nous devrons revenir, parce que nous verrons que la parole articulée n'est pas seule atteinte, mais que tous les divers modes de manifestation de la pensée peuvent l'être simultanément.

Entrons dans la Description clinique de l'aphasie et commençons par en étudier l'élément principal, les *troubles de la parole.*

Notez d'abord qu'il faut parler au malade et le faire parler pour se douter de son mal. Rien dans sa physionomie n'exprime l'hébétude. Quand on le questionne, on constate tout de suite le symptôme, et lui-même en a conscience.

Rarement il y a une perte complète de la parole, un mutisme absolu ; rarement les malades ne prononcent rien du tout.

Le plus souvent, dans les cas les plus graves, ils ne disent rien de ce qu'ils veulent dire, mais ils disent quelque chose : ils articulent quelques syllabes plus ou moins étranges. Quelquefois ce sont des monosyllabes connus et employés, comme *oui* ou *non* ; ou des monosyllabes inconnus, sans signification, comme *tan* (malades de Béhier, de Broca). Ils le disent alors à propos de tout, à la place de n'importe quel mot.

D'autres fois ils articulent plusieurs syllabes qui n'ont du reste pas plus de sens : c'est ainsi qu'un malade de Trousseau disait : *cousisi*, et un autre : *monomomentif*.

Ils peuvent encore articuler un nombre de syllabes plus considérable, une série de mots toujours sans rapport avec ce qu'ils veulent dire. Ainsi, un malade d'Osborn prononçait une série de syllabes sans suite et n'appartenant à aucune langue connue.

Quelquefois c'est une phrase entière qu'ils substituent à toutes les autres, souvent sans s'en douter; d'autres fois ils en ont conscience et s'en impatientent. Une malade de Trousseau disait aux personnes qu'elle voyait des grossièretés tout à fait en désaccord avec l'éducation qu'elle avait reçue, et tout en croyant les inviter poliment à s'asseoir.

Remarquez, du reste, que dans tous ces cas-là les syllabes, les mots prononcés, sont toujours parfaitement articulés. Ces malades se distinguent complétement des hémiplégiques vulgaires, qui ont la langue embarrassée.

Dans toutes ces formes du type que nous venons d'étudier et qui représente le degré le plus élevé de l'aphasie, le malade n'exprime jamais ce qu'il veut : il ne dit rien ou il dit des choses sans rapport avec ce qu'il veut dire.

Dans un second type moins grave, moins accentué que le précédent, le malade dit quelquefois, mais pas toujours, ce qu'il veut dire.

Ainsi, sous l'empire de la frayeur, de la colère, etc., l'aphasique lâchera un juron, une expression vive, du reste bien à sa place. Plus tard, redevenu calme, il cherchera vainement ce même mot.

De même, certaines phrases faites, certaines locutions usuelles, reviennent à leur place, puis disparaissent à un autre moment.

Dans un troisième type, le malade est incapable de parler tout seul, spontanément ; mais il peut répéter les mots qu'on dit devant lui ; il les répète tout de suite, mais ne peut pas les retrouver plus tard.

Un quatrième type, qui représente déjà un mal moins grand, est le type à substitutions. Le malade parle assez, il a un vocabulaire assez étendu ; seulement il dit un mot pour l'autre. Au milieu d'une phrase, il dira *chapeau* au lieu de *porte*, et réciproquement. Souvent même il continue son discours sans s'en apercevoir, et s'étonne si on ne le comprend pas.

Un fait curieux se produit souvent : le malade substitue toujours le même mot à tous ceux qui lui manquent ; le même mot revient à tout instant dans chaque phrase à la place de toute une série d'autres expressions. Gairdner a pittoresquement exprimé cet état en disant que ces malades sont intoxiqués par ce mot.

A un degré d'aphasie encore plus léger, il ne manque qu'un certain nombre de mots. Le malade le sait, s'arrête, cherche à tourner la difficulté et emploie une circonlocution, ou les mots *chose* ou *machine*.

On remarque que les mots qui manquent le plus souvent et le plus longtemps, dans ces cas, sont les substantifs, et plus spécialement encore les noms propres.

Est-il besoin d'ajouter que nous n'avons pas passé en revue tous les types d'aphasie: les variétés sont innombrables. Mais enfin, vous avez là les grands caractères des principales formes.

Chacun de ces types peut survenir d'emblée et constituer toute la maladie; c'est ainsi qu'il y a des aphasies de gravité variable. D'autres fois, on peut les observer tous successivement, soit chez un aphasique qui devient de plus en plus malade, soit, dans l'ordre inverse, chez un aphasique qui guérit. Dans ce cas-là, l'ordre dans lequel se succèdent les phases est celui dans lequel nous avons décrit les diverses variétés.

Troubles de l'écriture. — La parole n'est pas seule atteinte chez les aphasiques, l'écriture l'est souvent aussi. Il est excessivement intéressant de faire écrire les aphasiques, et, quand on le peut, de suivre les progrès de la maladie par l'écriture même du malade.

J'ai obtenu ainsi et publié[1] un spécimen très-remarquable, dans un cas qui était du reste particulièrement favorable. Le malade guérit d'une aphasie complète, était en même temps très-intelligent, savait très-bien écrire avant sa maladie, et n'avait pas une hémiplégie droite qui l'empêchât de guider sa plume. C'est là un des spécimens les plus complets qui ait été publié de l'écriture des aphasiques : à mon sens, une vraie représentation graphique de la marche de la maladie (Pl. III).

Il s'agit d'un malade observé en 1873 à la clinique médicale de l'hôpital Saint-Éloi, et dont j'aurai à reparler.

Au second jour de la maladie, il est dans l'impossibilité absolue d'écrire son nom ; il ne peut même pas former les lettres. A peine reconnaît-on quelques linéaments du D qui commence le nom (Desforges) et de l'f qui est au milieu. Mais tout le reste est confus ; ce sont des traits sans signification.

Remarquez que les lettres sont pour l'écriture ce que sont les syllabes pour la parole. A cette période, il ne peut pas former même les lettres.

Peu à peu il forme un peu mieux ses lettres; on reconnaît très-bien D, e, r, qui figurent en effet dans son nom.

Pendant toute cette période, il ne peut pas même copier son nom, correctement écrit sur son billet et placé sous ses yeux ; de même qu'il ne pouvait pas répéter les mots qu'on prononçait devant lui.

Bientôt il esquisse très-bien les lettres, notamment les lettres de son nom. Mais alors apparaissent de très-curieux phénomènes de substitution: il met facilement une lettre pour une autre au milieu d'un mot; c'est alors qu'en parlant il disait *Montloyer*, pour dire *Montpellier*. La substitution

[1] *Observ. d'aphasie complète suivie de guérison, avec des spécimens de l'écriture du malade.* (*Montpellier médical*, 1873).

EXPLICATION DE LA PLANCHE III.

Fig. 1. — *Deuxième Jour de la maladie.*

17 Novembre soir. — Le malade fait des efforts impuissants pour écrire son nom : *Desforges*. A peine reconnaît-on quelques linéaments du *D* et peut-être de l'*f*.

Fig. 2. — *Troisième Jour.*

18 Novembre matin. — Le *D* est mieux esquissé qu'hier ; l'*e* qui est à la suite est assez bien formé, et on reconnaît plus loin un essai presque réussi de l'*r*.

Fig. 3. — *Troisième Jour.*

18 Novembre soir. — Efforts à peu près infructueux n'exprimant aucun progrès sur le matin.

Fig. 4. — *Quatrième Jour.*

19 Novembre matin. — Le *D* est parfaitement dessiné et conforme à ceux qu'il fait habituellement. L'*f* est également bien reconnaissable.

Fig. 5. — *Quatrième Jour.*

19 Novembre soir. — Toutes les lettres sont esquissées ; il y a une série de traits assez incomplets, mais appartenant tous aux lettres qu'il voulait exprimer.

Fig. 6. — *Cinquième Jour.*

20 Novembre matin. — A la suite de trois épistaxis survenues dans la nuit, progrès incontestables ; toutes les lettres sont parfaitement formées. Seulement il n'écrit pas toujours la lettre qu'il faudrait ; il substitue notamment un *o* à un *r* ou à un *e*, etc.

Fig. 7. — *Cinquième Jour.*

20 Novembre soir. — Le dessin des lettres est à peu près complétement revenu, mais il est loin d'exprimer, en écrivant, l'idée qu'il voudrait énoncer. Il a eu la prétention d'écrire, il y a trois jours, en écrivant : *L tors gos os os*.

Fig. 8. — *Sixième Jour.*

21 Novembre matin. — Il essaie d'écrire qu'il va mieux et écrit *vieux mouis is*. Il écrit ensuite qu'il a mal à la tête. Les lettres sont couramment écrites.

Fig. 9. — *Sixième Jour.*

21 Novembre soir. — On lui demande quelle ville il habitait avant Montpellier ; il veut écrire *Nimes*. Il commence l'*N*, mais retombe involontairement dans son nom, qu'il réécrit à tout bout de champ. A la troisième et à la quatrième fois, il s'aperçoit de son erreur, efface lui-même et y renonce pour ce jour-là.

Fig. 10. — *Septième Jour.*

22 Novembre matin. — Même phénomène qu'hier. Il commence *Nimes* et achève *Desforges*. Mais il s'aperçoit qu'il se trompe, efface lui-même, et, concentrant mieux tous ses efforts, il parvient enfin à écrire *Nimes*.

Fig. 11. — *Dixième Jour.*

Le rétablissement est complet ; il écrit ce qu'il veut et comme il veut, d'une écriture courante. Si les lettres sont espacées, c'est que le malade est atteint de presbytie assez accusée et n'a pas de lunettes à sa disposition.

Fig. 12. — *Vingt-septième Jour.*

12 Décembre matin. — Le malade sort entièrement guéri.

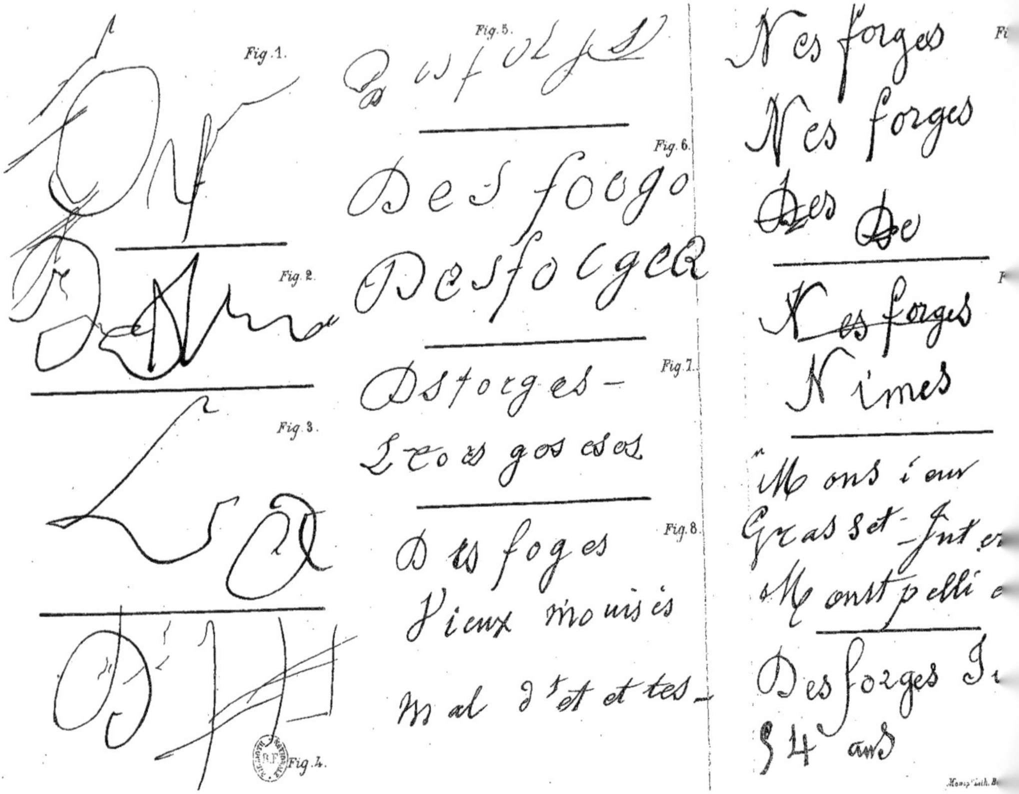

Fig. 1.

Fig. 2.

Fig. 3.

Fig. 4.

Fig. 5.

Fig. 6.

Des foego

Desfocgea

Fig. 7.

Dsforges–

Fig. 8.

D es foges

Vieux mouisés

Mal d'et ettes–

Nes forges

Nes forges

Nes forges

Nimes

Monsieur

Grasset–Int...

Montpelli...

Desforges I...

84 ans

Monrocq lith.

des lettres en écriture est parallèle à la substitution des syllabes en parole. On remarquera même qu'il a une tendance à toujours substituer la lettre O à une série d'autres caractères : on peut le dire intoxiqué par la lettre O.

La substitution de lettres et de syllabes rend inintelligible ce qu'il écrit. Il trace : *Vieux mouis is*, pour dire : *Je vais mieux*. Les lettres sont très-bien formées, mais la phrase n'a pas de sens.

Le lendemain il présente encore un phénomène très-curieux : « Où étiez-vous avant de venir à Montpellier ? » lui demandons-nous. Il veut écrire: Nimes. Il commence en effet et fait très-bien l'N ; mais ensuite et sans s'en douter, il retombe dans son nom (Desforges), que nous lui faisions écrire tous ces jours-ci, et il écrit : *Nesfo*... Mais, au milieu du mot, il s'aperçoit de son erreur, biffe le mot et recommence. Il retombe dans la même erreur, biffe encore avec impatience, et finit, à la troisième fois, par écrire *N imes*, en laissant entre l'*N* et *imes* un intervalle qui indique l'effort qu'il a dû faire sur lui-même pour vaincre son intoxication par son propre nom.

La guérison devient enfin complète et il écrit très-correctement des phrases entières.

Ce tableau de l'écriture de l'aphasique peint admirablement, et sans intervention du médecin, les phases successives de ce symptôme, et il met admirablement en lumière le parallélisme qu'il y a entre les troubles de la parole et les troubles de l'écriture.

De plus, vous voyez bien là la définition écrite de l'aphasie : son idée est *Nimes*, il veut écrire Nimes, il voit la ville, etc. Son intelligence est saine. D'autre part, sa main fonctionne très-bien et peint admirablement toutes les lettres; et cependant il écrit *Nesforges*, qui n'a aucun sens. C'est l'intermédiaire entre la pensée et son expression extérieure qui manque[1].

[1] « Chez trois aphasiques atteints d'hémiplégie droite, Buchwald (*Berl. klin. Wochenschr.*, n° 1, pag. 6, 7 janvier 1878) a constaté un trouble tout spécial du langage écrit, consistant en ce que les caractères sont tracés par les malades de droite à gauche et qu'il faut les lire au rebours de ceux de l'écriture normale, si l'on veut les comprendre. Ce mode insolite d'écrire produit le même effet que l'écriture régulière vue dans un miroir, d'où le nom (*Spiegelschrift*) que Buchwald a choisi pour le caractériser. Ces sujets ne présentaient aucun trouble de la vision. Buchwald a reconnu également que cette façon d'écrire avec la main gauche n'était pas commune à tous les hémiplégiques droits ; il ne l'a pas observée chez ceux dont l'aphasie et l'hémiplégie étaient peu marquées ou peu durables.

D'autre part, il s'est assuré que la majeure partie des personnes bien portantes, les enfants notamment, lorsqu'il les priait d'écrire de la main gauche, le faisaient spontanément de droite à gauche comme les trois aphasiques mentionnés plus haut. Elles étaient beaucoup plus inhabiles à écrire de la façon ordinaire. » (*Rev. des Sc. médic.*, tom. XII, pag. 170.)

Ce n'est pas encore tout. Le *langage mimique* lui-même, qui est très-souvent conservé, peut aussi manquer absolument dans les cas complets d'aphasie. Ainsi, notre sujet ne pouvait pas, à son entrée, lever trois doigts pour exprimer qu'il était malade depuis trois jours. Et cependant il saisissait bien les objets, faisait avec ses doigts tous les mouvements qu'il voulait. En même temps il comprenait d'autre part très-bien, et pour faire connaître son nom il sortait, au bureau, son passe-port sur lequel il était inscrit.

C'est là un état sur lequel Trousseau avait insisté. Les mouvements naturels, directement provoqués par la nécessité ou par un sentiment, peuvent encore s'exécuter; mais les mouvements artificiellement voulus pour communiquer sa pensée à autrui ne peuvent pas se produire.

Ainsi, le malade de Trousseau pleurait quand il était triste, quand il avait un réel besoin de pleurer. Mais s'il fallait simuler les pleurs pour exprimer une pensée triste qu'il voulait communiquer, mais qu'il ne ressentait pas actuellement, il ne le pouvait plus.

Et Trousseau s'écrie : « Lorsqu'un individu se meut avec la facilité la plus grande, quand les traits de son visage sont agités par la joie, par la surprise, par la douleur, on se demande pourquoi ses traits sont impuissants à exprimer les mêmes sentiments, lorsqu'ils ne sont pas commandés par la passion qui les agite ».

Proust a bien expliqué ces faits-là, en montrant la différence qu'il y a entre le langage artificiel et le langage naturel.

Gratiolet donne comme exemple de langage naturel le jeu de physionomie du chat qui a bu une tasse de lait et qui exprime sa satisfaction, ou d'un gourmet en littérature montrant sur sa figure le plaisir qu'il prend à une lecture attachante. — C'est au contraire du langage artificiel, quand on compte avec ses doigts ou qu'on fait avec la tête des signes de oui ou non.

Cette distinction faite, l'aphasie est la perte du langage artificiel avec conservation du langage naturel.

Vous voyez que la notion de l'aphasie s'est singulièrement agrandie au fur et à mesure que nous pénétrons dans son histoire. Ce n'est pas seulement un trouble de la parole, c'est un trouble de l'écriture, du langage mimique, de tous les divers modes de manifester extérieurement la pensée.

Si vous voulez une définition, vous pourriez donc dire que l'aphasie est : l'impossibilité de revêtir une idée conçue de la forme voulue pour qu'elle puisse être communiquée à nos semblables, acte indispensable à la manifestation artificielle de notre pensée, soit par la parole, soit par l'écriture, soit par le langage mimique.

Nous avons vu que ce qui manque à l'aphasique, ce n'est ni l'intelligence ni l'appareil phonateur; c'est le temps intermédiaire, le passage de l'idée au mot. Ce qu'il y a de remarquable, c'est que dans l'aphasie complète le passage inverse du mot à l'idée peut dans certains cas manquer aussi : la *lecture* devient impossible, même la lecture mentale.

Ainsi, deux malades de Trousseau lisaient constamment la même page d'un livre de piété ou d'un roman sans la comprendre. Ce n'est pas cependant là simple défaut d'intelligence : un professeur à la Faculté des Lettres veut lire une page de Lamartine, et s'aperçoit avec douleur qu'il ne peut pas.

Dans les cas moins complets, la lecture mentale est possible, mais la lecture à haute voix ne l'est pas. Le malade alors, ou ne peut pas du tout lire à haute voix, ou, s'il le fait, articule, en lisant, des syllabes quelconques, autres que celles du livre; il s'en aperçoit ou non, et il comprend en tout cas ce qu'il lit.

Enfin, certains aphasiques peuvent lire de toute manière : mentalement et à haute voix.

L'aphasie porte donc, vous le voyez, sur une série de modes différents de manifestations de la pensée. Il faut savoir du reste que ces différents troubles sont le plus souvent dissociés; il n'y a pas de solidarité entre eux : chez le même individu, la parole, l'écriture, la lecture, peuvent être atteintes à des degrés très-divers.

Les modes plus spéciaux du langage peuvent même être atteints ou conservés isolément. De là, les types les plus bizarres qu'il est bon de connaître. La musique, le calcul, le dessin, peuvent n'être pas en rapport, pour leurs altérations, avec les autres modes de manifestations de la pensée.

Ainsi, un malade qui ne peut pas parler pourra retenir la *musique*, chanter un air sans y mettre les mots. Un malade de Béhier ne pouvait dire que *tan*, et chantait très-correctement la *Marseillaise* et la *Parisienne*, avec cette seule syllabe. Une dame que j'ai vue à l'Hôpital-Général, et qui était ancienne maîtresse de chant, se rappelait un air, ne pouvant en dire ni le titre ni les paroles, elle ne pouvait pas même le chanter; mais elle se mettait au piano et l'exécutait. Un musicien dont parle Lasègue ne pouvait ni parler ni écrire; mais il notait une phrase de musique quand il l'entendait chanter.

Dans d'autres cas, un malade qui ne peut pas parler chantera une romance, même avec les paroles. J'ai vu un aphasique chanter très-correctement tout le premier couplet de la *Marseillaise* et ne pouvoir ensuite prononcer ni *enfants*, ni *patrie*. Pour comprendre ces faits, rappelez-vous que physiologiquement il arrive souvent qu'on ne peut se rappeler les paroles d'une romance qu'en la chantant.

Vous retrouverez les mêmes variétés pour le *dessin*. Certains aphasiques, artistes avant leur maladie, perdront toute aptitude. D'autres, ne pouvant pas écrire, pourront dessiner, les uns en copiant seulement, les autres de mémoire, etc.

Mêmes variétés encore pour le *calcul*. Ici, le malade sera dans l'impossibilité absolue de lire, d'écrire ou de prononcer un seul chiffre. Là, au contraire, le seul mot conservé et constamment répété par l'aphasique sera un nombre. D'autres comptent sur leurs doigts, peuvent compter jusqu'à un certain nombre, peuvent faire quelques règles simples d'arithmétique, etc.

L'intégrité de l'*intelligence* fait partie de la notion d'aphasie, de la définition de cet état. Il ne faut cependant pas exagérer la portée de cette proposition.

L'intelligence n'est pas altérée chez l'aphasique au point que les troubles intellectuels suffisent à expliquer les troubles de la parole. Voilà le caractère essentiel; il ne faut pas en dire davantage.

Cela ne veut pas dire que l'intelligence est absolument normale chez l'aphasique; cette dernière proposition serait inexacte. Tout ce qu'il faut dire, c'est qu'il y a contraste entre l'état intellectuel et l'état de la parole.

Il est du reste fort difficile, en général, d'apprécier, de mesurer l'état de l'intelligence chez l'aphasique.

Beaucoup d'auteurs ont cru trouver dans l'écriture un critérium pour juger de l'intelligence des malades. Trousseau, Laborde, sont tombés dans cette erreur.

Les troubles de l'écriture sont absolument analogues et souvent parallèles aux troubles de la parole et ne prouvent absolument rien pour l'intelligence. Tel aphasique qui n'écrit rien peut être plus intelligent que tel autre qui copie encore.

Il n'y a pas de critérium spécial; il faut juger de l'intelligence par l'ensemble des signes.

Ainsi, notre malade nous a raconté, dès qu'il a été mieux, la manière dont sa maladie avait débuté. Au milieu d'une querelle avec un individu, il est pris d'une violente colère, et au milieu même de la discussion il ne peut tout d'un coup parler. Il se rappelle très-bien tous ces détails : il va à l'hôpital, on le prend pour un aliéné ou un ivrogne; il s'ingénie à démontrer qu'il ne peut pas parler; il sort son passe-port pour montrer son nom. — Ce sont là des preuves évidentes d'intelligence, qui contrastent étrangement avec l'impossibilité où il est de parler et d'écrire.

Quand on l'interroge, il fait de vains efforts ; puis il s'impatiente. Après de vaines tentatives, il repousse aussi le crayon avec impatience, quand il voit qu'il ne peut pas écrire. — Il reconnaît les objets qu'il ne peut pas nommer ; il en fait comprendre l'usage.

Plus tard, il a voulu lui-même nous dépeindre l'état intellectuel dans lequel il se trouvait à ce moment : il nous a dit qu'il comprenait bien ce qu'on lui disait, qu'il avait les idées pour répondre et qu'il ne pouvait absolument pas les exprimer. Cependant, ajoutait-il, mon intelligence n'était pas absolument aussi forte qu'avant : ainsi, je n'aurais pas pu faire des vers, concevoir un poème, comme je l'avais fait en pleine santé.

C'est là une analyse intéressante et assez complète, qui vous dépeint bien l'état intellectuel des aphasiques. Cet état ne peut être étudié que chez les aphasiques qui ont reçu une certaine instruction et qui ont guéri.

Vous connaissez, dans ce genre, l'exemple célèbre de Lordat, qui fut frappé d'aphasie et qui a raconté lui-même son observation. Sans pouvoir exprimer aucune idée, il réfléchissait intérieurement sur sa situation, combinait des idées et concevait même les éléments d'une leçon. Ce sont là des phénomènes très-difficiles à comprendre.

Cependant, comme chez Desforges, l'intelligence n'était pas absolument normale et resta un peu affaiblie, puisqu'à partir de ce jour Lordat n'improvisa plus ses seçons, se servit de notes et même lut ce qu'il disait.

Il y a aussi d'autres exemples de médecins qui se sont également observés.

Les médecins qui observent dans les asiles d'aliénés ont accentué un peu plus l'étendue des troubles intellectuels dans l'aphasie. Ainsi, voici les renseignements, importants à connaître, que donne Sazie dans une Thèse récente faite dans le service du Dr Magnan [1] :

«.... Nous pouvons établir, sous le rapport intellectuel, trois catégories d'aphasiques : 1. Ceux qui ont conservé la presque totalité de leur intelligence ; 2. ceux qui l'ont manifestement affaiblie ; 3. ceux qui sont en démence.

» L'aphasique a les sentiments affectifs toujours diminués ; il se fait remarquer par ses tendances égoïstes et par son irritabilité de caractère.

» Les aphasiques présentent quelquefois, outre l'altération du langage, des troubles particuliers de l'intelligence qui les rapprochent des aliénés et qui méritent d'être pris en sérieuse considération, au point de vue de la responsabilité criminelle. Ces troubles consistent en hallucinations diverses, en délires, tantôt expansifs, tantôt dépressifs ; en impulsions instinctives qui poussent les malades au vol, au suicide, à l'homicide, aux attentats contre la pudeur, etc., et qui les rendent passibles de la séquestration dans les asiles d'aliénés comme faibles d'esprit.

» Parmi les troubles intellectuels des aphasiques, nous mentionnerons encore l'incohérence verbale, écrite ou mimique, avec ou sans conscience du malade.»

Voilà un premier côté par lequel l'aphasie intéresse la *médecine légale*. Ce n'est pas le seul.

Estor [2] a insisté sur l'importance de l'aphasie au point de vue de la simu-

[1] Th. Paris, 1879 ; 243. — Voy. aussi sur le même sujet : De Finance ; Th. Paris, 1878.

[2] *Gaz. hebdomad. de Montpellier*, 1879, 13 et 16.

lation ou de la véracité dans les témoignages. Jusqu'à ces derniers temps, quand un malade aphasique attribuait son état à un crime, on était tenté de le suspecter de simulation par le raisonnement suivant : si l'intelligence est libre, si un individu a la faculté d'approprier les expressions aux choses ; si, d'un autre côté, les muscles de la face, des lèvres, de la langue, ne sont point paralysés, il peut parler, et, s'il ne parle pas, c'est qu'il ne veut pas.

C'est là un raisonnement que la connaissance actuelle de l'aphasie permet de réfuter d'une manière absolue. Dans un cas de cet ordre, l'existence d'une aphasie bien constatée et la coïncidence d'un traumatisme siégeant sur la suture fronto-pariétale gauche permirent à Estor d'éliminer entièrement l'idée de simulation.

Il y a enfin une troisième question médico-légale que soulève l'aphasie : c'est celle de la capacité civile du sujet présentant ce symptôme.

Il faut se garder de croire, d'une part à l'intégrité absolue et constante de l'intelligence chez les aphasiques, d'autre part à la disparition ou à la perversion intellectuelle grave que semble indiquer l'absence de moyens de communication avec les autres hommes.

Après une longue discussion, la Société de Médecine légale [1] a approuvé les trois propositions suivantes, qui résument bien les différents aspects de cette question délicate :

« Première hypothèse : Si l'intelligence de l'aphasique est complétement oblitérée, ou si, en conservant sa lucidité, elle ne peut se manifester par le langage écrit, mimé ou parlé, le malade doit être interdit.

» Deuxième hypothèse: Si l'intelligence de l'aphasique, n'étant pas complétement aliénée, n'a pas cependant toute sa lucidité, ou si son intelligence ne peut se manifester qu'incomplétement, il sera pourvu d'un Conseil judiciaire.

» Troisième hypothèse: Si l'aphasique possède la plénitude de son intelligence, et s'il peut la manifester suffisamment, soit par la parole, soit par l'écriture, soit même par signes, il va de soi qu'il n'a besoin d'aucune protection judiciaire et qu'il faut lui laisser la libre administration de sa personne et de ses biens. »

En un mot, l'aphasie n'entraîne pas, par elle-même et constamment, une même solution médico-légale. Tout dépend du cas particulier.

Gallard [2], qui rapporte et approuve ces conclusions de la Société de Médecine légale, examine ensuite quelle est la forme de testament que doit faire l'aphasique. Le testament authentique ou par acte public (dicté à un notaire, etc.) est impossible. Le testament olographe est bien difficile, parce que l'aphasique a souvent une hémiplégie droite qui l'empêche d'écrire ou qui

[1] *Bull. de la Soc. de médec. légale*, tom. I, pag. 213 ; tom. II, pag. 406 et 417.
[2] *Clinique médicale*, pag. 442.

ne lui permet de l'établir que d'une manière malhabile et anormale qui ferait suspecter ou taxer de faux le testament.

« Il y aura donc tout avantage, pour la personne qui se trouvera dans ces conditions, à préférer la troisième forme de testament : le testament mystique ou secret, qui réunit à la fois toutes les garanties du testament authentique et du testament olographe.

» Le testament fait sous cette forme peut, en effet, être ou écrit en entier de la main du testateur, comme le testament olographe, ou écrit par une autre personne et seulement signé par lui. Il est ensuite remis à un notaire, en présence d'un nombre déterminé de témoins, qui contresignent l'enveloppe, close et scellée, sur laquelle le testateur écrit ou fait écrire que c'est bien là son testament, dûment signé de lui. Dès-lors, si difforme et si incorrecte que soit l'écriture de l'acte ainsi déposé, cet acte acquiert une valeur et un degré d'authenticité que ne pourrait avoir un simple testament olographe, si surtout il était écrit de la main gauche. C'est donc là, en définitive, la forme la plus convenable et la plus sûre pour toute personne qui, comme l'aphasique paralysé de la main droite, se trouve incapable, soit de dicter son testament, soit de l'écrire elle-même, d'une façon suffisamment correcte et régulière. »

Revenons à l'histoire clinique de l'aphasie. Nous n'avons plus à parler que de quelques symptômes accessoires, concomitants, qui accompagnent l'aphasie sans en faire partie intégrante.

Au premier rang, dans cette catégorie, il faut placer l'*hémiplégie droite*. Très-souvent les aphasiques sont hémiplégiques, et dans l'immense majorité des cas l'hémiplégie est à droite. (Loi de Dax.)

Il faut se rappeler seulement qu'il en est de la paralysie comme des troubles intellectuels. Elle n'atteint pas la langue au point d'expliquer l'embarras de la parole, et dans les cas favorables, comme celui de Desforges, elle n'explique en rien les difficultés de l'écriture.

Dans cette même observation de Desforges, nous avons constaté en 1873 un autre fait curieux : des troubles du côté des *sens*. Tous les sens du côté droit étaient atteints, comme dans l'hémianesthésie, dont nous parlerons tout à l'heure ; seulement, pour l'œil, il y avait de l'hémiopie au lieu d'amblyopie. — Ce fait me frappa, et j'eus de la peine à en recueillir alors de semblables. Je trouvai seulement la mention d'une observation de Dechambre, que je ne pus consulter, et dans Gairdner un fait de Craighio de Rato, où il y avait eu des illusions de la vue.

Je n'aurais pas rappelé ce détail d'observation, si dans ces derniers temps on n'était revenu sur ces faits. Galezowsky a fait récemment, dans les *Archives générales de Médecine* et dans le *Recueil d'ophthalmologie* (1876) un intéressant article sur les *amblyopies* et les *amauroses aphasiques*[1].

Il cite d'abord ce qu'il appelle l'*amblyopie amnésique* : le malade ne distingue pas ce qu'il voit, par suite d'un véritable trouble aphasique ; il ne peut pas distinguer, comme il ne peut ni parler, ni lire, ni écrire. — En second lieu, il y a dans certains cas *atrophie du nerf optique*, par suite de la lésion qui a produit l'aphasie. — Il parle enfin d'une *hémiopie* tout à fait semblable à celle que nous avons observée nous-même, qu'il appelle hémiopie aphasique et dont il cite une observation.

Ce sont là des faits utiles à signaler, parce qu'ils doivent faire l'objet de recherches ultérieures. C'est à la clinique à montrer si ce sont là des coïncidences fortuites ou des phénomènes vraiment liés entre eux. Une fois la démonstration du fait mieux établie, on pourra chercher, pour cette association de symptômes, une explication physiologique, actuellement impossible à indiquer.

Nous avons eu, dans ces derniers temps, l'occasion de montrer que la sensibilité spéciale n'était pas seule atteinte dans l'aphasie, mais qu'on observe assez souvent la coïncidence de l'hémiasnesthésie [1]. Nous devrons y revenir à propos des troubles de sensibilité dans les lésions corticales [2].

ANATOMIE PATHOLOGIQUE. — *Siége de la lésion dans l'aphasie.* — Nous l'avons déjà dit : d'après Gall et Bouillaud, la lésion siégeait dans les lobes antérieurs ; d'après Dax, c'était dans l'hémisphère gauche ; enfin, d'après Broca, dans la troisième circonvolution frontale gauche.

Un mot sur cette circonvolution, la circonvolution de Broca ou de l'aphasie (*fig.* 3).

Vous savez que le lobe frontal, limité en arrière par le sillon de Rolando R, présente d'arrière en avant une première circonvolution verticale qui longe le sillon et qu'on appelle frontale ascendante A, et plus en avant, trois circonvolutions horizontales superposées que l'on numérote de haut en bas. La plus inférieure, la troisième F_3, est celle dont il s'agit ici.

C'est dans le tiers postérieur de cette circonvolution, du côté gauche, que siége habituellement la lésion de l'aphasie.

Cependant le centre du langage articulé n'est pas là un point mathématique ; c'est une région à laquelle on tend même à ajouter aujourd'hui la circonvolution de l'insula.

Au fond de la scissure de Sylvius, à l'extrémité externe de cette scissure, on trouve, en écartant les lèvres de la scissure, un lobule formé par les circonvolutions de l'insula. Meynert, admettant que ces circonvolutions appartiennent au même système que la circonvolution de Broca, guidé par des vues théoriques et par cinq faits cliniques, a, le premier, étendu à cette région

[1] Leç. clin. publiée dans le *Montpellier médical* et reproduite dans la 3e édit. de nos *Localisations cérébrales*, pag. 269.

[2] Voy. plus loin le chap. IV.

le siége de la lésion aphasique. En 1868, il avait réuni quinze cas confirmatifs.

Les faits sont cependant rares dans lesquels l'insula aurait été seule lésée; Lépine en cite un seul, qui lui est personnel. C'est en tout cas une question encore à l'étude[1].

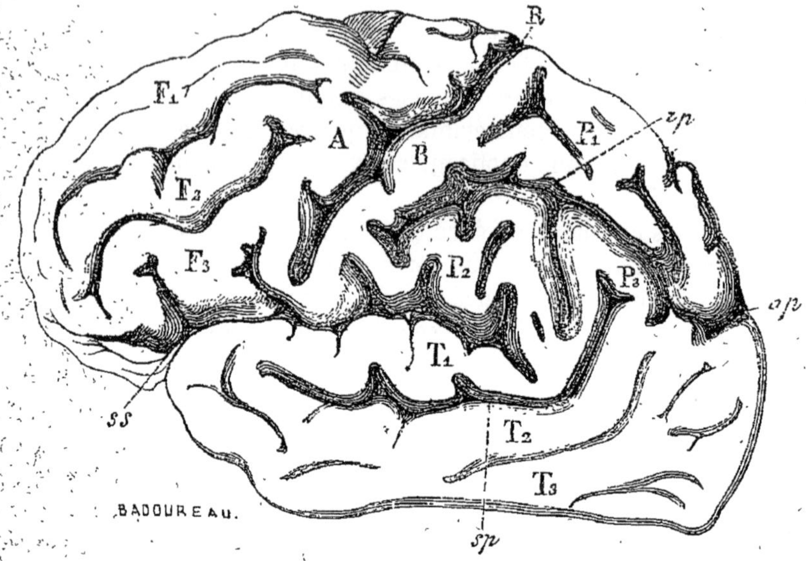

Fig. 3. — *Face convexe d'un hémisphère du cerveau de l'homme.* (Vue du lobe pariétal, dessin demi-schématique.)

Scissures : R, scissure de Rolando ; — *s s*, scissure de Sylvius ; — *s p*, scissure parallèle ; — *o p*, scissure pariéto-occipitale externe ; — *i p*, scissure interpariétale.

Circonvolutions et lobules : A, circ. frontale ascendante (circ. pariétale antérieure ou circ. centrale antérieure) ; — F_1, F_2, F_3, première, deuxième et troisième circonvolutions frontales ; B, circ. pariétale ascendante (circ. pariétale postérieure ou circ. centrale postérieure); — P_1, lobule du pli pariétal ; — P_2, lobule du pli courbe ; — P_3, pli courbe ; — T_1, T_2, T_3, première, deuxième et troisième circonvolutions temporales.

Avec ces réserves, la localisation dans les cas d'aphasie est aujourd'hui admise par tout le monde. Le chiffre des exceptions à la loi est insignifiant

[1] Cl. de Boyer (Th. Paris, 1879 ; 115) a réuni une trentaine de faits relatifs à la question des lésions de l'insula dans l'aphasie et a conclu ainsi : « Il nous semble donc probable que le centre du langage peut quelquefois ne pas être limité au pied de la troisième frontale et s'étendre un peu sur l'insula ; c'est même peut-être une disposition tout individuelle. Il faudrait beaucoup d'observations pour faire l'étude des variétés de l'aphasie, selon la prédominance des lésions sur la troisième frontale gauche ou sur l'insula : cette étude serait rendue difficile par les faits où la lésion siége à la fois sur l'insula et sur la frontale. »

par rappport au chiffre des cas réguliers, que l'on ne publie plus. Encore, parmi les faits exceptionnels, plusieurs sont-ils passibles d'objections. Ainsi, Lépine montre que dans une observation irrégulière de Trousseau et Vulpian on avait trouvé l'athérome des sylviennes et l'oblitération de la sylvienne gauche. Il n'est pas étonnant que dans ce fait-là on ait observé une aphasie rémittente, ce qui était arrivé en effet.

On a dit[1] que la fréquence plus grande de l'aphasie avec des lésions à gauche vient simplement de ce que le symptôme est habituellement produit par un ramollissement, et que le ramollissement est beaucoup plus fréquent à gauche qu'à droite. Cette théorie ne me paraît guère acceptable dans l'état actuel de la science, par cette seule raison que la proportion des faits d'aphasie avec lésion à droite est infiniment moins grande que la proportion des faits de ramollissement à droite.

Meissner a bien trouvé, sur 38 cas d'embolie, 26 à gauche et 12 à droite; et Bertin a donné 31 embolies à gauche contre 7 à droite[2]. Mais comme dit Ferrier[3], qui cite ces chiffres : « l'aphasie ne résulte pas toujours du ramollissement embolique, et si nous cherchons quel est l'hémisphère le plus sujet au ramollissement, quelle que soit son origine, nous voyons que c'est le droit. D'après Andral, sur 169 cas, 73 étaient à droite, 63 à gauche et 33 dans les deux hémisphères... D'autre part, Seguin a trouvé, par l'analyse de 266 cas d'hémiplégie avec aphasie, 243 avec hémiplégie droite et 17 avec hémiplégie gauche ; proportion, 14,3 : 1. Si, d'après Bertin, l'embolie à gauche est à celle de la cérébrale droite dans la proportion de 4,4 à 1, et si, d'après Seguin, il y a aphasie par lésion de l'hémisphère gauche dans le rapport de 14,3 contre 1 à droite, nous avons, en faveur de l'association de l'aphasie avec les lésions à gauche, une prépondérance de 10 à 1 ; ce qui ne saurait s'expliquer par une simple coïncidence ».

La loi de Dax est donc de mieux en mieux établie par la clinique contemporaine.

Ce siége à gauche d'un centre donné étonnera. Cela paraît en effet bizarre, car on s'attend à trouver les deux hémisphères physiologiquement symétriques, comme ils le sont anatomiquement.

On peut rapprocher ce fait de l'usage tout particulier que nous faisons des membres droits. Nous agissons, nous saisissons beaucoup plus avec le cerveau gauche qu'avec le droit ; de même, nous prenons l'habitude de parler avec notre cerveau gauche. Du reste, l'hémisphère gauche se développerait plus tôt que le droit et serait plus lourd pendant toute la vie. Armand de Fleury et plus tard Ogle ont montré que les dispositions anatomiques assurent une vascularisation plus large à l'hémisphère gauche. C'est

[1] Voy. notamment Farge ; *Gaz. hebd.*, 1877, 31 et 35.

[2] Cité par Kussmaul ; *Handb. von Ziemssen*, tom. XII.

[3] *De la localisat. des mal. cérébr.*, trad. Varigny, pag. 139.

un fait qui a en effet une certaine influence, qu'il ne faut cependant pas exagérer[1].

Il faut donc défalquer des prétendues exceptions les cas d'aphasiques gauchers ayant présenté une lésion à droite. Ce sont là véritablement des exceptions qui confirment la règle.

La localisation de la lésion dans l'aphasie est donc un fait que l'on peut considérer comme cliniquement démontré. Il y a là une région qui préside spécialement à ce genre de fonctions et pas à d'autres, car on a observé quelques faits dans lesquels il y avait aphasie sans hémiplégie, la lésion portant uniquement alors sur le centre de la parole.

Ces cas si remarquables de localisation précise et exclusive s'expliquent par la circulation de la région, qu'il est important de connaître.

Nous reviendrons plus tard sur les artères du cerveau. Il me suffit de rappeler ici que l'artère sylvienne, arrivée à l'extrémité de la scissure de Sylvius, émet quatre branches : l'une de ces quatre branches, appelée *frontale externe et inférieure*, est, à proprement parler, l'artère de l'aphasie ou de la circonvolution de Broca.

Duret, qui a le premier bien démontré la disposition de tous ces vaisseaux, a montré de plus, dans un travail récent, que « chez tous les animaux dont nous avons injecté le cerveau, le chien, le chat, le lapin, le veau et le mouton, on voit naître du même point de la sylvienne une artère qui a la même direction et une situation correspondante[2] ».

Charcot a observé un cas très-remarquable de ramollissement circonscrit produit par l'oblitération de cette seule artériole, et qui avait déterminé l'aphasie seule sans hémiplégie.

L'Expérimentation a essayé, dans ces derniers temps, de vérifier la localisation dont nous parlons. Je ne vous parlerai pas des essais immoraux et dangereux que l'on a faits sur l'homme, et qui ne prouvent rien. Mais nous verrons plus tard, en parlant des expériences de Hitzig et de Ferrier, que ces observateurs ont localisé dans la même région le centre des mouvements de la langue et des lèvres. Dans le travail que nous venons de citer tout à l'heure, Duret parle aussi d'expériences faites dans le même sens.

« Nous avons, dit-il, sur deux chiens, extirpé cette région pour voir s'il surviendrait des phénomènes analogues à ceux qu'on observe chez l'homme après les lésions de la troisième circonvolution. Or, ces animaux paraissent avoir perdu la faculté d'aboyer. Ils peuvent encore pousser des plain-

1 *Acad. de Méd.*, 15 mai 1877. Rapport de Broca.

2 *Note sur la circulation cérébrale chez quelques animaux ; corrélation des régions motrices et des territoires vasculaires ; indépendance des divisions physiologiques et de la lobulation.* (*Gaz. méd.*, nº 4, 1877.)

tes, grogner, etc.; mais, comme nous l'a fait observer M. Charcot, les aphasiques eux-mêmes gémissent et souvent se plaignent très-fort. Toutefois nous ne considérons pas encore le résultat de ces expériences comme définitif, car depuis quinze jours seulement les animaux sont en observation. »

Duret[1] a pu refaire depuis une autre expérience du même ordre.

Chez un chien, par des compressions intermittentes, il « suspendait et laissait se rétablir tour à tour le cours du sang au niveau de la circulation du langage : chaque fois, l'animal poussait des aboiements, comme pour avertir de la présence d'une personne étrangère. On ne saurait supposer qu'il s'agissait dans ce cas de cris douloureux, le chien étant dans le sommeil et presque comateux. »

L'expérimentation n'en est pas moins encore loin d'avoir encore dit son dernier mot sur cette question. Mais on peut dire que nous n'avons pas besoin de l'attendre pour conclure, et, de par la clinique, nous pouvons considérer cette localisation comme acquise.

Remarquez que je m'abstiens de toute dissertation sur la nature de ce centre de la faculté du langage ; ce sont là des questions fort obscures et qui nous entraîneraient trop loin. La question des localisations cérébrales est pour nous une question purement et exclusivement clinique : à tel siége de lésion peut-on dire que tel symptôme correspond ?

Eh bien ! ici vous pouvez dire que le symptôme aphasie correspond, dans l'immense majorité des cas, à une lésion portant sur le tiers postérieur de la troisième circonvolution frontale du côté gauche ou la région voisine.

Il ne faudrait pas dire cependant que c'est là la seule région dont les altérations entraînent des troubles de parole. De ce centre cortical partent des fibres blanches dont la destruction peut avoir des effets très-analogues à ceux de la destruction du centre lui-même. De là une nouvelle catégorie de faits d'aphasie dans lesquels la troisième frontale est intacte et qui ne sont cependant pas exceptionnels.

Nous verrons, à propos de la séméiologie du centre ovale[2], que, dans la nomenclature de Pitres, ce sont les faisceaux pédiculo-frontaux inférieurs[3] qui sont sous-jacents au tiers postérieur de la troisième frontale. Nous avons pu réunir [4] treize cas dans lesquels l'aphasie était produite par une lésion de cet ordre, et depuis lors nous avons recueilli une nouvelle observation personnelle du même ordre.

Pour compléter la doctrine localisatrice de l'aphasie, il faut donc dire au-

[1] Thèse citée, pag. 249, expér. LV.

[2] Voy. plus loin, chap. IV.

[3] Voy. plus loin la Pl. IV reproduisant les coupes de Pitres.

[4] *Localisat. dans les mal. cérébr.*, 3e édit., pag. 23.

jourd'hui, avec Cl. de Boyer, que « l'intégrité des faisceaux pédiculo-frontaux inférieurs est nécessaire pour que le centre cortical de l'aphasie jouisse de ses manifestations; il est probable que dans ce cas le mécanisme d'association des idées et des mots est possible, mais que les mots ne peuvent être prononcés par suite d'une véritable mutité cérébrale. »

D'après Kussmaul [1], les parties infra-corticales ne servent qu'à préparer l'exécution mécanique et la combinaison des mouvements de la parole, tandis que la formation des syllabes et des mots que nécessite le langage se fait dans l'écorce elle-même. Mais, ajoute-t-il très-justement plus loin, c'est la tâche de l'avenir de déterminer la différence qui existe suivant la part que prennent les lésions de la substance grise ou de la substance blanche.

En fait, à l'heure actuelle, je ne crois pas possible de distinguer l'aphasie par lésion corticale de l'aphasie par altération des faisceaux pédiculo-frontaux inférieurs.

Les lésions des parties inférieures de l'encéphale ne peuvent-elles pas aussi produire des troubles de la parole ? Où passent les conducteurs de la parole au-dessous des faisceaux pédiculo-frontaux inférieurs?

Il est probable qu'ils passent par les corps striés. Les altérations de cette région retentissent donc sur la parole. Seulement, alors, l'articulation même des mots serait influencée, ce qui n'existe pas dans les lésions des parties supérieures.

Il paraît établi, dit Kussmaul, que les lésions des corps striés peuvent rendre l'articulation incompréhensible par le bégaiement ou même la détruire complétement. Ces ganglions gris forment du reste la limite au-dessous de laquelle les lésions de l'encéphale ne déterminent plus seulement que de simples troubles dans l'articulation.

Le centre même de l'articulation ne serait pas dans les olives, comme l'ont prétendu certains auteurs, mais serait, d'après Kussmaul, derrière les tubercules quadrijumeaux, se prolongeant dans la moelle aussi loin que le centre respirateur. L'intégrité des syllabes semble dépendre de l'intégrité des noyaux moteurs de la moelle allongée [2]. C'est là le centre réflexe des bruits inarticulés. Chez les perroquets et les enfants, au début du langage, il y a une simple voie réflexe allant directement du nerf auditif au centre basal, sans passer par le cerveau. Chez l'enfant seulement, le cerveau est prévenu de ce réflexe, en garde l'impression, le souvenir, de sorte que plus tard l'enfant parle volontairement et avec son cerveau.

[1] *Handbuch von Ziemssen*. — On trouvera une bonne analyse de ce travail dans la Thèse de Hornus (Th. Paris, 1877, nº 270), à laquelle nous avons fait de nombreux emprunts.

[2] Voy. plus loin la 3e partie, consacrée aux maladies de la Moelle allongée.

Envisageant tout l'ensemble de l'appareil nerveux servant à la parole et embrassant dans une vue générale tous les troubles de cette fonction, Kussmaul a proposé la classification suivante, dont il est bon de connaître les termes, parce qu'on les retrouve assez souvent dans la littérature allemande.

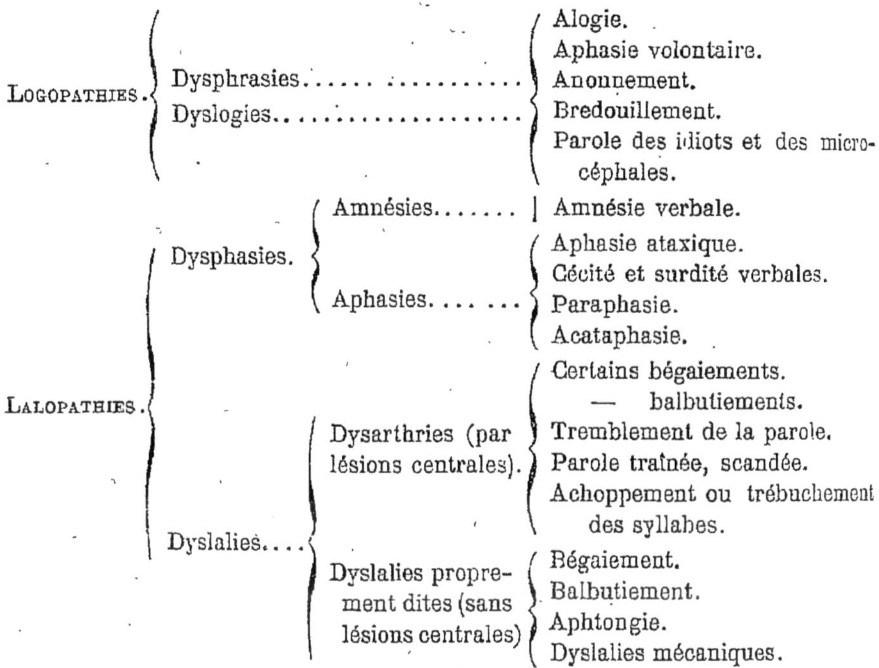

Logopathies.	Dysphrasies. Dyslogies.		Alogie. Aphasie volontaire. Anonnement. Bredouillement. Parole des idiots et des microcéphales.
Lalopathies.	Dysphasies.	Amnésies.	Amnésie verbale.
		Aphasies.	Aphasie ataxique. Cécité et surdité verbales. Paraphasie. Acataphasie.
	Dyslalies.	Dysarthries (par lésions centrales).	Certains bégaiements. — balbutiements. Tremblement de la parole. Parole traînée, scandée. Achoppement ou trébuchement des syllabes.
		Dyslalies proprement dites (sans lésions centrales)	Bégaiement. Balbutiement. Aphtongie. Dyslalies mécaniques.

Kussmaul établit donc une analyse de la parole analogue à celle que nous avons faite plus haut. Il distingue ainsi les troubles de la parole par vice de la pensée, de l'idéation (logopathies), les troubles du langage proprement dit (lalopathies); et dans ces derniers, il sépare les troubles par défaut d'articulation des mots (dyslalies) et les troubles portant spécialement sur le passage de l'idée au mot (dysphasies).

Il est facile de voir, d'après cela, que le groupe des dysphasies correspond assez exactement à notre aphasie; c'est le seul qui nous intéresse ici, les dysphrasies appartenant plutôt à la médecine mentale et les dyslalies appartenant à la séméiologie des corps striés et surtout du bulbe, à propos duquel nous les retrouverons.

Nous restreignant donc ici aux dysphasies, nous devons dire un mot des expressions qu'il emploie pour en désigner les variétés.

L'*amnésie* n'a pas besoin d'être expliquée; nous avons suffisamment indiqué plus haut ses rapports avec l'aphasie. L'*aphasie ataxique* répond à peu près à l'aphasie ordinaire; c'est l'impossibilité de coordination motrice des mots. La *cécité* et la *surdité verbales* sont l'impossibilité, malgré l'intégrité de l'intelligence et des sens, de comprendre les mots vus ou entendus. La *paraphasie* est l'impossibilité de relier les mots d'une façon correcte avec l'idée qu'ils représentent (de là les erreurs de mot, les substitutions, etc.).

Enfin, l'*acataphasie* ou *agrammatisme* est l'impossibilité de former les mots d'une façon grammaticale et de les placer suivant la syntaxe.

On voit que ce sont là différents caractères que nous avons décrits dans l'histoire clinique de l'aphasie véritable.

Nous avons reproduit ce tableau de Kussmaul pour bien montrer la tendance qu'ont les Allemands à réunir ensemble tous les troubles de la parole, quelque disparates qu'ils puissent être; mais pour nous fortifier aussi dans l'idée de séparer exactement (comme nous l'avons fait dans tout ce chapitre) l'aphasie véritable (dysphasies de Kussmaul) des troubles de parole par défaut d'idéation ou par défaut d'articulation (logopathies et dyslalies de Kussmaul).

C'est au seul premier groupe qu'il faut attribuer le nom d'*aphasie*, si l'on veut que ce mot ait une valeur séméiologique précise et évoque dans l'esprit l'idée de lésion portant sur *le tiers postérieur de la troisième frontale gauche, l'insula ou les faisceaux sous-jacents.*

Pronostic. — Un fait important à noter, c'est qu'il est impossible de trouver un élément sérieux de pronostic dans la présence ni même dans l'intensité du symptôme aphasie. Notre malade, Desforges, avait une aphasie aussi complète que possible, et il n'en guérit pas moins très-bien.

Le pronostic doit être basé sur la connaissance de la lésion, de la maladie, mais non sur celle de l'aphasie en elle-même.

Marche. — C'est ici le lieu de signaler certaines aphasies à marche bizarre sur lesquelles Mauriac a récemment attiré l'attention : les aphasies intermittentes que l'on rencontre dans la syphilis.

Au quinzième mois d'une syphilis qui n'avait pas cessé jusque-là de se manifester bruyamment, apparaissent une céphalalgie et une insomnie tenaces coïncidant avec une nouvelle éruption de plaques muqueuses. Au vingt et unième mois, début de l'encéphalopathie. Ce sont des crises intermittentes d'aphasie et d'hémiplégie droite, qui durent quelques minutes seulement et se reproduisent plusieurs fois par jour, sans perte de connaissance ni convulsions. Au vingt-deuxième mois, les crises s'aggravent, se rapprochent; le malade devient tout à fait aphasique. Nouvelle amélioration. Huit jours après, nouvelle attaque, et cette fois lésion définitive.

Mauriac, qui a observé plusieurs cas semblables, attribue ces phénomènes à une hyperplasie syphilitique gommeuse des méninges, au niveau de la troisième circonvolution frontale gauche, comprimant, puis envahissant cette région ; y développant ainsi, d'abord de la congestion (période d'intermittence), puis du ramollissement.

Il est pratiquement important de connaître ces faits-là, à cause des indications thérapeutiques qu'ils présentent. On obtient les plus beaux résultats avec l'iodure de potassium à haute dose pendant la période d'intermittence. Plus tard, au contraire, quand la lésion fixe et continue est établie, l'insuccès est la règle [1].

Nous n'avons rien à dire de général sur la marche de l'aphasie en dehors de ces faits. L'aphasie n'a pas de marche propre, spéciale. C'est la marche de la lésion (le plus souvent un ramollissement) qui la tient sous sa dépendance.

Le TRAITEMENT doit être aussi, avant tout, celui de la lésion et de la maladie ; par suite, nous n'avons pas à nous en occuper ici.

Le seul point important à faire remarquer, c'est qu'un aphasique peut réapprendre à parler, et cela, non-seulement quand la lésion guérit, mais même quand la lésion persiste et malgré cette persistance. Dans ce cas-là, il y a suppléance, et probablement suppléance par la région similaire du côté opposé.

Les hémiplégiques peuvent apprendre à écrire de la main gauche, c'est-à-dire qu'ils peuvent apprendre à faire avec leur cerveau droit ce qu'ils faisaient auparavant avec le cerveau gauche. De même les aphasiques condamnés à ne plus parler avec le cerveau gauche, comme ils en avaient l'habitude, peuvent apprendre à parler avec le cerveau droit. Ils deviennent, par nécessité et par éducation, des gauchers de la parole.

Pour obtenir ce résultat, les efforts personnels du sujet, les efforts de l'entourage, une bonne direction, etc., sont indispensables. On trouve dans l'observation de M. Lordat un exemple remarquable de ce genre de guérison.

CHAPITRE II.

HÉMIANESTHÉSIE [2].

Nous avons vu dans l'aphasie un premier exemple de symptôme correspondant à une lésion à siége fixe. Nous allons en trouver un second,

[1] *Aphasie et hémiplégie droite syphilitiques et à forme intermittente.* (*Gaz. hebd.*, 1876, 5 et suiv.) — *Leçons sur l'aphasie syphilitique et les localisations de la syphilose corticale du cerveau.* (*Gaz. hebd.*, 1877 ; 6.) — Le Dr R. Caizergues a récemment publié un nouvel exemple de ce genre d'aphasie. (*Montpellier médic.*, tom. XLI, pag. 292.)

[2] Voy. Charcot ; *Leç. sur les mal. du syst. nerveux*, tom. I. — Veyssière ; Th. de Paris, 1874, nº 379. — Rendu ; Th. d'agrég. Paris, 1875. — Magnan ; *Recherches sur les centres nerveux*, etc.

de démonstration plus récente mais aussi nette, dans l'hémianesthésie.

La plupart des hémiplégiques ne sont paralysés que du mouvement; leur sensibilité reste intacte. Mais dans un certain nombre de cas, qui sont moins fréquents sans être exceptionnels, il y a une hémianesthésie plus ou moins complète du côté hémiplégique.

Les accidents se développent brusquement après une attaque d'apoplexie ou graduellement, comme les autres hémiplégies. Le malade dit qu'il ne sent pas son côté paralysé, qui est comme mort. En examinant de près, on trouve alors une insensibilité complète de tout le côté s'arrêtant à la ligne médiane en avant et en arrière. Cette délimitation n'est pas mathématique, il y a souvent une petite région de sensibilité diffuse autour de la ligne médiane : c'est dû aux anastomoses des nerfs des deux côtés du corps.

La peau a perdu toutes ses espèces de sensibibilité : sensibilité au contact, à la douleur, à la température. Une épingle profondément enfoncée, un corps froid mis en contact, le chatouillement, les courants électriques, etc., ne sont pas perçus. Dans les cas moins accentués, on peut mesurer avec l'œsthésiomètre la sensibilité comparée des deux côtés.

Les parties profondes peuvent être également anesthésiées : la pression n'est pas perçue. On peut faire contracter les muscles par un courant électrique; on peut même ainsi tétaniser un membre sans produire de la douleur.

Le sens musculaire est affaibli et peut être aboli. Le malade, les yeux fermés, n'a pas conscience des mouvements spontanés et provoqués qu'il exécute. Ainsi, si l'on invite le sujet à porter la main anesthésiée sur un point sain, les yeux étant fermés, il ne s'apercevra pas d'un obstacle interposé et laissera dévier ou immobiliser le bras qu'il avait mis en mouvement. Si, au même moment, le médecin touche lui-même la partie saine, le malade croit avoir atteint son but et avoir lui-même produit le contact, alors que son bras s'est arrêté en chemin. Il marche assez droit, les yeux fermés; mais il se laisse facilement entraîner dans une sorte de mouvement circulaire, dès qu'on exerce une pression légère sur le côté atteint. Les objets échappent à sa main, quand elle n'est pas surveillée. Le malade se blesse sans s'en douter : on a vu des couturières ne s'apercevoir d'une piqûre qu'au sang qui tachait le linge.

Souvent il y a un refroidissement marqué du côté malade, refroidissement qui peut aller jusqu'à 2° ou 3°, et dont le malade n'a pas conscience.

L'anesthésie porte également sur les muqueuses. La langue, la bouche, le voile du palais, sont insensibles sur une moitié. La conjonctive également peut être touchée avec une barbe de plume sans que le malade s'en doute.

On a constaté seulement que la cornée reste sensible. Magnan fait remarquer, à ce sujet, que la cornée d'une part et la conjonctive palpébrale et sclérotidienne de l'autre ont une innervation indépendante dans une certaine mesure. Cl. Bernard a montré en effet qu'après l'avulsion du ganglion ophthalmique chez le chien, la cornée perd sa sensibilité, tandis que le reste de la conjonctive la conserve. La conjonctive reçoit ses nerfs sensitifs directement de la cinquième paire, tandis que la cornée les reçoit du ganglion ophthalmique. La strychnine insensibilise la cornée avant la conjonctive ; l'éther et le curare font l'inverse. — On comprend donc d'après cela comment une lésion peut produire cette distribution, au premier abord bizarre, de l'hémianesthésie dans l'œil.

En même temps, quelques réflexes périphériques peuvent persister. Ainsi, souvent l'excitation de cette conjonctive anesthésiée peut provoquer le larmoiement; c'est ce que nous avons récemment constaté chez un malade dont nous aurons à reparler. C'est ainsi que Briquet avait noté chez des hystériques hémianesthésiques que les tissus érectiles, comme le mamelon, le clitoris, peuvent s'ériger au contact sans que la femme sente le contact lui-même.

Mais les grands réflexes ont en général disparu : on ne provoque pas de nausées en titillant la luette et le voile du palais, etc.

Cette description s'applique aux cas complets dans lesquels l'hémianesthésie est profonde. R. Tripier a récemment bien étudié les formes légères et incomplètes de ce même symptôme [1].

Dans ces cas, la perte de la sensibilité, comme la paralysie, a été trouvée plus marquée du côté des extrémités terminales des nerfs et à la face dorsale des mains, peut-être aussi un peu plus prononcée au membre supérieur qu'au membre inférieur. La sensibilité des parties profondes revient alors avant celle de la peau ou peut même rester intacte tout le temps. Enfin, la pression circulaire ou sur des points des parties ainsi affectées déterminerait une anesthésie complète sur ce point et sur les parties avoisinantes, particulièrement du côté des extrémités.

Nous avons vu les troubles porter sur tous les modes et toutes les espèces de sensibilité générale (peau, muscles, muqueuses, etc.). Il nous reste à décrire les troubles que la sensibilité sensorielle présente, dans ces cas-là, toujours du même côté.

Tous les sens sont atteints à des degrés variables du côté hémianesthésié.

Pour l'ouïe, il est facile de constater qu'il faut approcher à 10 ou 5 centim. de l'oreille une montre que le malade entend de l'autre oreille à 50 ou 60 centim. ; quelquefois même le malade ne percevra pas le bruit de la montre mise au contact. La diminution de l'ouïe peut aller jusqu'à la surdité complète.

L'électrisation, en plaçant le fil négatif sur un bourdonnet de coton mouillé, dans l'oreille malade, ne produit aucune sensation de son. De l'autre

[1] *Soc. de Biol.* (*Gaz. médic.*, 1877, nº 17.

côté, au contraire, l'électrisation produit une sensation auditive et souvent aussi une saveur métallique dans la moitié correspondante de la langue.

L'odorat est également affaibli ou aboli dans la narine du côté correspondant ; on s'en assurera en faisant sentir au sujet de l'eau de fleurs d'oranger, du camphre, de l'essence de menthe, de la teinture de musc, du vinaigre, de l'essence de moutarde ; ces deux dernières substances sont moins bien choisies, parce qu'elles s'adressent surtout à la sensibilité générale.

Le goût est également perdu dans la moitié correspondante de la langue : le sucre, le sel, le sulfate de magnésie, l'aloès, la coloquinte, ne sont pas perçus. L'expérience est concluante quand on promène un pinceau trempé dans la coloquinte, d'abord sur la partie malade, puis sur la partie saine. Le sujet ne peut pas dissimuler, au moment où l'on dépasse la ligne médiane, l'impression désagréable qu'il reçoit.

Les phénomènes observés du côté de la vue méritent une grande attention.

Il n'y a ni hémiopie, ni diplopie, comme dans d'autres lésions cérébrales ; c'est une diminution de la vue qui peut aller jusqu'à la cécité. Cette amblyopie, bien étudiée par Landolt, porte surtout sur deux éléments : l'acuité visuelle et l'étendue du champ visuel ; il y a diminution de l'acuité et rétrécissement concentrique du champ.

Pour apprécier l'acuité visuelle, on peut se servir d'une échelle typographique, comme celle de Snellen. On déterminera le numéro des lettres que le malade peut lire à une distance donnée. Appréciant cette distance en pieds, on aura l'acuité visuelle par une fraction qui a pour numérateur cette distance et pour dénominateur le numéro lu. Ainsi, dans la vue normale, on lit le numéro 20 à une distance de 20 pieds. L'acuité visuelle est alors $\frac{20}{20}$ ou 1.

Eh bien ! l'hémianesthésique lira à cette distance de 20 pieds le numéro 20 avec l'œil sain, mais il ne lira que le numéro 70, par exemple, à la même distance avec l'œil du côté malade. L'acuité visuelle du côté anesthésié sera $\frac{2}{7}$ de celle du côté sain.

Quant à l'étendue du champ visuel, voici comment on pourra l'apprécier.

On trace sur un papier des cercles concentriques correspondant à des angles variables. On fait fixer le point central, et avec un crayon on parcourt huit rayons de ces cercles. On marque sur chaque rayon le point extrême où l'on aperçoit le crayon, en fixant toujours le centre, et l'on a ainsi une idée de l'étendue du champ visuel.

Or, si l'on fait cette expérience avec de petits morceaux de papier de différentes couleurs, on constate facilement que physiologiquement l'étendue du champ visuel n'est pas la même pour toutes les couleurs. Ainsi, le champ du bleu est plus étendu que celui du rouge, celui du rouge plus étendu que celui du vert, etc.

Chez un hémianesthésique, si l'on compare l'étendue des divers champs visuels des deux côtés, on constate que du côté anesthésié le champ des couleurs s'est rétréci concentriquement. L'ordre des couleurs est resté le même, mais le champ respectif de chacune d'elles a diminué.

Ainsi, le champ visuel du vert, qui est normalement le plus petit, peut se rétrécir au point de disparaître, etc. De là, des dyschromatopsies : le malade ne peut plus distinguer telle ou telle couleur avec l'œil atteint.

A un degré extrême et qui se rencontre, l'œil malade voit tous les objets avec une couleur sépia uniforme : c'est une achromatopsie véritable.

Voilà le tableau à peu près complet de l'hémianesthésie d'origine cérébrale. Remarquez que tous les sens sont atteints dans ces cas-là. Charcot a très-utilement divisé les sens en deux catégories : les sens supérieurs, à origine cérébrale : vue et odorat ; et les sens inférieurs, à origine bulbaire : ouïe et goût.

Quand une lésion siége dans un pédoncule, il peut y avoir hémianesthésie ; mais les sens inférieurs, les sens bulbaires, sont seuls atteints. Au contraire, dans le type d'hémianesthésie que nous décrivons ici, tous les sens sont atteints, supérieurs et inférieurs.

Cela posé, il faut tâcher de déterminer la valeur séméiologique de ce symptôme, dans des lésions cérébrales en foyer.

D'abord ce symptôme peut s'observer en dehors de l'hémiplégie d'origine cérébrale.

Ainsi, c'est chez les hystériques qu'on l'a d'abord bien étudié et décrit, à tel point que jusque dans ces derniers temps on croyait même que cet appareil symptomatique appartient exclusivement à cette névrose. Le tableau symptomatique est, en effet, de tous points celui que nous avons tracé. C'est surtout chez les hystéro-épileptiques que l'on observe cette hémianesthésie, et alors c'est du même côté que l'ovarie.

On l'observe également chez les saturnins, dans l'hémiplégie saturnine; Vulpian et Raymond en ont signalé plusieurs cas. Magnan l'a constatée aussi chez certains alcooliques.

En dehors de ces faits encore fréquents, il y en a d'autres rares et moins bien observés, dans lesquels on peut aussi constater cette hémianesthésie : la fièvre typhoïde (Calmettes) [1], les vastes brûlures (Duret) [2], etc.

Dans tous ces cas, le siége de la lésion et le mécanisme de production de l'hémianesthésie sont encore inconnus.

Mais en dehors de ces faits, encore obscurs dans leur pathogénie, l'hémianesthésie se présente dans certaines observations d'hémorrhagie ou de ramollissement du cerveau. Ce symptôme se produit quand la lésion en

[1] *Union médicale*, 1876; *Gaz. méd.*, 1876, 42, pag. 490.

[2] *Gaz. méd*, 1876, n° 4, pag. 40.

foyer occupe un siége déterminé, et sa constatation clinique, dans un cas donné, est d'un puissant secours pour le diagnostic de cette lésion.

C'est ce dernier point que nous devons préciser maintenant ; ce sera notre second exemple clinique de localisation cérébrale.

ANATOMIE PATHOLOGIQUE. — *Siége de la lésion cérébrale dans l'hémianesthésie.* — Autrefois, deux théories étaient en présence sur la localisation du centre de la sensibilité et sur le siége de la lésion qui entraîne l'hémianesthésie : la théorie française et la théorie anglaise.

Dans la théorie française, c'est la *protubérance annulaire* qui serait le *sensorium commune.* Longet, Vulpian, ont montré qu'un lapin sans hémisphère ni cervelet sent encore. Quand on le pince, il crie, se plaint. Il se gratte les narines quand on lui fait respirer de l'ammoniaque. Si l'on fait la même expérience sur un surmulot, quand on lui pince l'oreille on provoque des mouvements dans les membres et l'extension de la tête. Si l'on souffle sur son oreille, il secoue la tête et l'oreille, en clignant les yeux. Il adapte les réactions motrices à la nature de l'excitation. Un rat sans hémisphères cérébraux saute brusquement, quand on simule près de lui le bruit du chat.

D'après ces expériences, que nous n'avons pas à discuter pour le moment, la protubérance annulaire serait le centre de perception des sensations.

Dans la théorie anglaise, ces mêmes fonctions seraient dévolues à la *couche optique.* C'est la théorie de Todd et Carpenter, de Schrœder van der Kolk, de Luys. La couche optique serait le centre des impressions sensitives et l'aboutissant supérieur des cornes postérieures de la moelle, et le corps strié serait le centre des impulsions motrices et l'aboutissant supérieur des cornes antérieures.

Nous reviendrons plus tard sur les fonctions de ces diverses parties de l'encéphale. Constatons seulement ici qu'en présence de ces divergences de la physiologie, la clinique pouvait seule trancher la question de l'hémianesthésie. En effet, en étudiant soigneusement les faits que nous avons décrits et le siége exact de la lésion dans ces cas-là, la clinique est arrivée à des résultats nouveaux que la physiologie n'avait nullement indiqués.

C'est Türck qui en 1859 présenta à l'Académie des Sciences de Vienne quatre faits d'hémianesthésie cérébrale avec description nette de la lésion, et qui mit ainsi sur la voie de la localisation nouvelle. Charcot observa lui-même des faits confirmatifs, et en 1873 développa complétement la doctrine dans ses travaux et ceux de ses élèves Veyssière, Lépine, Raymond, etc.

Le siége habituel de la lésion dans l'hémianesthésie est dans une région du cerveau que l'on appelle la *capsule interne*, et qu'il faut bien connaître parce qu'on en parle beaucoup aujourd'hui. Pour faire comprendre la suite, je suis obligé d'entrer dans quelques détails anatomiques succincts.

Quand le pédoncule cérébral pénètre dans le cerveau, il passe au milieu des ganglions de la base et s'épanouit ensuite dans l'hémisphère, dont il forme la substance blanche. La capsule interne est une partie de ce prolongement pédonculaire, dont nous allons maintenant préciser la situation.

Si l'on fait sur un cerveau une coupe verticale et transversale en arrière des tubercules mamillaires ou en avant des pédoncules, on obtient l'aspect que reproduit la *fig. 4*.

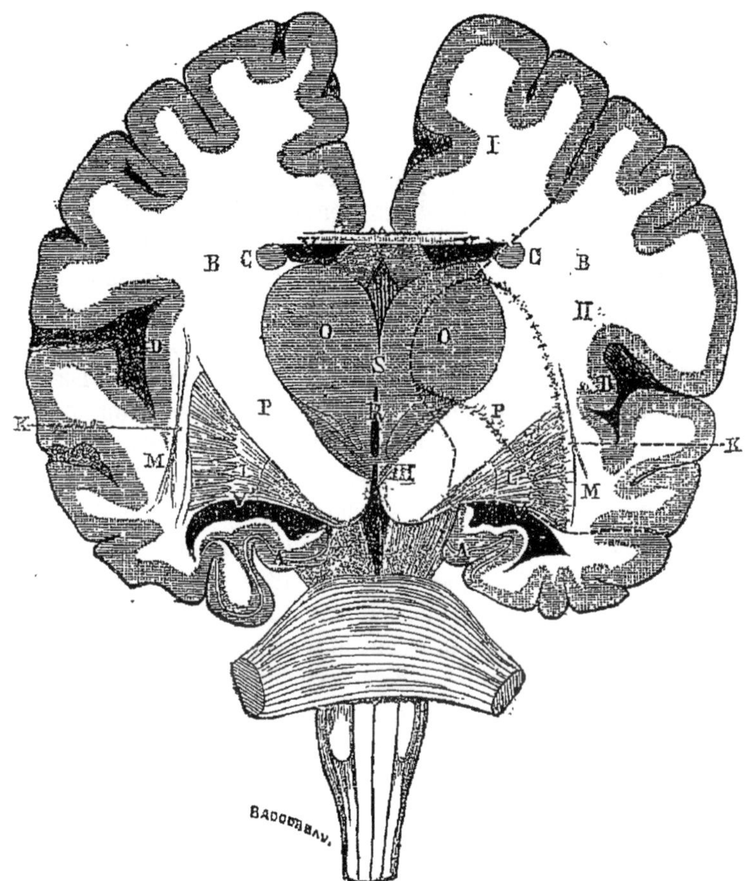

Fig. 4. — *Coupe verticale et transversale du cerveau faite en arrière des tubercules mamillaires ou en avant des pédoncules.* — S, commissure grise ; O, O, couches optiques. — V, ventricule latéral. — V', sa corne sphénoïdale. — P, P, capsule interne ou pied de l'expansion pédonculaire. — L, L, noyau lenticulaire. — K, capsule externe. — M, M, avant-mur. — R, troisième ventricule. — A, corne d'Ammon.

Territoires vasculaires. — I, artère cérébrale antérieure ; — II, artère sylvienne ; — III, artère cérébrale postérieure.

C'est là région où le prolongement des pédoncules P passe entre la couche optique O et le corps strié L. Dans cette région, on trouve successivement de dehors en dedans : le fond de la scissure de Sylvius, la substance grise corticale ou des circonvolutions D, une mince bande de substance blanche, une bande de substance grise M, que l'on appelle l'avant-mur; de la substance blanche K, qui est la capsule externe ; enfin le noyau extra-ventriculaire du corps strié ou noyau lenticulaire L. En dedans est la couche optique O, et au-dessus le noyau intra-ventriculaire du corps strié ou du noyau caudé C.

On appelle capsule interne la bande de substance blanche P qui est située entre le noyau lenticulaire d'une part, la couche optique et le noyau caudé de l'autre.

La capsule interne ainsi limitée est, on le voit, le prolongement des fibres blanches du pédoncule, qui de là vont s'épanouir en éventail dans l'hémisphère et forment ainsi la couronne rayonnante de Reil; à cause de ses relations avec le pédoncule d'un côté et avec la couronne de l'autre, la capsule interne porte aussi le nom d'expansion pédonculaire et de pied de la couronne rayonnante.

Le pédoncule est formé de deux étages superposés de fibres blanches séparés l'un de l'autre par le *locus niger* de Sœmmering. La partie supérieure contient des fibres blanches qui vont à la couche optique, et ne nous intéresse pas. La partie inférieure forme la capsule interne.

La capsule interne contient du reste des fibres de différents ordres. Il y a d'abord des fibres indirectes : certaines vont du pied du pédoncule au noyau lenticulaire, d'autres du pied du pédoncule au noyau caudé, d'autres (dans l'étage supérieur) du pied du pédoncule à la couche optique. Puis, de chacun de ces noyaux partent des fibres blanches qui vont vers les circonvolutions : conducteurs qui unissent le noyau lenticulaire, le noyau caudé et la couche optique à la substance grise corticale.

Il y a aussi des fibres directes qui vont du pédoncule à la substance grise corticale, sans pénétrer dans les masses ganglionnaires.

Parmi les fibres directes, Meynert a vu un faisceau qui se recourbe en arrière au niveau du bord inférieur du noyau lenticulaire, et qui, chez le singe, peut être suivi dans le lobe occipital jusqu'à la substance grise postérieure. D'autre part, ce faisceau peut être revu dans le pédoncule, dans la protubérance, dans la pyramide antérieure, s'entre-croise et passe, non dans les cordons latéraux, mais dans les faisceaux spinaux postérieurs.

Ce serait là le grand faisceau sensitif, centripète. C'est sur son trajet que serait la lésion de l'hémianesthésie.

Avant de terminer et pour compléter ces détails indispensables d'anatomie, il faut encore dire un mot des *vaisseaux* de la capsule interne, bien étudiés par Duret.

Trois troncs artériels se détachent du cercle de Willis : la cérébrale postérieure, qui vient de la vertébrale; la cérébrale moyenne ou sylvienne, et la cérébrale antérieure, qui viennent de la carotide interne. Chaque tronc fournit deux systèmes d'artères : des artères corticales et des artères centrales. Les artères corticales vont dans la pie-mère, se divisent et pénètrent dans la substance grise des circonvolutions. Les artères centrales vont directement aux ganglions gris de la base. Les deux systèmes peuvent être considérés comme indépendants l'un de l'autre.

C'est l'artère sylvienne qui fournit à la capsule interne par ses branches centrales. Les artères centrales pénètrent tout de suite par l'espace perforé antérieur et se divisent ; elles donnent notamment les artères striées externes, qui s'épanouissent sur la face externe du noyau lenticulaire ; de là naissent deux groupes d'artérioles : l'un antérieur, l'autre postérieur.

Le groupe antérieur est formé par les artères *lenticulo-striées ;* c'est l'artère de l'hémorrhagie cérébrale de Charcot. Ces vaisseaux se distribuent au noyau lenticulaire, à la partie *antérieure* de la capsule interne et au noyau caudé.

Le groupe postérieur est formé par les artères *lenticulo-optiques*, qui se distribuent au noyau lenticulaire, à la partie *postérieure* de la capsule interne et à la couche optique.

Il y a donc deux systèmes vasculaires indépendants pour la partie antérieure et la partie postérieure de la capsule interne, que la clinique va nous montrer fonctionnellement distinctes. Cette disposition anatomique explique la possibilité des ramollissements limités à l'une de ces deux régions.

Ces données anatomiques bien comprises, voici les conclusions de la clinique sur la localisation de l'hémianesthésie. Des observations aujourd'hui nombreuses [1], et dans le détail desquelles il est inutile d'entrer, semblent établir que la lésion de l'hémianesthésie d'origine cérébrale, avec participation de tous les sens, telle que nous l'avons décrite, est dans la capsule interne, et plus spécialement dans le tiers postérieur de la capsule interne, dans la région lenticulo-optique. Quand la lésion porte sur ce point, il y a hémianesthésie et hémiplégie à des degrés variables ; quand la lésion porte au contraire sur la région antérieure ou lenticulo-striée de la capsule interne, il y a hémiplégie seule sans hémianesthésie [2].

C'est la clinique qui a établi ce fait, que la physiologie ne permettait pas

[1] On trouvera l'indication bibliographique et l'analyse d'un grand nombre d'observations confirmatives dans notre travail sur les *Localisations dans les maladies cérébrales*, 3e édit., 1880.

[2] L'hémiplégie, dans ce cas, est en général incurable. Les hémiplégies curables correspondent plutôt à une lésion de la capsule externe ou de l'avant-mur (Charcot). — Voy. notamment le fait de Brault et de Beurmann. (*Soc. Anat.*, déc. 1876.)

de prévoir. L'*expérimentation* est venue ensuite et a essayé de confirmer ces conclusions. Veyssière, dans le laboratoire de Vulpian, et plus tard Carville et Duret, ont tenté ces expériences, difficiles du reste à réussir.

On fit d'abord des essais avec des injections locales; puis on imagina un instrument spécial : c'est un trocart explorateur dont la tige perforante est remplacée dans la canule par une autre tige portant au bout un ressort coudé. En faisant décrire à l'instrument, une fois introduit, un tour ou un demi-tour, on déchire la substance cérébrale.

Si l'on déchire la capsule interne dans sa partie antérieure, on produit l'hémiplégie sans hémianesthésie (*fig.* 5) ; si on la déchire dans sa partie postérieure, on produit l'hémianesthésie (*fig.* 6).

L'expérimentation est ainsi arrivée à confirmer les résultats obtenus par la clinique, qui est cependant toujours restée plus nette dans ses conclusions.

La proposition peut donc être formulée d'une manière précise : jusqu'à présent on ne connaît que l'hystérie, le saturnisme chronique et une lésion de la région lenticulo-optique de la capsule interne, qui entraînent l'hémianesthésie avec tous les caractères indiqués[1]. Rappelez-vous que le pédoncule lésé peut aussi produire l'hémianesthésie ; mais dans ce cas les sens bulbaires sont seuls atteints ; les sens cérébraux, la vue et l'olfaction, restent intacts.

Il reste à se poser la question de *physiologie pathologique*. D'où vient cette hémianesthésie dans cette lésion ? Est-ce à dire qu'il y ait dans la capsule interne le centre des sensations ? Pas du tout.

Les centres de sensibilité, les points où les impressions extérieures viennent aboutir et produisent les sensations, sont probablement dans l'écorce grise. La capsule interne est tout simplement une région dans laquelle passent les conducteurs qui font parvenir les impressions périphériques aux centres véritables.

Le grand intérêt de cette région vient de ce que c'est un *carrefour*, que tous les conducteurs centripètes d'une moitié du corps s'y trouvent réunis sous un petit volume, et qu'alors une seule lésion peut les altérer tous. Au-delà de ce point, ces fibres s'éparpillent en éventail dans l'hémisphère, et une lésion en foyer, circonscrite, ne peut plus les atteindre tous en masse, et développer l'hémianesthésie de tout un côté du corps.

Voilà comment les lésions de cette région, et probablement de cette région seule, peuvent produire l'hémianesthésie, et une hémianesthésie aussi complète que celle que nous avons décrite.

Il y a cependant, dans ce tableau symptomatique, un trouble particulier

[1] Voy. plus loin, chap. IV, ce qui a trait aux Troubles sensitifs dans les lésions corticales.

sur lequel il est bon de revenir, parce que sa physiologie pathologique n'est pas facile à saisir : c'est le trouble oculaire, l'amblyopie. Le malade n'accuse pas de l'hémiopie d'un ou des deux yeux ; il a de l'amblyopie d'un seul côté.

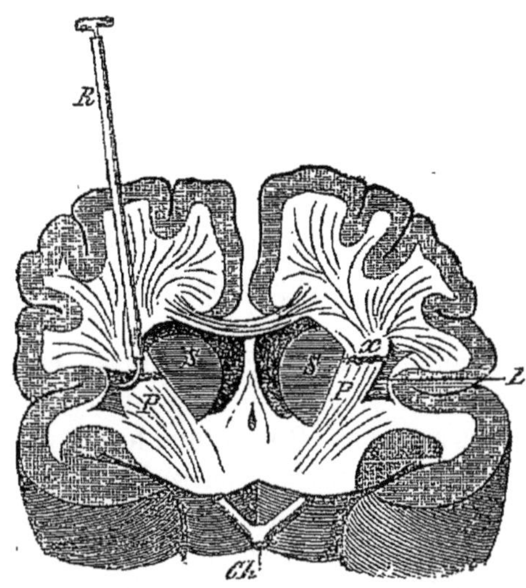

Fig. 5. — *Coupe transversale d'un cerveau de chien, cinq millimètres en avant du chiasma des nerfs optiques.* — S, S, les deux noyaux caudés du corps strié. — L, noyau lenticulaire. — P, P, expansion pédonculaire (capsule interne). — *Ch*, chiasma des nerfs optiques. — *x*, section de la capsule interne (région antérieure ou lenticulo-striée), produisant l'hémiplégie du côté opposé du corps sans anesthésie. — R, stylet à ressort de Veyssière, opérant la section de la capsule interne.

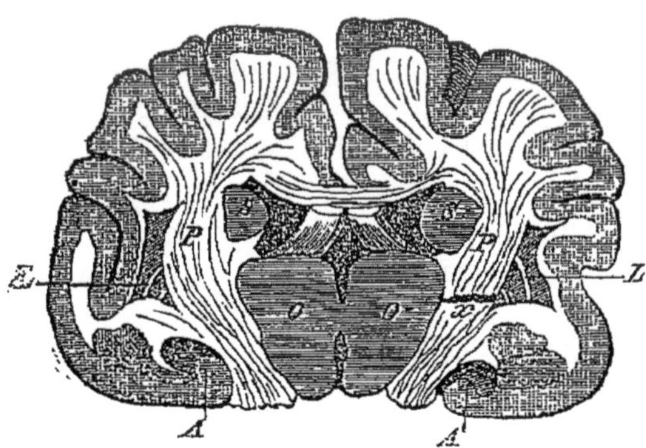

Fig. 6. — *Coupe transversale du cerveau du chien au niveau des tubercules mamillaires.* — O, O, couches optiques. — S, S, noyaux caudés. — L, L, noyaux lenticulaires. — P, P, capsule interne, région postérieure ou lenticulo-optique. — A, A, cornes d'Ammon. — *x*, section de la partie postérieure ou lenticulo-optique de la capsule, déterminant l'hémianesthésie.

Avec la théorie généralement acceptée de la semi-décussation des fibres optiques dans le chiasma, une lésion intra-cérébrale, dans un hémisphère, devrait entraîner l'hémiopie des deux yeux. Ainsi, une lésion de l'hémisphère gauche devrait frapper les fibres de la moitié interne de l'œil droit, puisqu'elles s'entre-croisent, et les fibres de la moitié externe de l'œil gauche, puisqu'elles ne s'entre-croisent pas, c'est-à-dire les fibres correspondant à la moitié gauche des deux yeux. Une lésion intra-cérébrale d'un côté entraîne une hémiopie des deux yeux dans la moitié correspondante.

Il y a des faits cliniques qui viennent confirmer cette manière de voir. Il faut même remarquer que la constitution du chiasma, telle qu'elle est classiquement admise, est une hypothèse imaginée pour expliquer ces faits cliniques et nullement appuyée sur des constatations anatomiques directes.

Les faits d'amblyopie dans l'hémianesthésie cérébrale sont en contradiction avec ces théories et semblent démontrer un entre-croisement complet, total, des fibres optiques. Puisqu'une lésion de la capsule interne gauche frappe l'œil droit tout entier et laisse l'œil gauche absolument intact, c'est que toutes les fibres optiques droites viennent se concentrer dans l'hémisphère gauche et subissent, par suite, un entre-croisement total.

Pour expliquer ces faits sans abandonner la notion classique du chiasma, Charcot suppose un second entre-croisement se produisant plus loin que le chiasma et portant sur les fibres directes qui ont échappé à l'entre-croisement du chiasma. La *fig.* 7 fait facilement comprendre ces deux entre-croisements partiels, successifs, qui finissent par produire en définitive les effets d'un entre-croisement complet.

Cette hypothèse, qui n'est pas vérifiée anatomiquement, rendrait assez bien compte de tous les faits.

Les nerfs optiques, comme tous les nerfs crâniens qui vont à des masses grises, leur origine apparente, se rendent de l'œil aux corps genouillés, aux tubercules quadrijumeaux et à la couche optique. Où se fait le second entre-croisement admis par Charcot? Peut-être dans les tubercules quadrijumeaux.

Ce n'est cependant pas encore démontré; une seule observation de Bastian, citée par Charcot, peut le faire penser sans le démontrer suffisamment.

Quoi qu'il en soit de ce point, les fibres optiques d'un œil, ainsi réunies dans la couche optique du côté opposé, se dirigeraient en arrière, par ce que l'on appelle les radiations optiques de Gratiolet. Meynert aurait même vu ces fibres s'associer dans la capsule interne aux fibres directes venues du pédoncule et qui vont au lobe occipital. — On comprendrait ainsi l'amblyopie croisée produite par les lésions de la capsule interne.

On peut du reste laisser encore dans l'indécision ce point de physiologie pathologique, réservé à l'avenir : le fait clinique n'en reste pas moins bien établi de la relation qu'il y a entre l'hémianesthésie générale et sensorielle d'une part, et la lésion de la région lenticulo-optique de la capsule interne de l'autre.

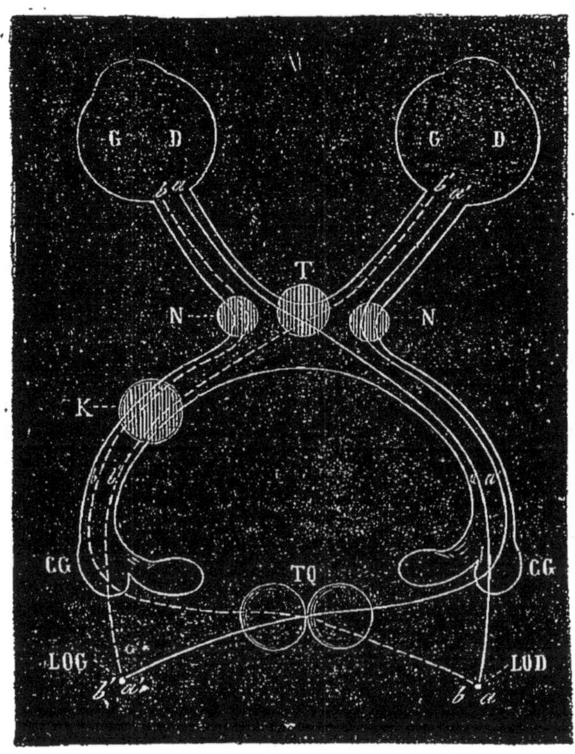

Fig. 7. — *Schéma destiné à faire comprendre les phénomènes de l'hémiopie latérale et de l'amblyopie croisée.* — T, semi-décussation dans le chiasma. — TQ, décussation en arrière des corps genouillés. — CG, corps genouillés. — *a' b*, fibres non entrecroisées dans le chiasma. — *b' a*, fibres entrecroisées dans le chiasma. — *b' a'*, fibres provenant de l'œil droit rapprochées en un point de l'hémisphère gauche LOG. — LOD, hémisphère droit. — K, lésion de la bandelette optique gauche produisant l'hémiopie latérale droite. — LOG, une lésion en ce point produirait l'amblyopie croisée droite. — T, lésion produisant l'hémiopie temporale. — N, N, lésion produisant l'hémiopie nasale.

C'est là le point qu'il nous importait de mettre en lumière, comme second exemple de localisation cérébrale.

Pour terminer l'étude de l'hémianesthésie d'origine cérébrale, il nous faut encore dire un mot des effets curieux de l'ÉLECTRISATION chez ces malades et des effets plus curieux encore de la MÉTALLOTHÉRAPIE.

Richet avait déjà montré à la Société de Biologie que l'excitabilité électrique des nerfs est conservée dans l'hémianesthésie d'origine cérébrale. Il faisait passer un courant électrique à travers des épingles enfoncées dans la peau, et il développait ainsi des douleurs très-vives dans les parties anesthésiées.

Mais Vulpian a montré les phénomènes intéressants qui se développent chez un hémianesthésique quand on électrise la peau elle-même du côté malade[1].

Il place une éponge humide à la région supérieure des muscles épicondyliens, et il promène le pinceau métallique sur la face dorsale de l'avant-bras et de la main; il fait passer par ces deux armatures un puissant courant d'induction.

Il ne se produit rien pendant les deux ou trois premières minutes; ensuite le malade sent, au niveau du pinceau, des fourmillements, des picotements, puis une douleur vive qui devient même intolérable. Alors la sensibilité est revenue, quoique encore obtuse. Mais, chose remarquable, les excitations énergiques provoquent plus de douleurs du côté malade que du côté sain.

En même temps, on constate que la sensibilité est revenue dans tout le côté, quoique l'électrisation ait été bornée à l'avant-bras : l'aphasie que présentait le malade semblait être aussi améliorée. L'amélioration persistait encore sept jours après.

Vulpian admet, pour expliquer ce fait, qu'il y a dans la capsule interne des fibres conservées, non détruites, mais seulement engourdies, et que quand on les excite, même à distance, elles rétablissent les communications de tout le côté avec l'encéphale.

J'ai pu moi-même reprendre ces curieuses expériences et confirmer, en les développant un peu, les conclusions de Vulpian. Il s'agit d'un homme, dont je ne raconterai pas l'histoire[2], qui présentait le tableau complet de l'hémianesthésie à droite.

L'insensibilité était absolue, dans tout le côté, au contact, à la douleur, à la température; on pouvait traverser entièrement avec une épingle un pli fait à la peau, sans que le malade accusât autre chose qu'une légère sensation de contact. Il avait la sensation d'éponge sous le pied; la cornée seule était sensible. Une échelle de Snellen étant placée au pied du lit, l'œil gauche lisait le n° 20 et l'œil droit seulement le n° 70. Le goût avait disparu sur la moitié droite de la langue.

Avec l'aide de M. B. Apollinario, nous pratiquons l'électrisation en plaçant les électrodes sur l'avant-bras droit. Le malade ne sent rien d'abord; quelques secondes après, il a des picotements, la peau devient rouge; il y a une véritable douleur, etc.

[1] *Arch. de Physiol.*, 1875, n° 6. — Voy. aussi le nouveau travail du même auteur, in *Bullet. thérap.*, 1880.

[2] *Arch. de Physiol.*, 1876, n° 6.

A partir de ce moment, quand on le pince à la jambe, à la face, n'importe où dans le côté droit, il sent très-bien; il souffre plus que du côté opposé. Dès qu'on le touche avec une épingle du côté malade, il se plaint. Il sent et localise bien un contact léger. Il lit le n° 20 avec l'œil droit comme avec l'œil gauche, un peu moins couramment peut-être; le goût paraît également revenu.

C'est là un fait nouveau ajouté à ceux de Vulpian : la vue revient normale sous l'influence de la faradisation de l'avant-bras. Cela montre bien qu'il s'agit là d'une amblyopie sans lésion du fond de l'œil.

Dans une autre séance, nous électrisâmes la jambe droite au lieu du bras; d'autres jours, d'autres régions : les résultats furent les mêmes. Enfin, nous fîmes une application sur la cuisse saine : nous développâmes néanmoins l'hyperalgésie du côté malade. C'est là un autre fait nouveau et réellement curieux.

Il était du reste intéressant de suivre le mode de développement de cette hyperalgésie.

Le premier jour, l'hyperalgésie était très-forte. Elle cessait sept minutes après la fin de l'électrisation, et reparaissait à chaque nouvelle électrisation. Le second jour, il en fut à peu près de même; seulement l'hyperalgésie était un peu moins accentuée. Le quatrième jour, il n'y eut plus d'hyperalgésie du tout : les autres phénomènes, retour de la sensibilité, etc., se produisent, mais il n'y avait plus d'hyperalgésie.

L'hyperalgésie semble donc n'être que la conséquence des premières électrisations. M. Apollinario comparait ingénieusement ce phénomène à l'éblouissement qu'éprouverait un aveugle en recouvrant la vue, éblouissement qui disparaît ensuite quand les centres sont de nouveau habitués à recevoir les impressions. C'est là, en tout cas, un fait curieux que les recherches ultérieures devront contrôler.

Dans ces derniers temps, les expériences sur la *métallothérapie*[1] sont venues présenter la question de l'électrisation dans l'hémianesthésie sous un jour tout nouveau, en étudiant l'action des courants électriques extrêmement faibles.

Depuis plus de vingt-cinq ans, le Dr Burq s'efforce de démontrer que chez les malades atteints d'anesthésie, quand on applique sur la peau divers métaux, comme l'or, le cuivre, le fer, etc., on peut, par un de ces métaux,

[1] On trouvera un résumé de ce qui a été fait en métallothérapie avant ces derniers temps, dans un livre du Dr Burq, paru en 1871 chez Baillière, et dans une lettre adressée à la *Gaz. méd.*, 1877, n° 6. — Pour ce qui concerne les expériences récentes, elles ont été communiquées à la Soc. de Biol. (1876-1877). On les trouvera résumées dans les deux rapports de Dumontpallier. — Voy. aussi notre Revue dans le *Montpellier médic.*, juin 1880.

faire disparaître l'anesthésie. Le métal qui réussit n'est pas le même pour chacun. M. Burq tire ensuite de ces faits d'autres conséquences sur l'action intime de ce métal chez le même individu ; mais cela ne nous intéresse pas ici.

Malgré son infatigable persévérance, M. Burq n'avait que peu de partisans, quand il a obtenu tout récemment de refaire ses expériences à la Salpêtrière, devant une Commission nommée par la Société de Biologie et formée de MM. Charcot, Luys et Dumontpallier. Les résultats annoncés par M. Burq ont été entièrement vérifiés et développés.

Quand on applique sur la peau d'un hémianesthésique des plaques de métal, comme des pièces d'or, d'argent, etc., la sensibilité revient avec les phénomènes indiqués par Burq. « D'abord, les malades accusent, au niveau de l'application des métaux et dans une zone plus ou moins étendue, des fourmillements, une sensation de chaleur ; puis l'observateur constate bientôt, dans les mêmes régions, de la rougeur, le retour de la sensibilité, l'ascension de température mesurée par le thermomètre, et enfin le retour de la force musculaire mesurée par le dynamomètre. » On remarquera l'analogie de ces phénomènes avec ceux que nous avons produits par l'électricité.

Ces expériences ont réussi, d'abord chez des hystériques hémianesthésiques[1], et ensuite dans plusieurs cas d'hémianesthésie d'origine cérébrale ; les résultats obtenus sont même plus durables chez ces derniers que chez les hystériques et ne s'accompagnent pas de transfert[2].

De plus, comme Burq l'avait dit, on ne peut pas réussir chez tous avec le même métal. Tel métal est inactif chez l'un et agit chez l'autre.

En présence de ces faits bizarres, on songea à les expliquer par l'électricité, et Regnard institua des expériences pour étayer cette hypothèse.

D'abord, il met en communication avec un galvanomètre la plaque métallique et un point de la peau éloigné de 2 centim. ; on constate un courant dont l'intensité est en raison de l'état de transpiration de la peau. Regnard mesure l'intensité de ce courant, qui est très-faible ; et se servant alors d'une pile Trouvé, donnant un courant d'intensité égale, il obtient les mêmes résultats qu'avec l'application métallique.

[1] Voy. dans la 5e partie, art. IV, chap. I, la description des phénomènes produits chez les hystériques par la métallothérapie.

[2] Cette règle n'est cependant pas absolue. Ainsi, Vigouroux a observé « des exceptions très-rares, il est vrai : d'une part, des hémianesthésies de cause cérébrale organique avec transfert ; d'autre part, des hystériques sans transfert ». (*Année médicale*, 1878, art. *Métallothérapie*, pag. 223.) D'autre part, Debove a vu, chez une hémianesthésique de cause organique, la sensibilité, ramenée sous l'influence de l'aimant, ne pas persister indéfiniment. (Richer ; *Progrès médical*, 1879, nº 46.) Proust et Ballet ont noté le même fait. (Congrès d'Amsterdam, 1879 ; *Journ. de Thérapeut.*, 1879, nº 21.)

Jusque-là c'est très-clair, mais il faut encore expliquer pourquoi certains malades sont impressionnés par l'or, qui donne un courant très-faible, tandis qu'ils ne le sont pas par le cuivre, dont le courant est beaucoup plus intense. En étudiant les malades avec des piles de Trouvé, on voit qu'ils sont impressionnés par un courant faible représentant celui de l'or ; qu'ils ne le sont pas par un courant moyen comme celui du cuivre, et qu'ils le sont de nouveau par un courant plus fort. « Il y a, dit M. Regnard, dans l'échelle galvanométrique, certains points, toujours les mêmes pour le même malade, où la sensibilité ne revient pas sous l'action du courant, quelle que soit d'ailleurs la durée de l'application des pôles. Nous donnons à ces points le nom de points neutres, qui a l'avantage de constater le fait sans rien préjuger de sa nature. »

On a été plus loin : après avoir essayé les courants continus faibles, on a expérimenté l'électricité statique et on a encore obtenu de bons résultats (Vigouroux, Erlenmeyer). Puis on a vu que l'électricité peut agir à distance, qu'il suffit de placer la partie anesthésiée dans un solénoïde parcouru par un courant pour en obtenir les mêmes effets (Charcot et Vigouroux). Des solénoïdes aux aimants il n'y avait qu'un pas, et il a été rapidement franchi.

Charcot, Proust, Debove et bien d'autres, ont montré que l'application d'un aimant sur la peau ou même à une petite distance du corps fait disparaître l'anesthésie au bout d'un temps variable. L'aimant a sur les autres procédés cette supériorité qu'il réussit quel que soit le métal actif et même dans des cas où tous les métaux restent inactifs.

Dans l'action de l'aimant, Proust a noté cette particularité que le retour de la sensibilité, dans le côté anesthésié, se fait toujours du centre à la périphérie, contrairement à ce qui se passe pour les applications de métaux. Quelle que soit la partie avec laquelle les aimants sont mis en rapport, c'est toujours au thorax que la sensibilité revient en premier lieu.

Un autre point curieux, noté par le même auteur, c'est que l'aimant peut agir à distance et faire disparaître l'anesthésie chez un second malade mis en rapport avec un premier, dont le corps sert de conducteur.

Maragliano et Seppilli ont constaté que le pôle sud de l'aimant aurait plus d'efficacité que le pôle nord. Ce fait n'a pas été observé, je crois, à la Salpêtrière.

Je n'insisterai pas sur les autres agents dont on a encore essayé les vertus œsthésiogènes : les vibrations sonores du diapason, les corps chauds, etc. Nous reviendrons sur tout cela à propos de l'hystérie.

On voit combien le champ de la métallothérapie s'est agrandi depuis les derniers travaux. Aujourd'hui ce mot devient absolument impropre si on veut lui laisser son sens étymologique. Il désigne couramment tout un chapitre de thérapeutique que l'on pourrait mieux appeler : *œsthésiogénie*. Debove a insisté sur ce fait, capital en pratique, que tous les agents guérissent non-seulement l'anesthésie elle-même, mais les troubles de motilité (hémiparésie ou autres) qui accompagnent l'anesthésie.

Nous avons été amené dans ces derniers temps à étendre encore plus le champ des agents œsthésiogènes, en démontrant que l'on pouvait obtenir des effets du même ordre par de simples applications de *vésicatoires*[1].

Il y a déjà quelques années, Estor et Fonssagrives avaient fait réapparaître la sensibilité chez un malade avec des vésicatoires. Mais ces essais, antérieurs aux expériences récentes de métallothérapie, firent peu d'impression, restèrent incomplets et ne furent pas publiés. C'est en appliquant un vésicatoire sur le genou d'un hémianesthésique atteint d'hydarthrose que je constatai le retour de la sensibilité dans tout le membre inférieur.

Mes expériences ont porté sur deux malades dont aucun ne paraît hystérique et qui me semblent atteints, l'un et l'autre, d'hémianesthésie d'origine cérébrale. Chez chacun d'eux, un premier vésicatoire fit disparaître l'anesthésie au membre inférieur, et un second la fit disparaître au membre supérieur.

Dans un cas, le retour de la sensibilité s'accompagna de transfert, la zone d'anesthésie provoquée ayant une étendue égale, non à celle de la sensibilité restaurée, mais à celle d'une zone d'hyperalgésie marquée sur le membre primitivement anesthésié, au niveau du vésicatoire et des parties immédiatement voisines. Chez ce malade, les effets furent du reste de peu de durée, et au bout de deux ou trois jours l'anesthésie se rétablit dans le membre inférieur avec tous ses caractères antérieurs.

Ajoutons qu'un nouveau vésicatoire appliqué plus tard sur le même membre ne fit réapparaître la sensibilité que sur le point même où il avait été apposé. Dans le reste du membre, l'anesthésie resta la même ; on nota seulement une élévation considérable de température[2].

Chez le second malade, les effets ont été plus remarquables. Le sujet ayant une hémianesthésie gauche, générale et absolue, un premier vésicatoire appliqué au bras anesthésié le 4 décembre 1879 rend la sensibilité, le 5, à tout le membre supérieur[3]. Le 11, un second vésicatoire a rendu de la même manière la sensibilité à tout le membre inférieur. Il n'y a eu ici aucun phénomène de transfert, et le retour de la sensibilité a été durable.

La sensibilité était ainsi revenue dans le bras depuis quinze jours et dans la jambe depuis huit jours, et l'anesthésie persistait toujours dans le côté

[1] *Gaz. hebdomad.*, 1880, n° 1, pag. 3.

[2] Nous avons généralisé ces résultats et constaté que, chez les sujets sains et sans anesthésie, un vésicatoire appliqué sur un membre élève momentanément la température de tout ce membre, au-dessus et au-dessous du point d'application.

[3] Je néglige ici les détails très-curieux de la marche de retour de la sensibilité qu'on trouvera dans le travail cité de la *Gaz. hebdomad.* (1880 ; 1) et dans le *Journ. de Thérap.* (1880, juin).

gauche de la face et du tronc, quand, le 19 décembre, nous avons administré à ce malade une infusion de 6 gram. de jaborandi[1]. Il sua, saliva, vomit, et la sensibilité revint complète, la nuit suivante, dans toute l'étendue du côté gauche.

Il semble que les vésicatoires aient mis l'anesthésie de la face et du tronc dans une sorte d'état instable et qu'alors une secousse ultérieure ait suffi à la faire disparaître. Du reste, cet état d'instabilité dans la sensibilité s'est encore manifesté par la suite chez le même malade.

Le retour de la sensibilité n'a pas été chez lui absolument permanent, comme nous l'avions cru d'abord. Il y a eu des oscillations très-curieuses.

Ainsi, le 26 décembre (7 jours après l'action du jaborandi), la sensibilité diminue fortement pendant un jour dans la moitié gauche de la face ; mais la nuit suivante, il a une sorte d'indigestion accidentelle et la sensibilité est revenue parfaite le lendemain matin.

Le 7 janvier (27 jours après le retour de la sensibilité dans le membre inférieur), l'anesthésie a reparu à la cuisse gauche (du pli de l'aine au genou), sauf au niveau de l'ancien vésicatoire, où il y a un peu de sensibilité obtuse. Mais le lendemain il prend une bouteille d'eau de Sedlitz, et après la troisième selle, la sensibilité redevient complète.

Le 13 (33 jours après l'application du vésicatoire sur ce membre), l'anesthésie reparaît de nouveau à la face antérieure de la cuisse gauche. Dans la nuit du 15 au 16, spontanément, la sensibilité revient dans tout le côté.

Le 21 (48 jours après le retour de la sensibilité au membre supérieur), l'anesthésie est revenue sur toute l'étendue de la main et du tiers inférieur de l'avant-bras, à gauche ; elle s'étend, les jours suivants, jusqu'au pli du coude. Une injection de 0gr,005 de pilocarpine, un purgatif, n'y font rien.

Le 9 février, la sensibilité devient fortement obtuse à la face, à gauche.

Ce même jour, application d'un sinapisme à l'avant-bras. La sensibilité revient partout et est complète le 11.

Le 12, apparition d'une zone d'anesthésie à la région lombaire à gauche, qui s'étend à toute la partie postérieure gauche du thorax. Un vésicatoire ammoniacal, une séance de faradisation, ne produisent pas d'effet notable. Le 21, l'anesthésie reparaît dans le domaine du trijumeau à gauche (l'ophthalmique excepté), et le 22, à la main et à l'avant-bras gauches; aucun effet d'une injection hypodermique de 0gr,01 de pilocarpine.

Un vésicatoire appliqué en pleine région lombaire anesthésiée ne rend la sensibilité que dans les points mêmes où il est appliqué[2].

[1] *Journ. de Thérap.*, 1880, n° 1. — Voy. aussi sur le même sujet les observat. de Lannois (*Journ. de Thérap.*, 1880; 7) et de Robin (Revue de Bordier, in *Journ. de Thérap.*, 1880; 8).

[2] Voyez la suite de cette observation et les particularités qu'elle a présentées dans le *Journ. de Thérap.*, 1880, n° 11.

CHAPITRE III.

HÉMICHORÉE[1].

L'hémichorée est un symptôme qui doit être mis tout à côté de l'hémianesthésie dans l'histoire des localisations cérébrales. Les deux phénomènes marchent souvent de pair et le siége de leur lésion est extrêmement voisin.

Ce symptôme, noté par plusieurs observateurs, a été sérieusement signalé, d'abord par Weir Mitchell[2], et puis en France par Charcot, qui en a fait une étude complète avec Raymond.

Un individu est hémiplégique : après une attaque d'apoplexie, il est resté une hémiplégie accompagnée, par exemple, d'hémianesthésie. Pendant plusieurs mois on n'observe rien d'extraordinaire; puis quelques légères contractures peuvent apparaître dans le côté paralysé. Après six mois, la contracture disparaît, l'hémiplégie redevient flasque et même tend à guérir. Alors les mouvements anormaux commencent dans le côté paralysé.

Ces mouvements, d'abord faibles et peu étendus, augmentent peu à peu d'amplitude.

En voici les caractères principaux : 1° Il y a une grande instabilité au repos. Le malade est dans son lit, ne voulant faire aucun mouvement; sa main ne peut pas rester tranquille, elle est agitée par des secousses incessantes; les doigts se fléchissent et s'étendent. Le bras, l'avant-bras, sont agités. La jambe peut l'être aussi assez souvent.

2° Ces mouvements sont désordonnés, irréguliers; ils ne sont pas rhythmiques et oscillatoires. C'est ce qui les distingue du tremblement.

3° Ces mouvements sont exagérés par les mouvements volontaires : pour porter un objet jusqu'à sa bouche, le malade éprouve des difficultés énormes, qui vont en s'exagérant quand il approche du but, et qui peuvent à la fin faire projeter l'objet au loin. Pendant la marche, les mouvements désordonnés agitent les jambes et impriment des secousses au corps tout entier.

4° Plus le malade concentre son attention sur ses membres pour empêcher ces mouvements, même au repos, plus ils s'exagèrent.

5° La face peut participer à ce désordre musculaire : il y a alors une sorte de tic facial; le malade fait d'incessantes grimaces.

6° La vue n'a aucune influence sur ces mouvements.

[1] Voy. Charcot; *Leç. sur les mal. du syst. nerv.*, tom. II. — Raymond ; *Étude anatom., physiol. et clinique sur l'hémichorée, l'hémianesthésie et les tremblements symptomatiques.*

[2] *The american Journal of the med. Science*, octobre 1874. *Anal.* in *Rev. des Sc. méd.*, tom. V, pag. 138. — Voy. le reste de l'historique dans la Thèse de Raymond.

7° Ce symptôme coïncide très-souvent avec l'hémianesthésie que nous avons décrite. Il peut cependant en être séparé.

C'est là le *type post-paralytique* ou post-hémorrhagique de l'hémichorée, le type le plus commun, celui qui se développe quand l'hémiplégie commence à s'atténuer.

D'autres fois l'hémichorée peut précéder l'hémiplégie : c'est l'hémichorée *præ-paralytique*.

Bientôt après le choc apoplectique, les mouvements se déclarent avec les caractères indiqués ci-dessus; seulement, en général ils sont moins étendus et ne durent que quelques jours. Si le malade ne meurt pas, les mouvements disparaissent et sont remplacés par l'hémiplégie.

Si le malade a plusieurs apoplexies successives, on peut chaque fois voir reparaître l'hémichorée, qui précède toujours l'hémiplégie.

Comme exemple d'hémichorée præ-hémiplégique, je citerai un fait personnel[1], dont nous reparlerons à propos de l'Anatomie pathologique.

Le 17 janvier 1879, le nommé B.... s'était levé comme d'habitude. En montant un escalier, il tombe et se blesse à la main gauche avec une fiole qu'il portait. L'hémorrhagie qui en résulte est bientôt arrêtée, et il reste ainsi toute la matinée. A 2 heures et demie après midi, on le trouve tout couvert de sang, l'air ahuri et le bras droit paralysé. L'hémorrhagie avait recommencé à la main gauche et ne put être arrêtée que par des ligatures multiples, et le malade était plongé dans un état apoplectiforme avec paralysie du bras droit. Le membre inférieur droit n'était pas paralysé, mais il fut, pendant toute la soirée de ce jour, agité de mouvements choréiques continuels. Le lendemain matin, cette agitation avait cessé et la jambe droite était paralysée comme le bras. — On constata aussi de l'hémianesthésie du même côté.

C'est évidemment là un cas d'hémichorée præ-hémiplégique partielle, localisée au membre inférieur. Nous dirons un peu plus loin où siégeait la lésion.

L'hémichorée formant un symptôme spécial, distinct de tous les autres, il est important de savoir la reconnaître cliniquement, de la distinguer de ce qui n'est pas elle; il faut en faire le DIAGNOSTIC DIFFÉRENTIEL.

Il ne faut pas confondre ces mouvements avec le *tremblement* que présentent certains hémiplégiques. Dans la période secondaire, quand l'hémiplégique a des contractures tardives et que le mouvement tend à revenir un peu, on observe quelquefois du tremblement. C'est un phénomène dû, comme la contracture elle-même, à la lésion spinale secondaire, à la sclérose descendante des cordons latéraux.

[1] Cette observ. a été publiée dans la *Gaz. hebdomad.*, 1879, et reproduite dans la 3e partie de nos *Localisations cérébrales*, 3e édit., 1880, pag. 278.

Ce tremblement diffère de l'hémichorée en ce qu'il n'a pas lieu au repos ; il faut le provoquer, ou par des mouvements intentionnels du malade, ou en étendant fortement la main ou le pied (phénomène du pied, de la main). C'est ainsi qu'on fait naître cette trémulation spinale sur laquelle nous reviendrons, à propos de la lésion des cordons latéraux, dans l'étude des maladies de la moelle.

De plus, ce tremblement diffère de l'hémichorée par la forme même des mouvements, qui distingue tous les tremblements de toutes les chorées. Dans les tremblements, en effet, les mouvements sont réguliers, rhythmiques ; ce sont de petites secousses, des oscillations toujours dans le même sens, et de part et d'autre de la position d'équilibre. Les mouvements choréiques sont au contraire irréguliers et ne sont pas de vraies oscillations.

Ce caractère distingue l'hémichorée du tremblement, quelle que soit l'origine de ce dernier : du tremblement provoqué dans le tabes dorsal spasmodique ou la sclérose latérale amyotrophique ; du tremblement qui accompagne les mouvements dans la sclérose en plaques ; du tremblement au repos de la paralysie agitante, etc.

L'hémichorée est donc un phénomène à part, bien spécifié dans sa nature clinique[1].

Ce symptôme, lié à l'existence d'une lésion cérébrale, tient au siége beaucoup plus qu'à la nature de cette lésion. On le constate dans l'hémorrhagie ou le ramollissement ; ce sont les cas les plus fréquents. On peut aussi l'observer dans certains cas de tumeur cérébrale et dans l'atrophie du cerveau consécutive à une lésion intra-utérine.

Dans tous ces cas, l'aspect clinique est toujours le même.

Le but de l'Anatomie pathologique ici est donc de fixer le *siége* habituel de la lésion dans l'hémichorée. Des travaux importants ont été faits récemment dans cette direction.

Il faut d'abord remarquer la coïncidence fréquente de l'hémianesthésie et de l'hémichorée chez le même malade. Or, ce sont là des phénomènes assez rares l'un et l'autre; leur coïncidence fréquente a donc une certaine valeur, et prouve déjà le voisinage probable du siége des deux lésions.

D'autre part, ces deux symptômes peuvent aussi, quoique plus rarement, se montrer séparés. Le siége, s'il est voisin, n'est donc pas absolument identique dans les deux cas.

M. Raymond, dans un travail important que nous avons déjà cité, a réuni quatre observations d'hémichorée post-hémiplégique avec autopsie, et six observations d'hémichorée præ-hémiplégique, toujours avec autopsie. Puis il a fait quelques expériences avec la curette de Veyssière. Mais, il

1. Voy., à la fin de ce chapitre, l'appendice relatif à l'Hémiathétose post-hémiplégique et à d'autres variétés d'hémichorée.

faut se hâter de le dire, les faits cliniques sont beaucoup plus probants que les faits expérimentaux.

Raymond a pu produire, chez le chien, des mouvements involontaires plus ou moins désordonnés; mais cela ne reproduisait que très-imparfaitement le type clinique de l'hémichorée, et il n'a pas pu conserver les animaux un temps suffisant pour les bien observer.

Les dix observations cliniques valent infiniment mieux.

Il conclut, avec Charcot, que le siége de la lésion dans l'hémichorée est, comme pour l'hémianesthésie, dans la partie postérieure de la capsule interne, dans la région lenticulo-optique. Seulement la lésion porterait plus spécialement sur les faisceaux situés en avant et en dehors de ceux de l'hémianesthésie, et recouvrant l'extrémité postérieure de la couche optique.

C'est, du reste, un point que devront vérifier les recherches ultérieures.

Une chose remarquable, c'est que cette région a, dans une certaine limite, une circulation à part et indépendante.

L'artère lenticulo-optique, dont nous avons déjà parlé et qui vient de la sylvienne, vascularise la partie postérieure de la capsule interne et la face externe et antérieure de la couche optique : ce serait là l'artère de l'hémianesthésie.

L'artère de l'hémichorée serait, au contraire, l'artère optique postérieure, venue de la cérébrale postérieure et non de la sylvienne, artère qui se répand à la partie postérieure de la couche optique, précisément dans toute la région assignée à la lésion de l'hémichorée.

Dans le cas d'hémichorée præ-hémiplégique que nous avons cité plus haut, la lésion siégait dans la région indiquée. C'était une hémorrhagie cérébrale ayant détruit : 1. le noyau lenticulaire au niveau des trois coupes frontale[1], pariétale et pédiculo-pariétale ; 2. la partie de la capsule interne comprise entre le noyau lenticulaire et le noyau caudé, au niveau de la coupe pariétale.

Quant à la PHYSIOLOGIE PATHOLOGIQUE, on ne peut rien dire de précis et on est réduit aux hypothèses.

On peut supposer, par exemple, qu'il y aurait là un faisceau moteur qui, irrité par les lésions de cette région, produirait les phénomènes hémichoréiques.

Avant de terminer ce sujet, nous devons encore faire remarquer que la névrose chorée peut reproduire symptomatiquement un certain nombre de traits de l'hémichorée cérébrale, et cela sans qu'on trouve aucune lésion de la région indiquée. C'est là un fait intéressant que l'on peut rapprocher des faits d'hémianesthésie hystérique simulant absolument l'hémianesthésie

[1]. Il s'agit ici des coupes de Pitres, dont on trouvera la description, la nomenclature et la figure au chapitre suivant.

d'origine cérébrale, et ne correspondant cependant à aucune lésion de la capsule interne.

Peut-on dire que dans ces faits de chorée ou d'hystérie il y a lésion fonctionnelle, anatomiquement inappréciable, de cette même capsule interne, qui est anatomiquement lésée dans les cas que nous étudions?

Ce n'est là qu'une hypothèse. — Nous devrons du reste y revenir plus tard, à propos de l'histoire des névroses elles-mêmes.

APPENDICE. — DE L'HÉMIATHÉTOSE POST-HÉMIPLÉGIQUE ET DE QUELQUES AUTRES VARIÉTÉS D'HÉMICHORÉE (*forme hémiataxique, hémiparalysie agitante*).

I. Il est important de préciser les rapports avec l'hémichorée et la valeur séméiologique d'un état particulier dont on a beaucoup parlé dans ces derniers temps : l'*athétose*.

« Je désigne sous le nom d'athétose (αθετος, sans position fixe) une maladie qui n'a pas encore, que je sache, attiré l'attention des médecins, et dont j'ai recueilli deux observations. Cette affection est caractérisée par un mouvement incessant des doigts et des orteils, et par l'impossibilité de maintenir ces parties dans la position, quelle qu'elle soit, où on cherche à les fixer. Le nom d'athétose m'a paru s'adapter aux symptômes, n'ayant pas encore eu l'occasion de constater par l'autopsie les lésions qui correspondent aux phénomènes que je vais décrire[1]. »

C'est ainsi que Hammond annonce et caractérise la nouvelle maladie qu'il a la prétention d'observer et de décrire pour la première fois en 1871. Le fait clinique avait déjà été constaté par Charcot (1853) et surtout par Heine (1860); mais il n'a été décrit à part et nommé que par Hammond. A partir du travail de ce dernier auteur, les observations se sont multipliées, d'abord en Amérique et en Angleterre (Fischer, Clifford Allbutt, Currie Ritchie, etc.), puis en Allemagne (Eulenburg, Bernhardt, Rosenbach, etc.), enfin en France (Charcot, Proust, etc.).

En août 1877, je pus réunir et étudier vingt-neuf observations dans une Revue[2] qui est le premier travail d'ensemble paru, en France, sur cette question. Presque à la même époque, Oulmont[3] consacrait à l'athétose sa thèse inaugurale, qui est restée la meilleure et la plus complète description de ce syndrome.

L'athétose n'est pas une maladie. C'est un symptôme ou plutôt un syndrome clinique, qui appartient à la famille des chorées.

Elle se différencie des tremblements en ce que les mouvements qui la ca-

[1] Hammond; *A Treatise of diseases of the nervous system*. New-York, 1871. — Extrait trad. in *Arch. génér. de médec.*, 1871, II, 329.

[2] *Montpellier médical*, août et sept. 1877.

[3] Thèse Paris, 1878.

ractérisent ne sont pas des oscillations rhythmiques et régulières de part et d'autre d'une position d'équilibre. Elle se sépare des mouvements ataxiques en ce que les contractions anormales qui la constituent se produisent au repos et ne sont nullement exagérées par l'occlusion des yeux.

L'athétose appartient donc aux chorées. Mais elle doit être distinguée de la chorée vulgaire : elle a des caractères qui en font une variété clinique spéciale.

D'abord les mouvements athétosiques sont en général limités aux doigts et aux orteils. Ils sont très-lents, ressemblent par là à des mouvements volontaires, n'ont pas la brusquerie de la chorée vulgaire. Mais ils ont en même temps une très-grande amplitude et entraînent des déplacements énormes des divers segments des doigts ; ils produisent presque des subluxations.

Ces mouvements frappent les doigts et les orteils des deux côtés ; ou bien se limitent à un côté du corps ; ou encore ne se produisent qu'au membre supérieur ou au membre inférieur, d'un côté ou des deux côtés.

Au poignet et au cou-de-pied, on observe assez souvent un spasme intermittent, que l'on peut à première vue prendre pour une contracture, mais qui disparaît à certains moments et que l'on peut vaincre par certains artifices.

L'athétose n'est pas toujours aussi simple. On voit quelquefois le spasme intermittent se produire aussi dans les genoux et les contractions anormales étendues au cou et à la face. Ces faits, qui appartiennent bien à l'athétose par la nature des mouvements des extrémités, servent de transition entre cette variété et la chorée vulgaire.

Sur quatre cas que nous avons observés à l'Hôpital-Général[1], deux appartiennent à l'hémiathétose limitée à la main, et deux à l'athétose double; sur ces deux derniers, les extrémités sont seules prises chez un des malades, les extrémités et la face chez l'autre.

Quoique la connaissance clinique de ce symptôme soit encore assez récente, les interprétations sur sa nature, les théories sur sa pathogénie sont déjà nombreuses et discordantes.

Hammond pensait que dans cette maladie les ganglions intra-crâniens et la portion supérieure de la moelle sont affectés. Peut-être, ajoute-t-il, le processus morbide a-t-il pour siége le corps strié.

Eulenburg repousse cette idée de Hammond et penserait plutôt à une origine corticale, du côté des centres moteurs de l'écorce grise du cerveau. La délimitation caractéristique à certains groupes musculaires, la coïn-

[1] M. Brousse a publié ces quatre observations (*Montpellier médical*, oct. 1879), et nous les avons reproduites dans la 3e partie de nos *Localisat. cérébr.*, 3e édit. 1880, pag. 283.

cidence fréquente de mouvements associés sous forme de contractures (dans l'avant-bras et dans le mollet), la présence d'attaques épileptiques : tels sont les arguments qui, après les recherches bien connues de Hitzig, font penser à un état d'excitation de ces centres corticaux. La délimitation à un seul côté du corps plaide encore dans le même sens.

Bernhardt n'accepte pas cette théorie d'Eulenburg : les convulsions limitées que l'on observe dans les lésions des circonvolutions n'ont pas le caractère de l'athétose et notamment sa durée. Pour lui, l'athétose doit être rapprochée des chorées et tout spécialement de l'hémichorée post-hémiplégique dont nous avons parlé plus haut. L'apparition de ce symptôme après des hémiplégies, sa coïncidence fréquente avec l'hémianesthésie, en font une simple variété de l'hémichorée, variété que l'on peut distinguer par un nom spécial.

Rosenbach a trouvé l'athétose dans un cas d'ataxie locomotrice progressive (avec autopsie). Il en fait alors un symptôme sans signification diagnostique bien précise, analogue au nystagmus, et pouvant se présenter dans beaucoup de maladies nerveuses distinctes.

Charcot a repris au contraire l'idée de l'assimilation à l'hémichorée post-hémiplégique, et c'est là aussi la théorie soutenue par Oulmont.

Pour nous, nous croyons que le nombre des documents rassemblés est encore insuffisant pour permettre des conclusions définitives, d'autant que tous les faits publiés sous le nom d'athétose n'appartiennent pas d'une manière certaine au même groupe. Cependant voici ce que l'on peut dire, je crois, dans l'état actuel de la science.

L'athétose est une variété de chorée. Par suite, la pathogénie générale n'est pas plus connue dans tous les cas que celle de la chorée.

Mais il y a parmi les chorées une espèce particulière, l'hémichorée post-hémiplégique, dont on connaît la valeur diagnostique pour le siége de la lésion. De même, il y a parmi les athétoses une espèce particulière, l'hémi-athétose post-hémiplégique, qui doit avoir une valeur séméiologique toute spéciale et dont la lésion doit siéger à peu près dans les mêmes régions que pour l'hémichorée.

En d'autres termes, de même que l'athétose prise en général est une variété de chorée, de même l'hémiathétose post-hémiplégique est une variété de l'hémichorée post-hémiplégique et correspond probablement à la même lésion.

Je dis *probablement*, parce que la chose n'est pas encore démontrée d'une manière bien positive par les autopsies, qui sont du reste encore peu nombreuses.

Ewald[1] a publié deux faits : dans le premier, il y avait deux petits foyers

[1] *D. Arch. f. klin. Med.*, 1877.

de ramollissement sur la circonvolution temporale du côté opposé aux membres athétosiques ; dans le second, il y avait une petite masse tuberculeuse sous les tubercules quadrijumeaux. Mais, comme dit Arnozan[1], ces deux faits sont si complexes, les symptômes ont été si multiples, si bizarrement associés, qu'on ne saurait apprécier bien exactement la valeur des lésions.

Dans le fait de Rosenbach[2], il y avait, outre la sclérose des cordons postérieurs de la moelle, un petit foyer de ramollissement à l'extrémité postérieure, inférieure et externe du noyau lenticulaire.

Landouzy[3] a publié un cas très-remarquable et beaucoup plus net que les précédents, dans lequel la lésion était un foyer de ramollissement englobant un petit calcul et occupant la partie antérieure du noyau lenticulaire, avec léger amincissement du pédoncule cérébral correspondant et intégrité de la capsule interne.

Enfin Kahler et Pick[4] ont récemment observé un autre fait d'hémiathétose post-hémiplégique, dans lequel un vieux foyer hémorrhagique siégeait dans la couche optique (moitié externe) et dans cette partie de la capsule interne qui est immédiatement derrière le faisceau compacte des fibres pyramidales de Flechsig ; la lésion s'étendait en arrière jusqu'au faisceau sensitif de Meynert.

Tous ces faits rendent probable, comme nous disions plus haut, l'assimilation de ces cas d'hémiathétose post-hémiplégique à l'hémichorée post-hémiplégique, suivant l'opinion de Charcot[5].

Je signalerai enfin, en terminant ce paragraphe, les rapports qu'il y a souvent entre l'athétose et l'atrophie cérébrale. M. Brousse a bien mis le fait en évidence, dans le travail que nous avons cité, en s'appuyant, soit sur nos observations, soit sur celles d'Oulmont.

Nous verrons du reste, à propos de l'atrophie cérébrale, que cette lésion entraîne souvent des phénomènes d'excitation motrice variés : contractures, convulsions, etc.

II. J'ai observé dans ces derniers temps un phénomène post-hémiplégique que, pendant la vie du malade, je distinguais soigneusement de l'hémichorée et que l'autopsie m'a démontré être réellement une variété d'hémichorée (au moins quant au siége de la lésion).

Ce qui caractérise en effet classiquement l'hémichorée, c'est l'instabilité

1 *Gaz. hebdomad.*, 1879, pag. 203.

2 *Virch. Arch.*, 1876, LXVIII ; 85.

3 *Soc. Anat.*, in *Progrès médical*, 1878.

4 *Prag. Viertelj.*, 1879. *Centralbl. f. Nervenh.*, 1879, pag. 253.

5 Citons encore un fait de Lauenstein (*D. Arch. f. klin. Med.*, XX), dans lequel il y avait, entre autres lésions, un ramollissement à l'extrémité antérieure de la couche optique.

au repos. Or, chez mon malade, il n'y avait aucun mouvement anormal au repos. Mais dès qu'il voulait agir avec le bras paralysé (bras droit), et spécialement quand il voulait exécuter un acte un peu délicat, exigeant de petits mouvements, les doigts devenaient immédiatement le siége de contractions irrégulières qui l'empêchaient de fixer son crayon dans la position voulue pour écrire et quelquefois même projetaient vivement au loin l'objet qu'il voulait maintenir dans les doigts.

J'ai souvent fait remarquer aux élèves combien ce genre de mouvement post-hémiplégique différait des tremblements, puisqu'il n'y avait pas d'oscillation régulière, et différait aussi de l'hémichorée, puisqu'il ne se produisait qu'à l'occasion des mouvements volontaires. Il paraissait ainsi se rapprocher plutôt des mouvements ataxiques. Cependant l'occlusion des yeux ne les exagérait nullement.

A l'autopsie, nous trouvâmes un foyer de ramollissement qui avait détruit la partie supérieure des deux noyaux du corps strié et de la capsule interne qui les sépare au niveau des coupes pédiculo-frontale et frontale. Au niveau de la coupe pariétale, il y avait deux autres foyers moins volumineux dans la couche optique, dont l'un affleurait la capsule interne dans sa partie lenticulo-optique.

Le siége de cette lésion me paraît indiquer que nous avions affaire à des mouvements post-hémiplégiques appartenant à la famille des hémichorées; seulement les caractères tout à fait spéciaux que nous avions constatés prouvent qu'il y a là une variété particulière de l'hémichorée, variété que l'on pourrait séparer sous le nom de *forme hémiataxique*.

Enfin, dans une autre circonstance, nous avons observé chez un hémiplégique un tremblement unilatéral présentant tous les caractères de la paralysie agitante. Au lieu de se produire, comme le tremblement classique des hémiplégiques, à l'occasion des actes volontaires, il ne se produisait qu'au repos et s'accompagnait même de sensations de chaleur et de l'immobilité de la tête portée en avant, simulant l'attitude *soudée* que nous décrirons dans cette névrose.

Ce fait était intéressant au point de vue clinique; seulement, n'ayant pas pu faire l'autopsie de ce cas, il nous parut de peu d'importance. Mais nous avons récemment trouvé dans le dernier livre de Nothnagel[1] la mention d'un fait analogue de Leyden[2], avec autopsie.

C'était un tremblement du bras droit, présentant les caractères de la paralysie agitante et composé de 200 oscillations à la minute : il y avait un sarcome occupant toute la couche optique gauche.

Je ne veux tirer, pour le moment, qu'une conclusion de ces faits : c'est

1 *Top. Diagn. der Gehirn-krankh.*, pag. 223.
2 *Virch. Arch.*, XXIX.

que *les lésions de la capsule interne ou des parties immédiatement voisines peuvent entraîner des phénomènes post-hémiplégiques un peu différents de l'hémichorée classique, et parmi lesquels je citerai: l'hémiathétose, l'hémiataxie et l'hémiparalysie agitante.*

CHAPITRE IV.

LÉSIONS CORTICALES[1].

(*Circonvolutions et Centre ovale.*)

Nous venons d'étudier deux régions du cerveau que l'on peut considérer comme étant aujourd'hui bien connues au point de vue des localisations cérébrales et dont il paraît assez facile de reconnaître cliniquement les lésions : la capsule interne et la troisième circonvolution frontale gauche. Nous avons à étudier maintenant toutes les circonvolutions prises dans leur ensemble, la substance grise corticale dans sa totalité.

Jusque dans ces derniers temps on avait admis, et certains physiologistes admettent encore aujourd'hui, que la substance grise des circonvolutions est inexcitable par les moyens physiologiques connus et que les lésions de ces régions ne se manifestent par aucun signe spécial et propre. C'est l'opinion que vous trouverez émise par Longet et Vulpian dans leurs livres classiques sur la physiologie du système nerveux. Aussi ces auteurs repoussaient-ils toute idée de localisation clinique pour ces régions cérébrales.

Toutes les fois qu'une lésion éminemment corticale, comme certaines méningites, produisait des convulsions ou des paralysies, on voyait là une action à distance exercée sur les ganglions de la base, sur le corps strié notamment, qui était le centre des mouvements[2].

Aujourd'hui on tend au contraire à trouver une symptomatologie spéciale pour les lésions de l'écorce grise, et à distinguer, même au point de vue clinique, les diverses régions de cette écorce.

Tandis que pour la capsule interne et la troisième circonvolution frontale, c'est la clinique qui a précédé la physiologie et mis sur la voie de la démonstration de la fonction, ici, au contraire, c'est la physiologie expéri-

[1] Charcot : *Leç. sur les localis. dans les mal. cérébrales.* — Lépine; Th. d'agr.; 1875. — Landouzy ; *Des convulsions fronto-pariétales,* etc., etc. On trouvera des renseignements bibliographiques plus étendus dans toutes les Revues parues sur ce sujet, et notamment dans notre travail sur les *Localisations dans les maladies cérébr.*, 3e édit., 1880.

[2] Voy. à ce sujet la Thèse, du reste remarquable, de Rendu ; *Sur les paral. liées à la méningite tubercul.*, et comparez-la à celle citée plus haut de Landouzy sur un sujet analogue.

mentale qui a commencé et la clinique s'efforce aujourd'hui de contrôler. Seulement, vous remarquerez bientôt que les faits physiologiques sont encore vivement contestés, et que, de l'aveu de tous, c'est la clinique qui doit définitivement résoudre cet important et difficile problème.

En variant les excitants, en employant les courants électriques très-faibles, des physiologistes, en tête desquels il faut placer Hitzig en Allemagne et Ferrier en Angleterre, ont démontré que la substance grise corticale est excitable, et qu'il y a dans cette écorce divers centres pour différents mouvements. Les cliniciens, Charcot et ses élèves de la Salpêtrière au premier rang, sont en train de vérifier ces résultats en accumulant les faits soigneusement observés.

C'est là en effet ce qu'il faut : des observations bien prises. La question est encore à l'étude, et pour longtemps. Chacun peut être appelé à apporter un document important à la solution du problème : il faut savoir bien prendre l'observation. Il faut, d'une part, faire une analyse très-soignée de la forme symptomatique observée pendant la vie, et ensuite donner une description topographique très-exacte du siége de la lésion trouvée à l'autopsie. — Toute la méthode est là ; méthode pleine de promesses et qui ne peut mener qu'à de grands et solides résultats.

Ce qui a longtemps retardé ce genre d'étude, c'est l'absence de nomenclature nette, de topographie exacte du cerveau. J'ai déjà donné quelques détails sur la capsule interne et les parties avoisinantes. Je suis obligé maintenant d'insister sur la topographie des circonvolutions. Ces connaissances sont actuellement indispensables à tout médecin. Chacun devrait avoir entre les mains des schémas des circonvolutions cérébrales, des cartes de la géographie cérébrale, sur lesquelles il pourrait inscrire et représenter exactement le siége des lésions trouvées dans chaque autopsie[1]. Que de faits improductifs qui pourraient ainsi acquérir une grande importance !

§ I. ANATOMIE. — I. Il est donc indispensable de commencer par une description sommaire des *circonvolutions cérébrales*. Je ne parlerai pas de tout et ne nommerai pas tous les plis de passage. Je veux donner simplement les grands points de repère indispensables aujourd'hui au médecin.

On trouve facilement sur la *face externe* convexe d'un cerveau (Voy. *fig.* 8) la *scissure de Sylvius* (s, s) et la *scissure de Rolando* (R). Tout ce qui est en avant de la scissure de Rolando est le *lobe frontal*.

Ce lobe comprend quatre circonvolutions principales : la *frontale ascendante* (A), parallèle à la scissure de Rolando et qui forme la lèvre antérieure de cette scissure ; plus en avant, trois circonvolutions superposées et paral-

[1] Nous nous servons toujours, pour inscrire les lésions trouvées aux autopsies, de schémas reproduisant les circonvolutions (face externe et face interne) et les coupes de Pitres, suivant les *fig.* 8 et 9 et la Pl. III.

lèles à la scissure de Sylvius, que l'on désigne, en les numérotant de haut en bas : 1re (F_1), 2e (F_2), 3e (F_3) *circonvolutions frontales.*

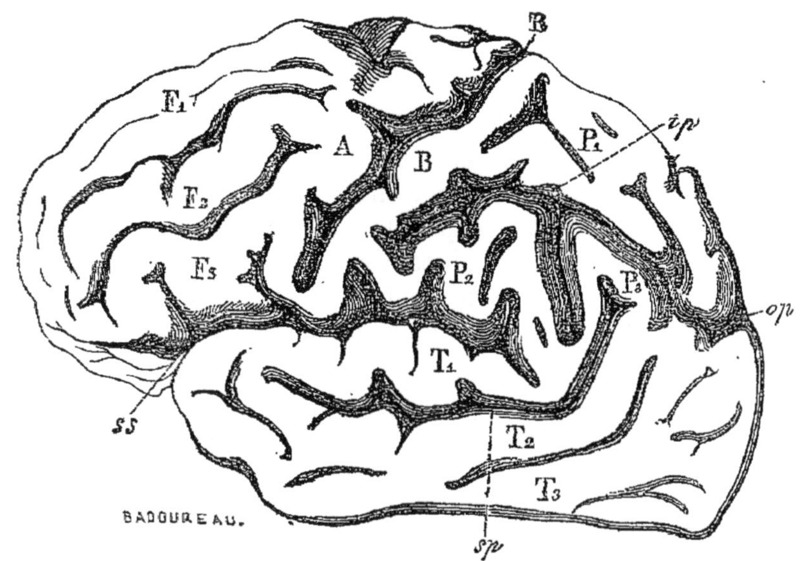

Fig. 8. — *Face convexe d'un hémisphère du cerveau de l'homme.* (Vue du lobe pariétal, dessin demi-schématique.)

Scissures : R, scissure de Rolando ; — *s s*, scissure de Sylvius ; — *s p*, scissure parallèle ; — *o p*, scissure pariéto-occipitale externe ; — *i p*, scissure inter-pariétale.

Circonvolutions et lobules : A, circ. frontale ascendante (circ. pariétale antérieure ou circ. centrale antérieure) ; — F_1, F_2, F_3, première, deuxième et troisième circonvolutions frontales ; B, circ. pariétale ascendante (circ. pariétale postérieure ou circ. centrale postérieure ; — P_1, lobule du pli pariétal ; — P_2, lobule du pli courbe ; — P_3, pli courbe ; — T_1, T_2, T_3, première, deuxième et troisième circonvolutions temporales.

Le *lobe pariétal* est limité en avant par la scissure de Rolando, qui le sépare du lobe frontal, et en bas par la scissure de Sylvius, qui le sépare du lobe temporal. La limite postérieure est plus difficile à trouver. C'est la *scissure occipito-pariétale* ou *perpendiculaire externe*. Vous en voyez le commencement (*o p*) ; elle est réduite à une encoche, à cause des plis de passage qui la recouvrent. Mais elle est très-nette chez le singe (Voy. *fig.* 10 *s p e*) et dans quelques cerveaux anormaux (Broca). Pour la trouver chez l'homme, on cherche à la face interne la scissure perpendiculaire interne, que l'on découvre toujours facilement (Voy. *fig.* 9, S *p o*), et on la prolonge par la pensée sur la face convexe ; on a ainsi la limite postérieure idéale du lobe pariétal.

Le lobe pariétal est formé de deux étages superposés, séparés par la *scissure inter-pariétale* (*i p*, *fig.* 8).

En avant de cette scissure est la circonvolution *pariétale ascendante* (B), parallèle à la frontale ascendante et qui forme la lèvre postérieure du sillon de Rolando. La partie qui est au-dessus de la scissure inter-pariétale s'appelle *lobule pariétal supérieur* ou *lobule du pli pariétal* (P_1). La partie au-dessous forme le *lobule du pli courbe* et le *pli courbe*, sur lesquels nous allons revenir.

Le *lobule temporal* est formé de trois circonvolutions à peu près parallèles (T_1, T_2, T_3) que l'on désigne en les numérotant.

Entre la première et la seconde circonvolution temporale est la *scissure parallèle* (*s p*). L'extrémité supérieure de cette scissure est séparée de la scissure interpariétale par le pli courbe (P_3) qui coiffe le fond et a une partie ascendante et une partie descendante. Toute la masse comprise entre la scissure de Sylvius, la scissure interpariétale et la scissure parallèle est le lobule du pli courbe (P_2).

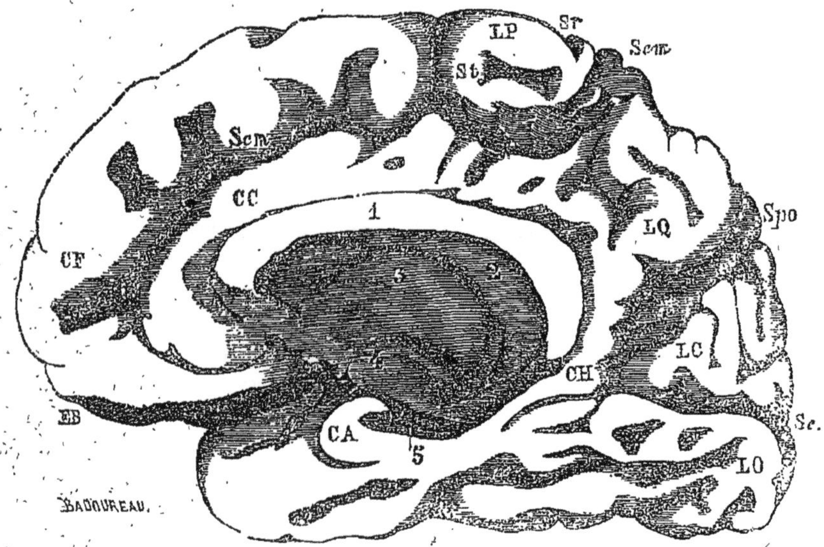

Fig. 9. — *Face interne de l'hémisphère cérébral* dessinée d'après nature. — S *cm*, scissure calloso-marginale ; — S*p o*, scissure pariéto-occipitale. — S*c*, scissure calcarine ; — S *t*, sillon transversal du lobule paracentral. — S *r*, extrémité supérieure de la scissure de Rolando. — L P, lobule paracentral ; L Q, lobe carré ou avant-coin ; L C, lobule cunéiforme ou coin ; L O, lobe occipital ; CH, circonvolution de l'hippocampe ; C A, circonvolution de la corne d'Ammon ; CC, circonvolution du corps calleux. — C F, face interne de la 1re circonvolution frontale. — 1, corps calleux. — 2, cavité du ventricule latéral. — 3, couche optique. — 4, partie antérieure et externe du pédoncule cérébral. — 5, corps godronné.

J'arrive à la *face interne* (*fig.* 9). D'abord une grande circonvolution (C C) forme tout l'étage inférieur : c'est la *circonvolution du corps calleux*

Au-dessus est la *scissure calloso-marginale* (S *c m*). Au-dessus de cette scissure on trouve d'avant en arrière : 1° la face interne de la troisième *circonvolution frontale* (C F) ; 2° le *lobule paracentral* (L P), qui est la continuation à la face interne des deux circonvolutions frontale et pariétale ascendantes, que ne sépare plus le sillon de Rolando. Ce lobule paracentral présente souvent un sillon transversal (S *t*) ; 3° la fin de la scissure calloso-marginale (S *c m*) ; 4° le *lobule quadrilatère* (L Q) ou *avant-coin*, qui correspond au lobe pariétal externe, moins la pariétale ascendante ; 5° la scissure *perpendiculaire interne* ou *pariéto-occipitale* (S *p o*) ; 6° le *lobule cunéiforme* ou *coin* (L C) ; 7° la *scissure calcarine* (S *c*) ; 8° le *lobe occipital* (L O).

II. *Circulation des circonvolutions.* — En parlant plus haut de la circulation cérébrale (art. II. chap. I, pag. 70), nous avons réservé la description de la distribution des artères corticales. C'est un point que nous devons aborder maintenant.

Les artères des circonvolutions viennent de trois sources : la cérébrale antérieure, la sylvienne ou cérébrale moyenne et la cérébrale postérieure. Voici la distribution générale de ces artères.

A. *Cérébrale antérieure.* — Cette artère donne d'abord des branches pour les deux tiers internes de la face inférieure du lobe frontal : ce sont les artères *frontales interne et inférieure.* Elle donne ensuite trois branches : 1. L'artère *frontale interne et antérieure* vascularise, à la face externe, les première et deuxième circonvolutions frontales, et à la face interne la partie antérieure de la première circonvolution frontale ; 2. L'artère *frontale interne et moyenne* vascularise la circonvolution du corps calleux et l'étage au-dessus, en arrière de l'artère précédente, jusqu'au lobe quadrilatère ; 3. L'artère *frontale interne et postérieure* vascularise le lobe quadrilatère ou avant-coin et va jusqu'à la scissure occipito-pariétale.

En résumé, cette artère vascularise : 1. Les deux tiers internes de la face inférieure, toute la face interne et les deux circonvolutions supérieures de la face externe du lobe frontal (c'est-à-dire tout le lobe frontal, sauf la troisième frontale et la frontale ascendante) ; 2. Toute la face interne du lobule pariétal ; 3. La circonvolution du corps calleux.

B. *L'artère sylvienne* fournit quatre branches : 1. L'artère *frontale externe et inférieure* vascularise toute l'épaisseur de la troisième frontale (face inférieure et face externe) et les deux premières pyramides antérieures de l'insula : c'est l'*artère de l'aphasie* ; 2. L'artère *pariétale antérieure* vascularise la frontale ascendante, l'extrémité postérieure de la deuxième frontale et les deux pyramides médianes de l'insula ; 3. L'artère *pariétale postérieure* vascularise la pariétale ascendante et le lobule pariétal supérieur (tout ce qui est au-dessus de la scissure interpariétale) ; 4. L'artère *pariéto-sphénoïdale* vascularise le reste du lobe pariétal (ce qui est au-dessous de la scissure interpariétale), et la première temporale (en d'autres termes, le lobule du pli courbe, le pli courbe et la première temporale, c'est-à-dire tout ce qui entoure le fond de la scissure de Sylvius).

En résumé, cette artère complète la vascularisation du lobe frontal en se distribuant à la troisième frontale et à la frontale ascendante. Elle vascularise ensuite toute la face externe du lobe pariétal et la première temporale.

Ce qu'il y a de remarquable, c'est que tous les centres moteurs dont nous parlerons tout à l'heure se trouvent précisément dans le territoire de l'artère sylvienne[1], qui est, à proprement parler, l'*artère des centres moteurs corticaux*.

C. L'artère *cérébrale postérieure*, qui intéresse beaucoup moins au point de vue particulier qui nous occupe ici, donne trois branches : 1. l'artère *temporale antérieure*, destinée surtout au lobe sphénoïdal; 2. l'artère *temporale postérieure*, qui complète la vascularisation du lobe temporal au-delà de la scissure parallèle; 3. l'artère *occipitale*, destinée surtout au lobe occipital.

III. La *structure des circonvolutions* présente aussi quelque intérêt, au point de vue des différences que l'on peut constater entre les diverses régions de l'écorce cérébrale.

La cellule nerveuse est l'élément actif principal de la substance grise. Dans l'écorce cérébrale, les cellules sont de dimensions très-variées : petites, moyennes, grosses et géantes. La distribution de ces divers éléments n'est pas la même dans tous les points du cerveau.

Il semble, d'après les travaux de Betz, Mierzejewsky et Bevan Lewis, que les cellules géantes n'appartiennent qu'à la zone motrice. On les rencontre surtout dans les deux circonvolutions ascendantes et dans le lobule paracentral, leur continuation à la face interne.

En arrière, au contraire, dans les lobes occipital, sphénoïdal, etc., il n'y a que de grosses cellules, qui seraient plutôt des organes de sensibilité (?).

IV. Il est indispensable aujourd'hui, dans l'étude des localisations cérébrales, d'associer les *fibres blanches du centre ovale* aux circonvolutions elles-mêmes.

Nous ne parlerons pas ici des travaux de Meynert et de Flechsig sur la marche des fibres blanches dans le cerveau et leur continuité avec les cordons de la moelle. Nous retrouverons cette question plus loin[2].

[1] Il faut cependant excepter le lobule paracentral, que Charcot a démontré faire partie de la région motrice et qui est vascularisé par la cérébrale antérieure, et non par la sylvienne.

[2] Voy. 2e partie, art. préliminaire.

Nous voulons simplement fixer la topographie du centre ovale en indiquant des coupes et une nomenclature qui permettent de reconnaître et de préciser le siége d'une lésion dans ces régions aussi bien que dans les circonvolutions elles-mêmes.

Pour cela, et comme avant tout il est désirable que tout le monde s'entende, nous proposons les coupes et la nomenclature de Pitres (Pl. IV).

EXPLICATION DE LA PLANCHE IV.

Fig. 1. — *Coupe préfrontale.* — 1, 2, 3, première, deuxième, troisième circonvolutions frontales ; 4, circonvolutions orbitaires ; 5, circonvolutions de la face interne du lobe frontal ; 6, faisceaux préfrontaux du centre ovale.

Fig. 2. — *Coupe occipitale.* — 1, circonvolutions occipitales ; 2, faisceaux occipitaux du centre ovale.

Fig. 3. — *Coupe pédiculo-frontale.* — 1, 2, 3, première, deuxième, troisième circonvolutions frontales ; 4, extrémité antérieure du lobule de l'insula ; 5, extrémité postérieure des circonvolutions orbitaires ; 6, faisceau pédiculo-frontal supérieur ; 7, faisceau pédiculo-frontal moyen ; 8, faisceau pédiculo-frontal inférieur ; 9, faisceau orbitaire ; 10, corps calleux ; 11, noyau caudé ; 12, capsule interne ; 13, noyau lenticulaire.

Fig. 4. — *Coupe frontale.* — 1, circonvolution frontale ascendante ; 2, lobule de l'insula ; 3, circonvolution sphénoïdale ; 4, faisceau frontal supérieur ; 5, faisceau frontal moyen ; 6, faisceau frontal inférieur ; 7, faisceau sphénoïdal ; 8, corps calleux ; 9, noyau caudé ; 10, couche optique ; 11, capsule interne ; 12, noyau lenticulaire ; 13, capsule externe ; 14, avant-mur.

Fig. 5. — *Coupe pariétale.* — 1, circonvolution pariétale ascendante : 2, lobule de l'insula ; 3, lobe sphénoïdal ; 4, faisceau pariétal supérieur ; 5, faisceau pariétal moyen ; 6, faisceau pariétal inférieur ; 7, faisceau sphénoïdal ; 8, 9, 10, 11, 12, 13, 14, comme dans la *fig.* précédente.

Fig. 6. — *Coupe pédiculo-pariétale.* — 1, lobule pariétal supérieur ; 2, lobule pariétal inférieur ; 3, lobe sphénoïdal ; 4, faisceau pédiculo-pariétal supérieur ; 5, faisceau pédiculo-pariétal inférieur ; 6, faisceau sphénoïdal ; 7, corps calleux ; 8 et 10, noyau caudé ; 9, couche optique.

Cet auteur[1] fait toutes ses coupes transversales et parallèles au sillon de Rolando, sur chacun des hémisphères isolé. Bitot (de Bordeaux) propose au contraire de conduire le couteau perpendiculairement à la scissure interhémisphérique; on fait ainsi des coupes sur les deux hémisphères à la fois. Mais la manière d'opérer de Pitres nous paraît plus convenable pour mettre les faisceaux blancs en rapport avec les circonvolutions dont ils émanent.

La première coupe de Pitres, qui limite en avant la zone motrice, s'appelle

[1] Th. Paris, 1877.

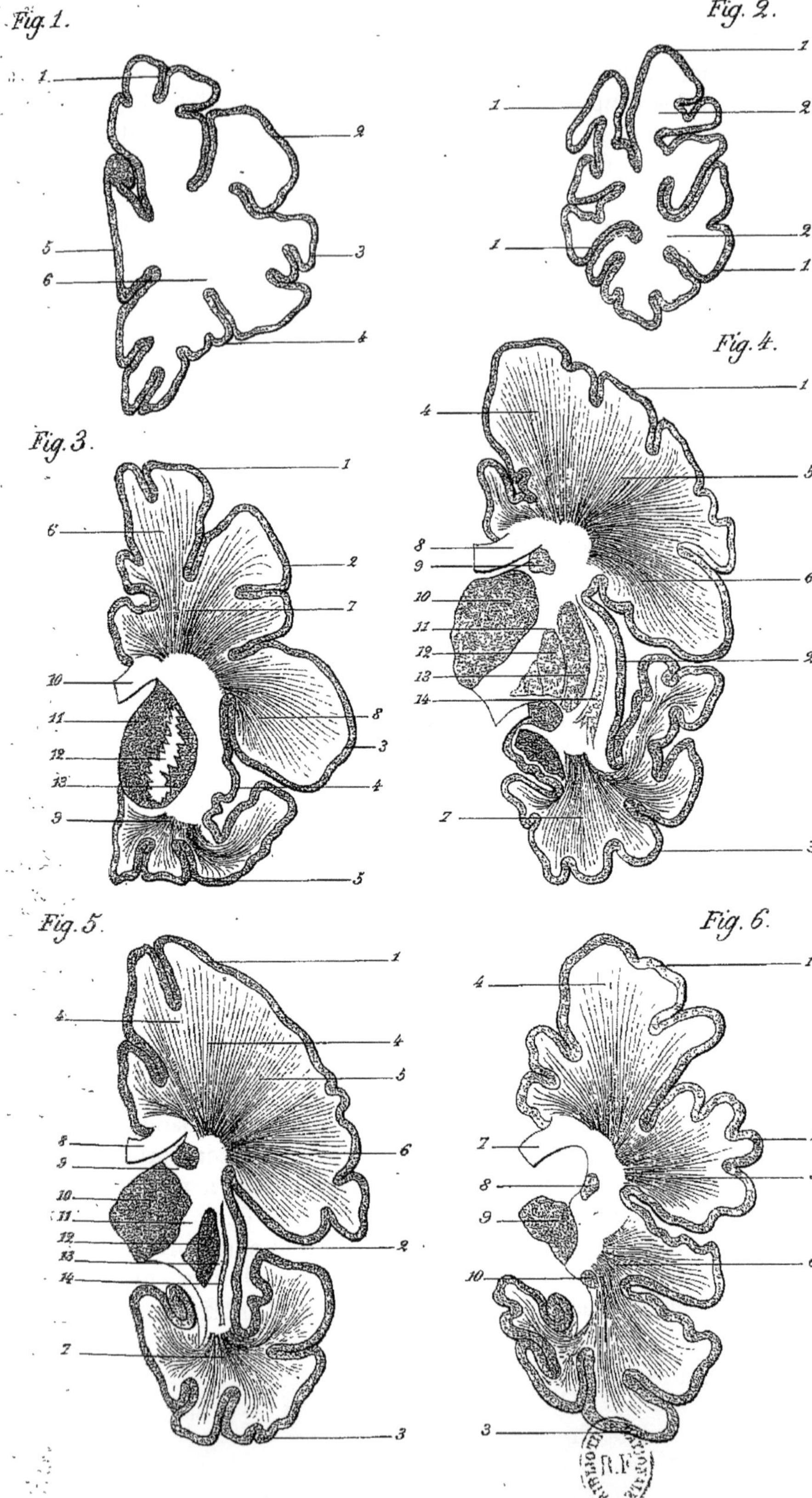
Fig. 1.
Fig. 2.
Fig. 3.
Fig. 4.
Fig. 5.
Fig. 6.

coupe *préfrontale* (Pl. IV, *fig.* 1); la deuxième, qui passe par le pied des trois frontales, est dite *pédiculo-frontale* (*fig.* 3); la troisième passe par la frontale ascendante : coupe *frontale* (*fig.* 4); la quatrième, par la pariétale ascendante : coupe *pariétale* (*fig.* 5); la cinquième, par le pied des lobules pariétaux : *pédiculo-pariétale* (*fig.* 6): c'est la limite postérieure de la zone motrice, au-delà de laquelle il y a encore la coupe *occipitale* (*fig.* 2).

Sur chacune de ces coupes, Pitres subdivise la substance blanche en faisceaux supérieur, moyen et inférieur, en faisant précéder ce qualificatif du nom même de la coupe. Ainsi, il y a les faisceaux préfrontaux, pédiculo-frontaux, frontaux, pariétaux et pédiculo-pariétaux : supérieurs, moyens et inférieurs.

Cette description anatomique sommaire nous suffira et nous pouvons aborder l'étude physiologique de la question.

§ II. Physiologie. — Nous envisagerons d'abord ce qui a trait à la motilité et puis ce que l'on sait sur les centres sensitifs.

I. Pour déterminer les fonctions des diverses parties du cerveau, les physiologistes ont d'abord essayé les injections. Beaunis et Fournié en France, Nothnagel en Allemagne, ont injecté une substance corrosive avec la seringue de Pravaz, et ont observé l'effet produit par une destruction limitée ; mais le liquide diffuse, il y a de l'encéphalite, et les résultats ne sont pas précis.

Hitzig emploie le premier l'électricité en 1870 ; c'étaient les courants continus. Plus tard, Ferrier entre dans la même voie et emploie, en 1873, les courants induits ; on se sert toujours de courants très-faibles, faciles à supporter sur la langue.

On a objecté à cette méthode la diffusion du courant. Carville et Duret, qui ont d'abord formulé cet argument, ont montré qu'un galvanomètre mis en rapport avec un point éloigné de celui qu'on électrise est dévié [1]. Il y a donc une action à distance. Onimus a repris aussi ces objections tout récemment [2] : la diffusion se ferait, non par les filets nerveux, mais par les liquides organiques, et notamment par les vaisseaux. Son expérience principale consiste à enlever chez les animaux certaines parties des hémisphères et à les remplacer par une masse sanguine ; en électrisant cette masse, Onimus obtient les mêmes effets qu'en électrisant les lobes cérébraux.

Le fait de la diffusion est incontestable ; mais suffit-il à fausser les résultats de l'expérimentation ? Voilà la question. Il est toujours remarquable que l'électrisation autour du sillon de Rolando produise des convulsions, tandis que le même courant appliqué sur le lobe occipital ne produit rien. Si l'on s'en tient aux faits, sans chercher pour le moment à les expliquer,

[1] *Soc. de Biol.*, 1874.

[2] *Ibid.*, 11 fév. 1877. — *Gaz. hebd.*, 1877, n° 11.

il y a dans les résultats limités que l'on obtient par l'électrisation circonscrite des diverses régions corticales, quelque chose de plus qu'une diffusion banale de l'électricité sur un point toujours le même, comme le corps strié. C'est du reste ce que soutiennent aujourd'hui Carville et Duret, devenus les défenseurs de la méthode qu'ils avaient d'abord combattue.

Sous le bénéfice de ces observations, nous pouvons résumer les résultats obtenus par les physiologistes dans l'électrisation de l'écorce grise.

1. La substance grise des circonvolutions paraît excitable. Un courant électrique appliqué autour du sillon de Rolando provoque des mouvements dans les pattes.

2. Cette excitabilité n'est pas égale partout. Le même courant agit sur le lobe pariétal et sur la partie postérieure du lobe frontal, et n'agit pas sur le lobe occipital. Il y a, en d'autres termes, dans l'écorce, une zone excitable, une région motrice.

3. Les résultats de l'électrisation de cette zone excitable varient suivant la région que l'on excite et sont constants pour le même siége. Tel point entraînera l'adduction d'une patte, tel autre l'abduction, etc. — De là, la notion des divers *centres moteurs corticaux*.

La *fig.* 10 représente, d'après Ferrier, la position de ces centres sur le cerveau du singe, et la *fig.* 2 de la Pl. V les reproduit reportés sur le cerveau de l'homme, toujours d'après Ferrier.

Au haut du sillon de Rolando est le centre pour les mouvements volontaires du membre antérieur (A); un peu plus en arrière (B) le centre pour le membre postérieur; en avant de A, dans la première circonvolution frontale, le centre (C) de rotation de la tête et du cou ; au-dessous, en D, le centre des muscles de la face; plus bas encore, en E, à la partie postérieure de la troisième circonvolution frontale, le centre des mouvements de la langue, des mâchoires, etc.; en F, au haut de la scissure parallèle, le centre de certains mouvements des yeux, vision ; en G, au-dessous de la scissure de Sylvius, dans la première circonvolution temporale, un centre en rapport avec les mouvements des oreilles et l'audition.

4. Qu'observe-t-on quand on applique le courant sur l'un de ces points?

Si le courant est très-faible, on détermine un mouvement très-limité à un groupe musculaire donné, toujours le même. — Si le courant est plus fort ou si l'excitation se prolonge ou s'accumule, les convulsions commencent par le groupe musculaire indiqué, puis s'étendent à toute la moitié correspondante du corps; elles peuvent enfin devenir générales.

On a ainsi la reproduction expérimentale des convulsions limitées, des épilepsies hémiplégiques et de certaines épilepsies symptomatiques avec aura bien nette.

Les physiologistes ne se sont pas contentés d'étudier l'écorce grise en l'excitant, ils ont fait la contre-épreuve en pratiquant des ablations circonscrites.

Carville et Duret ont bien montré les caractères particuliers que présentent les paralysies développées dans ce cas-là.

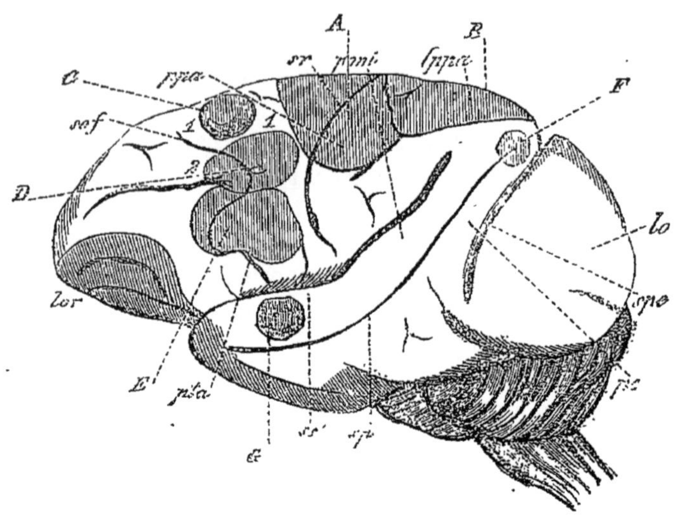

Fig. 10. — *Face externe du cerveau du singe magot* (*Pithecus innuus*) (d'après Broca et Gromier).

Sillons : *s r*, sillon de Rolando. — *s c f*, sillon courbe frontal. — *s s'*, scissure de Sylvius. — *s p e*, scissure perpendiculaire externe (sillon pariéto-occipital externe). — *sp*, scissure parallèle.

Plis : *p f a*, pli frontal ascendant ; 1, 2, 3, premier, deuxième, troisième plis frontaux. — Le chiffre 3, qui manque, devrait être au-dessous de la ligne ponctuée qui va de D au chiffre 2. — *p p a*, pli pariétal ascendant. — *l p p a*, lobule du pli pariétal ascendant. — *p m i*, pli marginal inférieur. — *p c*, pli courbe. — *l o*, lobe occipital. — *l o r*, lobe orbitaire.

Situation des centres pour les mouvements volontaires sur le cerveau du singe, d'après les descriptions de Ferrier : A, centres pour les mouvements volontaires du membre antérieur. — B, centres pour le membre postérieur. — C, mouvements de rotation de la tête et du cou. — D, mouvements des muscles de la face. — E, mouvements de la langue, des mâchoires, etc. — F, certains mouvements des yeux, vision. — G, centre en rapport avec les mouvements des oreilles et l'audition.

Chez un chien, on détermine par l'électrisation le centre des mouvements d'extension de la patte gauche ; puis on enlève avec une curette toute la portion de substance nerveuse dont l'excitation produit des convulsions. L'animal, revenu à lui, se lève sur ses pattes ; il manque de tomber deux ou trois fois sur le côté gauche ; il marche un peu en s'appuyant à gauche sur le dos du poignet, les doigts étant fléchis à cause de la paralysie des extenseurs. Bientôt il jette sa patte en avant dès que les ongles ont touché le sol, et il remplace ainsi le mouvement des extenseurs, qui manque ; il

EXPLICATION DE LA PLANCHE V.

Fig. 1 (de Boyer).

Cerveau vu du côté gauche ; on a écarté les lèvres de la scissure de Sylvius pour indiquer la position du centre de l'insula (pointillé clair).

L'ombre répandue sur le lobe frontal et sur le lobe temporal indique que ces régions sont dans la *zone latente* ; à cette zone il faut joindre celle représentée en demi-teinte sous le trait BB ; ce lobule pariétal a été ainsi désigné pour rappeler qu'on y a placé des centres sensoriels marqués E, pour la sensation visuelle des yeux, selon Ferrier.

La *zone motrice*, qui occupe le milieu de la figure, est laissée en clair, sauf ses centres.

B. Centre de la jambe : autour de lui s'étend le centre commun au bras et à la jambe, dont l'extension est marquée par la ligne ombrée qui passe en dessous des centres M et PR.

C. Centre du bras (extension).

PR. Centre du bras (préhension).

M. Centre de la main.

Au-dessus de ces trois points, le centre pointillé indique la situation possible du centre des mouvements de rotation de la tête.

Le pied de la troisième frontale porte les centres de l'aphasie mis en trois endroits pour indiquer que les lésions portent sur l'un ou l'autre de ces points D.

Le centre A de la face est situé tout à fait en bas de la zone motrice.

Enfin les lignes DB et BB représentent la superposition d'un cas d'hémiplégie totale sur la zone motrice.

Fig. 2 (Ferrier).

Voici les mouvements obtenus par Ferrier sur le cerveau du singe en chacun des points représentés sur ce cerveau humain.

1. Le membre postérieur s'avance comme pour marcher.
2. Mouvements complexes de la cuisse, de la jambe et du pied.
3. Mouvements de la queue.
4. Rétraction et adduction du bras.
5. Extension en avant du bras et de la main.
6. Supination et flexion de l'avant-bras.
7. Action des zygomatiques qui tirent la bouche en arrière et l'élèvent.
8. Élévation de l'aile du nez et de la lèvre supérieure.

9 et 10. Ouverture de la bouche et rétraction de la langue.

12. Ouverture des yeux, qui se dirigent du côté opposé. Pupilles dilatées.

13. Les yeux se dirigent du côté opposé, se portent en haut (13'). Pupilles contractées.

14. L'oreille se dresse, les pupilles se dilatent, la tête et les yeux se tournent du côté opposé.

Fig. 3 (Ferrier).

Diagramme montrant les rapports des circonvolutions et du crâne (Turner).

Fig. 1.

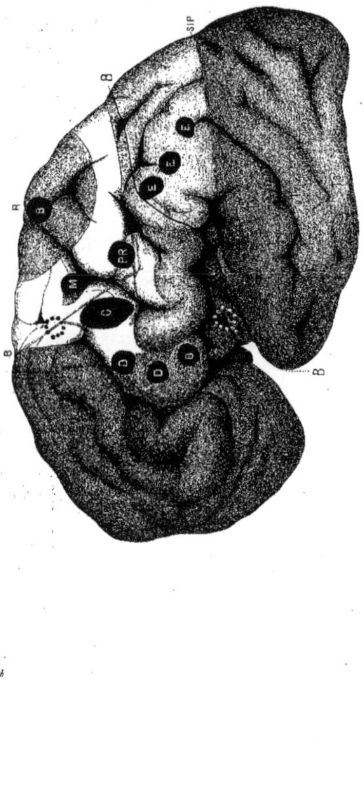

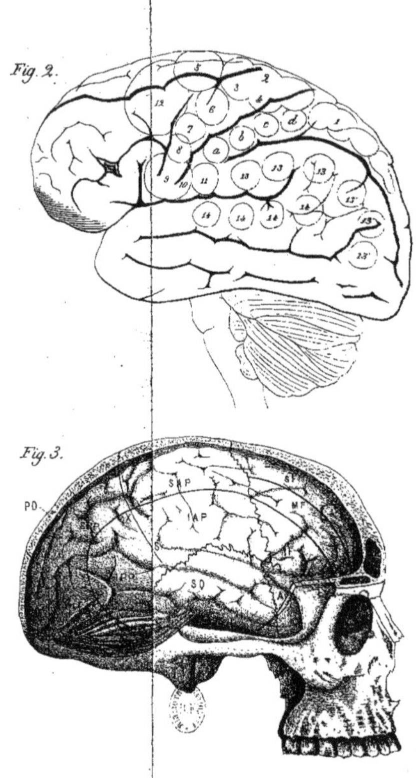

Fig. 2.

Fig. 3.

L. Combes, lith

R, scissure de Rolando, qui sépare le lobe frontal du lobe pariétal. — PO, scissure pariéto-occipitale entre les lobes pariétal et occipital. — SS, scissure de Sylvius, qui sépare le lobe temporo-sphénoïdal des lobes frontal et pariétal. — SF, FM, IF, subdivisions supéro, médio et inféro-frontales de la région frontale du crâne; les lettres sont placées sur les circonvolutions frontales supérieure, moyenne et inférieure. — SAP, région supéro-antéro-pariétale du crâne; S est sur la pariétale ascendante, AP sur la frontale ascendante. — IAP, région inféro-antéro-pariétale du crâne; I est placé sur la pariétale ascendante; AP, sur la frontale ascendante. — SPP, région supéro-postéro-pariétale du crâne; les lettres sont placées sur la circonvolution angulaire. — IPP, région inféro-postéro-pariétale du crâne; les lettres sont sur la circonvolution temporo-sphénoïdale moyenne. — X, circonvolution de la bosse pariétale, ou gyrus supra-marginal. — O, région occipitale du crâne; la lettre est sur la circonvolution occipitale moyenne. — SQ, région temporo-écailleuse du crâne; les lettres sont sur la circonvolution temporo-sphénoïdale moyenne. — AS, région ali-sphénoïdale du crâne; les lettres sont sur le bout de la temporo-sphénoïdale supérieure.

appuie ensuite fortement les doigts sur le sol à l'aide des fléchisseurs, il fait cela avec effort ; il l'oublie quelquefois et marche alors sur le dos du poignet. Pour le membre postérieur, il ne fait pas le même effort et il balaye la terre en traînant sa patte non étendue. Peu à peu l'amélioration progresse. Le troisième jour, il gratte le sol avec le dos des ongles ; il lance encore la patte, mais moins. Le quatrième jour, il est mieux, mais il tombe encore facilement, etc.

Cette paralysie d'origine corticale a donc des caractères très-nets : 1° elle est limitée à un groupe de muscles déterminés ; 2° elle est intermittente dès son apparition ; 3° elle guérit rapidement.

Le premier caractère confirme les résultats obtenus par l'électrisation. Les deux autres caractères complètent la notion des centres moteurs, en montrant qu'ils peuvent se suppléer ; l'intermittence montre les tâtonnements de cette suppléance : l'animal s'ingénie à remplacer les extenseurs absents ; il réussit d'une manière intermittente, qui finit par devenir continue : c'est alors la guérison. La suppléance est définitive.

Pour répondre à des objections de Goltz sur l'existence des centres corticaux, Hitzig a fait aussi des expériences très-nettes d'extirpation localisée [1]. Ainsi, il fait une ablation sur le gyrus sigmoïde gauche, d'environ 14 millim. de diamètre, et une autre d'étendue double sur le lobe occipito-temporal à droite. A cause de la lésion gauche, l'animal marche sur la face dorsale de la patte droite ; la lésion droite entraîne la cécité à gauche, mais ne produit aucun trouble moteur à gauche.

Ces faits ont une très-grande importance comme réponse à ceux qui contestent la valeur des excitations électriques.

[1] *Rev. Sc. méd.*, IX, 32, et *Revue mensuelle*, n° 5, 1877.

Poursuivant leurs expériences, Carville et Duret ont montré que ce n'est pas le centre analogue du côté opposé qui supplée le centre disparu, comme on est tenté de l'admettre pour l'aphasie.

Sur un chien, on enlève le centre des pattes à droite : paralysie gauche qui guérit après quelques jours ; alors on enlève le même centre à gauche : la première paralysie ne reparaît pas, il se développe une hémiplégie droite qui guérit comme la première. — Si on enlève en même temps les centres des deux côtés, on produit une paralysie double qui guérit aussi bien que les autres.

La suppléance n'est donc pas faite par l'hémisphère opposé, mais par les parties voisines de la région disparue [1]. — Voilà les faits bien établis par la physiologie expérimentale.

Quant à l'idée précise que l'on doit se faire de ces centres, il est difficile de donner quelque chose de définitif, et, du reste, c'est secondaire pour le but clinique que nous poursuivons.

Ainsi, pour les uns, il y aurait dans la substance grise corticale de véritables centres moteurs ou mieux psycho-moteurs. Pour d'autres, comme Schiff, les centres psycho-moteurs deviennent des centres sensitifs, siéges privilégiés d'actions réflexes motrices. Vulpian les considère comme de simples lieux de passage de l'influence motrice des différents points de l'écorce grise tout entière, et admet des connexions spéciales de ces régions avec les trousseaux de fibres blanches, qui presque seules mettraient cette écorce en rapport avec les membres [2]. Pour Lussana et Lemoigne [3], « les divers centres cortico-cérébraux ne sont autre chose que des organes de la volonté et des différentes facultés instinctives, qui habituellement mettent en action les vrais centres d'innervation motrice, organes que dans certaines circonstances et sous certaines conditions on peut momentanément mettre en jeu par un léger courant électrique ; la destruction des centres corticaux entraîne une parésie des mouvements qui en dépendent habituellement ». — M. Duval [4] se rallie à cette formule : « Au-dessous de certaines parties de l'écorce cérébrale se trouvent des faisceaux blancs assez nettement circonscrits, dont l'excitation provoque des mouvements localisés dans telle partie du corps, dans tel groupe de muscles, etc. »

Il serait prématuré de vouloir se décider entre ces diverses manières de voir. La question est du reste, je le répète, entièrement secondaire. Comme

[1] Il ne faut prendre du reste ce mot de suppléance que dans un sens tout à fait vague et pour exprimer le fait tout seul.

[2] Voy. Pozzi; *Des localisations cérébrales et des rapports du crâne avec le cerveau au point de vue des indications du trépan.* (*Arch. de Méd.*, n° 4, pag. 442, 1877.)

[3] *Des centres moteurs encéphaliques.* (*Arch. de Physiol.*, n° 1, 1877.)

[4] *Physiol. du syst. nerveux,* in article *Nerfs* du *Nouv. Dict. de Méd. et de Chir. prat.*, pag. 616.

l'a très-bien dit Pozzi, l'intéressant est de savoir s'il y a, à la surface du cerveau, des régions déterminées où une lésion produit (par quelque mécanisme que ce soit) des phénomènes spéciaux du côté de la motilité, de la sensibilité ou de l'intelligence, de telle sorte que, ces phénomènes survenant, on puisse désigner par une induction légitime le siége de la lésion qui les a produits.

Aux pages précédentes, textuellement reproduites de notre première édition, nous pourrions ajouter la liste et la discussion des nombreux travaux de physiologie qui paraissent tous les jours sur cette question; mais cela nous entraînerait trop loin, et nous l'avons fait ailleurs[1].

Nous verrions les ablations de Ferrier et d'Obersteiner confirmer les résultats précédents, de même que les cautérisations de Bochefontaine et Viel, les expériences de F. Franck et Pitres, spécialement relatives à l'excitabilité de la substance grise, et le grand travail de contrôle fait par Luigi Luciani et Aug. Tamburini.

Nous signalerons seulement dans ce dernier travail les idées des auteurs sur la suppléance des centres corticaux détruits, idées qui diffèrent de celles de Carville et Duret, exposées plus haut.

Pour expliquer la compensation des facultés motrices perdues, disent les expérimentateurs italiens, on ne peut supposer ni une substitution fonctionnelle des circonvolutions voisines ou de l'autre hémisphère, ni le développement subit d'une action psycho-motrice dans les ganglions de la base. Nous devons au contraire admettre que ces organes présentent aussi des centres pour les mouvements volontaires et que les phénomènes paralytiques guérissent par le développement et l'extension de cette faculté des ganglions de la base. Plus cette faculté est déjà développée à l'état physiologique, plus rapide sera la compensation.

Ferrier avait déjà exprimé sur la suppléance des idées analogues que Rendu expose ainsi : «S'appuyant sur le rôle respectif que jouent, d'après lui, les centres corticaux et les ganglions inférieurs (corps striés), il admet que ces derniers sont organisés de façon à suppléer au défaut de fonctionnement des circonvolutions de l'écorce, l'automatisme, en pareil cas, prenant le pas sur les impulsions volontaires. Ainsi s'expliqueraient les nombreuses différences que l'on constate dans les espèces animales, au point de vue de l'ablation des centres corticaux encéphaliques. Un singe auquel on fait cette opération devient hémiplégique et reste hémiplégique; un chien n'est que passagèrement paralysé; un pigeon ne l'est plus du tout, on peut même lui enlever les deux corps striés sans lui ôter la possibilité de se mouvoir. Le

[1] On trouvera des développements et toutes les pièces justificatives sur ces questions dans nos *Localisat. cérébr.*, 3e édit., 1880.

vrai centre des mouvements automatiques, chez les animaux moins élevés en organisation, est le mésocéphale.»

Pour Goltz et Gergens, cette suppléance fonctionnelle serait le résultat de la mise en jeu d'excitations motrices émanées du cervelet. Comme le dit encore Rendu, l'idée première de cette théorie «est assez analogue à celle de Ferrier. Dans les deux cas, il s'agit d'un centre automatique qui vient compenser la destruction d'un centre moteur volontaire et qui en atténue plus ou moins les effets.»

Nous ne discuterons pas ici les idées de Lussana et Lemoigne, de Dupuy, et nous reproduirons simplement les conclusions de notre *Revue critique* sur toute cette question physiologique.

En somme, si l'on rapproche tous ces documents physiologiques sur les centres moteurs, on verra que les divergences ne portent guère que sur l'interprétation des phénomènes, la manière de concevoir ces centres. C'est là un côté encore obscur et en tout cas d'une importance fort secondaire. Mais les faits mêmes constatés par Hitzig et par Ferrier restent inattaqués, et c'est là le point capital.

» Qu'importe, dirons-nous avec Rendu, que certaines circonvolutions soient excitables par elles-mêmes ou par le retentissement qu'elles exercent sur les fibres nerveuses sous-jacentes ? Le fait important est que, dans certaines régions circonscrites, des excitations limitées réussissent à produire des mouvements déterminés. Or, ce fait nous paraît acquis. Le contact des courants électriques faibles sur certaines circonvolutions éveille des effets moteurs ; sur la circonvolution voisine, il est absolument indifférent. La destruction de la région limitée, dite motrice, entraîne la paralysie, alors que des excitations encéphaliques expérimentales plus profondes et plus étendues, sur d'autres points du cerveau, ne se traduisent par aucune diminution de la motilité. Il est donc rationnel de conclure que la zone des circonvolutions fronto-pariétales jouit de propriétés spéciales et que, au point de vue des manifestations dont elle est le point de départ, elle doit être considérée comme un véritable centre moteur.»

En résumé, il faut soigneusement distinguer les *faits* de l'*interprétation*. Nous réservons entièrement la question d'interprétation, et, sans prononcer les mots de centres psycho-moteurs ou autres, nous dirons simplement : *Les expériences des physiologistes semblent bien établir que dans l'excitation et l'ablation de l'écorce grise du cerveau, le siége de l'opération n'est pas indifférent, qu'il y a une zone plus spécialement en rapport avec les différents mouvements musculaires.*

Cette conclusion suffit au clinicien pour la question *médicale* des localisations cérébrales. Elle suffit à faire prévoir qu'une lésion d'un siége donné peut correspondre à un groupe donné de symptômes. Il faut du reste reconnaître que la physiologie ne fournit sur tous ces points qu'un degré de probabilité, et que la clinique peut seule résoudre définitivement la question.

II. L'étude des *centres sensitifs* est plus récente et encore moins avancée que celle des centres moteurs.

On peut distinguer ce qui a trait à la sensibilité spéciale et ce qui a trait à la sensibilité générale.

A. D'après Ferrier, le centre de la vision serait dans le pli courbe, le centre de l'ouïe dans la première temporale (temporo-sphénoïdale supérieure), et les centres de l'odorat et du goût dans le *subiculum cornu Ammonis*[1] et son voisinage, sans que Ferrier ait pu déterminer avec exactitude les limites respectives de ces centres. Un fait à noter pour le centre de l'odorat, c'est qu'il aurait une action directe, tandis que tous les autres ont une action croisée.

Pour Hermann Munk, il y aurait d'abord un point du lobe occipital où viennent se déposer les images commémoratives des impressions visuelles. La destruction de ce point des deux côtés entraîne une *cécité psychique* : l'animal a perdu les images commémoratives des objets qu'il a vus autrefois ; mais il peut acquérir des notions nouvelles, refaire son éducation. Ce point est le centre de la sphère visuelle qui occuperait le lobe occipital tout entier. La destruction de cette sphère visuelle entraîne la cécité croisée chez les animaux, sauf le singe, chez lequel elle entraîne l'hémiopie.

Ces résultats, contradictoires avec ceux de Ferrier, ont été du reste fortement discutés ; et, de fait, ils reposent sur une interprétation délicate de phénomènes difficiles à analyser.

Il y aurait, toujours d'après Munk, dans le lobe temporal, un point dont la destruction produit une sorte de surdité psychique : c'est à peu près le siège du centre auditif de Ferrier.

Plus récemment, Luciani et Tamburini[2] ont repris cette étude expérimentale des centres de la vue et de l'ouïe chez le chien et chez le singe ; ils sont arrivés aux conclusions suivantes (pour le singe) :

Le centre de la vue comprend probablement non-seulement tout le pli courbe (Ferrier), mais aussi une grande partie, sinon la totalité, de la convexité du lobe occipital contigu (Munk).

Le centre auditif serait contenu dans une zone représentée par les deux circonvolutions temporo-sphénoïdales supérieure et moyenne (Ferrier, Munk).

Comme Munk, les auteurs italiens ont trouvé que la destruction unilatérale du centre visuel entraîne, chez le chien, l'amaurose croisée et une très-légère amblyopie directe; tandis que, chez le singe, elle entraîne l'hémiopie.

[1] Le *subiculum cornu Ammonis* est la partie de la circonvolution de l'hippocampe correspondant à la corne d'Ammon ; c'est ce que Sappey appelle : lame blanche ou médullaire de la concavité de la corne d'Ammon.

[2] *Riv. speriment. di freniatr. e med. leg.*, tir. à part. Reggio Emilia, 1879.

Tous ces troubles sensoriels ainsi déterminés (amaurose, amblyopie, hémiopie, surdité) sont temporaires. Ils disparaissent plus vite dans les destructions unilatérales, mais ils guérissent aussi après les destructions bilatérales. Dans le premier cas, l'expérience montre que la suppléance se fait par le côté sain, car la destruction de ce second centre fait réapparaître le trouble des deux côtés. Dans le second cas, la compensation doit se faire par les parties restantes du centre cortical ou, à défaut, par les ganglions de la base (couches optiques et tubercules quadrijumeaux).

On voit qu'il y a un certain degré de concordance entre ces divers résultats, sans que cependant l'accord soit encore complet entre tous les physiologistes.

B. Le centre de la sensibilité générale (tactile, musculaire, etc.) serait dans la région de l'hippocampe, d'après Ferrier, en prenant ce mot pour signifier l'*hippocampus major* et la circonvolution unciforme[1], « puisqu'il est impossible de les séparer expérimentalement l'un de l'autre».

Cette agglomération des centres sensitifs en un seul point du cerveau est aujourd'hui combattue par un grand nombre de physiologistes.

Schiff a toujours insisté sur les troubles de sensibilité qui accompagnent les lésions de la zone motrice corticale; il a même toujours voulu rattacher à ces troubles sensitifs les phénomènes moteurs (paralysies) que l'on constate alors. Hitzig a également admis (mais pas au début) l'influence de la zone motrice sur le sens musculaire et a rapporté à la perte de cette sensibilité les parésies observées. Nothnagel a une opinion analogue; Hermann, Goltz et Gergens ont aussi indiqué des troubles de la sensibilité tactile dans les mêmes conditions.

Munk a plus complétement développé ces idées. Il montre que la sphère sensitive est superposée à la sphère motrice, chacune des divisions de cette zone (membres, tête, etc.) étant exactement superposée à la région motrice correspondante de Ferrier. Duret et d'autres ont critiqué ces expériences. Mais tout récemment, R. Tripier[2] est arrivé à des résultats analogues. Il a constaté, chez des chiens et chez un singe, la diminution de la sensibilité après des lésions de la zone motrice. Seulement il admet que cette anesthésie de cause cérébrale ne donne lieu à aucun désordre appréciable du mouvement, et il soutient, contre Schiff et Hitzig, que les troubles moteurs constatés chez les animaux à la suite des lésions d'une portion de la couche corticale motrice sont bien dus à une parésie de la motricité.

Nous retrouverons, à propos de la clinique, cette question toujours indé-

[1] La circonvolution de l'hippocampe est la portion temporale de la circonvolution du corps calleux; la circonvolution unciforme ou en crochet est l'extrémité antérieure de la circonvolution de l'hippocampe.

[2] *Revue mensuelle*, janvier et février 1880.

cise, sur laquelle, on le voit, la physiologie n'a encore que quelques pierres d'attente.

Nous ne dirons rien ici des *centres végétatifs*. On trouvera dans notre travail spécial sur les *Localisations* (pag. 135), l'analyse de quelques recherches sur ce sujet, ainsi que sur le *Développement des centres corticaux*.

§ III. Clinique. — Tous les cas de lésion corticale ne peuvent pas servir à cette Etude. Les tumeurs à développement progressif permettent une suppléance graduelle, et ne peuvent pas, le plus souvent, être utilisées pour les localisations. Les meilleures lésions sont les hémorrhagies et les ramollissements. Quelques faits de méningite ont été aussi utilisés quand les altérations dominaient sur certains points limités. Il en est de même de la paralysie générale.

On a voulu aussi se servir des faits d'amputation ancienne ou d'arrêt de développement d'un membre. Dans plusieurs de ces cas, en effet, on a trouvé une atrophie de certaines circonvolutions (Luys, Chuquet, etc.) ; mais on a fait des objections très-sérieuses à ces faits, qui n'ont pas, pour les localisations cérébrales, la valeur qu'on a voulu leur attribuer.

Cela dit sur les méthodes d'investigation, nous étudierons séparément les troubles moteurs et les troubles sensitifs dans les lésions corticales.

I. En ce qui concerne les *centres moteurs*, un nombre d'observations déjà considérable[1] a permis d'établir les propositions suivantes :

1° Il y a dans l'écorce grise des régions dont les lésions produisent des troubles moteurs manifestes, et d'autres régions dont les lésions sont absolument silencieuses à ce point de vue.

2° La zone motrice corticale comprend, pour Charcot, le lobule paracentral, la circonvolution frontale ascendante et la circonvolution pariétale ascendante, peut-être aussi les pieds des circonvolutions frontales. — Toutes les lésions corticales, quelle que soit leur étendue, siégeant en dehors de cette zone motrice, sont latentes au point de vue des troubles de la motilité, c'est-à-dire qu'elles ne déterminent ni paralysies ni convulsions.

3° Les mouvements des membres seuls semblent plus particulièrement en rapport avec la partie supérieure de cette zone motrice : deux tiers supérieurs des circonvolutions frontale et pariétale ascendantes et lobule paracentral. La destruction de cette région produit une hémiplégie du côté opposé, sans participation de la face.

4° Les centres pour les mouvements de la partie inférieure de la face semblent être situés dans le tiers inférieur des circonvolutions ascendantes,

[1] On les trouvera signalées aussi complétement que possible dans notre travail sur les *Localisat. dans les mal. cérébr.*, pag. 143 et suiv.

au voisinage de la scissure de Sylvius.—Une lésion de cette région entraîne la paralysie de la face sans hémiplégie des membres, souvent accompagnée d'aphasie quand la lésion est à gauche (faits de Hervey, de Wernher, etc.).

5° Un certain nombre de cas permettent de penser que le centre plus particulier du bras est dans le tiers moyen de la circonvolution frontale ascendante[1] (faits de Pierret, Hughlings-Jackson, Mahot, etc.). Cette proposition de Charcot et Pitres s'appuie aujourd'hui sur un assez grand nombre d'observations.

6° Il n'y a pas de faits bien probants pour établir le siége du centre du membre inférieur, que certains auteurs placent tout à fait au haut de la zone motrice.

7° Une observation personnelle (*Progr. méd.*, 1876) nous a fait penser que le centre de l'élévateur de la paupière supérieure serait au haut de la scissure parallèle, dans le pli courbe.

Landouzy a réuni (*Arch. gén. de Médec.*, 1877) quelques cas analogues de blépharoptose cérébrale et en a conclu que probablement l'origine ou centre moteur du releveur de la paupière doit être cherché dans la région postérieure du lobe pariétal ; que cette origine ne confine pas immédiatement aux centres moteurs des membres, puisque le ptosis semble avoir une existence aussi souvent isolée qu'associée aux troubles hémiplégiques.

En tout cas, ce qui est bien mis en lumière par notre fait et par ceux qu'a réunis Landouzy, c'est la dissociation de la troisième paire par les lésions corticales.

8° Nous verrons plus loin quel est le centre cortical possible de la rotation de la tête et des yeux[2].

Voilà, en quelques propositions, les conclusions provisoires auxquelles on peut arriver sur la distribution probable des divers centres moteurs dans l'écorce grise cérébrale.

On les trouvera représentés, d'après Clozel de Boyer, sur la *fig.* 1 de la Pl. V.

Aux considérations précédentes, il est indispensable d'ajouter aujourd'hui des remarques tout à fait analogues sur les lésions du centre ovale. Les faisceaux blancs ont, d'une manière générale, le même retentissement que les circonvolutions d'où ils émanent.

Ainsi, il résulte, notamment des observations réunies par Pitres, que les lésions des faisceaux fronto-pariétaux déterminent seules des troubles graves

[1] Il est bon de dire, une fois pour toutes, que ces centres, chez l'homme, ne sont nullement des points mathématiques, ni même des surfaces restreintes très-précises ; les régions que nous indiquons sont seulement les points de l'écorce *dans lesquels* ou *autour desquels* les lésions s'observent le plus souvent quand il y a le symptôme indiqué.

[2] Voy. le chapitre suivant

et permanents de la motilité, et que les lésions des faisceaux pré-frontaux, sphénoïdaux et occipitaux ne donnent lieu à aucun trouble des mouvements volontaires.

Dans la zone motrice du centre ovale, on peut encore établir des divisions et dire que les lésions de la partie supérieure de cette zone laissent en général la face intacte, tandis que les lésions de la partie inférieure frappent la face, avec ou sans les membres. Nous avons vu que l'aphasie répond plus spécialement à la lésion du faisceau pédiculo-frontal inférieur gauche.

Nous devons maintenant étudier les *signes cliniques* de ces lésions corticales, les symptômes des lésions de la zone motrice.

Ces symptômes sont de deux ordres : convulsions et paralysies. Ces deux ordres de phénomènes peuvent, suivant les cas, se présenter isolément, se succéder ou se superposer.

Les *convulsions* reproduisent assez bien le tableau développé par les physiologistes dans l'électrisation des animaux. On en observe de trois ordres.

On a, dans certains cas, des convulsions limitées à un seul groupe musculaire; dans d'autres, des convulsions qui, parties d'un groupe musculaire donné, s'étendent à toute une moitié du corps et s'y limitent ou y prédominent; d'autres fois enfin, des convulsions qui, précédées d'une aura, se généralisent au corps tout entier.

Le caractère commun à tous ces genres de convulsions est toujours qu'elles ont leur point de départ dans un groupe musculaire donné et circonscrit.

Premier type. — Les convulsions limitées à un groupe musculaire sont assez rares. On les avait cependant observées en clinique bien avant les recherches actuelles.

Dès 1827, Demongeot de Confevron cite un cas de contractures limitées à la face gauche et correspondant à une lésion corticale droite. Plus tard, Andral observe un ramollissement cortical ayant entraîné une contracture limitée à deux doigts de la main. Charpentier cite encore des convulsions du bras droit seul, etc., etc.

L'étude complète de ces cas commence avec Hughlings-Jackson. Ce médecin observe, par exemple, en 1869, un homme qui avait des convulsions limitées au bras droit et qui portait une tumeur à la partie postérieure de la première circonvolution frontale. Charcot a observé un cas analogue. Verneuil a vu une lésion traumatique de l'écorce produire un spasme de la langue et de la mâchoire.

Ces convulsions limitées peuvent rester ainsi circonscrites tout le temps de la maladie ; elles peuvent également n'occuper la scène qu'au début et passer ensuite au deuxième ou au troisième type

Deuxième type. — Ce type, qui constitue l'épilepsie hémiplégique, est le plus fréquent et le plus caractéristique dans les lésions corticales.

Dans un travail que Charcot a appelé un modèle d'analyse clinique, Bravais a bien décrit, en 1827, les crises épileptiques, qui commencent toujours par le même côté et par la même région de ce côté, se limitent à cette moitié du corps ou y restent toujours prédominantes. Il établit les trois variétés que l'on conserve encore aujourd'hui : 1° épilepsies commençant par la tête ; 2° épilepsies commençant par le bras ; 3° épilepsies commençant par la jambe.

Ainsi, la crise de Villiot débute par la distorsion du côté droit de la bouche ; quelques secondes après, la tête se tourne et s'incline à droite ; les muscles du membre supérieur demi-fléchi et du membre inférieur étendu se convulsent alors. Aucun mouvement dans le côté gauche.

Chez Roy, au contraire, l'invasion s'annonce toujours par une sensation d'engourdissement dans les doigts et toute la main droite. Les muscles de l'avant-bras se contractent ensuite avec force, puis les muscles du côté droit du visage et du cou ; la bouche se fend jusqu'à l'oreille par des secousses alternatives ; la tête s'incline du même côté, et le membre inférieur droit se prend à son tour.

Enfin, chez Mochet, le début se fait par la cuisse gauche ; quelquefois les convulsions se bornaient à ce membre, d'autres fois elles s'étendaient à tout ce côté.

Il n'y a rien à ajouter à la description de ces trois malades de Bravais ; l'histoire clinique de l'épilepsie hémiplégique est faite dès cette époque, et de main de maître.

A partir de 1861, Hughlings-Jackson reprend l'étude de ces faits et marque un progrès considérable : il établit les rapports qui unissent ces manifestations symptomatiques aux lésions de l'écorce grise cérébrale. Il complète ainsi l'histoire de cette épilepsie que Charcot appelle l'épilepsie jacksonienne.

Plus tard encore, les travaux de Ferrier poussent les cliniciens à une étude plus précise de ces faits. On ne se contente plus de trouver une lésion corticale derrière ce syndrome clinique ; on détermine dans chaque cas le siége exact de la lésion, que l'on met en regard du point de départ des convulsions. Quand la lésion siége sur un point de la zone motrice, l'épilepsie commence par le groupe musculaire dont le centre est précisément atteint.

On trouvera dans le Mémoire déjà cité de Charcot et Pitres et dans la Thèse de Landouzy, de nombreux faits cliniques qu'il me paraît absolument inutile de rapporter ici, et qui rentrent très-exactement dans les trois catégories établies par Bravais.

Troisième type. — Ce sont des attaques épileptiformes complètes, avec une aura très-nette et toujours la même. Déjà, en 1821, Odier en publiait un cas très-remarquable.

Longtemps après avoir reçu un coup de sabre sur la tête, un ancien militaire éprouve des crampes au petit doigt de la main droite. Plus tard, elles s'étendent au poignet, puis jusqu'au coude, ensuite jusqu'à l'épaule, et enfin jusqu'à la tête, en remontant toujours depuis le petit doigt, comme dans l'*aura epileptica*. Effectivement, lorsqu'elles arrivaient à la tête, il tombait sans connaissance et entrait en convulsions.

Cela me fit espérer, ajoute Odier, que si l'on pouvait arrêter les crampes dans leur cours par une forte compression, on préviendrait peut-être l'accès épileptique. En conséquence de cette idée, je lui fis faire un cordon tel qu'en en tirant l'extrémité, qui demeurait suspendue entre le gilet et la chemise, on serrait fortement le bras en deux endroits, savoir : entre l'épaule et le coude, et entre le coude et le poignet, au point d'arrêter complétement le pouls de ce côté. Dès que le malade sentait la crampe du petit doigt, il tirait son cordon sans que personne s'en aperçût, et les symptômes précurseurs du mal se calmaient à l'instant, sans qu'il éprouvât jamais aucun inconvénient.

Depuis lors on a observé un grand nombre de cas dans lesquels la compression ou la ligature sur le trajet de l'aura préviennent l'attaque épileptiforme. Je dois dire seulement que dans un cas observé à l'hôpital Saint-Éloi, le malade se sentait très-fatigué et longtemps fatigué quand il avait ainsi empêché une attaque, et qu'il avait fini par renoncer à ce moyen et par laisser évoluer naturellement les choses.

Les *paralysies* d'origine corticale ont des caractères variables suivant l'étendue de la lésion.

Quand la lésion est très-étendue et occupe la totalité ou au moins une grande partie de la zone motrice, il y a une hémiplégie qui ressemble complétement à l'hémiplégie d'origine centrale.

Elle est plus ou moins prononcée comme intensité, mais elle est totale, c'est-à-dire porte sur les membres et sur la face (sauf l'orbiculaire des paupières). De plus, la paralysie, qui est flasque au début, présente ultérieurement des contractures tardives.

C'est là un fait que les observations de Charcot et Pitres ont parfaitement mis en lumière ; il y a des dégénérescences secondaires descendantes à la suite des lésions, même limitées, de la zone motrice corticale, absolument comme après les lésions de la capsule interne, tandis que les lésions de l'écorce en dehors de la zone motrice n'entraînent aucune dégénération secondaire.

Quand la lésion corticale est circonscrite, peu étendue, la paralysie présente un caractère essentiel : elle est partielle ou dissociée ; elle porte sur un membre ou sur la face, ou même sur un seul groupe musculaire. Il n'y a que les paralysies produites par lésions des nerfs eux-mêmes qui puissent amener une dissociation analogue. Et encore la paralysie corticale peut être plus dissociée que la paralysie périphérique, pour le facial, par exemple, ou pour le moteur oculaire commun.

Une monoplégie, une paralysie très-circonscrite, avec les caractères électriques des paralysies cérébrales, peut être immédiatement attribuée à une lésion corticale de la zone motrice.

Quand ces monoplégies sont précédées ou accompagnées d'une des formes de convulsions que nous avons décrites, le diagnostic doit être considéré comme certain.

Souvent ces paralysies sont passagères, transitoires et variables. Mais c'est là un caractère qui est loin d'être absolu, car elles présentent aussi des contractures tardives, dues comme toujours aux dégénérescences secondaires.

On voit qu'en réunissant ce que l'anatomie, la physiologie et la clinique nous ont appris dans ces derniers temps, on peut arriver à faire un chapitre en pathologie sur les lésions corticales. Ce chapitre est tout récent, il est encore à l'étude; il reste beaucoup à y faire. C'est pour cela même que tout le monde doit être fixé sur les points acquis et sur les desiderata de cette intéressante question.

Pour montrer combien ces travaux importent au traitement, en éclairant le diagnostic, je dirai un mot, en terminant, sur les applications chirurgicales que l'on a récemment tentées.

Proust [1] a communiqué à l'Académie de Médecine un fait d'hémiplégie faciale avec aphasie, guéri par la trépanation. Le diagnostic et l'application de la couronne de trépan avaient été inspirés par les recherches de localisation que nous avons résumées.

Lucas Championnière [2], qui avait obtenu un succès analogue, a voulu régler la trépanation à employer dans ces cas-là. Les centres moteurs sont groupés autour du sillon de Rolando ; on détermine sur le crâne le bregma derrière lequel est le sommet du sillon, et on marque ce point ; puis on mesure derrière l'apophyse orbitaire externe, suivant une ligne horizontale, une longueur de 7 centim. On détermine sur son extrémité une perpendiculaire de 3 centim., qui donne un second point. Entre les deux points, on trace la ligne rolandique. — Si l'on a des symptômes moteurs étendus, on trépane sur le milieu de la ligne. S'il y a paralysie du membre inférieur, on trépane sur le sommet de la ligne en arrière ; s'il y a paralysie du membre supérieur, à la partie moyenne, et s'il y a paralysie de la face, plus bas encore. (Voy. *fig*. 3, Pl. V.)

Cette systématisation de l'intervention chirurgicale est manifestement prématurée [3]. La position des centres corticaux est encore très-incertaine,

[1] *Acad. de Méd.*, 1876.

[2] *Acad. de Méd.*, 9 janvier 1877. — *Gaz. hebd.*, 1877, n° 2.

[3] Voy. le rapport de Gosselin ; *Acad. de Méd.*, 3 avril 1877 et le travail déjà cité de Pozzi ; *Arch. de Méd.*, n° 4, 1877.

la détermination sur la ligne rolandique est trop variable, suivant les sujets, pour qu'on puisse poser des règles pareilles.

Mais ce qui n'en reste pas moins, c'est l'intérêt pratique particulier que présentent les deux observations de Proust et de Lucas Championnière, abstraction faite de toute généralisation hâtive.

Depuis notre dernière édition, tous les travaux récents sur le trépan et les localisations cérébrales ont été résumés et critiqués par M. Schwartz dans une Revue générale dont nous reproduisons l'alinéa suivant, servant de conclusion.

« En résumé, emploierons-nous davantage le trépan primitif depuis que nous avons à notre disposition la connaissance des localisations cérébrales ? D'après l'exposé des différentes opinions que nous venons de passer en revue, il semble que la réponse ne doive pas encore être positive. En tout cas, si nous ne pratiquons pas plus souvent l'opération primitive, nous le ferons avec plus de précision dans les indications ; ce n'est d'ailleurs que dans de rares cas que l'on pourra se baser exclusivement sur la doctrine des localisations pour pratiquer la perforation du crâne. Peut-être les cas eux-mêmes deviendraient-ils plus fréquents à mesure que se perfectionneront la connaissance des fonctions de l'écorce et les méthodes de pansement. »

II. *Troubles sensitifs* dans les lésions corticales. — 1. On a souvent donné l'absence de troubles sensitifs comme un caractère important des lésions corticales de la zone motrice. C'est vrai dans la plupart des cas, mais pas dans tous.

J'ai vu dans ces derniers temps, à l'Hôpital-Général, deux faits dans lesquels il y avait des troubles de sensibilité, quoique la lésion fût parfaitement corticale et du côté des circonvolutions frontales. Il n'y avait pas d'anesthésie complète ; il y avait surtout perte du sens musculaire, ce qui entraînait par moments une sorte d'état cataleptiforme du membre paralysé[1].

Mon attention une fois attirée sur ces faits, j'en réunis un certain nombre d'analogues, et je constituai ainsi, dans mes *Localisations cérébrales* (pag. 238), un chapitre nouveau consacré aux troubles sensitifs dans les lésions corticales.

La question a été reprise depuis et développée par R. Tripier dans le travail que j'ai déjà cité à propos de la physiologie. Pour lui, « les lésions de la plus grande partie de la région fronto-pariétale déterminent en même temps une paralysie du mouvement et une diminution de la sensibilité ; d'où l'on peut induire, ajoute-t-il, que cette région tient sous sa dépendance les troubles sensitifs, ainsi que les phénomènes moteurs auxquels ils parais-

1. *Revue mensuelle*, février 1880, pag. 161.

sent intimement liés. La zone dite motrice, dont les limites sont du reste difficiles à préciser, peut donc avec plus de raison être appelée sensitivo-motrice.»

Ces faits nouveaux ont une importance diagnostique facile à saisir.

D'abord on peut se demander s'ils ne diminuent pas la valeur séméiologique que nous avons attribuée à la capsule interne. Quand l'hémianesthésie est complète, générale et absolue, présente tous les caractères que nous avons décrits plus haut (chap. II), elle doit toujours encore être rapportée à la capsule interne, car les lésions corticales ne déterminent que des anesthésies peu prononcées et dont l'intensité va en général rapidement en diminuant. Un autre caractère important pour le diagnostic différentiel, c'est que, dans les lésions corticales, l'hémiplégie a au moins autant d'importance que l'hémianesthésie, et presque toujours elle prédomine notablement; tandis que dans les lésions de la capsule interne l'hémiplégie est accessoire en quelque sorte par rapport à l'hémianesthésie.

Une seconde conclusion clinique à tirer de ces faits, c'est que la diminution de la sensibilité ne doit pas être invoquée pour écarter l'idée de lésion corticale, s'il y a d'autre part des signes permettant de diagnostiquer ce siége d'altération.

2. Pour les centres sensitifs sensoriels, la question est encore peu avancée.

Cependant je dois citer tout spécialement le second travail de Luciani et Tamburini[1], qui contient un assez grand nombre d'observations qui paraissent confirmer la localisation de ces centres, adoptée par les auteurs et signalée dans le paragraphe de la physiologie.

CHAPITRE V.

VALEUR SÉMÉIOLOGIQUE DE QUELQUES AUTRES SYMPTOMES.

Nous continuons à rassembler les éléments nécessaires pour faire autant que possible le diagnostic du siége de la lésion dans les maladies cérébrales. Nous avons déjà parcouru quelques localisations assez précises ; nous devons maintenant parler de certains symptômes qui, sans avoir la valeur diagnostique de l'aphasie ou de l'hémianesthésie, ont encore une signification séméiologique qu'il ne faut pas négliger.

§ I. Hémiplégie et paralysie faciale — L'*hémiplégie* établit le côté de la lésion. Quand l'hémiplégie est à gauche, la lésion cérébrale est à droite, et réciproquement. Les lésions situées au-dessus de l'entre-croisement des

[1] *Studi clinici sui centri sensori corticali. Communic. prevent.* Milan, 1879.

pyramides produisent dans les membres un effet croisé. C'est là un fait connu depuis Galien.

Il paraît cependant y avoir quelques exceptions à cette règle ; elles sont extrêmement rares.

Dans la littérature ancienne, on trouve un assez grand nombre de ces faits exceptionnels : Morgagni, Bayle, Burdach, etc., en citent. Nasse en a réuni 58. Mais ce sont là des cas qui sont tous fort discutables.

Comme Charcot l'a répondu à Brown-Sequard, qui voulait récemment ressusciter cette collection, les faits anciens ne peuvent pas compter dans une question pareille. Une petite lésion échappe si facilement dans un hémisphère, alors surtout que dans l'hémisphère opposé on trouve une grosse altération. Puis, on a pu confondre des cas de paralysies périphériques, etc. Nous n'avons pas assez d'éléments sur l'analyse symptomatique et l'analyse anatomique faites par les auteurs anciens pour accepter tous leurs faits, surtout quand il s'agit d'établir des exceptions à une loi très-générale.

Si l'on ne se sert pas de ces faits, on reconnaît que les cas récents observés avec soin deviennent alors d'une rareté extrême. Il y en a cependant ; Lépine en cite notamment un de M. Raynaud.

L'explication de ces cas exceptionnels est fort difficile à donner. Quelques auteurs admettent chez ces sujets l'absence de l'entre-croisement des pyramides ; mais c'est une hypothèse que rien ne prouve directement dans ces faits. Il doit y avoir là un mécanisme encore inconnu d'action à distance. Ainsi, dans l'observation de M. Raynaud, la lésion siégeait dans le lobe sphénoïdal, c'est-à-dire dans une région qui n'est pas motrice, dont les lésions n'entraînent pas habituellement l'hémiplégie. Il faut donc bien supposer que chez ces malades il y a eu, ou action à distance, ou lésion méconnue de l'autre hémisphère.

Il y a aussi toute une catégorie de faits dans lesquels la paralysie est directe et qui sont susceptibles d'une autre interprétation. Ce sont ceux dans lesquels les méninges sont intéressées.

Nous verrons, à propos des maladies de ces enveloppes, que Bochefontaine et Duret ont montré physiologiquement que les irritations de la dure-mère pouvaient provoquer des phénomènes directs et non croisés. Il y a aussi plusieurs observations cliniques, et nous en avons récemment ajouté une personnelle[1], qui montrent que, chez l'homme aussi, les lésions méningées peuvent entraîner un retentissement moteur direct.

Ces observations diminuent la valeur de beaucoup des faits invoqués par Brown-Sequard ; dans un grand nombre de cas en effet (notamment dans les cas traumatiques), les méninges participaient à l'altération.

Dès-lors, et sous le bénéfice de ces remarques, les exceptions sont en nombre absolument insignifiant par rapport au nombre immense de faits

[1] Obs. x de la 3e partie de nos *Localisat. cérébr.*, pag. 303.

qui confirment tous les jours la règle. On peut donc accepter cela comme une loi clinique : l'hémiplégie correspond à une lésion siégeant dans l'hémisphère du côté opposé.

Il n'en est pas toujours ainsi de la *paralysie faciale*. Il est bon, pour bien interpréter ce symptôme, de distinguer plusieurs cas.

Quand la lésion siége dans un hémisphère, si la paralysie faciale se produit, c'est du côté opposé à la lésion, comme pour les membres. Il y a entre-croisement des fibres du facial.

Seulement, dans ces cas-là, on constate le plus souvent un fait curieux : le facial n'est pas paralysé tout entier ; il y a une remarquable intégrité de l'orbiculaire des paupières. Le malade peut parfaitement fermer les deux yeux. Cette lagophthalmie, si frappante dans la paralysie rhumatismale du facial, par exemple, manque ici d'une manière complète.

C'est là un fait qui a une certaine importance diagnostique.

J'étais récemment appelé auprès d'un homme chez lequel on diagnostiquait à première vue une paralysie faciale très-marquée du côté gauche. Des antécédents alcooliques très-accusés, la céphalalgie, etc., faisaient immédiatement penser à une lésion intra-cérébrale. Mais en faisant fermer les yeux au malade, je m'aperçus que l'œil gauche ne pouvait pas se fermer. Dès-lors je cherchai mieux et ailleurs que dans l'hémisphère la cause de cette paralysie, et je trouvai rapidement une vieille otite gauche dont on ne m'avait d'abord pas parlé, et qui était la cause directe de cette paralysie du nerf facial lui-même.

Le fait est donc important et utile à noter, mais l'explication en est difficile. Pourquoi l'orbiculaire des paupières reste-t-il indemne quand tout le reste du facial est paralysé par une lésion intra-cérébrale ?

Vulpian admet que toutes les fibres du facial ne s'entre-croisent pas : les fibres de l'orbiculaire ne subiraient pas l'entre-croisement que subissent toutes les autres fibres du facial, et viendraient directement de l'hémisphère correspondant.

Mais il est facile de voir que cette hypothèse ne suffit pas. Car, s'il en était ainsi, une lésion d'un hémisphère devrait entraîner la paralysie croisée de la face et la paralysie directe de l'orbiculaire : or, il n'en est rien. C'est là une combinaison de symptômes qu'on n'observe pas.

Larcher, qui, dans un travail remarquable sur la pathologie de la protubérance annulaire, renverse par cette objection l'hypothèse de Vulpian, propose lui-même une nouvelle théorie.

Dans certains cas de section du facial, quand on l'enlève avec la parotide par exemple, on peut voir persister encore un peu de motilité dans la paupière. Le facial ne serait donc pas alors la source unique d'innervation de l'orbiculaire ; le grand sympathique interviendrait aussi. Cl. Bernard a avancé que le ganglion cervical supérieur avait une action sur ce muscle.

Larcher explique par ce fait et par la conservation du grand sympathique dans les lésions hémisphériques, l'immunité dont jouit l'orbiculaire des paupières.

Cette théorie me paraît appuyée sur des bases bien fragiles. Pourquoi, dans la paralysie périphérique complète, n'y a-t-il pas d'autres signes de paralysie du grand sympathique cervical? L'idée de Larcher n'a pas été généralement acceptée.

Broadbent fait remarquer que dans l'hémiplégie complète, l'intégrité ne porte pas seulement sur l'orbiculaire des paupières, mais aussi sur tous les muscles des yeux, sur ceux du tronc , du larynx....; tous ces muscles ne sont pas paralysés. Or, vous remarquerez que tous ces muscles entrent généralement en action des deux côtés à la fois; ils donnent lieu à des mouvements associés bilatéraux. On peut admettre alors des commissures reliant les noyaux d'origine de leurs nerfs moteurs des deux côtés. Ces commissures assureraient la synergie fonctionnelle dans les cas physiologiques et la suppléance réciproque dans les cas pathologiques ; quand un noyau serait détruit, l'autre assurerait son service, grâce à la commissure.

Cette théorie a été adoptée par Charcot. Elle paraît plausible. Un fait remarquable, du reste, et facile à constater, c'est que le plus souvent les hémiplégiques sont obligés de fermer les deux yeux à la fois. Ils ne peuvent pas contracter l'orbiculaire du côté paralysé sans contracter aussi celui de l'autre côté. Dans cette hypothèse, on comprend assez bien que toute lésion située au-dessus de ces commissures ne produirait qu'une paralysie incomplète, et toute lésion située au-dessous, une paralysie complète.

Mais on ne peut pas, dans tous les cas, constater cette impossibilité de contracter l'orbiculaire des paupières, du côté paralysé isolément.

Les faits nouveaux dont nous avons parlé à propos des centres corticaux font alors entrevoir une autre explication. Les fibres du facial, éparpillées à la périphérie, dans les muscles, se condensent et se réunissent dans le noyau d'origine[1], mais elles divergent de nouveau en allant vers l'écorce grise, de telle sorte que l'on peut observer dans l'action des nerfs des dissociations d'origine corticale, comme il y a des dissociations d'origine périphérique. Si l'orbiculaire des paupières a un centre cortical distinct, quoique voisin, du centre des autres muscles faciaux, rien d'étonnant à ce qu'une lésion intra-cérébrale paralyse les uns en laissant l'autre intact. Et comme de ces deux centres du facial partent des faisceaux de conducteurs distincts qui ne se réunissent que beaucoup plus bas, on comprend encore que les lésions intra-hémisphériques ne produisent que des paralysies faciales incomplètes. Ces faits et cette explication sont bien mis en lumière dans la Thèse de Landouzy.

[1] Nous verrons même (3e partie) qu'il y a dans le bulbe deux noyaux d'origine, l'un inférieur l'autre supérieur, par le facial.

Quoi qu'il en soit du reste de l'explication, vous voyez que quand la lésion siége dans le cerveau proprement dit, la paralysie faciale, si elle existe, est *croisée* et *incomplète*.

Depuis que ces lignes ont été écrites, on est revenu sur la question, et certains auteurs ont avancé que le facial supérieur n'était pas aussi complétement intact qu'on l'avait dit jusque-là dans les hémiplégies d'origine centrale.

Ainsi Coingt[1] a fait remarquer qu'une parésie de l'orbiculaire peut plus facilement être méconnue que la paralysie du facial inférieur, qui déforme la face et gêne pour parler ou manger. Il indique, pour reconnaître cette parésie, un procédé employé par Legendre, qui consiste à essayer de soulever avec le doigt la paupière supérieure en invitant le malade à tenir l'œil fermé; la résistance qu'on éprouve est moindre du côté paralysé que de l'autre.

O. Berger[2] a été plus loin : après avoir examiné un grand nombre de cas d'hémiplégie, ancienne ou récente, il pose en principe (contrairement à ce qui est dit couramment) que la participation du facial supérieur dans l'hémiplégie cérébrale vulgaire est la règle, tandis que l'immunité de ce nerf est l'exception.

C'est là une assertion à vérifier sur un plus grand nombre de faits. En tout cas, la paralysie du facial supérieur dans ces circonstances est toujours bien plus légère, bien moins marquée que dans les cas de paralysie du facial d'origine périphérique : il n'y a pas de lagophthalmie, etc.; et cela suffit pour laisser au fait sa valeur clinique et diagnostique.

La paralysie faciale d'origine périphérique présente le type entièrement opposé : elle est *complète* et *directe*. C'est ce que l'on observe dans la paralysie rhumatismale, les paralysies suite d'otite, etc.

Il y a enfin un troisième cas qui est comme un type intermédiaire : la lésion est centrale, encéphalique, et cependant la paralysie faciale a les caractères de la paralysie périphérique : elle est complète et directe. C'est ce qui arrive dans la *paralysie alterne*, qui correspond le plus souvent à une lésion de la protubérance, et dont il est important de connaître la valeur séméiologique.

La paralysie alterne a été bien étudiée par Gubler, en 1856. Dans ce type clinique, il y a hémiplégie des membres d'un côté et paralysie faciale de l'autre; l'hémiplégie est croisée par rapport à la lésion, et la paralysie faciale est directe.

Dans la paralysie alterne, la lésion siége dans la protubérance annulaire, dans la portion inférieure ou bulbaire de la protubérance. Si la lésion siége dans la partie pédonculaire, les paralysies ont les mêmes caractères que quand la lésion est dans l'hémisphère.

[1] Th. Paris, 1878.

[2] *Centralbl. f. Nerven.*, 1879, pag. 266.

Pour comprendre ces faits-là, il suffit d'admettre que les fibres du facial s'entre-croisent avec celles du côté opposé dans l'intérieur de la protubérance annulaire, vers la partie moyenne, tandis que les fibres motrices destinées aux membres ne s'entre-croisent que beaucoup plus bas, dans les pyramides. Dès-lors, une lésion dans la partie inférieure de la protubérance se trouve entre les deux entre-croisements ; elle coupe le facial déjà entre-croisé et les nerfs des membres non encore entre-croisés : d'où paralysie faciale directe et hémiplégie croisée par rapport au siége de la lésion.

Dans ces cas, comme dans les paralysies d'origine périphérique, la paralysie du facial est donc directe et complète. De plus, les muscles perdent leur contractilité électrique, le nerf s'altère, toujours comme dans les paralysies périphériques.

En un mot, il s'agit là d'une paralysie du facial qui n'a plus le caractère cérébral : la lésion sépare le nerf de son centre trophique, qui est le noyau d'origine. En réalité, quoique fondu dans la masse de la protubérance annulaire, le nerf existe à partir de son noyau ; ce n'est plus le centre, c'est le conducteur qui est atteint.

La paralysie alterne est donc une paralysie *cérébrale* pour les membres et *périphérique* pour la face.

Ce signe a une grande valeur séméiologique pour la localisation des lésions dans le mésocéphale. Sans doute la même combinaison symptomatique peut être produite par deux lésions isolées ou par une tumeur comprimant le bulbe et le facial. Mais en général ces faits-là, qui sont complexes et rares, sont relativement assez faciles à diagnostiquer.

§ II. Déviation conjuguée de la tête et des yeux. — On remarque assez souvent, chez des apoplectiques, que la tête est invinciblement tournée vers un côté, en général vers le côté non paralysé, et que les yeux sont également déviés du même côté. C'est là la déviation conjuguée de la tête et des yeux, symptôme important à étudier, pour en préciser l'importance diagnostique. Nous entrerons même dans quelques détails, parce que c'est une question nouvelle, encore à l'étude, et que l'on ne trouvera guère résumée dans les classiques[1].

Quoique facile à observer, ce symptôme ne paraît pas avoir été noté par les anciens. Prévost en a trouvé la première mention dans Cruveilhier, ce grand observateur qui a si bien décrit tout ce qu'il a vu, et qui a vu tant de

1. Gubler ; *Mém. sur l'hémiplégie alterne. (Gaz. hebd.*, 1856-1859.) — Vulpian ; *Physiol. du syst. nerveux*, pag. 588. — Prévost ; *Gaz. hebd.*, 1865, n° 41. — Thèse Paris, 1868, n° 30. — *Gaz. méd.*, 1869, n° 9. — Desnos ; *Bull. de la Soc. méd. des Hôpitaux*, 1873, pag. 87. — Brouardel ; *Bull. de la Soc. méd. des Hôpitaux*, 1873, pag. 91. — Art. *Hémorr. cérébr.*, in *Dictionn. encycl.* — Lépine ; Thèse d'agrég. Paris, 1875, pag. 82. — Landouzy ; Thèse citée, 1876, pag. 80.

choses. Il y a là une mention très-nette de la déviation et de l'insuccès des tentatives faites pour ramener la tête.

Andral, Durand-Fardel, signalent quelquefois le phénomène, mais en passant et sans y faire grande attention.

Foville le constate plus nettement et en propose une explication. Gubler, dans son Mémoire cité sur l'hémiplégie alterne, en fait une description expresse et soignée.

Les Anglais le constatent aussi : Lockart-Clarke, Hughlings-Jackson, etc., le mentionnent.

Mais jusque-là ce n'était pas une étude sérieuse et complète. La première description précise est faite par Vulpian. Ce médecin constate le fait un grand nombre de fois à la Salpêtrière, le rapproche des phénomènes de physiologie expérimentale, des mouvements de rotation observés chez les animaux. Il consacre un long passage à cette étude, dans ses Leçons sur la physiologie du système nerveux.

Puis, en 1868, Prévost (de Genève), alors interne de Vulpian, aujourd'hui professeur à la Faculté de médecine de Genève, en fait dans sa Thèse une étude complète. C'est là un excellent travail, basé sur cinquante-huit observations, et auquel j'ai fait de très-larges emprunts. L'histoire clinique du phénomène est faite dès cette époque.

Description clinique. — Un malade, hémiplégique du côté gauche, a la tête légèrement inclinée à gauche, mais la face est tournée à droite et regarde le côté non paralysé, le côté de la lésion. Les yeux sont également déviés vers la droite.

Il faut bien distinguer cet état du strabisme. Il faudrait ici, pour produire ce phénomène, un strabisme interne d'un œil et un strabisme externe de l'autre. L'angle optique n'est ni diminué ni agrandi, il est simplement dévié. C'est une déviation conjuguée et synergique des deux yeux.

Souvent on constate en même temps des contractures dans les muscles du cou, dans le sterno-cléido-mastoïdien ou la partie supérieure du trapèze. Remarquez seulement que c'est du côté opposé à la rotation, du côté paralysé, que l'on constate des contractures. Les muscles contractés sont du reste nombreux et complexes.

S'il y a de la raideur dans le cou, le redressement de la tête est douloureux.

Quand on est parvenu à ramener artificiellement la tête du sujet dans la position médiane, et qu'on l'abandonne, elle revient à sa première position et quelquefois brusquement, comme sous l'influence d'un ressort.

D'autres fois il n'y a pas de raideur; on peut alors, plus facilement et sans provoquer de douleurs, ramener la tête au milieu, la tourner même du côté opposé. Seulement, si on l'abandonne, elle tourne encore. Chez ces malades, il y a plutôt tendance à la rotation que rotation rigide.

Pour les yeux, si le malade a sa connaissance et qu'on provoque son regard du côté opposé, il tourne les yeux, mais il ne peut en général pas dépasser la ligne médiane ; il ne peut pas en tout cas atteindre l'angle opposé. Les yeux, abandonnés à eux-mêmes, reviennent à leur direction primitive.

Cet état peut s'accompagner de nystagmus. C'est là un fait assez important pour montrer la nature irritative du phénomène.

En général, les deux ordres de déviation, déviation de la tête et déviation des yeux, vont ensemble; ils peuvent cependant se produire séparés. Le plus souvent alors la déviation des yeux se présente sans la rotation de la tête.

C'est là un phénomène de l'apoplexie à proprement parler. Rarement on l'a observé dans quelques hémiplégies à début graduel; Vulpian l'a noté dans un cas de tubercules du cervelet. Mais en général c'est un symptôme de l'apoplexie.

Quand l'apoplexie conduit à la mort, la déviation conjuguée peut persister jusqu'à la fin; souvent aussi elle disparaît à l'agonie, quand la résolution générale de tous les muscles apparaît.

Quand, au contraire, l'apoplexie prend fin et laisse après elle l'hémiplégie, la déviation disparaît en général assez rapidement. On l'a vue cependant durer exceptionnellement des jours, des mois, et peut-être même des années.

Les observations de Prévost semblent établir que ce symptôme n'est en rapport avec les lésions d'aucun point spécial du cerveau : toutes les régions peuvent être atteintes [1]. La déviation se produit dans les lésions de l'écorce, des méninges, des hémisphères, de la base, du mésocéphale.... Prévost a remarqué seulement que l'intensité du phénomène augmenterait quand la lésion se rapproche de la base.

Mais Vulpian et Prévost sont arrivés à la loi clinique suivante, relative au côté de la déviation : Dans les lésions des hémisphères, le sens de la déviation indique le côté de la lésion ; le malade regarde l'hémisphère atteint.

On voit tout de suite l'importance clinique de cette loi : elle peut servir à diagnostiquer le siége de la lésion dans les cas où il est difficile de reconnaître chez un apoplectique le côté paralysé ; elle peut aussi faciliter le diagnostic de l'apoplexie elle-même dans certains cas difficiles, d'anciens hémiplégiques, par exemple.

La loi de Vulpian et Prévost ne s'applique qu'aux cas où la lésion siége dans les hémisphères. Quand la lésion est dans le mésocéphale, il n'y a pas de règle, dit Prévost ; le malade peut aussi bien regarder le côté paralysé, et il cite lui-même trois cas de ce genre.

[1] Prévost avait dit d'abord en 1865, dans la *Gaz. hebdom.*, que ce symptôme n'est produit que par la lésion des parties centrales profondes, mais il est revenu sur cette opinion dans sa Thèse.

Nous pouvons aborder maintenant la *physiologie pathologique* de ce symptôme curieux, toujours d'après les travaux de Vulpian et Prévost.

Vulpian rapproche entièrement ce fait clinique des mouvements de rotation que présentent les animaux après la lésion de diverses parties de l'encéphale. Vous savez qu'à la suite de certaines lésions unilatérales, les animaux se mettent à tourner sur eux-mêmes.

Pourfour du Petit a fait le premier l'expérience sur un chien. Après avoir incisé un pédoncule cérébelleux moyen, il vit l'animal « tourner comme une boule » autour de son axe longitudinal : c'est le *roulement*.

Depuis lors, cette expérience a été refaite et variée par plusieurs physiologistes, chez une série d'animaux, et le fait a été constaté, non-seulement chez des mammifères, mais encore chez des grenouilles, des poissons, des insectes, des crustacés. On a vu ainsi que toutes les régions de l'encéphale peuvent donner lieu à ces mouvements. Ils ont seulement plus d'intensité quand c'est le pédoncule cérébelleux qui est atteint ; mais ils se produisent aussi avec une lésion de toute autre région.

Quelquefois, au mouvement de rotation autour de l'axe longitudinal, roulement, peut s'ajouter une rotation autour du train postérieur comme axe. Dans ces cas, si le roulement se fait de gauche à droite, par exemple, la rotation autour du train postérieur se fera de droite à gauche.

Ce dernier mouvement, *rotation en rayon de roue*, peut s'observer seul. Le train postérieur est immobile au centre du cercle décrit ; il peut aussi, d'autres fois, être à une certaine distance du centre, et être entraîné ainsi dans le déplacement circulaire de tout le corps.

Enfin, dans d'autres cas, on peut observer de véritables *mouvements de manége*.

Chez l'homme, on rencontre dans certains cas, mal étudiés encore, dans certaines névroses convulsives, une tendance véritable à la rotation complète. Il y avait récemment, à l'hôpital Saint-Éloi, un enfant qui avait des attaques épileptiformes, et qui à certains moments présentait de véritables mouvements de rotation.

Ces cas sont rares et, je le répète, mal étudiés. Mais la déviation conjuguée de la tête et des yeux serait déjà l'analogue de ces mouvements.

Remarquez un chien décrivant un mouvement de manége de gauche à droite, par exemple : le corps est arqué; la concavité étant vers la droite, le cou est en rotation ; il y a une légère flexion de la tête vers le côté gauche et le museau est porté à droite. Les deux globes oculaires sont également déviés vers la droite ; souvent il y a du nystagmus.

Cette déviation des yeux a été si bien notée dans les mouvements de manége des animaux, que certains auteurs ont voulu, avec Henle, voir dans cette déviation même la cause de l'entraînement de l'animal. Explication fausse, parce que le mouvement de manége continue après l'ablation des yeux. Mais le fait est positif et bien observé.

Comparez à ce chien un homme présentant la déviation conjuguée que nous étudions. Vous retrouverez en grande partie les mêmes phénomènes. Supposez, dit Prévost, l'homme placé à quatre pattes comme le chien, et l'analogie sera complète.

Cette analogie une fois admise, voyons dans quel sens se fait la rotation dans les expériences physiologiques ; nous ne parlons, bien entendu, que des lésions des hémisphères.

Les résultats ont été d'abord contradictoires. Longet avait vu, après une lésion de la couche optique, la rotation se faire vers l'hémisphère sain. Flourens avait obtenu les résultats inverses.

Schiff expliqua cette contradiction en montrant que la lésion des trois quarts antérieurs de la couche optique donne les résultats notés par Flourens, tandis que la lésion du quart postérieur donne ceux mentionnés par Longet.

Or, les résultats de Flourens sont conformes à la loi clinique de Prévost, et ceux de Longet se rapportent à des parties de l'encéphale qui se rapprochent beaucoup du mésocéphale, pour lequel la loi clinique n'est plus vraie.

Du reste, Vulpian et Philippeaux ont produit des lésions intéressant véritablement les hémisphères, et ils ont obtenu, dans les quatre cas observés, un mouvement de manége dirigé vers l'hémisphère lésé. Prévost institua aussi des expériences analogues, seul ou avec Cotard, et il obtint onze nouveaux faits confirmatifs.

La *pathologie comparée* elle-même peut être invoquée. Dans cette maladie des moutons que l'on appelle le tournis, la rotation a lieu le plus souvent vers le côté où siége le parasite, le cœnure.

Prévost conclut donc, de la clinique, de la physiologie expérimentale et de la pathologie comparée, que, quand la lésion siége dans un hémisphère, la déviation se fait vers l'hémisphère malade.

D'autres expériences physiologiques, qu'il est inutile de résumer ici, établissent au contraire que, quand on arrive à l'isthme encéphalique, la rotation peut se faire vers l'hémisphère sain.

Prévost se demande ensuite si la déviation conjuguée est un phénomène d'excitation ou de paralysie. C'est là une question difficile à résoudre. Il admet cependant que c'est plutôt un phénomène d'excitation.

Sans s'expliquer sur le fond même du mécanisme de production, il admet, avec Magendie, Flourens et Vulpian, une sorte de tendance impulsive d'origine encéphalique, assez mal définie du reste.

Depuis cette époque (1868), la loi clinique de Vulpian et Prévost a été admise d'une manière assez générale.

Desnos, présentant en 1873 un nouveau cas de déviation conjuguée vers l'hémisphère sain, avec lésion du mésocéphale, confirmait la seconde partie de la loi et lui donnait même plus d'extension, en faisant de cette déviation vers le côté paralysé un signe de lésion du mésocéphale.

En 1875 encore, Lépine donne la loi de Prévost comme exacte, et montre qu'elle peut servir à diagnostiquer le côté lésé dans l'apoplexie.

Cependant on a signalé de nombreuses exceptions à cette loi.

Lépine en avait lui-même observé deux cas ; mais il y avait eu inondation ventriculaire, et on pouvait attribuer le phénomène à l'irritation produite sur l'autre hémisphère. L'explication est insuffisante pour tous les cas.

Brouardel a observé, dit-il, beaucoup d'exceptions à la loi de Prévost, et Landouzy, son ancien interne, en cite un certain nombre dans sa Thèse. Sur 33 cas de déviation conjuguée de la tête et des yeux, 23 fois le sens était conforme à la loi et 10 fois il était opposé [1].

Landouzy propose alors une nouvelle explication, basée sur les connaissances récentes que nous avons acquises sur les centres corticaux.

Le point de départ du phénomène serait dans l'écorce grise, au centre de rotation de la tête et du cou. Dans les cas conformes à la règle de Prévost, il y aurait excitation de ce centre rotateur du côté de la lésion. Dans les faits opposés, il y aurait destruction, paralysie de ce même centre, et alors la rotation se ferait par l'action antagoniste du centre du côté opposé.

Le phénomène serait donc, tantôt un phénomène d'irritation, tantôt un phénomène de paralysie.

Landouzy cite à l'appui de cette opinion plusieurs faits remarquables, et notamment le suivant : Un sujet a une lésion cérébrale à gauche ; au début, il présente de l'épilepsie hémiplégique à droite : c'est évidemment une phase d'excitation ; à ce moment, la tête est tournée à gauche, comme le veut la loi de Prévost. Un peu plus tard, les membres, qui étaient d'abord convulsés, deviennent paralysés ; le malade ramène sa tête et la tourne d'une manière permanente à droite : ce sont des phénomènes de paralysie.

Ces résultats très-remarquables infirment la loi de Prévost et la loi de Desnos : toutes les lésions de l'hémisphère n'entraînent pas la rotation vers l'hémisphère lésé, et les lésions du mésocéphale ne sont pas les seules à provoquer la rotation vers l'hémisphère sain. Les lésions de l'écorce grise peuvent produire, suivant les cas, l'une et l'autre rotation.

Si cette nouvelle théorie se vérifie, la déviation conjuguée ne pourra indiquer le côté de la lésion que quand on saura si l'on a affaire à une période

[1] Bernhardt a récemment publié des faits exceptionnels *Virchow's* (*Archiv.*, tom. LXIX, pag. 1. — *Gaz. méd.*. 1877, pag. 20). Il conclut que la seule déviation qui puisse avoir une certaine valeur séméiologique est la déviation verticale, qui indique une lésion de la portion des hémisphères cérébelleux la plus voisine des pédoncules. Voy. plus loin ce qui a rapport aux tubercules trijumeaux et aux pédoncules cérébelleux.

d'excitation ou à une période de paralysie, et, quand on connaîtra le côté de la lésion, elle pourra servir à diagnostiquer la nature paralytique ou convulsive des accidents constatés.

En tout cas, la portée de ces faits est grande; il était urgent de les relater, tout en rappelant que cette question est encore à l'étude et réclame de nouvelles recherches.

Depuis la publication de notre première édition, nous avons eu l'occasion d'étudier d'une manière toute spéciale la déviation conjuguée de la tête et des yeux. Nous devons résumer ici les résultats auxquels nous sommes arrivé, résultats d'autant plus vraisemblables que Landouzy les obtenait de son côté, à peu près au même moment[1].

A. La loi de Prévost et Vulpian ne peut plus être acceptée sous sa forme absolue, même en ce qui concerne les hémisphères. Il est indispensable d'accepter la distinction proposée par Landouzy dans sa thèse (1876), en déviation d'ordre paralytique et déviation d'ordre convulsif, le sens de cette déviation devant être inverse dans ces deux ordres de faits.

Cela posé, dans quel sens se fait la déviation quand il y a paralysie et dans quel sens quand il y a convulsion?

Dans sa thèse, Landouzy pose en principe que la déviation s'opère du côté paralysé quand il y a paralysie, et du côté de la lésion quand il y a convulsions. Il exprime cette opinion très-nettement et à plusieurs reprises, et l'appuie sur des observations.

Les faits que nous avons constatés se sont trouvés en contradiction absolue avec cette loi de Landouzy. Nous avons alors examiné les observations citées par Landouzy dans sa thèse, et nous avons vu qu'elles disaient précisément le contraire de ce qu'il en concluait. Nous avons enfin rassemblé un assez grand nombre d'autres observations et nous avons conclu à la loi suivante, inverse de celle de Landouzy:

Dans les lésions d'un hémisphère, quand il y a déviation conjuguée, le malade regarde ses membres convulsés s'il y a excitation, et regarde sa lésion s'il y a paralysie.

Dans des recherches postérieures à sa thèse, Landouzy a du reste complétement abandonné ses premières opinions et, dans son dernier travail, il a accepté une loi tout à fait conforme à la nôtre. — Ce fait paraît donc acquis en clinique.

Pratiquement, on retiendra cette règle en raisonnant sur l'oculo-moteur

[1] Notre travail a été lu à l'Académie des Sciences et Lettres de Montpellier, le 5 mai 1879. Nous en communiquâmes les conclusions à M. Landouzy, qui nous apprit qu'il avait fait une communication analogue à la Société Anatomique de Paris, le 18 avril 1879. On trouvera notre Mémoire dans le *Montpellier médical* (juin 1879), et celui de Landouzy dans le *Progrès médical* (septembre 1879).

externe comme on raisonne sur le facial. Quand il y a excitation, les traits sont tirés du même côté que les membres convulsés ; quand il y a paralysie, les traits sont déviés du côté opposé aux membres paralysés.

Cela s'applique aux lésions des hémisphères. Mais quand on arrive au mésocéphale, à partir d'un certain point (du reste mal défini), le sens de la déviation change, parce que les effets sur l'oculo-moteur externe deviennent directs.

La loi de Desnos n'est pas plus exacte ici que la loi de Prévost : il faut toujours distinguer les faits d'excitation et les faits de paralysie. Seulement, le principe posé pour les hémisphères doit être renversé, et il faut dire que *le malade regarde ses membres paralysés s'il y a paralysie, et sa lésion s'il y a excitation.*

Encore ici on résoudra pratiquement la question en raisonnant pour l'oculo-moteur externe comme on raisonne pour le facial.

B. J'ai essayé ensuite de déterminer les points de l'hémisphère dont les altérations peuvent entraîner la déviation conjuguée. C'est une question délicate de localisation cérébrale, sur laquelle on ne peut se prononcer encore qu'avec les plus grandes réserves.

Il y a deux régions de l'écorce cérébrale dont l'excitation électrique entraîne (dans les expériences de Ferrier) la rotation de la tête et des yeux du côté opposé à l'excitation (on remarquera, en passant, que le sens de cette déviation expérimentale est conforme à notre règle clinique, énoncée plus haut). Ces deux régions (voy. *fig.* 2, Pl. V) sont : 1° le pied de la deuxième frontale (centre 12) ; 2° la circonvolution qui coiffe la scissure de Sylvius, les deux tiers postérieurs de la première temporale et le pli courbe (centres 13, 13′ et 14).

Ferrier tend à localiser dans la première de ces deux régions le centre de la déviation conjuguée. Mais il ne s'appuie que sur un seul fait de Chouppe, que nous avons montré être susceptible d'une autre interprétation.

L'analyse des faits que nous avons réunis nous a conduit au contraire à formuler la proposition suivante : *Quand la déviation conjuguée doit être attribuée à une lésion corticale, l'altération siége le plus souvent dans les circonvolutions qui coiffent le fond de la scissure de Sylvius et le pli courbe* (*centres* 13, 13′ *et* 14 *de Ferrier*).

Je ne veux pas dire naturellement que ce soit là le seul point de l'encéphale dont la lésion entraîne la rotation. Comme pour les centres moteurs, tout le faisceau de fibres blanches qui part de cette région et va au pédoncule en passant par la capsule interne, pourra, quand il est altéré, donner lieu au même phénomène.

Landouzy est également arrivé, de son côté, à une localisation du centre rotateur très-analogue à la nôtre. Il le place en effet « sur le pied du lobule pariétal inférieur, droit et gauche, sur cette partie qui amorce le lobule pariétal au pied de la circonvolution pariétale ascendante (région du lobule pariétal inférieur intermédiaire aux scissures parallèle et sylvienne) ». Pour arriver à cette conclusion, Landouzy s'appuie non-seulement sur les nécropsies, mais aussi et surtout sur les associations symptomatiques de la déviation conjuguée avec les troubles faciaux, épilepsie ou paralysie faciales.

C. Reste à déterminer l'appareil périphérique par lequel s'exécute la déviation conjuguée, les nerfs qui sont en relation avec le centre rotateur pour donner naissance à ce symptôme.

Il faut distinguer, à ce point de vue, le mouvement des yeux et le mouvement de la tête.

a. Pour expliquer la déviation conjuguée des deux yeux vers le même côté, il faut admettre une paralysie ou une convulsion simultanée du droit externe d'un côté et du droit interne de l'autre, c'est-à-dire de l'oculo-moteur externe d'un côté et de l'oculo-moteur commun (en partie), de l'autre. — On peut sortir de la difficulté en admettant l'hypothèse suivante, proposée par Foville et Gubler, puis par Féréol, et exposée, avec preuves à l'appui, par Graux dans sa Thèse.

Le droit interne d'un œil ne serait pas seulement innervé par l'oculo-moteur commun de ce côté, mais aussi par l'oculo-moteur externe de l'autre côté. Dans les mouvements synergiques ou conjugués des deux yeux, le droit interne agirait comme le droit externe opposé, tandis que dans les mouvements isolés ou convergents le droit interne obéirait à l'oculo-moteur commun.

Cette hypothèse est appuyée sur trois ordres de preuves : les preuves *cliniques* sont tirées surtout des faits, signalés par Féréol, dans lesquels le droit interne est paralysé pour les mouvements isolés et conserve au contraire son activité pour les mouvements associés avec le droit externe du côté opposé. Au point de vue *anatomique*, le faisceau anastomotique en question a été vu chez le chat (Duval). Enfin quelques expériences de Laborde et Graux confirment encore le fait au point de vue *physiologique*.

C'est donc le moteur oculaire externe (sixième paire) qui serait l'agent de la déviation conjuguée des yeux par sa double action sur le droit externe du même côté et sur le droit interne du côté opposé.

b. Il y a deux ordres de muscles susceptibles de faire tourner la tête : 1. un groupe (splénius, grand droit postérieur, petit droit postérieur, grand oblique) qui fait tourner la tête de son côté et est innervé par les nerfs cervicaux ; 2. un groupe (sterno-cléido-mastoïdien et trapèze) qui fait tourner la tête du côté opposé et est innervé par les nerfs cervicaux et par la branche externe du spinal.

Seulement, le sterno-cléido-mastoïdien gauche faisant tourner la tête à droite et les lésions irritatives à gauche faisant aussi tourner la tête à droite, il faut admettre que l'action du centre rotateur sur le spinal s'exerce d'une manière directe et non croisée. Ce qui est une anomalie.— De plus,

16

en consultant le schéma de Landouzy, on voit que, pour expliquer tous les cas, il est obligé de faire décrire au spinal gauche, dans l'intérieur du mésocéphale, une boucle à droite avec retour ultérieur à gauche, qui paraît être une seconde anomalie.

La question est difficile et non résolue encore. Je me demande s'il n'y aurait pas entre les nerfs cervicaux gauches et le spinal droit une anastomose analogue à celle dont nous parlions tout à l'heure pour les yeux, de telle sorte que la rotation de la tête à gauche fût la résultante de l'action synergique des splénius, grand droit postérieur, etc., gauches, et du sterno-cléido-mastoïdien droit.

C'est une pure hypothèse encore gratuite, mais qui pourrait donner lieu à des recherches anatomiques et physiologiques intéressantes.

§ III. Troubles trophiques. — En poursuivant cette revue séméiologique des symptômes communs à toutes les lésions en foyer, nous rencontrons les troubles trophiques, qui se manifestent assez souvent dans les maladies cérébrales.

Le type des lésions trophiques dans les maladies cérébrales est l'eschare à développement rapide, le *decubitus acutus*.

Il ne faut pas confondre cette eschare avec celles que l'on voit se développer chez les phthisiques, les cachectiques, etc., après un décubitus dorsal prolongé. Ici, le développement est très-rapide. La pression exercée par le corps sur la fesse n'a qu'une action très-indirecte. Charcot a vu des malades qui étaient maintenus et couchés sur le côté non paralysé, et qui cependant avaient une eschare sur la fesse du côté paralysé. Ce n'est pas le contact des urines qui peut être accusé non plus, car des malades sondés nuit et jour, toutes les heures, n'ont pas échappé à cette complication.

Il faut admettre que l'eschare fessière se développe par suite d'une action directe du système nerveux.

Bright avait constaté ces eschares dès 1831, et il les avait même fait représenter avec des modèles de cire. Mais le fait fut négligé après lui. Piorry et Pfeuffer étudient les eschares de la fièvre typhoïde. C'est Charcot qui a bien décrit ces manifestations des maladies cérébrales en 1868, dans un Mémoire des *Archives de Physiologie* qui est devenu classique[1].

Les accidents ne se développent pas sur la ligne médiane, comme dans les maladies spinales, mais au milieu de la fesse paralysée (*fig.* 11).

Quelques jours, d'autres fois même quelques heures après l'apoplexie, on voit apparaître une plaque érythémateuse rouge violacée, qui disparaît sous le doigt; quelquefois il y a tout autour un gonflement œdémateux, avec infiltration sanguine des parties sous-jacentes. Puis il se forme des

1. Voy. aussi ses Leçons sur les *Mal. du syst. nerv.*, tom. I.

bulles contenant un liquide citrin, clair ; ces bulles se crèvent, et tout peut rentrer dans l'ordre et guérir. Ou bien (c'est le cas le plus fréquent) l'épiderme se fendille, tombe, et laisse à nu une surface rouge vive. L'eschare se forme alors.

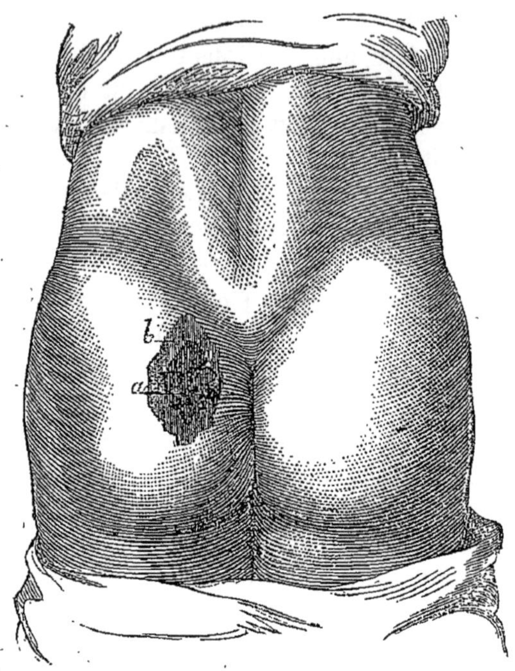

Fig. 11. — *Eschare de la fesse du côté paralysé, dans un cas d'hémiplégie consécutive à l'hémorrhagie.* — *a*, partie mortifiée. — *b*, zone érythémateuse.

Plus tard, il peut se faire autour de cette eschare un travail complet de réaction, d'élimination et de réparation. Mais c'est rare.

Les accidents que l'on voit se développer sont ceux que peuvent entraîner toutes les eschares d'une manière générale. C'est d'abord l'intoxication putride avec sa fièvre rémittente ; ou encore l'infection purulente avec ses abcès métastatiques ; ou bien les embolies gangréneuses déjà signalées par Foville bien avant les travaux de Virchow sur l'embolie sanguine, par Charcot et Ball ensuite ; ce sont les embolies pulmonaires que l'on doit le plus redouter.

Par sa marche naturelle, du reste, l'eschare s'étend en profondeur ; elle creuse, met divers tissus à nu, peut ouvrir des artères, même des articulations. Quelquefois la dénudation peut aller jusqu'au sacrum, au coccyx ; il peut se produire des pertes de substance osseuse, le ligament sacro-coccygien être détruit et la communication établie avec le canal vertébral. Dans ce cas il en résulte, toujours suivant Charcot, ou une méningite ascendante purulente simple, ou une méningite ascendante ichoreuse : un liquide puriforme, grisâtre, imbibe alors les méninges sur toute la hauteur, jusqu'à la base de l'encéphale.

Le pronostic de l'eschare fessière est toujours grave, à tel point qu'on a pu l'appeler avec raison *decubitus ominosus*[1].

C'est un phénomène qui appartient, à proprement parler, à l'apoplexie, et spécialement au début de l'apoplexie. — Il peut du reste être produit par toute espèce de lésion encéphalique, comme le ramollissement, l'hémorrhagie, les tumeurs, l'hémorrhagie méningée, etc.

Nous verrons tout à l'heure s'il est permis d'aller plus loin comme localisation du siége de la lésion. Mais nous devons d'abord étudier les autres troubles trophiques, et notamment les *arthropathies.*

Blum, dans sa Thèse d'agrégation sur les arthropathies d'origine nerveuse, a décrit, d'après Lasègue, des arthralgies prémonitoires de l'hémiplégie. Je ne vois là rien de spécial, ni surtout rien de trophique. Ce sont de purs phénomènes de sensibilité de l'ordre des fourmillements, douleurs, etc.

L'arthropathie des hémiplégiques, qui est un trouble trophique important, est tout autre chose.

Durand-Fardel, Valleix, Grisolle, avaient observé des douleurs articulaires survenant chez les hémiplégiques ; Brown-Sequard distingua soigneusement ces arthropathies en 1861. Mais c'est encore Charcot qui en a fait l'étude clinique définitive en 1868, dans les *Archives de Physiologie.*

Ce n'est pas là un phénomène de début, comme l'eschare fessière ; c'est un symptôme qui se développe quelques semaines après le début, au commencement de la période des accidents tardifs, des contractures permanentes.

Sans cause appréciable, le malade se plaint de douleurs vives dans les membres paralysés, surtout aux articulations ; les mouvements de l'articulation lui arrachent des cris. Puis il y a tuméfaction autour de la jointure, la peau est rouge, et du liquide est épanché dans la synoviale.

Quelquefois on peut constater tous les phénomènes du vrai rhumatisme aigu; d'autres fois c'est simplement subaigu ; il n'y a qu'une douleur obscure dans les mouvements. Enfin, dans certains cas à forme latente, on ne constate l'arthrite qu'à l'autopsie.

C'est l'articulation de l'épaule qui est le plus souvent atteinte. Puis, mais avec beaucoup moins de fréquence, viennent le coude, le poignet, les petites articulations des doigts, et enfin le genou, beaucoup plus rarement encore.

Anatomiquement, il y a là une synovite aiguë ou subaiguë, végétante. On trouve une injection vive, une tuméfaction villeuse et une synoviale boursouflée, souvent épaissie. Les cartilages sont gris. Il y a multiplication

[1] On a cependant cité des cas de guérison avec eschare fessière. Mais ces cas restent l'exception. Voy. Dieulafoy, Bouchard, in *Gaz. hebd.*, 1877.

nucléaire des éléments de la séreuse, augmentation du nombre et du volume des capillaires, épanchement intra-articulaire séro-fibrineux, mêlé de leucocytes. L'inflammation peut être étendue aux gaînes synoviales voisines.

Cette arthrite peut guérir, s'atténuer tout au moins, et ne laisser après elle que des craquements articulaires.

Il faut se garder de confondre cliniquement ces accidents avec de vraies manifestations rhumatismales.

Le développement de ces arthropathies n'est pas lié à l'inertie fonctionnelle ni au repos prolongé, car on les voit se produire dans des cas où la paralysie est très-incomplète et permet encore beaucoup de mouvements.— On ne doit pas les rattacher non plus à la sclérose descendante de la moelle, car on les a observées dans les hémiplégies flasques.

Hitzig a voulu, en 1870, considérer toutes ces arthropathies comme des arthrites traumatiques. Voici le raisonnement qu'il fait pour l'épaule (siége en effet le plus fréquent de ces lésions) : Les muscles péri-articulaires constituent de véritables ligaments actifs de l'articulation ; la paralysie les relâche, d'où une subluxation paralytique de la tête de l'humérus, qui se met à cheval sur le bord de la cavité glénoïde. La moindre des causes étrangères produit alors l'arthrite. Ainsi, quand le malade s'appuie sur ce bras pour se lever du lit, cela peut suffire. Il n'y a là que des arthrites traumatiques.

Cette hypothèse de Hitzig n'est d'abord pas applicable aux autres articulations, qui, quoique plus rarement que l'épaule, peuvent aussi être atteintes. De plus, même en ce qui concerne l'épaule, c'est une hypothèse gratuite. On peut constater directement l'absence de subluxation, et trouver aussi des arthropathies chez des malades qui n'ont jamais quitté leur lit.

La vraie cause est une action du système nerveux ; c'est là un trouble trophique véritable ; nous en retrouverons de semblables dans les maladies de la moelle.

Ce symptôme n'a pas du tout la valeur pronostique grave que nous avons assignée à l'eschare fessière.

Au point de vue du diagnostic, l'arthropathie se trouve plus souvent dans le ramollissement que dans l'hémorrhagie; cependant on ne peut pas dire qu'elle soit liée à l'une de ces deux lésions d'une manière exclusive.

L'eschare fessière et les arthropathies, tels sont les troubles trophiques le plus souvent observés. Il y en a maintenant quelques autres, moins fréquents et moins bien caractérisés, dont nous devons dire quelques mots, comme le *zona*.

On sait qu'il ne faut pas restreindre l'idée de zona à la demi-ceinture classique, qui est le zona thoracique. On appelle zona une éruption vésiculeuse dessinant un nerf à l'extérieur.

Duncan a observé, chez une femme hémiplégique, un zona sur la cuisse paralysée, qui apparut comme la paralysie et disparut comme elle.

Payne parle d'un enfant hémiplégique qui présenta un zona du crural antérieur sur la cuisse paralysée, trois jours après le début de la paralysie.

Charcot, qui rapporte ces deux faits et ajoute qu'on pourrait en citer d'autres, ne leur reconnaît pas du reste une valeur absolue : ils sont relatés avec trop peu de détails. Pour montrer comment les erreurs sont possibles dans ce genre d'appréciation, Charcot cite un cas dans lequel il y eut, chez un hémiplégique et à la jambe paralysée, un zona de la branche cutanée péronière, et chez lequel ce n'était qu'une coïncidence, car on trouva deux causes distinctes, deux embolies, sous la dépendance d'une endocardite ulcéreuse.

C'est donc un point encore à l'étude et qui n'est pas complétement élucidé.

Disons enfin un mot de la *valeur séméiologique* de tous ces troubles trophiques, au point de vue du diagnostic du siége de la lésion.

Ces troubles ont d'abord une certaine valeur pour établir le siége cérébral de la lésion. Nous verrons en effet les caractères différents que présentent les troubles trophiques quand ils sont d'origine spinale ou périphérique.

En second lieu, ils peuvent servir à déterminer le côté de la lésion, puisque l'eschare ou les arthropathies sont toujours croisées.

Peut-on aller plus loin ? Peut-on dire qu'il y ait dans l'encéphale un siége spécial qui corresponde plus particulièrement aux troubles trophiques? Je ne le crois pas. Mais je n'en dois pas moins dire un mot des propositions récemment avancées par Joffroy.

Joffroy a recueilli quatre faits de lésion cérébrale ayant entraîné une eschare fessière rapide : trois cas de ramollissement et un de paralysie générale. Dans les quatre cas, les eschares étaient devenues très-larges et très-profondes. Dans les trois premiers, le ramollissement siégeait dans les lobes postérieurs, et dans le cas de paralysie générale les lésions étaient surtout étendues au niveau des lobes postérieurs.

Partant de là, Joffroy tend à admettre dans les lobes postérieurs des espèces de centres trophiques analogues aux centres moteurs des lobes antéro-moyens. Il fait remarquer le voisinage topographique qu'il y a dans la moelle, entre les centres trophiques et les centres sensitifs, voisinage qui se retrouverait ici. Il admet aussi que la couche optique, au moins dans sa partie postérieure, fait partie de cette région centrale trophique.

Cette conclusion me paraît prématurée. Charcot et d'autres ont observé des faits de localisation très-variée avec des troubles trophiques, et par suite il faut entièrement réserver son adhésion à ces résultats, que l'expérience clinique ultérieure a besoin de contrôler [1].

§ IV. Troubles circulatoires et sécrétoires. — J'arrive aux

[1] Voy. la Thèse d'agrég. d'Arnozan, pag. 145. Paris, 1880.

troubles circulatoires et sécrétoires [1] que l'on peut rencontrer dans les maladies cérébrales. C'est là encore un point qu'il faut connaître, ne fût-ce que pour ne pas s'illusionner sur la valeur séméiologique de ces signes, quand on les rencontre.

Dès 1839, Nasse avait montré l'influence des lésions de la moelle sur les vaso-moteurs du corps. L'expérience fut reprise et confirmée par Schiff, Brown-Sequard, etc. Nous y reviendrons plus tard en ce qui concerne la moelle; nous n'avons à parler ici que de l'encéphale.

En 1853, Vulpian et Philippeaux avaient montré que l'hémi-section du bulbe détermine l'échauffement du membre correspondant à la lésion. Brown-Sequard et Schiff prouvèrent aussi que cette hémi-section entraîne la dilatation des vaisseaux de toute une moitié du corps, du même côté que la lésion.

Schiff démontra ensuite que les lésions de la protubérance n'ont pas d'action sur la circulation, et on admit qu'il y avait une partie des centres nerveux qui influençait seule la circulation, et que cette partie comprenait la moelle et le bulbe, jusqu'à l'union du bulbe et de la protubérance.

Cette conclusion physiologique avait une certaine importance clinique pour la détermination du siége de la lésion; quand on constatait des troubles circulatoires, on pensait à une lésion du bulbe ou de la moelle.

Les physiologistes ont déterminé des troubles circulatoires, non-seulement dans la peau des membres, mais aussi dans les viscères abdominaux. Schiff constata ces phénomènes de stase sanguine, ecchymose, etc., sur la muqueuse de l'estomac, en 1844. Le fait fut vérifié par tous les physiologistes et retrouvé sur divers organes : l'intestin, le poumon, les reins, la capsule surrénale, etc.

Quant au siége de la lésion dans ces cas, on l'établissait un peu en avant du précédent. Schiff admettait que la région atteinte comprenait les pédoncules cérébraux et même les couches optiques.

La conclusion de la physiologie expérimentale était donc formelle et fut admise par beaucoup d'auteurs.

La clinique vint bientôt redresser cette conclusion, trop exclusive et erronée.

Pour constater cliniquement les troubles circulatoires cutanés, l'état des vaso-moteurs, un des moyens simples est de prendre la température de la peau. Or souvent, dans les lésions cérébrales avec hémiplégie, la tempé-

[1] Charcot; *Leç. citées*. — Vulpian; *Leç. sur les vaso-moteurs*, tom. II. — Lépine; Th. d'agr., 1875. — Ollivier; *Arch. de Médecine*, 1873 et 1874. — Brown-Sequard; *Arch. de Physiol.*, 1875, nº 6. — Ollivier; *Gaz. hebdomad.*, 1875. *Arch. de Physiol.*, 1876, nº 1. — Bochefontaine; *Arch. de Physiol.*, 1876, nº 2. — Eulenburg et Landois; *Acad. des Sc.*, mars 1876. Lancereaux; Th. d'agrég., 1869. — Ebstein; *Arch. f. klin. Med.*

rature des membres paralysés est plus élevée par paralysie vaso-motrice.

Longtemps on avait cru qu'il n'y avait pas de différence entre la température des deux côtés, et que, s'il y en avait une, elle serait plutôt au préjudice du membre paralysé, à cause du repos, de l'inertie, etc. Mais depuis 1850 environ, on a observé les choses de plus près, et constaté qu'au contraire c'est le côté paralysé qui a la température la plus élevée.

En second lieu, on peut apprécier aussi la rougeur plus grande des membres paralysés, la dilatation plus grande des vaisseaux. Si l'on fait une saignée de ce côté, le sang veineux est plus rouge.

Tous ces phénomènes, faciles à constater chez le vivant, se trouvent être en relation avec des lésions cérébrales de siége très-varié, avec les lésions des hémisphères tout aussi bien qu'avec les lésions du bulbe ou de la protubérance.

On arrive aux mêmes conclusions par l'examen des ecchymoses que l'on trouve dans les autopsies des hémiplégiques, et que Charcot a bien étudiées en 1868. Il en existe sous la peau, sous le péricrâne, aux plèvres, au péricarde, dans l'endocarde, à l'estomac, etc.

Ces ecchymoses se rencontrent encore avec des siéges très-variés de la lésion dans l'encéphale.

En 1873, Ollivier a étudié les apoplexies pulmonaires qui se développent quelquefois chez l'hémiplégique du côté paralysé, quelques heures ou un jour après l'apoplexie ; il y a de la congestion ou un épanchement sanguin, une apoplexie véritable.

Dans ces cas, on a trouvé des lésions des hémisphères sans participation aucune du bulbe ni de la protubérance.

Le même observateur est arrivé, l'année suivante, à des résultats analogues pour l'apoplexie rénale.

La clinique rectifiait donc les conclusions de la physiologie, détruisait les prétendues localisations de lésions dans des régions déterminées, et montrait que les troubles circulatoires peuvent se produire avec des lésions cérébrales de siéges très-divers.

Pendant ce temps, du reste, les physiologistes avaient complété leurs expériences et modifié leurs conclusions.

Vulpian et Carville montrent des troubles vaso-moteurs dans les lésions expérimentales des hémisphères. Ollivier, à propos du travail clinique cité plus haut, fait, lui aussi, des expériences qui le conduisent au même résultat.

Tout récemment, Brown-Sequard a étudié l'influence de la substance grise corticale sur la circulation. En cautérisant profondément divers points de cette écorce, en excitant par le feu, soit la peau du crâne, soit les méninges, soit les circonvolutions, il a produit tous les phénomènes de paralysie du grand sympathique du côté de l'excitation.

Tous ces faits montrent, au nom de la clinique et au nom de la physiologie, que les troubles vaso-moteurs peuvent être produits par des lésions de n'importe quelle partie de l'encéphale.

Déplaçant le point de départ ultime de l'action vaso-motrice, et le plaçant, non plus dans le mésocéphale, mais dans l'écorce grise, les physiologistes devaient chercher à localiser le centre de cette action dans certaines parties de l'écorce. C'est la tentative qu'ont faite Lépine et Bochefontaine d'un côté, Eulenburg et Landois de l'autre.

Eulenburg et Landois ont montré que la destruction de certaines régions corticales antérieures du cerveau est suivie d'une augmentation de température très-considérable dans les extrémités du côté opposé, augmentation qui peut atteindre 5° à 7°. La région efficace, calorifique, est située autour du sillon de Rolando, dans les circonvolutions ascendantes. Les régions agissant sur les membres antérieurs et sur les membres postérieurs seraient séparées. L'effet se maintient assez longtemps après l'opération, de deux jours à plusieurs semaines.

L'excitation électrique de la même région produit un abaissement de température très-faible et très-fugitif, de 0°,2 à 0°,6, toujours du côté opposé [1].

Lépine et Bochefontaine ont constaté que la faradisation d'une région analogue à la précédente produit une augmentation sanguine appréciée à l'hémo-dynamomètre et une diminution dans la fréquence du pouls. Cette action s'exercerait au moins en grande partie par les nerfs vagues et serait à la fois directe et croisée, l'action croisée étant plus forte que l'action directe.

Ces conclusions ont évidemment besoin de nouvelles expériences physiologiques, et surtout de vérifications cliniques [2].

L'état de la *sécrétion urinaire* a été spécialement étudié dans les maladies cérébrales, et nous verrons, pour certaines de ces altérations, une évolution historique analogue à la précédente.

On s'est d'abord préoccupé des *phosphates*, non comme signe du siége de la lésion, mais comme signe général de lésion cérébrale, à cause de certaines vues théoriques sur la présence du phosphore dans le tissu nerveux. Les Anglais ont particulièrement insisté sur l'augmentation des phosphates urinaires dans les maladies cérébrales.

Bence Jones note cet accroissement dans des cas d'encéphalite spontanée ou traumatique ; Sutherland dans des paroxysmes de manie aiguë ; Beale dans les périodes aiguës des maladies cérébrales. Ce dernier suit un accroissement progressif dans un cas d'encéphalite chronique, etc.

1. Hitzig aurait confirmé les résultats d'Eulenburg et Landois ; *Gaz. méd.*, n° 32, 1876.

2. Voy. ce que nous avons dit sur les *Centres végétatifs* dans nos *Localisat. dans les mal. cérébr.*, 3e édit., 1880, pag. 135.

Ce sont là des faits peu concluants. L'augmentation des phosphates est toujours constatée dans des maladies à paroxysmes, avec agitation, grands mouvements musculaires. L'élimination des phosphates peut être due à cela. Hammond a constaté qu'un exercice violent produit quelquefois les mêmes résultats.

Du reste, Mendel aurait constaté des résultats opposés : il aurait vu les phosphates diminuer dans les maladies cérébrales, quand on comparait le malade à un sujet sain placé dans les mêmes conditions d'alimentation[1], etc.

Ce sont donc là des troubles urinaires sur lesquels toute conclusion serait prématurée. Nous allons en trouver d'autres qui ont été mieux étudiés.

L'influence du système nerveux sur la production de l'*albuminurie* est aujourd'hui bien connue. Vulpian a montré que la section du grand splanchnique entraîne l'albuminurie par le rein correspondant. Si l'on cherche à remonter à l'origine centrale de cette action nerveuse, on connaît depuis Cl. Bernard les effets de la piqûre du plancher du quatrième ventricule. Schiff, Brown-Sequard, ont vérifié ces faits et étendu la région dont la lésion produit l'albuminurie. Cette région comprendrait le pont de Varole, les pédoncules, etc.; d'une manière générale, le mésocéphale.

Les faits cliniques furent mis en parallèle et confirmèrent les conclusions des physiologistes. Gubler cite un cas dans son Mémoire sur l'hémiplégie alterne; Magnan, Desnos, Liouville, etc., rapportent des faits d'hémorrhagie de la protubérance avec albuminurie.

La conclusion est formelle : au nom de la clinique et de la physiologie expérimentale, on peut dire que l'albuminurie indique une lésion du mésocéphale.

Ollivier, étudiant l'apoplexie dès le début des accidents, à Ivry, dans un hospice de vieillards, constate que l'albuminurie est beaucoup plus fréquente qu'on ne le croit et peut correspondre à des lésions cérébrales siégeant partout ailleurs que dans le mésocéphale. Il institue des expériences dans lesquelles il produit des lésions dans les hémisphères chez les lapins, et développe ainsi des albuminuries, quoique le mésocéphale soit intact.

Il renverse ainsi complétement les conclusions obtenues précédemment, et conclut que l'albuminurie se présente fréquemment avec des lésions de siéges très-variés; elle apparaît en général rapidement après l'attaque, au moment de la dépression thermométrique notée par Charcot. Ce serait un signe pronostique fâcheux.

On est arrivé à des résultats tout à fait analogues pour la *polyurie*.

L'expérience de Cl. Bernard avait montré que la piqûre du plancher du quatrième ventricule produit ce symptôme. Et les cliniciens vinrent encore confirmer cette localisation. On trouvera dans la Thèse de Lancereaux,

[1] Potain; *Mal. du cerveau en général*, in *Dictionn. encycl.*

dans le travail d'Ebstein, etc., des faits de polyurie avec lésion du plancher du quatrième ventricule. Et on acceptait comme loi clinique que la polyurie indique, dans les maladies cérébrales, une lésion de cette région.

Ollivier a renversé complétement cette conclusion. Etudiant les variations de la quantité d'urine et de la quantité d'urée après l'hémorrhagie cérébrale, il a montré que les choses se passent de la même manière, que la lésion siége dans les hémisphères ou dans le mésocéphale.

L'urine, plus ou moins foncée d'abord, se décolore bientôt et devient comme de l'eau pure; à ce moment, il y a polyurie. Puis, après un temps variable, la coloration normale reparaît et devient même plus foncée. — La densité suit les mêmes variations; elle décroît, puis revient à la normale et la dépasse. — L'urée diminue au moment de la polyurie, puis augmente.

Les variations dans la quantité d'urée correspondent aux variations de température observées par Charcot; l'élévation thermique serait ainsi une véritable fièvre avec exagération des combustions. — Une augmentation considérable de l'urée excrétée serait du reste un signe pronostique fâcheux.

Quand il y a plusieurs ictus apoplectiques successifs, Ollivier constate dans la courbe de l'urée et de la quantité d'urine des oscillations tout à fait analogues à celles que Charcot a notées dans la courbe thermique.

Vous voyez, d'après tout cela, qu'il ne suffit pas de constater de l'albuminurie ou de la polyurie (c'est vrai aussi de la glycosurie), chez un sujet atteint de maladie cérébrale, pour diagnostiquer que la lésion siége du côté du bulbe ou même du mésocéphale. Ces symptômes ne pourraient avoir quelque signification que s'ils se présentaient avec un haut degré de permanence, dans l'histoire, par exemple, d'une tumeur cérébrale. Et encore, même dans ces cas, ne faudrait-il pas en exagérer l'importance séméiologique.

§ V. Convulsions et contractures précoces. — Nous avons déjà parlé de deux formes de convulsions à localisation assez précise : l'hémichorée et les convulsions dans les lésions corticales. Ici, il s'agit des convulsions et des contractures qui peuvent d'une manière générale se produire dans l'apoplexie.

On peut dire que ce phénomène se produit tout spécialement quand les méninges sont intéressées, ou bien qu'il y a pénétration dans les ventricules, ou encore que le mésocéphale est atteint. En d'autres termes, il faut que la lésion soit dans le voisinage des régions motrices de l'encéphale et irrite ainsi, soit l'écorce grise, soit le corps strié, soit la protubérance, les pédoncules et le bulbe.

C'est du reste un signe pronostique extrêmement grave, et qui est plus souvent en rapport avec l'hémorrhagie qu'avec le ramollissement.

On a proposé différentes théories, dans ces derniers temps, pour expliquer les contractures précoces, et spécialement leur mode de production dans les hémorrhagies ventriculaires [1].

On avait d'abord admis une irritation de l'épendyme par le sang épanché ; mais comme on a prouvé que cette membrane n'est pas excitable, Gallopain a repoussé cette manière de voir. Il remarque que les hémorrhagies de la couche optique produisent souvent des contractures, et il attribue alors les phénomènes convulsifs à une irritation des pédoncules cérébraux, sans que la présence du sang dans les ventricules intervienne en rien dans la production du phénomène.

Pour Cossy, au contraire, c'est l'épanchement liquide brusque dans les ventricules qui, en distendant et comprimant les parois, donne lieu aux troubles convulsifs en irritant les parties excito-motrices sous-jacentes.

Duret, enfin, considère les convulsions comme d'origine réflexe. Elles ont pour cause immédiate, dit-il, l'irritation de l'expansion pédonculaire, des pédoncules ou des corps restiformes, c'est-à-dire des parties sensibles qui avoisinent le foyer pathologique.

Nous ne nous prononcerons pas entre ces différentes opinions, nous contentant de retenir la signification diagnostique de ces symptômes, dont la pathogénie est encore obscure.

Nous pourrions parler ici de l'HYPEREXCITABILITÉ MÉCANIQUE DES MUSCLES, qui se produit quelquefois dans les lésions cérébrales, et qui représente un état convulsif ou spasmodique restreint. Mais nous préférons réunir ce signe au *réflexe tendineux* et à la *trépidation épileptoïde* dans une étude d'ensemble que nous ferons à propos des lésions du cordon latéral de la moelle.

CHAPITRE VI.

SÉMÉIOLOGIE DE QUELQUES PARTIES SPÉCIALES DE L'ENCÉPHALE [2].

Nous avons étudié la séméiologie de quelques parties bien connues de l'encéphale, comme la capsule interne, la troisième circonvolution frontale, etc. ; nous avons ensuite indiqué la valeur séméiologique de quelques grands symptômes importants. Il nous reste à faire connaître les données

[1] Voy. la *Revue critique* de Bouchaud, in *Journ. des Sc. méd. de Lille*, 1879, pag. 879.

[2] Vulpian ; *Physiol. du syst. nerveux.* — Lépine ; Th. d'agrég., 1875. — Ziemssen ; ouvr. cité. — Carville et Duret ; Mém. cité des *Arch. de Physiol.* — Ferrier ; Mém. trad. par Duret. — Poincaré ; *Leç. sur la physiol. du système nerveux.* — M. Duval ; art. *Nerfs, Syst. nerveux*, in *Nouv. Dictionn. de Méd. et de Chir. prat.* — Beaunis ; *Traité de physiol.*— Nothnagel ; *Topische Diagnostik der Gehirnkrankheiten.* Berlin, 1879.

acquises sur des régions moins bien connues, comme les couches optiques, les corps striés, etc.

Nous ne trouverons pas ici des conclusions bien précises ni bien utiles. Mais il ne faut rien négliger ; c'est un commencement que l'avenir développera certainement. — C'est là une revue de physiologie pathologique dans laquelle nous aurons plus à citer qu'à conclure.

§ I. COUCHES OPTIQUES. — Les couches optiques, leur nom l'indique, ont paru d'abord avoir des rapports très-intimes avec la *vision*. On les considérait comme étant l'aboutissant des bandelettes optiques. Plus tard, on les dépossède de ce rôle, au bénéfice des tubercules quadrijumeaux. Vulpian admit que les lésions de cet organe n'ont pas d'influence directe et constante sur la vision ; et Galezowski, analysant 62 cas de lésion de la couche optique, ne trouva que 17 fois l'amaurose, d'où il conclut à l'absence de relation.

Cette opinion est peut-être trop absolue. Dans un travail récent[1], Lussana et Lemoigne admettent que l'écorce blanche superficielle de la couche optique a une influence positive sur la vue, tandis que la substance grise nucléaire n'en a aucune.

Après avoir étudié et critiqué tous les faits de lésion de la couche optique, Nothnagel dit, dans son dernier ouvrage, que les troubles de la vue peuvent survenir dans la lésion du tiers postérieur de la couche optique; il est encore impossible de dire avec certitude si c'est une amblyopie croisée ou une hémiopie latérale homonyme. Mais on ne doit pas, par ces seuls troubles visuels, diagnostiquer sûrement une lésion de la couche optique, puisqu'ils se rencontrent avec d'autres localisations (lobes occipitaux, tubercules quadrijuneaux, bandelettes optiques).

D'autres auteurs ont attribué aux couches optiques un rôle important dans la *sensibilité*.

Pour Tood et Carpenter, ce serait là l'aboutissant des faisceaux postérieurs de la moelle, et par suite le siége du *sensorium commune*. Le fait anatomique est en lui-même inexact, et Vulpian a démontré que les lésions expérimentales ou cliniques des couches optiques n'affaiblissent pas la sensibilité.

Luys et Fournié ont cependant encore admis que ces ganglions seraient les centres de perception simple des sensations ; leur lésion abolirait la sensibilité, tout en conservant les mouvements. Mais Carville et Duret ont discuté la valeur des expériences de Fournié, faites avec des liquides qui diffusent, et entraînant chez l'animal des convulsions qui rendent l'examen fort difficile.

Nothnagel, Ferrier, admettent comme Vulpian que les couches optiques

[1] *Arch. de Physiol.*, n° 1, 1877.

n'ont pas d'action sur la sensibilité générale. C'est aussi la conclusion de Lussana et Lemoigne.

Pour la *motilité*, les anciens admettaient que les lésions d'une couche optique entraînent l'hémiplégie du coté opposé, plus accusée au membre antérieur qu'au membre postérieur. Vulpian, en 1866, conteste cette prédominance de la paralysie au membre antérieur, du moins comme caractère spécial aux lésions de la couche optique; mais il admet l'hémiplégie.

Les expériences récentes sont venues modifier ces conclusions. Nothnagel enlève les deux couches optiques chez un lapin : pas de trouble de motilité, et l'animal vit encore assez longtemps. Ferrier électrise les couches optiques et ne produit aucune contraction musculaire.

Ces ganglions ne seraient cependant pas sans influence sur la motilité, d'après Meynert et Nothnagel. Quand on enlève une couche optique, l'animal reste droit sur ses pattes, sans paralysie de la sensibilité ni de la motilité; toutefois, si l'on écarte avec précaution la patte antérieure opposée sans lui faire perdre l'équilibre, l'animal ne la ramène pas.

Pour Nothnagel, ni les fibres sensitives ni les fibres motrices directes ne passeraient par la couche optique ; seulement c'est là qu'arriveraient les impressions extérieures pour produire les mouvements inconscients. D'après Meynert, la couche optique recevrait des fibres centripètes, enverrait aux muscles des fibres centrifuges, et serait en même temps mise en relation avec l'écorce grise par d'autres fibres centripètes.

Une excitation partie de la périphérie va à la couche optique, s'y réfléchit et produit un mouvement inconscient ; en même temps l'écorce grise est prévenue et garde des images de ces mouvements; ces images rendent ensuite possible la reproduction consciente de ces mêmes mouvements[1].

A l'appui de sa manière de voir, Meynert rapporte deux faits cliniques qui nous paraissent trop peu concluants pour être cités ici. Nous remarquerons seulement, dans un cas, une action croisée sur les fléchisseurs et directe sur les extenseurs, ce qui nous conduit aux conclusions de Lussana et Lemoigne.

D'après ces derniers expérimentateurs, l'innervation des mouvements de latéralité des membres antérieurs chez les mammifères a son siége dans les couches optiques. La lésion d'un de ces organes paralyse l'adduction du

[1] Ces mouvements inconscients sont ce que les Allemands appellent *psychisch-reflectorisch*. Nothnagel cite l'exemple suivant pour en faire comprendre la nature. Dans certaines hémiplégies faciales, la moitié atteinte de la face ne se contracte pas volontairement, mais se contracte, comme le côté sain, sous l'influence d'affections psychiques, par exemple dans le rire, les pleurs, la douleur. Cette double manière de se comporter peut faire supposer une double source d'innervation. — Nothnagel est tenté de faire passer par la couche optique ces incitations inconscientes ou involontaires.

membre antérieur du côté opposé; d'où déviation du côté correspondant à la lésion et mouvement de manége chez les quadrupèdes.

Aucun autre mouvement n'est altéré; il n'y a pas d'hémiplégie. L'animal marche droit si on le soutient par des planchettes qui empêchent les mouvements de latéralité ou si l'on enlève les deux couches optiques.

Ott et Wood Field[1] ont conclu de récentes expériences que les couches optiques constitueraient un centre d'arrêt pour l'activité des sphincters (anal et vaginal) et aussi pour les mouvements péristaltiques de l'intestin.

Ces faits ont besoin de confirmation.

§ II. Corps striés. — A-t-on quelques résultats plus précis pour les corps striés?

Pour Willis, c'était le *sensorium commune;* pour Magendie, le centre d'une action rétropulsive sur la locomotion; pour Chaussier, le point de départ des nerfs olfactifs; pour Saucerotte, le centre des mouvements des membres postérieurs; pour Tood et Carpenter, c'étaient les organes incitateurs du mouvement.

Vulpian discute toutes ces opinions et conclut, en 1866, que les lésions du corps strié produisent l'hémiplégie, sans qu'on puisse rien dire de plus.

Plus récemment, Nothnagel enlève le *noyau lenticulaire* : alors il y a une déviation des deux jambes vers le côté de la lésion et légère courbure latérale de la colonne vertébrale à concavité du côté de la lésion. L'animal exécute tous les mouvements.

Il détruit les deux noyaux : l'animal reste sur ses pattes, mais ne réagit pas; il reste là, stupide et somnolent, sans bouger, sans chercher à remuer. Il n'y a pas de courbure latérale de la colonne. On prend la patte de devant doucement, sans lui faire perdre l'équilibre; on peut la placer dans la position la plus bizarre, sur le cou : il n'essaye pas de la retirer. On pince la queue : alors il ramène la patte et fait un saut, puis redevient immobile. Quelquefois il fait plusieurs sauts de suite, jusqu'à douze; à une lumière vive, la pupille se contracte, l'œil se ferme, mais l'animal reste immobile. Nothnagel admet, d'après cela, que les faisceaux psycho-moteurs passeraient par ce noyau. Après sa destruction, il reste tous les mouvements inconscients qui ont leur centre dans la couche optique, mais point de mouvements volontaires.

De plus, il y a un point du corps strié que Nothnagel appelle *nodus cursorius*. Quand on le pique, l'animal court en avant jusqu'à ce qu'il trouve un obstacle.

Quant au *noyau caudé*, lorsqu'on le détruit avec une aiguille, l'animal ne bouge pas d'abord; puis il saute de la table, court de ci, de là, en évitant les obstacles. — Ce noyau serait en rapport avec ces espèces de mouvements

[1] *Centralbl. f. Nervenh.*, 1880, pag. 6.

qui s'exécutent primitivement par la volonté et continuent ensuite automatiquement, comme la course, etc.

Pour Carville et Duret, auxquels nous empruntons ces résultats de Nothnagel, ces derniers phénomènes sont des symptômes d'excitation difficiles à localiser, comme on en produit dans la lésion de plusieurs régions cérébrales, et les premiers phénomènes seraient dus à l'atteinte de la capsule interne.

Par l'électrisation du corps strié (noyau caudé), Ferrier a produit un pleurosthotonos très-intense : la tête touchait la queue, les muscles de la face et du cou étaient contracturés, les membres antérieurs et postérieurs dans la flexion forcée; la prédominance des fléchisseurs sur les extenseurs était toujours très-accusée. Tout cessait dès qu'on retirait les électrodes.

Il y a un contraste frappant entre ces phénomènes bruyants et le silence moteur qui suit l'électrisation de la couche optique.

Carville et Duret ont obtenu les mêmes résultats que Ferrier. C'est un fait qui semblait acquis ; mais M. Pitres a récemment démontré devant la Société de Biologie que la contracture ne se produisait pas quand l'excitation restait limitée au noyau caudé et avait lieu seulement quand elle se propageait jusqu'à la capsule interne.

Les expérimentateurs français ont enlevé le noyau caudé : mouvement de manége, grande faiblesse du côté opposé à la lésion, chutes fréquentes sur ce côté. Ils concluent à l'impossibilité, dans ce cas, des mouvements de progression. Mais il n'y a qu'une seule expérience bien réussie !

On admet aujourd'hui, d'une manière générale, avec Nothnagel, que « les foyers destructifs dans le corps strié peuvent produire une paralysie croisée motrice, sensible (?), sensorielle (?) et vaso-motrice », et que, « si le foyer n'est pas trop petit, l'hémiplégie motrice est la règle ».

Mais un point encore incomplétement élucidé est celui de savoir si ces hémiplégies sont ou non incurables et suivies de contractures.

Voici ce que j'ai observé dans quatre cas récents. *Hémiplégie guérie* dans les deux faits suivants : 1. Lésion ayant détruit : sur la coupe frontale, presque tout le noyau lenticulaire, la capsule externe et l'avant-mur ; tout le noyau lenticulaire, la capsule et l'avant-mur sur la coupe pédiculo-pariétale; 2. Vaste foyer ayant détruit : sur la coupe frontale, tout le noyau lenticulaire, la capsule externe, l'avant-mur, et une partie de substance blanche au-dessous ; tout le noyau lenticulaire sur la coupe pariétale. — *Hémiplégie permanente* dans les deux faits suivants : 1. Lésion ayant détruit, sur la coupe frontale, le noyau caudé, la partie supérieure de la couche optique et la substance blanche qui les séparait; 2. Petit foyer ayant détruit le noyau lenticulaire, uniquement au niveau de la coupe pariétale.

Ces observations (surtout la dernière) montrent la réserve qu'il faut encore garder sur cette question de la curabilité de l'hémiplégie par lésion du corps strié seul.

Tous les auteurs sont d'accord pour reconnaître qu'il n'y a encore aucun moyen clinique de distinguer les lésions du noyau caudé et les lésions du noyau lenticulaire.

§ III. TUBERCULES QUADRIJUMEAUX. — Les tubercules quadrijumeaux constituent le noyau gris d'origine des nerfs optiques ; c'est là qu'aboutissent ces nerfs après les corps genouillés.

L'influence de ces organes sur les mouvements de l'iris paraît établie. Herbert Mayo aurait montré que l'excitation du bout central du nerf optique coupé, produit le rétrécissement des deux pupilles. Flourens a fait voir ensuite que l'excitation directe des tubercules quadrijumeaux produit des mouvements dans l'iris des deux côtés. Certes, quand on enlève l'hémisphère cérébral, les réflexes de l'iris persistent, quoique la vue soit supprimée, tant que les tubercules quadrijumeaux existent. Une blessure profonde de ces tubercules entraîne, au contraire, la paralysie complète de l'iris à la lumière.

Ces organes paraissent aussi avoir une action sur la vue ; c'est une action surtout, mais non exclusivement, croisée (Vulpian).

Les physiologistes admettent en outre une action sur les mouvements de l'œil. D'après Adamück, l'excitation du tubercule quadrijumeau antérieur droit produit la rotation à gauche des deux yeux ; si la partie antérieure est seule excitée, les lignes de regard se dirigent horizontalement ; si c'est la partie moyenne, les deux lignes de regard se dirigent en haut, et la pupille devient plus large ; si l'excitation porte plus en arrière, cette position s'unit avec la convergence des deux yeux ; enfin, si la partie postérieure est excitée, la convergence augmente, les lignes de regard se dirigent en bas, et la pupille se rétrécit (Beaunis).

Ferrier, en électrisant les tubercules quadrijumeaux, a développé la dilatation des pupilles et en plus un opisthotonos intense. La production de ce dernier fait peut bien être due à la diffusion du courant et à l'excitation du pédoncule cérébral.

Les cliniciens sont arrivés, sur certains points, aux mêmes conclusions que les physiologistes.

Dans plusieurs faits avec destruction des tubercules quadrijumeaux des deux côtés, comme celui de Pidoux (1871), il y avait cécité complète et dilatation des pupilles.

La séméiologie est beaucoup moins nettement analysée pour les lésions unilatérales. La lésion d'une bandelette optique donne l'hémiopie gauche ou droite dans les deux yeux ; la lésion antérieure ou postérieure du chiasma produit l'hémiopie nasale ou temporale dans les deux yeux ; la lésion d'un hémisphère, d'une capsule interne, donne au contraire l'amblyopie croisée. Les tubercules quadrijumeaux sont là entre les bandelettes optiques et la capsule interne ; d'où l'idée de Charcot qu'il pourrait bien y avoir dans cette région l'entre-croisement complémentaire des fibres qui ont échappé à la décussation dans le chiasma.

C'est là une hypothèse que les faits peuvent seuls contrôler. Charcot ne cite qu'un cas de Bastian dans lequel l'amblyopie croisée avait été produite par la lésion unilatérale des tubercules quadrijumeaux. Ce fait, encore unique, a besoin de confirmation.

Les tubercules quadrijumeaux ont-ils une influence sur la coordination des mouvements ?

Flourens a montré qu'à la suite d'une lésion un peu profonde d'un seul tubercule, les oiseaux se mettent à tourner sur eux-mêmes autour de leur axe vertical et du côté de la blessure.

Pour Serres, d'après des vivisections et quatre observations cliniques, la destruction des tubercules donnerait naissance à des désordres de tous les mouvements qui seraient tout à fait comparables à ceux de la chorée (Poincaré).

Récemment, Kohts a publié un fait intéressant de lésion limitée aux tubercules postérieurs et ayant entraîné une ataxie locomotrice. Il rapproche ce fait de deux analogues de Henoch et de Steffen. De plus, il a fait des vivisections qui, avec celles de Goltz, confirment cette action coordinatrice des tubercules quadrijumeaux[1].

Voici quelques conclusions du dernier livre de Nothnagel, relativement aux tubercules quadrijumeaux :

«... D'après les observations connues, il semble que les symptômes soient différents, suivant que la lésion porte sur les tubercules antérieurs ou postérieurs.

L'altération des tubercules antérieurs entraîne presque toujours (il y a des exceptions) la diminution de la vue ou la cécité. Mais ce symptôme est très-équivoque... Si dans une amaurose survenue d'une manière aiguë (avec défaut de réaction des pupilles), il y a d'autres symptômes d'un foyer encéphalique, et si en même temps l'examen ophthalmoscopique est négatif, on doit admettre une altération des tubercules quadrijumeaux antérieurs.

Dans les lésions des tubercules postérieurs, il peut y avoir (mais ce n'est pas nécessaire), une paralysie ou une parésie (de quelques rameaux ?) de l'oculo-moteur commun... La forme et la disposition de la paralysie de l'oculo-moteur ont plus d'importance que la présence même de cette paralysie. Une lésion bilatérale de certains rameaux analogues fait penser aux tubercules quadrijumeaux avec d'autant plus de probabilité qu'il n'y a pas en même temps de paralysie alterne des extrémités. Cette bilatéralité de l'action sur l'oculo-moteur paraît s'observer même dans les lésions unilatérales des tubercules quadrijumeaux.

[1] *Rev. des Sc. méd.*, tom. IX, pag. 144.

On ne peut rien dire de précis sur l'état des pupilles ; pourtant la réaction semble supprimée dans les lésions des tubercules antérieurs... »

Ajoutons enfin que, dans un récent travail[1] qui a besoin de confirmation, Ott et Wood Field ont attribué aux tubercules quadrijumeaux une action d'arrêt sur la sécrétion sudorale.

§ IV. Pédoncules cérébraux. — Les pédoncules cérébraux contiennent tous les conducteurs qui unissent le cerveau à la périphérie : conducteurs de la motilité, de la sensibilité et vaso-moteurs. La lésion un peu étendue d'un pédoncule peut donc entraîner une hémiplégie complète portant sur ces trois actions.

Nous avons vu que l'intégrité de la vue et de l'odorat (sens supérieurs ou cérébraux) distingue cette hémiplégie d'origine pédonculaire de l'hémiplégie tout aussi complète qu'entraînent les lésions de la capsule interne.

Quelquefois la paralysie, tout en étant complète, peut porter d'une manière plus accentuée, soit sur la sensibilité, soit sur la motilité. Ces particularités pourraient, d'après Meynert et Huguenin, faire préciser le siége de la lésion : les conducteurs centrifuges moteurs seraient à la partie interne du pédoncule, et les conducteurs centripètes sensitifs à la partie externe. Weber a observé un cas dans lequel la lésion portait sur la partie interne et avait entraîné en effet une hémiplégie motrice complète et une hémianesthésie incomplète.

Enfin, d'autres fois, quand la lésion est considérable, assez étendue et siége à la partie interne, l'oculo-moteur commun peut être atteint, et alors on a vu une forme particulière de paralysie alterne tout à fait caractéristique, portant sur les membres du côté opposé à la lésion et sur l'œil du côté de la lésion [2].

§ V. Protubérance annulaire. — Pour la protubérance annulaire, nous avons déjà indiqué dans l'hémiplégie alterne le vrai symptôme important pour cette région. En dehors de cela, il n'y a rien de bien absolu.

La paralysie alterne ne se produit que quand la lésion siége dans la région postérieure bulbaire ; l'hémiplégie est au contraire complète et croisée si la lésion est dans la région antérieure pédonculaire.

Si la lésion est au milieu sur la ligne médiane, il peut y avoir paralysie généralisée aux quatre membres ; quelquefois, mais rarement, on a observé de la paraplégie.

[1] *Centralbl. f. Nervenh.*, 1880, 7.

[2] Cette paralysie alterne n'est pas absolument pathognomonique. « On ne pourra l'attribuer à un foyer du pédoncule cérébral que si elle survient complète en une fois ; si elle se développe, au contraire, graduellement, elle ne prouve pas le siége et il faut invoquer d'autres éléments. Dans les tumeurs, l'oculo-moteur du côté opposé peut aussi être intéressé. » (Nothnagel.)

On notera encore, dans la symptomatologie de la protubérance, la fréquence des convulsions et des contractures, et la faiblesse relative des troubles intellectuels. Quand la lésion est intense, l'ictus est très-grave ; il entraîne rapidement la mort au milieu de phénomènes convulsifs.

On peut ajouter les considérations suivantes, d'après Nothnagel.

La dysarthrie et l'anarthrie se rencontrent plus souvent dans les foyers protubérantiels qu'avec toute autre localisation (sauf la moelle allongée)... Il n'est pas encore certain que la paralysie oculaire conjuguée (droit externe du côté de la lésion et droit interne du côté opposé) soit caractéristique pour les foyers du pont [1].

Les anesthésies sont relativement plus fréquentes dans les foyers du pont que dans ceux du cerveau ; pourtant cet élément n'a pas grande valeur pour le diagnostic dans un cas donné [2].

Les troubles de la déglutition n'ont qu'une valeur limitée pour le diagnostic ; ils peuvent l'aider, mais non l'établir. Il en est de même des troubles de la respiration et de la circulation.

L'ataxie survient rarement dans les foyers du pont ; pourtant son existence, dans un cas donné, n'empêcherait pas le diagnostic de ce siége.

On a noté, dans certains faits, divers mouvements involontaires (rétropulsion [3], oscillations pendulaires des extrémités, trismus, etc.) ; ces signes sont sans valeur actuelle pour le diagnostic.

§ VI. CERVELET. — La séméiologie du cervelet n'est pas encore arrivée à des conclusions bien précises [4].

L'*hémiplégie* a été considérée comme un symptôme des lésions du cervelet ; pour les uns, c'est une hémiplégie croisée ; pour les autres, une hémiplégie directe.

On admet aujourd'hui que l'hémiplégie n'est pas produite par une lésion du cervelet pure, sans action de voisinage (ramollissement) ; l'hémiplégie est au contraire produite quand une lésion volumineuse (hémorrhagie, tumeurs) comprime les parties voisines, comme l'isthme.

[1] D'après Graux (Th. de Paris, 1878), la paralysie conjuguée du droit externe d'un côté et du droit interne de l'autre, surtout dans le cas où le droit interne n'est paralysé que pour les mouvements synergiques bilatéraux, permettrait de diagnostiquer presque mathématiquement une lésion du noyau de la sixième paire. — Nous croyons cette proposition trop absolue, puisque des lésions de l'hémisphère peuvent entraîner cette même déviation conjuguée. — Voy. plus haut (chap. v) ce qui a été dit de la *Déviation conjuguée de la tête et des yeux*.

[2] Voy. le travail de Couty dans la *Gaz. hebdomad.*, 1877 et 1878, et la Thèse de Feuillet. Paris, 1877.

[3] Penzoldt ; *Rev. des Sc. méd.*, XIII, 528.

[4] Leven et Blachez ; article *Cervelet*, in *Dictionn. encycl.* — Vulpian ; *loc. cit.* — Ferrier ; *loc. cit.*, et livre sur le *Cerveau*. — Nothnagel ; *loc. cit.*

Flourens a cependant démontré que la *motilité* est atteinte d'une certaine manière : quand on enlève le cervelet à un animal, par couches successives, il devient faible, a de la peine à se tenir ; il ne se tient qu'en multipliant les points d'appui, en s'appuyant sur les ailes et sur la queue. Il ne peut pas progresser. Il peut faire encore des mouvements isolés, mais il ne peut pas les coordonner en mouvements combinés pour la progression. Flourens attribue, d'après cela, au cervelet, une sorte de pouvoir coordinateur des mouvements.

Ces faits-là ont été constatés par tout le monde; ils peuvent seulement être interprétés différemment. Pour certains physiologistes, comme Leven, ce seraient des phénomènes d'entraînement. Entraîné de ci, de là, contre les obstacles, l'animal ne pourrait garder l'équilibre ou progresser normalement.

Cliniquement, Duchenne a bien étudié le malade atteint de lésion cérébelleuse. Au lit, il a une force musculaire considérable, exécute tous les mouvements qu'il veut, etc. Dès qu'il se lève, c'est un homme ivre : il a l'air d'avoir des vertiges et de chercher son équilibre ; sa démarche est saccadée ; il trébuche et tombe facilement. C'est là un tableau bien distinct de celui de l'ataxique, qui lance ses jambes tout différemment.

Quelquefois le malade a des impulsions irrésistibles, une tendance au recul, de l'entraînement latéral. On voit que c'est un ensemble symptomatique analogue à celui que présentent les animaux, sauf les différences qui tiennent au mode spécial de progression de l'homme.

Cette action du cervelet sur la *coordination musculaire* est aujourd'hui très-généralement admise.

Ajoutons seulement que, d'après Nothnagel, la vacillation cérébelleuse indique une intervention fonctionnelle du lobe moyen (que ce soit primitivement ou secondairement). Elle peut, au contraire, manquer dans des altérations cérébelleuses qui siégent dans les hémisphères.

J'ai observé deux faits confirmant cette dernière proposition : un vaste foyer dans un hémisphère cérébelleux n'avait entraîné pendant la vie, chez l'un des malades, aucun phénomène vertigineux ou ataxique ; tandis que chez l'autre[1] un affreux état vertigineux correspondait à un foyer siégeant à la partie antérieure du lobe moyen du cervelet (dans ce dernier cas, il y avait aussi un foyer d'hémorrhagie capillaire au niveau de la partie moyenne du pédoncule cérébelleux moyen à droite).

La *sensibilité* paraît intacte dans la plupart des maladies du cervelet.

La Peyronnie, Pourfour du Petit, Dugès, etc., avaient admis le contraire et avaient fait du cervelet le *sensorium commune*, en le considérant comme le prolongement des cordons postérieurs. Cette théorie a été

[1] Obs. XIII, in *Localisat. cérébr.*, 3e édit., pag. 314.

reprise plus récemment par Lussana. Elle paraît actuellement condamnée par la physiologie et par la pathologie.

A propos de la sensibilité, il faut parler de la *céphalalgie*, qui est un symptôme courant des lésions cérébelleuses. On se rappelle un malade mort récemment à l'Hôpital-Général, et chez lequel une tumeur du cervelet ne s'était manifestée pendant la vie que par de la céphalalgie.

Ce symptôme a été noté 58 fois sur 100 cas. Le plus souvent la douleur est occipitale, dans un quart des cas. Quelquefois, mais plus rarement, elle est frontale ou générale. Souvent elle présente une fausse intermittence.

Les troubles de la *vue* ont une grande importance clinique. On a noté 59 fois sur 100 une altération quelconque dans l'appareil visuel.

Les physiologistes ont constaté déjà depuis longtemps, non pas l'amblyopie ou la cécité après les lésions du cervelet, mais des troubles moteurs de l'œil. Récemment, Ferrier a bien mis le fait en lumière.

Il électrise le cervelet : il ne produit rien pour la sensibilité ni pour la motilité; l'animal reste debout, mais chancelant. Si on l'excite à marcher, il trébuche et tombe souvent, comme s'il était ivre. Quand on observe les yeux, on constate un nystagmus très-prononcé. En promenant les électrodes à la surface du cervelet, on produit souvent des mouvements dans les yeux.

Cliniquement, on a souvent noté des troubles moteurs oculaires : strabisme, rotation convulsive des yeux, nystagmus[1]; souvent aussi dilatation et immobilité des pupilles.

Dans d'autres cas, on a noté de l'amblyopie ou une amaurose avec lésion du fond de l'œil (névrite optique). Cela est dû probablement alors au voisinage des pédoncules cérébelleux et des tubercules quadrijumeaux.

On a également noté des troubles d'accommodation. Caton a insisté sur ce fait dans une observation récente : Si le malade, étant occupé à lire, levait les yeux vers un nouvel arrivant, il lui semblait que celui-ci fût enveloppé d'un brouillard; et la vision ne devenait distincte qu'au bout de deux ou trois secondes[2]. Ce symptôme ne me paraît pas du reste avoir grande signification.

Plus récemment, MM. Duval et Laborde[3] ont réalisé des faits dans lesquels il y a déviation (non conjuguée) des yeux, par suite d'une lésion expérimentale du cervelet et des fibres cérébelleuses.

Les variétés observées de déviations asynergiques peuvent être ramenées aux trois formes principales suivantes :

1. Révulsion double des globes oculaires *en haut* d'un côté, *en bas* de l'autre.

[1] Dans le fait de lésion cérébelleuse que nous avons publié et que nous avons rappelé plus haut, le nystagmus avait été extrêmement intense.

[2] *Rev. des Sc. méd.*, tom. VIII, nº 1.

[3] *Journ. de l'Anat. et de la Physiol.*, 1879 et 1880.

Il y a presque toujours en ce cas et en même temps giration de l'animal sur l'axe ou roulement.

2. Entraînement simultané d'un œil *en haut et en dedans*, de l'autre *en bas et en dehors*.

3. Entraînement des deux yeux *en dehors*, tantôt en dehors et en haut, tantôt en dehors et en bas.

Ce qui caractérise spécialement la déviation dans tous ces cas, c'est qu'elle est toujours *asynergique*, c'est-à-dire qu'il y a dissociation constante dans les mouvements des deux yeux, ceux-ci étant en sens contraire ou en strabisme divergent double[1].

Pour l'*ouïe*, Luys a noté la surdité 9 fois sur 100 cas, peut-être par compression des origines de l'auditif.

Symptômes communs dans les affections cérébrales ou méningiennes, les *vomissements* sont beaucoup plus fréquents dans la pathologie du cervelet. Ils se présenteraient dans un tiers des cas. Quelquefois ils surviennent par accès avec la céphalalgie ; d'autres fois ils sont continus ; ils peuvent même devenir intolérables et incoercibles, comme dans la grossesse.

La physiologie pathologique du phénomène est du reste difficile à indiquer ; il n'y a rien à retenir de l'hypothèse de Willis, qui voulait que le cervelet présidât aux fonctions organiques.

La *mort subite* a été très-souvent notée dans les maladies du cervelet. Ce fut la terminaison du fait dont je parlais tout à l'heure. Luys l'a observée dans un quart des cas[2].

Dans les expériences, la survie des animaux est très-différente, suivant qu'on touche ou non à la moelle allongée. Il est probable que le voisinage de cet organe doit intervenir aussi cliniquement dans les faits observés.

Tels sont les grands traits, encore bien indécis, de la séméiologie cérébelleuse.

Vous savez que Gall faisait du cervelet le centre des instincts sexuels. Mais la physiologie et la clinique n'ont pas vérifié cette hypothèse. Flourens a vu un coq conserver l'instinct de la propagation après l'extirpation du cervelet. Chez l'homme, on a vu aussi des atrophies de cet organe n'entraîner aucun trouble de ce côté. Martineau a bien cité un cas d'érotisme remarquable chez un homme de 60 ans, dont le cervelet était malade. Mais c'est là un fait exceptionnel et sans valeur séméiologique.

§ VII. — PÉDONCULES CÉRÉBELLEUX. — Un récent travail de Curschmann m'engage à dire un mot de la séméiologie, encore bien obscure, des pédoncules cérébelleux.

Cet auteur, après la section de cet organe, voit chaque fois l'animal

[1] A. Robin ; Th. d'agrég., 1880, pag. 57.

[2] Voy. aussi un cas de Carmichael, *Rev. des Sc. méd.*, XIII, 535.

s'agiter convulsivement, tomber sur le côté de la lésion et ne plus se relever jusqu'à la mort.

Quand on le couchait sur le dos ou sur le ventre, il tournait encore dans le même sens, vers la même position. Pas de mouvements de rotation, mais tendance continuelle à se coucher sur le côté opéré. La rotation proprement dite et la déviation des yeux survenaient quand on intéressait la protubérance ou le cervelet.

Il a ensuite observé un fait clinique analogue. Une femme tuberculeuse de 39 ans se plaint de vertiges, de céphalalgie, puis elle présente des convulsions, et enfin se couche sur le côté droit. Si on la place sur le dos, elle tourne sur le côté droit. Il n'y a pas de déviation des yeux. A l'autopsie, on trouve une méningite tuberculeuse et un foyer de ramollissement à droite, dans le faisceau commun des pédoncules cérébelleux antérieur et postérieur[1].

Couty a récemment communiqué à la Société de Biologie l'observation d'un homme chez qui on constata la destruction du pédoncule cérébelleux inférieur gauche. Mais le malade n'avait pas présenté le signe indiqué par Curschmann. Pendant quelque temps, des vomissements furent les seuls symptômes observés, puis on nota une ataxie toute spéciale des mouvements, devenus brusques et saccadés, et une hémiplégie incomplète sans trouble de la sensibilité ; enfin, l'individu succomba à une méningite tuberculeuse[2].

D'après Nothnagel, il n'y aurait de caractéristique pour les lésions des pédoncules cérébelleux moyens que la position des yeux, observée par Nonat (œil droit regardant en bas et en dehors et œil gauche en haut et en dedans), et les rotations complètes du corps, puisque ces signes n'ont été encore, cliniquement au moins, observés dans aucune autre localisation cérébrale.— Le simple décubitus latéral forcé, avec déviation conjuguée de la tête et des yeux, ne prouverait pas (s'il n'y a pas d'autre signe) la lésion des pédoncules cérébelleux.— La rotation se fait tantôt vers le côté sain, tantôt vers le côté malade, sans qu'on connaisse encore la cause anatomique de ces variations[3].

[1] *Rev. des Sc. méd.*, tom. III, pag. 116.

[2] *Soc. de Biol.*, 5 mai 1877.

[3] Westphal, Carpani et Duffin (*Rev. des Sc. méd.*, XIII, 537) ont publié de nouveaux faits de lésion du pédoncule cérébelleux ; mais la symptomatologie n'est pas assez précise pour qu'on puisse en tirer quelque nouvelle conclusion.

ARTICLE V.

Encéphalites et Tumeurs cérébrales.

CHAPITRE PREMIER.

ENCÉPHALITES[1].

On a fait autrefois un singulier abus du mot *encéphalite*. On attribuait à l'inflammation du cerveau bien des cas de ramollissement qui sont dus à des oblitérations vasculaires ; c'est ce qu'a fait l'École clinique française.

Après les travaux des Allemands, on a exagéré en sens inverse, à tel point qu'à l'article *Pathologie du cerveau*, dans le *Dictionnaire encyclopédique*, vous ne trouverez pas de chapitre pour l'encéphalite.

Cette étude est cependant nécessaire ; nous l'essayerons avec le travail important d'Hayem (1868), en y ajoutant ce qui a été fait depuis.

Un des motifs pour lesquels l'étude et surtout l'étude anatomique de l'encéphalite a été faite si tard, est l'ignorance dans laquelle on se trouvait par rapport à la névroglie. Connue dans la moelle depuis Reuffel en 1811, elle n'est admise dans le cerveau que depuis Virchow. Or, nous verrons que c'est là le siége principal de l'inflammation.

Nous reproduisons ci-après la division des encéphalites d'après Hayem.

Suivant la marche et l'aboutissant de l'inflammation, on distingue trois espèces d'encéphalite : suppurative, aiguë ; hyperplastique, subaiguë ; sclérosique, chronique. — Cette division n'est cependant pas absolue : il y a des abcès chroniques et des poussées aiguës dans l'encéphalite hyperplastique.

Chacune de ces espèces peut être primitive ou consécutive, diffuse ou circonscrite.

L'ENCÉPHALITE SUPPURATIVE peut être *primitive*, mais c'est très-rare. Elle se développe alors sans cause connue, appréciable.

Le plus souvent elle est *secondaire*. Dans ce cas, elle se développe après les traumatismes de la tête. Il n'est pas nécessaire que les os soient lésés ; quelquefois une plaie ou une contusion, jugées sans gravité au début, peu-

[1] Hayem ; Th. Paris, 1868, n° 124. — Cornil et Ranvier ; *Histol. pathol.* — Jaccoud et Hallopeau ; art. *Encéphalite*, in *Nouv. Dictionn. de Méd. et de Chir. prat.*— Huguenin ; *Ibid.*, in *Handb. Ziemssen.*— Rosenthal et Hammond ; *loc. cit.*

vent développer sourdement un abcès intracrânien. De là, la nécessité de toujours réserver son pronostic dans les chutes sur la tête. — D'autres fois l'encéphalite succédera à une maladie des os, à la carie du rocher, à des ostéites, des périostites du crâne, etc.

Formes et Variétés de l'ENCÉPHALITE (d'après Hayem).

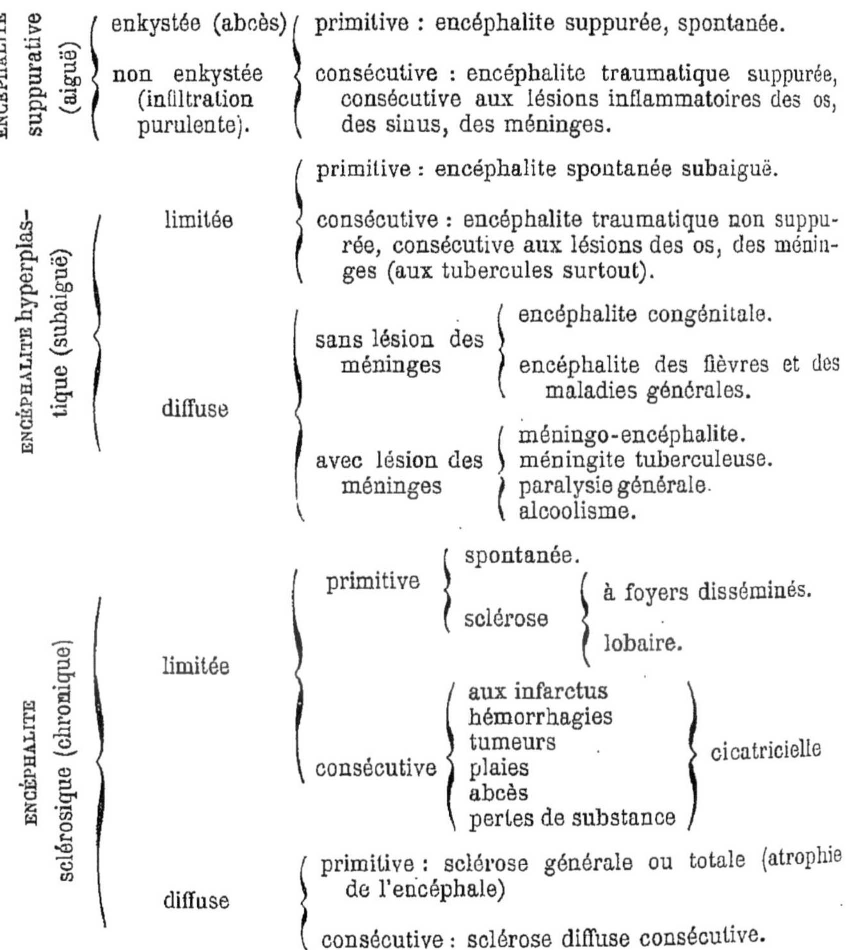

- ENCÉPHALITE suppurative (aiguë)
  - enkystée (abcès)
  - non enkystée (infiltration purulente).
    - primitive : encéphalite suppurée, spontanée.
    - consécutive : encéphalite traumatique suppurée, consécutive aux lésions inflammatoires des os, des sinus, des méninges.
- ENCÉPHALITE hyperplastique (subaiguë)
  - limitée
    - primitive : encéphalite spontanée subaiguë.
    - consécutive : encéphalite traumatique non suppurée, consécutive aux lésions des os, des méninges (aux tubercules surtout).
  - diffuse
    - sans lésion des méninges
      - encéphalite congénitale.
      - encéphalite des fièvres et des maladies générales.
    - avec lésion des méninges
      - méningo-encéphalite.
      - méningite tuberculeuse.
      - paralysie générale.
      - alcoolisme.
- ENCÉPHALITE sclérosique (chronique)
  - limitée
    - primitive
      - spontanée.
      - sclérose
        - à foyers disséminés.
        - lobaire.
    - consécutive
      - aux infarctus, hémorrhagies, tumeurs, plaies, abcès, pertes de substance — cicatricielle
  - diffuse
    - primitive : sclérose générale ou totale (atrophie de l'encéphale)
    - consécutive : sclérose diffuse consécutive.

Comment se développe le pus ? Hayem l'a étudié par la clinique et par l'expérimentation.

Chez un chien ou chez un cochon d'Inde, on fait une ouverture au crâne; on enfonce un trocart à hydrocèle dans le cerveau, et par là on injecte une petite quantité d'iode métallique, de bromure de potassium ou de teinture de cantharides ; puis on fait des examens à diverses époques de développement de la lésion.

D'abord les cellules de la névroglie se gonflent, les noyaux se multiplient; les éléments des parois vasculaires prolifèrent aussi. Tous ces éléments multipliés, embryonnaires, forment les globules de pus au centre du foyer. A la périphérie, au contraire, ces cellules embryonnaires se développent en corps fibro-plastiques, amènent la compression et le tassement des éléments nerveux, et tendent à former une paroi enkystée à l'abcès, quand le foyer de suppuration est circonscrit.

Si cette membrane limitante ne se forme pas, le pus est infiltré. Il peut y avoir abcès et infiltration. — Dans les vieux abcès, le pus subit la dégénérescence caséeuse.

Hayem conclut donc, en 1868, à la formation des globules de pus par la multiplication des éléments de la névroglie d'abord, et des éléments des parois vasculaires en second lieu.

Depuis lors, les travaux de Cohnheim sur la diapédèse des leucocytes ont introduit un nouvel élément dans la production des éléments embryonnaires de l'encéphalite : ces leucocytes s'accumulent dans les espaces lymphatiques péri-vasculaires et dans tout le système lymphatique péri-cellulaire.

Que deviennent, au milieu de ce processus, les éléments nerveux eux-mêmes ? Ils entrent en régression et subissent la dégénérescence graisseuse. Il est généralement admis qu'ils ne participent pas à l'inflammation, à la prolifération, que subissent les cellules de névroglie. Cependant, dans ces derniers temps, quelques auteurs ont avancé le contraire.

Ainsi, Tigges admet une prolifération des noyaux dans les cellules ganglionnaires, mais c'est là un fait qu'il ne faut accepter encore que prudemment et en faisant ses réserves[1].

Au point de vue de la *symptomatologie*, nous ne parlerons que de l'encéphalite aiguë suppurative ; l'abcès une fois constitué, l'abcès chronique a son histoire à part, qui rentre dans celle des tumeurs.

Les variétés cliniques sont nombreuses.

Dans une période prodromique, on peut observer des phénomènes congestifs : céphalalgie, vertiges, éblouissements ; troubles passagers de la motilité ou de la sensibilité. Pour la motilité, ce sont des convulsions passagères, des contractures, du strabisme ; pour la sensibilité, des fourmillements, de l'engourdissement.

Cette période peut manquer.

[1] Ceccherelli (*Rev. des Sc. méd.*, XIII, 115) a repris récemment l'étude expérimentale de l'encéphalite traumatique, et il est arrivé à la conclusion suivante : « La cellule ganglionnaire atteinte de traumatisme ne se détruit pas, mais on ne la retrouve plus au moment de l'inflammation. Elle se remplit de granulations graisseuses, se divise et se multiplie. Ces cellules se retrouvent donc au milieu de la cicatrice. »

Le début, plus ou moins brusque, est marqué par des phénomènes d'excitation et spécialement par des contractures. Souvent il y a une sorte d'attaque apoplectique avec convulsions ou contractures, quelquefois bilatérales. — D'autres fois, c'est un délire aigu qui survient brusquement. — Une céphalalgie très-violente peut être le phénomène principal.

En même temps, la fièvre se déclare; la température ne dépasse pas 39°,5. Le pouls est fréquent, quelquefois inégal et irrégulier.

Cette période peut du reste encore manquer, et le début est alors graduel.

Après cette phase, quand elle existe, il survient souvent un temps d'arrêt, une véritable intermission; après quoi vient la dépression, qui peut aussi succéder immédiatement à l'excitation, ou même entremêler ses symptômes avec ceux de la première période.

A la période de dépression, le délire est calme, l'agitation cesse. Il y a de la stupeur; les paralysies ont remplacé les contractures. Les forces se dépriment, et le malade succombe dans le coma.

La mort peut survenir aussi dès la première phase.

Quelquefois, au lieu de cela, on a une deuxième période subaiguë, presque chronique, dans laquelle la lésion se laisse presque oublier : céphalalgie sourde et persistante, intelligence un peu obtuse, lenteur dans les réponses, somnolence.

Ou bien il y a des paralysies persistantes. — Les types sont du reste très-variés, notamment suivant le siége de la lésion.

Ce tableau symptomatique, emprunté à Jaccoud et Hallopeau, montre combien le *diagnostic* est difficile.

L'encéphalite à forme apoplectique se distinguera des lésions en foyer (hémorrhagie, ramollissement) par la fréquence et la longueur des prodromes, la nature de la cause, la fièvre du début, la fréquence plus grande des contractures, la marche progressivement croissante, etc.

La méningite est difficile à distinguer. Cependant il y a souvent dans la méningite une mobilité plus grande dans les phénomènes, une plus grande acuité dans les symptômes, comme la céphalalgie, etc.

Le *pronostic* de l'encéphalite est toujours très-grave, et la mort la terminaison habituelle de la maladie. Dans les périodes de latence relative, on doit toujours redouter les accidents formidables d'ouverture de l'abcès dans les ventricules ou à la surface du cerveau.

Le *traitement* est bien difficile à instituer. Au début, on pourra employer des révulsifs sur le tube intestinal, pratiquer des émissions sanguines, etc. Plus tard, on pourra mettre un vésicatoire sur la tête; mais tous ces moyens restent le plus souvent inefficaces.

Hammond prescrit l'extrait de chanvre indien, combiné avec le bromure de potassium. « On peut, dit-il, administrer cet extrait à la dose de 3 à 5 centigram. trois fois par jour, associé à 1 ou 2 gram. de bromure de potassium ou de sodium. La douleur et l'irritabilité du système nerveux sont considérablement diminuées par ces moyens, et l'état du malade est ainsi rendu plus tolérable. »

L'ENCÉPHALITE HYPERPLASTIQUE tient le milieu entre l'encéphalite suppurative et l'encéphalite sclérosique, comme forme anatomique et comme rapidité de marche clinique ; c'est toujours une inflammation interstitielle.

1. Nous étudierons d'abord cette encéphalite *limitée*; son histoire est plus nette.

Cette maladie peut être *primitive*, mais c'est excessivement rare. Ce sont les cas d'encéphalite spontanée subaiguë des auteurs. Seulement il faut avoir le contrôle anatomique pour être sûr du diagnostic.

Hayem n'en publie que trois cas, et encore deux sont-ils sans histoire clinique. Toute l'histoire clinique de cette maladie se bornera donc à résumer le cas d'Hayem.

Un alcoolique, d'une bonne santé habituelle, est atteint depuis cinq ans d'eczéma aux jambes alternant avec une éruption à la face et au front. On note une irascibilité très-grande de caractère; c'est le seul prodrome. Un jour, il tombe brusquement dans la rue; rapporté chez lui, il déraisonne; pas de paralysie. Il ne quitte plus le lit. Peu à peu le bras gauche se paralyse; puis il perd la faculté de s'exprimer. A son entrée à l'hôpital, hémiplégie gauche incomplète; le malade ne prononce que quelques mots faciles; il paraît comprendre assez bien, mais ne peut pas répondre. Aggravation progressive des phénomènes. Mort dans la somnolence et le coma.

Voici maintenant l'*anatomie pathologique* des trois cas observés.

Quoique en foyer circonscrit, la lésion n'est pas nettement séparée ; elle est rattachée par des transitions insensibles aux tissus sains. Forte congestion du tissu malade, teinte violacée ; le tissu bombe à la coupe, consistance exagérée, un peu gélatineuse. Vaisseaux d'autant plus volumineux et turgides qu'on se rapproche du centre de la lésion. Le tissu peut ressembler à du poumon hépatisé.

Les vaisseaux sont dilatés, avec leurs gaînes péri-vasculaires remplies d'éléments embryonnaires (leucocytes) attribués par Hayem à la prolifération des éléments de la paroi, par Rindfleisch et d'autres à la diapédèse de Cohnheim. Altérations essentielles du tissu conjonctif : les cellules de la névroglie sont gonflées, à l'état de tuméfaction trouble, à plusieurs noyaux ; noyaux libres. Les éléments, d'irréguliers, deviennent globuleux, vésiculeux, avec une enveloppe et un ou deux noyaux. On peut trouver un fouillis de ces éléments remplissant tous les espaces laissés vides entre les vaisseaux. Les éléments nerveux sont très-peu altérés, du moins ils ne présentent pas d'altération active ; ils subissent une régression atrophique et la dégénérescence graisseuse. Dans les tubes nerveux, la myéline se segmente, se désagrége, etc. Les cellules résistent davantage.

On voit que c'est là une inflammation analogue à l'inflammation suppurative, avec un degré en moins. On pourrait comparer ces deux encéphalites à l'hépatisation rouge et à l'hépatisation grise.

L'encéphalite hyperplastique *secondaire* est beaucoup plus fréquente et mieux connue comme histoire clinique que la primitive.

Les *causes* sont : les traumatismes, les lésions des méninges et spécialement les lésions tuberculeuses ; les altérations des os : ostéite, carie, etc.; la phlébite des sinus...

Les *lésions* sont tout à fait semblables à celles que nous avons indiquées. Le processus suppuratif est même souvent mêlé à celui-ci, et peut se trouver sur un autre point du même cerveau.

Symptomatiquement, l'encéphalite est difficile à distinguer de la lésion qui l'a précédée et qui l'accompagne. Voici cependant un exemple clinique: Un phthisique présente une lésion pulmonaire et un mal de Pott; plus tard, il se plaint de maux de tête atroces; survient une hémiplégie gauche, d'abord de la face, puis du bras, plus tard de la jambe. Cette paralysie présente des intermittences. La mort arrive enfin dans le coma et la résolution. On trouve une poussée tuberculeuse sur les méninges, ayant entraîné de l'encéphalite.

Remarquez, en passant, que c'est là un bel exemple de lésion corticale avec les caractères que nous avons indiqués pour ce genre de lésions.

2. L'encéphalite hyperplastique *diffuse* peut se présenter avec ou sans lésion concomitante des méninges.

Sans lésion des méninges, elle est mal connue.

Virchow a décrit une encéphalite congénitale qui rentrerait dans ce type. La lésion est généralisée au cerveau et à la moelle, et est caractérisée par la multiplication et puis la dégénérescence graisseuse des cellules de névroglie. Les causes habituelles sont les exanthèmes aigus, comme la variole, la syphilis. La mort, attribuée à l'inanition ou à la diarrhée, serait souvent due à cette encéphalite. La description de Virchow a été vérifiée par Hayem et par beaucoup d'auteurs. Seulement cet état a été trouvé chez un très-grand nombre de nouveau-nés, quelle que fût leur maladie. C'est donc un type morbide sujet à contestation.

On peut rapprocher ces faits, sans les confondre, des cas fréquents de stéatose cérébrale chez les enfants : c'est le ramollissement des nouveau-nés. On trouve ici la même dégénérescence graisseuse des éléments, cependant il n'y a pas de prolifération préalable.

Chez l'adulte, cette encéphalite se présente dans des cas mal déterminés. Hayem signale un travail d'Albers sur les lésions de ce genre trouvées dans la scrofule et la fièvre typhoïde. Depuis lors, les lésions du cerveau dans la fièvre typhoïde ont été bien étudiées par Popoff[1].

[1] *Rev. des Sc. méd.*, tom. VI, pag. 460.

Chez douze malades morts dans le service de Recklinghausen, Popoff a trouvé l'infiltration du tissu cérébral par de petits éléments, corps lymphoïdes, leucocytes, accumulés dans les espaces péri-vasculaires et péri-cellulaires. Ces éléments pénètrent quelquefois dans la cellule nerveuse elle-même. Ce serait là une conséquence de la diapédèse à la suite de la leucocytose de la fièvre typhoïde. Puis surviennent la segmentation et la prolifération du noyau des cellules nerveuses.— En comparant ces lésions aux lésions expérimentales, on les trouve analogues à l'état des régions qui entourent un abcès ; c'est donc une sorte d'encéphalite diffuse. Hertzog Carl a combattu les conclusions de Popoff, il a montré que l'accumulation de globules blancs dans l'écorce cérébrale est entièrement physiologique, que tout ralentissement de la circulation augmente cette accumulation, et que jamais les leucocytes ne pénètrent dans les cellules nerveuses [1].

La même encéphalite, *avec lésion des méninges*, s'observe dans les méningites aiguës ou chroniques, et en particulier dans les méningites tuberculeuses, dans la paralysie générale, dans l'alcoolisme; souvent, en même temps que la pachyméningite, il y a une lésion cérébrale diffuse, comme dans la paralysie générale, caractérisée par une lésion abondante et diffuse des éléments conjonctifs des vaisseaux et de la névroglie (infiltration de leucocytes). La méningite chronique de la démence sénile peut encore s'accompagner des mêmes lésions, etc.

L'ENCÉPHALITE SCLÉROSIQUE est une forme d'encéphalite à marche essentiellement chronique, aboutissant à la formation d'un tissu conjonctif adulte, à l'induration cérébrale.

Cette encéphalite peut être *limitée* et *primitive*.

Sous le nom d'encéphalite chronique primitive, Hayem décrit un type qu'il distingue de la sclérose, qui n'a pas d'histoire clinique encore possible et qui est la forme chronique des encéphalites déjà décrites.

La sclérose proprement dite est toujours caractérisée par l'hypergénèse des éléments de la névroglie, le développement d'un tissu conjonctif neuf, mais adulte, et la dégénération concomitante des éléments nerveux : atrophie et induration. Cette sclérose peut se présenter en foyers disséminés ou en un seul foyer lobaire.

La sclérose en foyers disséminés est la sclérose en plaques ; c'est là une maladie cérébro-spinale que nous décrirons plus tard. Dans la forme lobaire, il y a un foyer en général unique, mais diffus et mal limité; les lésions sont les mêmes (Pl. VI, *fig.* 1 et 2).

L'histoire clinique de cette dernière forme n'est pas faite. On l'observe chez les vieillards, les déments, les gâteux, le idiots, les épileptiques surtout.

[1] *Virchow's Archiv*, tom. LXIX, pag. 53. — *Gaz. méd.*, 1877, 20.

Cette même encéphalite peut être *consécutive* à la plupart des lésions cérébrales : plaies, foyers de ramollissement, hémorrhagies, tumeurs, etc. Il y a toujours, dans ces cas, formation de tissu conjonctif cicatriciel. C'est l'encéphalite cicatricielle.

EXPLICATION DE LA PLANCHE VI.

Fig. 1. — Encéphalite scléreuse ou proliférative. Section verticale de l'hémisphère droit du cerveau à la partie externe du ventricule latéral. *r*, foyer d'altération sous forme d'une large plaque indurée avec points plus mous, de teinte café au lait. Une zone de tissu sain sépare cette plaque de la substance grise des circonvolutions.

Fig. 2. — Dessin microscopique de la substance cérébrale altérée. *c*, trame fibrillaire, corps granuleux et granulations graisseuses isolées ; *t*, débris de tube nerveux ; *a*, artériole dont la gaîne externe est remplie de granules graisseux ; *b*, cellules fusiformes ou étoilées provenant du même centre d'altération.

Fig. 3. — Ramollissement ancien du cerveau d'apparence kystique, par suite de la résorption d'une portion de la substance nerveuse. Section horizontale du cerveau au niveau des ventricules latéraux. L'hémisphère gauche est d'un tiers environ moins volumineux que celui du côté opposé. Le corps strié *k* et une partie de la couche optique gauche ont disparu. Il ne reste à leur place qu'une toile membraneuse au-dessous de laquelle se trouve un vide comblé par une faible quantité de sérosité disséminée dans les mailles d'un tissu aréolaire. *d*, foyer de ramollissement au sein de la corne postérieure.

Encéphalite généralisée ou totale, primitive. — Dans quelques cas, toujours mal définis cliniquement, on a observé une induration diffuse du cerveau tout entier : dans les maladies typhoïdes, le choléra, les maladies puerpérales, la sénilité, etc.

Ces cas s'accompagnent souvent d'atrophie du cerveau ; Buhl les désigne comme des atrophies aiguës de l'encéphale. Rokitansky attribue le fait, non à l'inflammation, mais à la diminution rapide et notable du contenu aqueux du cerveau.

Dans d'autres cas plus rares, il y a hypertrophie de l'organe ; c'est quelque chose de comparable à la cirrhose hypertrophique du foie.

Rokitansky a donné le caractère suivant pour distinguer les hypertrophies physiologiques des hypertrophies pathologiques. Les premières se trouvent chez des individus intelligents et présentent des éléments nerveux développés. Les secondes se produisent chez les idiots ou les enfants malades, et il y a développement exagéré de tissu conjonctif.

La forme *consécutive* de cette maladie rentre d'une manière générale dans l'histoire de l'atrophie cérébrale, qui en constitue au moins la partie la mieux connue et que nous étudierons plus loin.

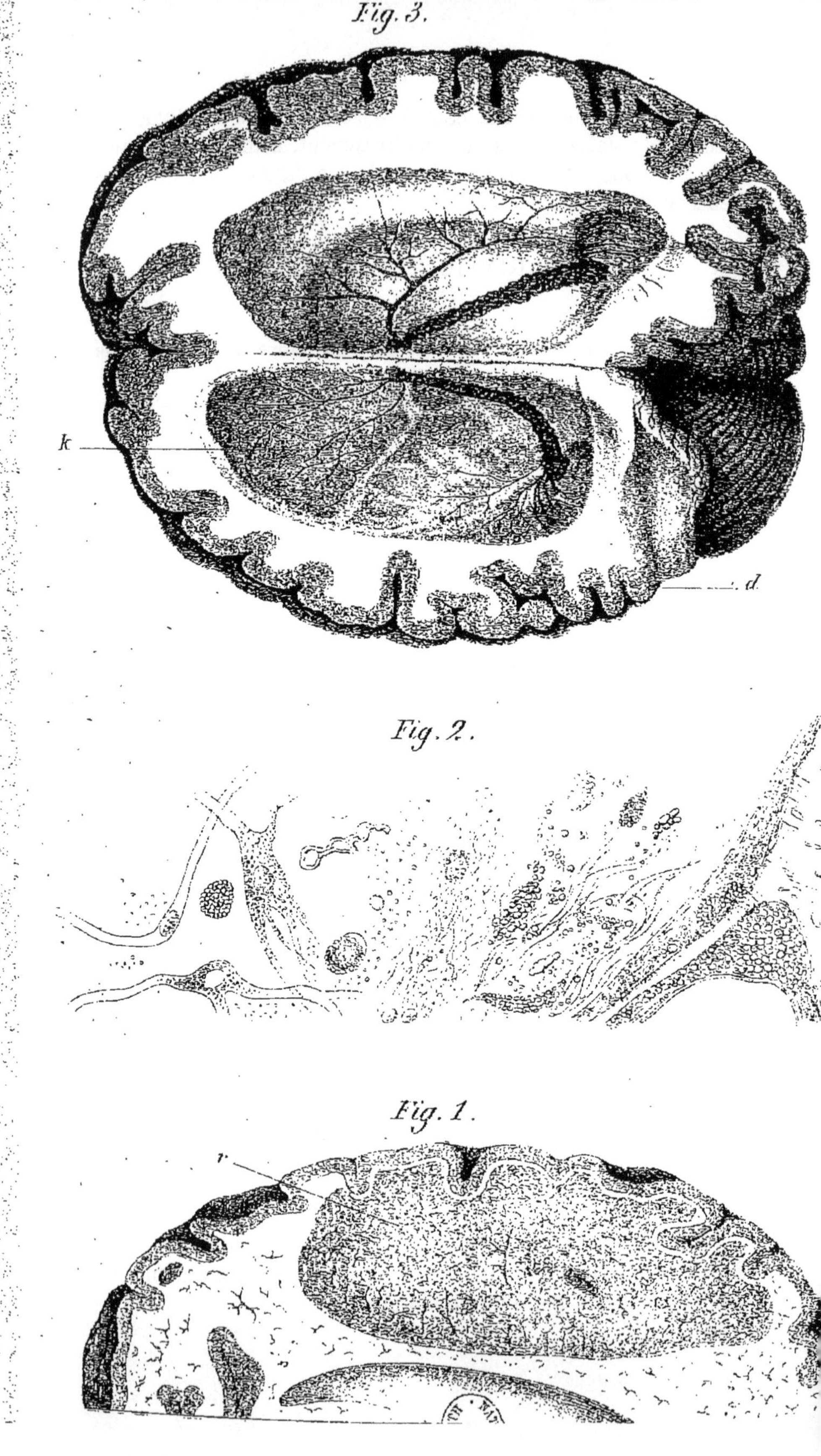
Fig. 3.
k
d
Fig. 2.
Fig. 1.
r

A. Strümpell[1] a récemment observé un fait de sclérose cérébrale diffuse. C'était un alcoolique qui fut frappé, en avril 1874, d'une hémiparésie gauche; en septembre 1875, d'une hémiparésie droite avec vertige et céphalalgie; le 24 juin 1876, il eut quatre attaques épileptiformes, puis une crise de delirium tremens jusqu'au 28. En juillet, le côté droit, qui était faible, devint le siége de mouvements pendulaires, interrompus quelquefois par des crises d'épilepsie hémiplégique droite. Il tombe subitement en collapsus le 22 septembre et meurt le 23. — Il y avait une sclérose généralisée du cerveau plus marquée à gauche qu'à droite, avec diminution de volume de l'organe et augmentation de consistance.

Ces faits appartiennent autant au chapitre suivant qu'à celui qui précède.

CHAPITRE II.

ATROPHIE CÉRÉBRALE[2].

Nous ne dirons qu'un mot de l'atrophie *générale* du cerveau, avant de parler de l'atrophie *partielle*, qui nous occupera plus longtemps.

Sous des influences difficiles à préciser, le cerveau peut être arrêté dans son développement intra-utérin. De là, une monstruosité incompatible avec la vie : anencéphalie. — La sénilité, les maladies longues et graves, comme la phthisie, la fièvre typhoïde, peuvent entraîner l'atrophie cérébrale par une sorte d'amaigrissement de l'organe.— Les lésions cérébrales chroniques, chez les alcooliques, les saturnins, etc., peuvent produire un résultat analogue en provoquant une sclérose générale atrophique. — Quand la cause, comme dans ces deux derniers cas, est extra-utérine, l'atrophie est toujours restreinte. Elle deviendrait du reste rapidement incompatible avec la vie.

Quand on ouvre le crâne dans ces conditions, on trouve en général un développement exagéré du liquide ventriculaire, qui prend la place du tissu absent.

La symptomatologie est très-obscure ; elle se confond avec les signes cérébraux de la sénilité : dépression cérébrale, affaissement intellectuel, perte de mémoire, lenteur de conception, tendance aux sentiments vifs, mais faux et courts, etc. — Il est impossible de discerner dans ce tableau ce qui appartient spécialement à l'atrophie cérébrale.

Dans l'atrophie générale du cerveau qui est congénitale, il y a microcéphalie et idiotie. Les cas bien analysés sont encore rares.

1 *Centralbl. f. Nerv.*, II, pag. 213.

2 Turner ; Th. Paris, 1856. — Cotard ; Th. Paris, 1868, n° 207. — Art. *Dictionn. encycl.*, et *Handb.* de Ziemssen.

Dans un fait de Gaucher[1], il y avait des contractures musculaires généralisées ; dans un cas que j'ai observé à l'Hôpital-Général[2], athétose aux quatre extrémités; enfin, dans une observation de Mierzejewsky[3], des crises éclamptiques.

Ces cas se rapprochent du reste énormément des faits de sclérose cérébrale diffuse chez l'enfant, comme Strümpell[4] et Klendgen[5] en ont récemment publié des exemples.

L'*atrophie partielle* a été bien étudiée par Cotard dans sa Thèse, en 1868. — Nous confondons l'atrophie de l'enfant et de l'adulte avec celle du nouveau-né, cette atrophie intra-utérine dont on a voulu faire une espèce à part sous le nom d'agénésie cérébrale. Au fond, c'est toujours le même processus de production.

Ces atrophies sont consécutives à une lésion de l'encéphale, lésion le plus souvent intra-utérine ou du premier âge.

Analysant quarante-deux observations d'atrophie cérébrale partielle, Cotard a toujours trouvé une lésion primitive qui avait dû entraîner l'atrophie. Ces lésions primitives sont du reste de différents ordres.

Dans une première catégorie de faits, on rencontre des plaques jaunes de ramollissement, quelquefois, mais plus rarement, d'encéphalite. D'autres fois, on trouve ces autres formes de ramollissement diffus que l'on appelle l'infiltration celluleuse ; d'autres fois encore des kystes qui représentent d'anciens foyers hémorrhagiques transformés.

Dans d'autres cas très-remarquables, il y a une perte de substance considérable ; sur une étendue variable, les méninges peuvent être appliquées sur la membrane ventriculaire avec des vaisseaux entreposés ; à la limite de cette perte de substance, les circonvolutions sont transformées en masse gélatineuse. Toute la partie supérieure d'un hémisphère peut quelquefois avoir ainsi disparu. (Voy. Pl. VI, *fig.* 3.)

Cotard attribue ces vastes pertes de substance à une encéphalite traumatique. Sur sept observations qu'il rapporte, cette étiologie est très-nette dans trois. Dans l'une, un enfant reçoit à trois ans un coup violent sur la partie postérieure du crâne ; un autre tombe, à trois ans, d'un premier étage dans la rue ; le troisième reçoit, dans la première enfance, des coups violents sur la tête. Cotard rapproche de ces faits une observation de Lallemand dans laquelle une encéphalite traumatique fut déterminée chez un fœtus par des contusions sur le ventre de la mère, et entraîna une atrophie telle du cerveau que cet organe aurait tenu dans une coque de noix. Il

1 *Soc. Anat.*, 17 janvier 1879, in *Progrès médical*, 1879, 25.

2 Mém. de Brousse sur l'Athétose, in *Montpellier médical*, 1879.

3 *Centralbl. f. Nerv.*, II, 80.

4 Observ. déjà citée.

5 *Centralbl. f. Nerv.*, II, 282.

montre enfin que Wagner, Brown-Sequard, ont observé, dans certains cas d'encéphalite expérimentale, des pertes de substance considérables. Et il conclut à l'existence dans tous ces faits d'une encéphalite avant ou après la naissance.

Le traumatisme ne peut cependant pas être démontré dans tous les cas. Parrot a récemment invoqué la stéatose cérébrale comme cause de ces vastes pertes de substance[1].

Pour Parrot, le cerveau du nouveau-né a une consistance moindre que celui de l'adulte ; le tissu conjonctif y est moins formé, les éléments nerveux eux-mêmes sont moins nombreux ; il y a beaucoup de noyaux entourés de protoplasma. De là, une plus grande tendance au ramollissement, à la désorganisation.

Dans les premiers jours de la vie, si le sang arrive en quantité insuffisante ou avec des qualités défectueuses, le cerveau, qui est en pleine évolution, en pâtit. Cela se produit dans l'athrepsie, les troubles digestifs. Alors les éléments dégénèrent en stéatose cérébrale. Le centre du foyer se ramollit et forme une masse laiteuse ; le tissu désagrégé se résorbe. Et ce travail régressif fait disparaître de vastes portions d'encéphale. Ce serait là la cause des atrophies constatées par Cotard. Les deux explications de Cotard et de Parrot peuvent du reste être vraies l'une et l'autre et s'appliquer à des cas différents.

Voilà, en y ajoutant encore l'hémorrhagie méningée, les lésions principales qui peuvent, d'après Cotard, précéder l'atrophie cérébrale partielle.

Ces lésions, chez l'adulte, n'entraînent que la sclérose descendante. Chez le fœtus ou l'enfant, elles entraînent facilement l'atrophie de l'hémisphère correspondant. On sait du reste qu'il y a, entre la substance grise corticale et la substance grise ganglionnaire, des rapports trophiques intimes : ainsi, Laborde a montré l'influence des lésions corticales sur les ganglions de la base, et Luys a fait voir la relation réciproque.

D'autres parties de l'encéphale peuvent aussi être atrophiées dans ces cas-là, en même temps que l'hémisphère cérébral. Turner a montré notamment cette atrophie portant sur le lobe du cervelet du côté opposé.

Consécutivement à l'atrophie cérébrale, il se développe une hydrocéphalie que certains auteurs avaient à tort considérée comme la cause de l'atrophie, alors qu'elle en est au contraire la conséquence.

Quand la maladie remonte au début de la vie, le crâne lui-même est déformé. Il y a en général retrait de la table interne avec augmentation de l'épaisseur de l'os, sans déformation extérieure. Quand il y a atrophie croisée du cervelet, la déformation peut porter sur les fossettes antérieure et moyenne d'un côté et sur la fossette postérieure du côté opposé. On voit

[1] *Arch. de Physiol.*, 1868. — Art. *Ramollissement cérébral*, in *Dictionn. encycl.*

même quelquefois une déformation extérieure: aplatissement du crâne sur le côté et en avant.

Cette partie de l'anatomie pathologique appartient déjà à la *symptomatologie*, que nous abordons maintenant.

Si le début a eu lieu pendant la vie intra-utérine, le signe le plus souvent constaté à la naissance est l'hémiplégie. Souvent il y a aussi une déformation du côté paralysé : pied bot, par exemple.

Chez l'enfant, le début se fait le plus souvent par des convulsions ; c'est du reste là le début de la plupart des maladies de l'enfance. Les convulsions aboutissent à l'hémiplégie et aux contractures.

L'atrophie une fois établie, il y a souvent des attaques épileptiformes, comme on a pu le constater chez un enfant qui était récemment à l'hôpital Saint-Eloi. C'est souvent de l'épilepsie hémiplégique; mais quelquefois le tableau de la névrose épilepsie est aussi complet.

On observe assez souvent l'athétose dans l'atrophie cérébrale. Sur quatre cas d'athétose que nous avions récemment à l'Hôpital-Général, il y avait atrophie cérébrale [1]. On en trouvera aussi plusieurs dans la thèse d'Oulmont. Dans le fait de Strümpell que nous avons cité plus haut et qui s'accompagnait d'atrophie cérébrale, il y avait des mouvements pendulaires qui paraissent aussi appartenir à la famille des phénomènes choréiformes.

Les facultés intellectuelles peuvent être conservées ; plus souvent l'intelligence est affaiblie ; il peut y avoir idiotie complète. Un fait remarquable, c'est qu'on n'observe jamais d'aphasie, même si la circonvolution de Broca est atrophiée. Cela vient de ce que le malade, privé dès l'enfance de son cerveau gauche, devient gaucher par nécessité et parle, comme il agit, avec son cerveau droit.

L'hémiplégie avec contractures, qui est un trait capital de la maladie, s'accompagne d'arrêt de développement dans les membres paralysés. Les muscles sont diminués de volume, les os plus courts. Bouchard a décrit, pour ces cas-là, une griffe spéciale due à l'atrophie du tissu osseux et des éminences articulaires ; la main est fléchie, seulement il n'y a ni angles ni saillies ; c'est une courbe insensible de l'avant-bras au bout des doigts.

La moitié correspondante du squelette thoracique peut aussi être atrophiée ; le corps est alors incliné ou incurvé du côté paralysé.

La *marche* des accidents est très-variable et dépend surtout, comme le *pronostic*, de la lésion primitive.

Le *traitement* ne contient rien de bien précis. On traitera les accidents, les poussées ; on tonifiera les malades, etc. Virchow aurait lutté avantageusement par l'électricité contre l'atrophie des parties ; il aurait même obtenu un accroissement en longueur des os de l'avant-bras. C'est là, en tout cas,

1 Voy. le travail déjà cité de Brousse, in *Montpellier médical*, 1879.

un moyen qu'il faudrait essayer contre une maladie qui nous trouve si complétement désarmés.

Hammond insiste un peu sur le traitement de la sclérose cérébrale, et par suite de l'atrophie, que nous venons d'étudier.

Contre les convulsions épileptiques, il donne le bromure de potassium. «Dès que les convulsions cessent, dit-il, on peut noter parfois que l'intelligence commence aussitôt à se développer. » — Contre les contractures, il emploie les courants continus, et contre les paralysies les courants faradiques.

Il pense même pouvoir modifier la lésion centrale, « si elle n'a pas eu le temps de gagner en étendue ou en profondeur ». Pour cela, il faut appliquer le courant primitif à travers le cerveau et administrer le chlorure de baryum. — On applique les deux électrodes (éponges mouillées) sur les apophyses mastoïdes ; on fait une séance de trois minutes tous les deux jours. Le chlorure de baryum est administré à la dose de $0^{gr},05$ par jour dans une solution aqueuse.

Il cite trois cas très-heureusement modifiés par ce traitement.

CHAPITRE III.

TUMEURS CÉRÉBRALES[1].

Il y a quelques années, un jury d'agrégation donna comme sujet de Thèse : « la Classification clinique des tumeurs ». Et malgré tous les efforts remarquables du candidat distingué qui avait eu la mauvaise chance de tomber sur ce sujet, il ne put pas donner une réponse entièrement satisfaisante. — Cette classification n'existe pas.

N'attendez pas ici une étude symétrique et parallèle de l'anatomie pathologique, de la clinique, du traitement, avec des classes bien arrêtées et basées sur cet ensemble de caractères. Rien de semblable n'est encore possible dans l'histoire des tumeurs.

Il faut aujourd'hui étudier les tumeurs anatomiquement, puis les étudier cliniquement. Ce sont deux études distinctes et, pour ainsi dire, indépendantes à l'heure actuelle.

A. Anatomie pathologique. — Déjà, anatomiquement, le classement d'une tumeur donnée est souvent difficile. « Il est maintes fois très-arbitraire, dit Virchow, de choisir le groupe où l'on veut ranger la tumeur » ; et Ball et Krishaber ajoutent : « Lorsqu'il s'agit des tumeurs autrefois confondues sous le nom générique de cancers, lorsqu'il s'agit du tubercule, de la sy-

[1] Ball et Krishaber ; art. *Tumeurs cérébrales*, in *Dictionn. encycl.* — Cornil et Ranvier ; *Histol. pathol.*

philis, ou des gliomes, la distinction devient presque impossible au point de vue micrographique ». Souvent elle est plus facile à l'œil nu.

Nous adopterons la classification suivante, comme ordre d'étude.

Classification des TUMEURS Cérébrales.

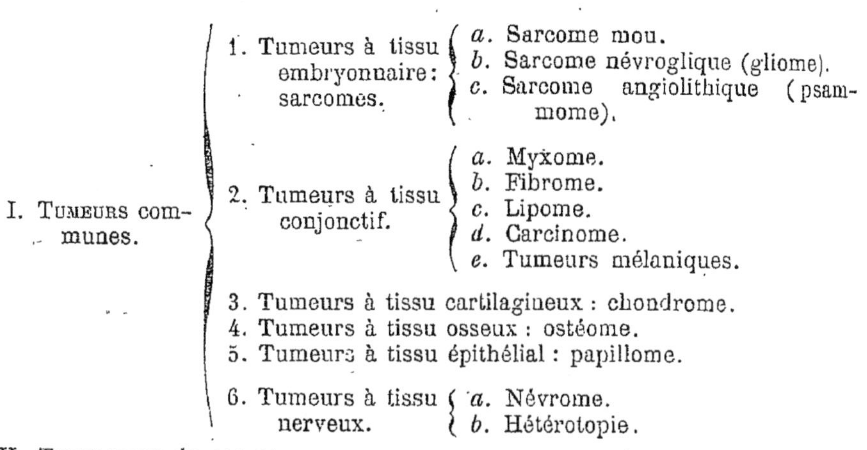

- I. Tumeurs communes.
  - 1. Tumeurs à tissu embryonnaire : sarcomes.
    - a. Sarcome mou.
    - b. Sarcome névroglique (gliome).
    - c. Sarcome angiolithique (psammome).
  - 2. Tumeurs à tissu conjonctif.
    - a. Myxome.
    - b. Fibrome.
    - c. Lipome.
    - d. Carcinome.
    - e. Tumeurs mélaniques.
  - 3. Tumeurs à tissu cartilagineux : chondrome.
  - 4. Tumeurs à tissu osseux : ostéome.
  - 5. Tumeurs à tissu épithélial : papillome.
  - 6. Tumeurs à tissu nerveux.
    - a. Névrome.
    - b. Hétérotopie.
- II. Tubercules du cerveau.
- III. Tumeurs syphilitiques.
- IV. Tumeurs parasitaires. Hydatides.
- V. Anévrysmes.
- VI. Abcès.

1. Le *sarcome mou* se développe surtout chez les jeunes enfants et dans les parties profondes du cerveau ; il évolue très-lentement et peut rester très-longtemps sans symptômes. Il n'aurait pas la tendance envahissante du carcinome. Il est constitué par du tissu embryonnaire ou à son premier degré de transformation.

Si c'est du tissu embryonnaire pur, du tissu inflammatoire immobilisé, c'est le sarcome globo-cellulaire. Si les cellules sont un peu plus allongées, fusiformes, avec des prolongements en fibrilles, c'est le sarcome fuso-cellulaire.

Ces cellules peuvent subir la dégénérescence graisseuse ; la tumeur devient analogue à une plaque de ramollissement jaune. Quelquefois même il peut y avoir résorption, et il reste alors de vastes espaces vides traversés par des vaisseaux. Les vaisseaux, peu soutenus dans ce tissu, prennent quelquefois la forme télangiectasique.

2. La *névroglie* est du tissu embryonnaire un peu plus avancé. Le mot *gliome* est mauvais, parce qu'il exprime une analogie et une consistance (glu) plutôt que la structure de la tumeur. — Il ne faut confondre ce sar-

côme, ni avec le névrome, qui contient des éléments nerveux, ni avec la sclérose, qui est formée de tissu conjonctif adulte.

Le gliome a la structure même de la névroglie avec un peu moins de cohésion. Si les cellules se multiplient beaucoup, il passe au sarcome mou; si au contraire le tissu conjonctif est plus avancé, il se rapproche du myxome: c'est le glio-myxome. — Les vaisseaux s'y dilatent quelquefois: variété télangiectasique.— Quelquefois le tissu conjonctif y est plus avancé encore: c'est le glio-fibrome.

Le gliome peut être le siége d'hémorrhagies, subir la métamorphose graisseuse, se résorber et laisser des cavités sans parois kystiques.

C'est une tumeur assez fréquente, relativement bénigne, non envahissante; elle se trouve surtout dans la substance blanche des hémisphères et à la superficie du cerveau. Le développement en est lent, surtout pour la forme molle. Virchow l'attribue au traumatisme. — Elle peut donner lieu à des complications : congestion, apoplexie, encéphalite, etc.

3. Le *sarcome angiolithique* est mal appelé *psammome*, mot qui n'exprime que la présence de grains calcaires analogues au sable fin.

C'est une accumulation de sable calcaire dans les parties du cerveau qui n'en contiennent normalement qu'une minime quantité : glande pinéale, granulations de Paccioni, plexus choroïdes. Ce sable forme des glandes compactes, à structure stratifiée ; ces petites masses sont souvent reliées par un peu de tissu conjonctif. C'est l'aboutissant d'une évolution pathologique inconnue dans son essence.

Le cholestéatome en est une variété avec dégénérescence graisseuse. Ce sont des tumeurs bénignes en elles-mêmes, qui n'agissent que par leur volume, à la base du cerveau; elles peuvent quelquefois atteindre le volume du poing. — Ce sont des masses graisseuses sans vaisseaux.

4. Histologiquement, il n'y a pas de ligne de démarcation absolue entre les tumeurs du premier et du second groupe : il y a des termes de transition entre la névroglie et la gélatine de Warton, qui nous mène au *myxome*.

Les myxomes sont des tumeurs d'un grand volume : d'une noix à une orange et au-delà. — Ils sont formés de tissu muqueux, ont un aspect gélatiniforme ; souvent même la substance fondamentale se liquéfie, et on a alors des cavités remplies de liquide muqueux, formant de véritables kystes.

5. Le *fibrome* représente un degré de plus dans l'âge et la consistance du tissu conjonctif.

C'est une tumeur en général blanche, d'un blanc bleuâtre ou jaunâtre, de forme arrondie et à surface lisse. Une zone très-vascularisée sépare la tumeur du tissu cérébral sain. Elle peut être énucléée très-facilement ; elle est elle-même très-dense, très-peu vascularisée ; d'une consistance fibreuse, dure, quelquefois avec des nodosités cartilaginiformes.

Histologiquement, ce sont des cellules fusiformes serrées parallèlement les unes aux autres avec une substance intercellulaire compacte, fibrillaire ou homogène. Le tissu résiste à l'acide acétique comme les fibres élastiques.

On observe les termes de transition avec le sarcome mou d'un côté et le chondro-sarcome de l'autre.

6. On rencontre le *lipome* dans le chiasma, au niveau du raphé, du corps calleux, de la voûte à trois piliers.

Ce sont de grosses cellules adipeuses, polyédriques, sans noyaux. La graisse est incolore, liquide et transparente.

7. Il faudrait se garder de faire du mot *carcinome* un synonyme du mot cancer, dans le sens ancien. S'il en était ainsi, le carcinome serait une tumeur des plus fréquentes, tandis qu'il est au contraire des plus rares.

Le carcinome prend plutôt naissance dans les méninges ou dans les os du crâne, et de là gagne la substance cérébrale; d'autres fois il vient de l'œil. — Il succède rarement à d'autres manifestations du même ordre dans le reste du corps.

C'est la structure habituelle du carcinome : cellules embryonnaires dans de larges alvéoles, fibrome alvéolaire de Cornil et Ranvier. Suivant la prédominance de l'élément cellulaire ou de l'élément fibreux, on a l'encéphaloïde ou le squirrhe. — L'encéphaloïde est surtout fréquent au cerveau.

Le volume de cette tumeur est variable, peut atteindre celui du poing. Alors il peut détruire toutes les parois et se faire jour au dehors. C'est une tumeur arrondie et bosselée, très-vascularisée, comme érectile, d'une coloration qui varie du blanc au rouge.

Le squirrhe est peu vascularisé, dur, sec et fibreux.

L'évolution est d'autant plus rapide que la vascularisation est plus riche.

8. Nous plaçons ici les *tumeurs mélaniques*, parce qu'elles doivent probablement être rapprochées des carcinomes, mais leur histoire clinique est bien incomplète.

Dans l'intérieur ou à la surface du cerveau, on trouve des masses noirâtres dues à l'infiltration des cellules par un pigment analogue à celui de la choroïde. Le tissu cérébral lui-même peut être infiltré et prendre une teinte noirâtre sur une étendue variable.

9. Rokitansky, Hennig, Wagner, Hirschfeld, ont observé des *enchondromes* dans le cerveau.

10. Autrefois on avait signalé de très-fréquentes tumeurs osseuses; on confondait sous ce nom toutes les tumeurs présentant la dureté de l'os, les crétifications d'origine variée, psammomes, etc. Il existe cependant des cas authentiques d'ostéome (nous continuons à citer Ball et Krishaber).

Simons a vu une jeune fille aveugle de 10 ans, ayant un tremblement depuis plusieurs années, et qui présenta dans le cerveau un grand os creux, irrégulier et entouré de pus. Benjamin cite une femme de 32 ans, épileptique, idiote et paralysée, qui avait dans le corps calleux une tumeur osseuse de la grosseur d'une noix, couverte de périoste et formée à l'intérieur de tissu osseux spongieux. Virchow a vu deux cas d'ostéome dans l'hémisphère et dans la couche optique.

Dans ces cas, c'est la sclérose cérébrale qui forme la matrice de l'os, sans trace de cartilage, ce qui fait attribuer ces productions à l'encéphalite circonscrite (Ball et Krishaber).

11. Cornil et Ranvier appellent *papillomes* des tumeurs qui reproduisent la structure des papilles. Ces excroissances de peau ou de certaines muqueuses sont constituées par du tissu conjonctif formant support, et par des vaisseaux qui se terminent en anses capillaires tapissées par un revêtement épithélial.

Les mêmes observateurs ont décrit une de ces tumeurs très-volumineuse dans le troisième ventricule, faisant saillie par les trous de Monro dans les ventricules latéraux. C'étaient des bourgeons en forme de chou-fleur formés par des vaisseaux plus ou moins dilatés et recouverts par des cellules pavimenteuses.

12. Le *névrome*, formé de tissu nerveux et de névroglie, constitue des tumeurs congénitales, le plus souvent dans le corps strié ou la couche optique. Ce sont des saillies ou des nodosités de substance nerveuse distinctes de la masse cérébrale.

13. Dans la même classe, on peut mettre les tumeurs rares de nature hypertrophique, dues à de la substance grise déposée dans la substance blanche hémisphérique.

Ces tumeurs ont été trouvées chez des idiots et des crétins. Elles peuvent devenir volumineuses et produire des troubles de voisinage.

14. Les *tubercules* du cerveau sont des néoformations de dimensions très-variables, depuis celle d'un grain de millet jusqu'au volume d'une orange. La couleur et la consistance varient suivant l'âge de la tumeur. Au début du développement ou à la périphérie d'une vieille tumeur, le tissu est blanc nacré ou rosé, dur (tubercule cru). Au centre, c'est jaune avec consistance de fromage (tubercule caséeux). Souvent il y a crétification. Certaines tumeurs crétacées sont quelquefois la seule trace cérébrale d'une tuberculose manifeste dans les autres organes.

Le tubercule peut être constitué par une réunion de granulations, ou bien il forme une masse diffuse par infiltration. La névroglie est le siége du processus et peut présenter, à la périphérie, une sorte de sclérose.

Leur constitution intime ne diffère pas de la constitution habituelle des tubercules : cellules petites, unies par une substance granuleuse; vaisseaux oblitérés par la fibrine, dégénérescence granuleuse des éléments au centre de la tumeur, etc.

15. Les lésions *syphilitiques*[1] du cerveau sont de différents ordres.— Il y a des foyers circonscrits d'inflammation partielle, qui forment des tumeurs irrégulières autour desquelles le cerveau se ramollit ou se sclérose, et qui se terminent par des abcès ou des kystes. —D'autre part, les gommes constituent des tumeurs de consistance variable, ramollies au centre, entourées de substance cérébrale indurée, qui forme plusieurs des couches d'enkystement.

Histologiquement, ces gommes sont composées d'une substance intercellulaire peu épaisse, granuleuse, quelquefois fibrillaire, avec de petites cellules arrondies au milieu, à noyau unique assez gros, avec nucléole brillant. Quant la tumeur vieillit, les cellules deviennent fusiformes et la substance intercellulaire fibrillaire. Puis il y a véritable dégénérescence caséeuse.

On a souvent de grandes difficultés pour distinguer la gomme du sarcome et du tubercule ; les foyers hémorrhagiques eux-mêmes peuvent prendre l'aspect gommeux. Les vaisseaux sont remplis de fibrine granuleuse dans le tubercule, tandis qu'ils contiennent des globules rouges dans la gomme; à la période caséeuse, le tubercule présente surtout du ramollissement central, et la gomme surtout du ramollissement périphérique.

16. A propos des *tumeurs parasitaires*, je rappellerai sommairement l'histoire naturelle des hydatides[2].

Vous savez que le *Tænia solium* se trouve à l'état de ver dans l'intestin de l'homme. Les œufs rendus avec les fèces sont absorbés par le porc. L'embryon perfore la paroi intestinale, est transporté dans les muscles du porc ladre, où il forme le *Cysticercus cellulosæ*. Ce cysticerque, absorbé par l'homme dans la viande de porc, reforme le tænia dans l'intestin humain. — Il y a donc deux temps de développement : ver (dans l'intestin de l'homme), cysticerque (dans les tissus du porc).

Certains vers peuvent se trouver à l'état de cysticerque dans le cerveau de l'homme. Ainsi, le *Tænia echinococcus*, qui vit à l'état de ver dans l'intestin du chien, peut se trouver à l'état de cysticerque, d'échinocoque, dans le cerveau de l'homme. Le cysticerque du *Tænia solium* lui-même, qui se trouve habituellement chez le porc, peut se trouver aussi dans le cerveau humain. — Ce sont là les deux parasites cérébraux les plus fréquents.

Le *Tænia cœnurus* vit à l'état de ver chez le chien. Son cysticerque se trouve dans le cerveau de l'agneau, où il forme le *Cœnurus cerebralis*. On a recueilli trois observations de cœnure cérébral chez l'homme.

[1] Nous reviendrons avec plus de détails sur la syphilis du cerveau, dans la dernière partie de l'ouvrage.

[2] Voy. L. Vaillant ; article *Entozoaires*, in *Nouv. Dictionnaire de Méd. et de Chir. prat.*

Enfin, on cite une observation de cysticerque du *Tænia bothriocephale*, qui se trouve ordinairement chez l'homme à l'état de ver et chez les poissons à l'état de larve.

En somme, l'échinocoque (*Tænia echinococcus*) et le cysticerque (*Tænia solium*) sont les parasites les plus fréquents, l'échinocoque plus encore que le cysticerque.

On trouve toujours une enveloppe kystique et au dedans une membrane fertile sur laquelle germe l'échinocoque, qui se détache ensuite et flotte libre à l'intérieur du kyste.

L'échinocoque a une tête ovoïde avec une double couronne de crochets. Le cysticerque a une tête quadrangulaire avec une double couronne de crochets à garde moins développée; il y a de plus des canaux longitudinaux.

Le diagnostic histologique de la nature parasitaire d'une tumeur se fait par les crochets; cela suffit souvent au médecin.

Le kyste peut s'enflammer après la mort du parasite, suppurer ou subir la dégénérescence caséeuse.

Le siége de ces tumeurs n'est pas constant; leur volume varie d'une lentille à une orange. Elles produisent surtout des troubles de voisinage. Quelquefois même on trouve à l'autopsie des tumeurs que rien n'avait révélées pendant la vie[1]. Clémenceau a observé que, sur 59 cas, 20 sujets étaient morts d'une maladie quelconque autre que les tumeurs elles-mêmes.

Il y a un cas unique de guérison cité par Clémenceau : le kyste s'ouvrit au dehors à travers les parois du crâne.

17. Les *anévrysmes* du cerveau rentrent dans les lois générales de tous les anévrysmes. Ils peuvent siéger sur toutes les artères de la base et surtout sur la cérébrale moyenne. De volume variable, d'une noisette à un œuf de poule, ils succèdent le plus souvent à l'athérome ou à la stéatose des parois vasculaires.

L'anévrysme peut guérir spontanément par coagulation dans la poche (cas de Hodgson). La terminaison la plus habituelle est l'ouverture, qui est quelquefois préparée par une infiltration préalable, mais qui est le plus souvent brusque et foudroyante.

18. L'encéphalite suppurative n'est pas la seule origine des *abcès* cérébraux. Il y a les abcès par infiltration ou propagation, après les lésions de l'oreille interne, les fractures du crâne, etc.

En tête de l'HISTOIRE CLINIQUE des tumeurs cérébrales, il faut poser en principe que les symptômes sont impossibles à prévoir par les données

[1] Voy. notre observ. de cysticerques du cerveau : Neuf kystes, tous situés en dehors de la zone motrice, découverts seulement à l'autopsie. (*Montpellier médic.*, mai 1879.)

de la physiologie actuelle. Les règles indiquées pour le diagnostic du siége des lésions en foyer ne sont plus applicables ici, à cause du développement graduel de la lésion, les parties voisines ou du côté opposé suppléant peu à peu les parties lésées.

La tolérance est quelquefois absolue. Il y a des cas assez nombreux dans lesquels des tumeurs considérables ne produisent aucun symptôme appréciable. On peut rapprocher de ces faits la tolérance extrême du cerveau dans certains cas de corps étrangers, aiguille, clou, trouvés à l'autopsie d'individus qui n'avaient présenté aucun phénomène cérébral.

C'est donc directement, par l'observation clinique seule, qu'il faut étudier ces symptômes. Nous allons le faire en suivant toujours Ball et Krishaber pas à pas.

1. *Troubles de la sensibilité.* — Les phénomènes de *douleur* existent dans les trois cinquièmes des cas. La céphalalgie est particulièrement fréquente et se trouve chez la moitié des malades. Ce symptôme peut rester seul longtemps ou même pendant toute la vie; quelquefois il est remplacé ensuite par les convulsions ou les paralysies.

Très-variable dans son intensité, la céphalalgie peut devenir atroce. Elle peut être intermittente. Ball cite un cas dans lequel elle affectait le type quarte : le sulfate de quinine fut naturellement impuissant.

Le siége de la douleur est quelquefois étendu, d'autres fois limité ; alors elle a une signification séméiologique. Elle correspond assez bien au siége même de la lésion et aurait pu, dans quelques cas, servir au chirurgien pour la trépanation. — La céphalalgie manque fréquemment.

On observe aussi d'autres douleurs. Charcot a signalé une douleur des globes oculaires, surtout chez les amaurotiques. On a noté : l'odontalgie, la névralgie trifaciale, des douleurs dans les membres, etc. Tout cela n'a rien de caractéristique.

On a observé l'*hyperesthésie* ou l'*anesthésie*, suivant les cas. Des faits bien étudiés, un de Chouppe entre autres, montrent que la capsule interne peut être lésée sans qu'il y ait hémianesthésie. — La *vue* et l'*ouïe* sont aussi altérées.

Les altérations du fond de l'œil sont intéressantes à connaître. Il y a souvent cécité produite par une névro-rétinite ; on distingue la névro-rétinite par étranglement de la névro-rétinite descendante. Pour de Græfe, la première lésion correspondrait aux tumeurs intra-crâniennes, la seconde à la méningite de la base. Charcot trouve la distinction trop absolue et ne voit là que deux formes, deux degrés différents de la même altération.

Dans le premier cas, on trouve : «engorgement et tuméfaction manifestes de la papille; contours effacés par un exsudat gris rougeâtre sur la partie moyenne et sur la circonférence. Les vaisseaux centraux paraissent interrompus sur divers points ; les veines ont disparu, les artères sont diminuées de volume, les capillaires sont développés. Le début de l'amaurose est subit. »

Dans la deuxième forme, on trouve les mêmes caractères, et en plus : « papille élargie; contours frangés, irréguliers, mal limités, nuageux. Les capillaires paraissent effacés, à cause de l'opacité du nerf optique. Vaisseaux tortueux, sinueux, surtout les veines, qui sont interrompues par places. »

Ces lésions se trouvent aussi dans l'hydrocéphalie et l'hydropisie ventriculaire. Elles ont cependant une grande importance pour le diagnostic des tumeurs cérébrales.

2. *Troubles de la motilité.*—Les *convulsions* sont fréquentes; on les observe dans les deux tiers des cas. On a souvent des formes épileptiques complètes avec ou sans aura, en général sans absence ni vertiges. On a noté quelquefois de la chorée, le plus souvent des convulsions simples ou des contractures.

Les *paralysies* sont aussi très-fréquentes. Ce sont le plus souvent des parésies à début graduel et progressif. — D'autres fois on observe des paralysies tardives qui surviennent rapidement à la fin de la maladie. La forme la plus fréquente est l'hémiplégie. On a observé encore la parésie des quatre membres.

Gowers [1] a insisté récemment sur la paralysie subite dans le cours des tumeurs cérébrales. Elle peut succéder à des convulsions ou survenir d'emblée. Elle est due, soit à une hémorrhagie soudaine (assez rare), soit à une altération vasculaire entraînant un ramollissement, soit à une modification de la pression sanguine [2] Quelquefois aussi l'autopsie n'explique pas l'apparition de cette paralysie.

Les *réflexes* sont en général conservés, ainsi que la contractilité musculaire.

Les *troubles moteurs oculaires* ont une grande importance. Le strabisme a une valeur séméiologique classique; souvent on constate aussi du prolapsus palpébral, plus rarement de la lagophthalmie; souvent inégalité des pupilles avec paresse dans leurs mouvements, quelquefois exophthalmie ou rétraction de l'œil.

3. Les *troubles intellectuels* peuvent manquer d'une manière complète. Quand ils existent, ils se présentent comme délire aigu ou sous une forme chronique.

Quelquefois il y a affaiblissement progressif des facultés intellectuelles

[1] *Brain*, I, 48. — *Rev. des Sc. méd.*, XIII, 521.

[2] On trouvera à ce sujet, dans un travail du Dr Léon Dumas (*Arch. de Gynécol.*, 1878) sur la tension artérielle dans l'état puerpéral, une curieuse observation dans laquelle cet état imprima une marche spéciale à une tumeur cérébrale préexistante. — Un fait analogue a été noté par Vulpian. (*Clin. de la Charité*, obs. CXXX, pag. 570.)

allant jusqu'à la démence ; d'autres fois on n'a qu'un simple changement de caractère et d'habitudes. Dans quelques cas, on a observé l'aliénation et l'idiotie.

Le *vertige* est fréquent, l'insomnie plus rare que la somnolence; souvent il y a coma.

Enfin, au milieu de la marche lente et progressive de la tumeur, surviennent des *attaques apoplectiformes* qui peuvent se répéter cinq, six fois, jusqu'à la mort.

4. Parmi les *troubles viscéraux*, il faut d'abord noter le tube digestif: suivant les cas, il y a boulimie, dyspepsie, diarrhée alternant quelquefois avec la constipation, etc. — Les vomissements ont une assez grande importance ; ils ne prouvent rien pour le siége de la tumeur. Souvent périodiques et fréquents, ils peuvent cependant laisser la nutrition intacte.

Pour la respiration, on a observé de la toux, de la dyspnée, une respiration accélérée ou ralentie.

Des syncopes sont survenues dans le neuvième des cas ; elles peuvent se reproduire plusieurs fois par jour et la mort arriver de cette manière. L'état du pouls est variable ; quelquefois le ralentissement peut être extrême (35 puls. par minute), l'accélération atteindre 128 pulsations, sans fièvre véritable. — On peut souvent provoquer les taches cérébrales ou méningitiques.

5. Suivant leur rapports spéciaux avec certains nerfs crâniens, les tumeurs (les anévrysmes notamment) peuvent entraîner des paralysies limitées que l'anatomie permet facilement de prévoir.

Enfin le marasme, l'émaciation générale, accompagnent le développement de la plupart des tumeurs.

Il faut traiter séparément l'ÉTIOLOGIE des tumeurs, des anévrysmes et des abcès.

Pour les tumeurs, on invoquera les diathèses : syphilis, tuberculose, cancer, etc. ; l'hérédité ; comme causes occasionnelles, les contusions, etc.

Pour les abcès, ce sont les traumatismes, l'infection purulente, les dilatations bronchiques, les affections de l'oreille et des fosses nasales, la carie des os du crâne, etc.

Pour les anévrysmes, on ne connaît rien de précis que cette disposition personnelle et héréditaire que l'on appelle à tort la diathèse anévrysmale.

Au point de vue du DIAGNOSTIC, l'*hémorrhagie cérébrale* a un début plus brusque, plus franc ; elle entraîne une hémiplégie plus complète. La paralysie limitée des nerfs crâniens appartient au contraire plutôt aux tumeurs. Les antécédents du malade seront aussi très-utiles.

La forme aiguë du *ramollissement cérébral* se distinguera à peu près par les mêmes signes. Pour la forme chronique, le diagnostic est fort difficile, et c'est surtout par les conditions étiologiques que l'on pourra essayer de le poser.

Nous ne parlerons pas du diagnostic avec les autres maladies du système nerveux que nous ne connaissons pas encore.

Le TRAITEMENT n'est ni consolant ni facile à instituer. L'iodure de potassium est souvent employé à titre de résolutif (?). Les purgatifs légers, répétés ; les révulsifs, les dérivatifs (vésicatoire sur la tête, séton à la nuque) ; les toniques, le régime fortifiant, sont toujours indiqués.

Certains symptômes gênants, comme la douleur, etc., doivent être traités dans quelques cas.

Si la tumeur est syphilitique, il faut employer le traitement mixte au début, puis l'iodure de potassium à haute dose, associé aux toniques.

Pour les abcès, il y a quelques faits de trépanation.

Pour les anévrysmes, Coë a eu un succès complet après la ligature de la carotide. Ce sont des faits très-rares.

CLASSIFICATION DES MYÉLITES.

- **I.** *Myélites systématisées* ou *parenchymateuses* (débutent et se propagent par les éléments nerveux; se localisent à un système particulier).
  - des *faisceaux blancs* (scléroses fasciculées).
    - des *cordons postérieurs*
      - 1. de la partie externe des cordons postérieurs : *zones radiculaires postérieures.*
        - *a.* primitive : *ataxie locomotrice progressive.*
        - *b.* secondaire.
      - 2. de la partie interne des cordons postérieurs : *cordons de Goll.*
        - *a.* primitive : *sclérose des cordons de Goll.*
        - *b.* secondaire à une lésion de la moelle ; *sclérose secondaire ascendante.*
    - des *cordons latéraux* et des *faisceaux de Türck.*
      - 1. primitive : *sclérose latérale symétrique.*
        - *a.* sans atrophie musculaire : *tabes dorsal spasmodique.*
        - *a.* avec atrophie musculaire : *sclérose latérale amyotrophique.*
      - 2. secondaire à une lésion du cerveau ou de la moelle : *sclérose secondaire descendante.*
  - des *cellules grises.*
    - de la *corne antérieure*
      - primitive
        - 1. chronique : *atrophie musculaire progressive.*
        - 2. aiguë
          - *a.* chez l'enfant : *paralysie atrophique infantile.*
          - *b.* chez l'adulte : *paralysie spinale aiguë.*
      - secondaire à une autre myélite : *amyotrophies spinales secondaires.*
    - des *noyaux bulbaires*
      - primitive : *paralysie labio-glosso-laryngée*
        - simple.
        - avec atrophie musculaire.
      - secondaire à différentes myélites : *symptômes bulbaires* dans la sclérose latérale amyotrophique, les myélites diffuses, etc.
- **II.** *Myélites diffuses* ou *interstitielles* (débutent et se propagent par le tissu conjonctif ; envahissent indistinctement toutes les régions de la moelle).
  - *aiguës*
    - *non envahissantes* (circonscrites — plus ou moins étendues)
      - type *foudroyant apoplectiforme*
      - types *aigus* et *subaigus*
        - mortels.
        - avec guérison.
        - à rechutes.
        - avec passage à l'état chronique.
      - VARIÉTÉS. — dorso-lombaire ou cervicale. — complète ou hémilatérale. — centrale ou périphérique.
    - *envahissantes* (paralysie ascendante aiguë)
      - type *suraigu.*
      - type *aigu.*
      - type *subaigu.*
  - *chroniques*
    - *non envahissantes* (circonscrites)
      - complète
      - hémilatérale
      - dorso-lombaire.
      - cervicale.
    - *envahissantes* (paralysie spinale subaiguë de Duchenne ; myélite diffuse généralisée d'Hallopeau)
      - type à marche *ascendante*
      - type à marche *descendante*
      - lésions complètes.
      - lésions prédominant dans la substance grise (*paralysie spinale antérieure* de Duchenne ; *myélite péri-épendymaire* d'Hallopeau).
      - lésions prédominant dans la substance blanche (*myélite annulaire corticale* de Frommann et de Vulpian).
    - *formes spéciales* (maladies cérébro-spinales)
      - *sclérose en plaques.*
      - *paralysie générale progressive.*

DEUXIÈME PARTIE.

MALADIES DE LA MOELLE

ARTICLE PRÉLIMINAIRE.

Généralités sur la structure et le développement de la Moelle. — Classification des Myélites.

Deux remarques sont indispensables, en passant des maladies de l'encéphale aux maladies de la moelle.

Dans le cerveau, vous avez remarqué la fréquence de l'hémorrhagie et du ramollissement, et la rareté de l'encéphalite. Dans la moelle, c'est l'inverse : l'hémorrhagie et le ramollissement sont rares ; la myélite est au contraire très-fréquente et est peut-être la condition du développement de l'hémorrhagie et du ramollissement. — Aussi notre étude principale va-t-elle porter sur les myélites.

Dans le cerveau, les lésions sont diffuses, atteignent toute une région et frappent tous les élements qui se trouvent dans cette région ; elles ne se circonscrivent pas à un domaine physiologique spécial. Dans la moelle, il y a aussi des lésions diffuses qui atteignent tout indifféremment et de proche en proche ; mais aussi il y a des lésions qui se limitent à un système physiologique net, comme les cordons postérieurs, les cordons latéraux ou les cornes antérieures. Les lésions s'étendent alors en hauteur, mais ne sortent pas, d'une manière générale, de la même région. Ces myélites ont une propagation régulière et suivent un ordre physiologique. On appelle les premières myélites *diffuses*, et les secondes myélites *systématiques*.

Nous verrons que la lésion à peu près constante de toutes ces maladies est la *sclérose*, c'est-à-dire le développement exagéré du tissu conjonctif et l'atrophie des éléments nerveux. Il est très-difficile, à la simple vue d'une lésion ancienne, de savoir si la lésion a eu son point de départ dans la névroglie ou dans le tissu nerveux.

Se basant sur les différences signalées plus haut, on admet la distinction suivante : une myélite diffuse doit commencer par le tissu conjonctif ; la continuité de la névroglie dans toutes les régions de la moelle indistinctement explique la propagation désordonnée, diffuse, de la lésion.—La myélite systématique, au contraire, doit commencer par les éléments nerveux et se propager par ces éléments, suivant leurs connexions physiologiques ; de là, leur mode de distribution systématisé.

D'où le nom de myélites *interstitielles*, donné aussi aux myélites diffuses, et celui de myélites *parenchymateuses*, donné aux myélites systématiques.

Une remarque est cependant ici nécessaire. Il y a quelques réserves cliniques à faire sur cette distinction, qu'il ne faut pas trop prendre au pied de la lettre.

Les myélites systématisées s'accompagnent beaucoup plus souvent qu'on ne le croirait d'abord de lésions diffuses. Ainsi, nous verrons l'atrophie musculaire, c'est-à-dire la lésion des cornes antérieures, accompagner quelquefois la sclérose postérieure systématisée de l'ataxie locomotrice. On s'est bien ingénié à trouver un chemin systématique des zones radiculaires postérieures aux cornes antérieures; mais au fond c'est une lésion diffuse. Du reste, nous verrons qu'Hayem a observé une myélite diffuse subaiguë dans le cours d'une ataxie locomotrice, et Hallopeau une sclérose annulaire dans la dégénérescence descendante des cordons latéraux. D'autre part, nous verrons aussi Flechsig[1] insister sur les lésions diffuses des cordons antérieurs dans la sclérose latérale amyotrophique, etc., etc.

On peut dire qu'on rencontre assez souvent chez le même sujet des lésions systématisées et des lésions diffuses.

Du reste, ceci est l'application d'un principe plus général qu'on n'a pas assez mis en évidence dans la pathologie nerveuse, mais que je crois très-juste, à savoir : qu'*une maladie donnée, frappant plusieurs points du système nerveux chez un individu, ne réalise pas toujours le même processus en ces différents points.*

Ainsi, suivant un exemple donné par d'autres auteurs, je diagnostiquai une hématomyélie chez une femme frappée de paraplégie subite, m'appuyant sur ce fait qu'elle avait eu antérieurement une hémorrhagie cérébrale. L'autopsie me démontra très-bien au contraire une hémorrhagie primitive dans le cerveau et une myélite diffuse avec hémorrhagie secondaire dans la moelle. Nous verrons, au chapitre de l'Hémorrhagie de la moelle, qu'on combat souvent l'opinion d'Hayem avec des faits dépourvus d'autopsie qui n'ont pas plus de valeur que celui-là.

J'ai vu de même un individu qui a présenté successivement une paralysie atrophique de l'enfance (myélite systématisée) et une hémorrhagie cérébrale (sans inflammation préalable).

[1] *Arch. f. Psych. u. Nerv.* Anal. in *Centralbl. f. Nerv.*, II, 213.

Si la maladie peut ainsi réaliser, sur le même individu, des processus différents dans le cerveau et dans la moelle, elle peut aussi quelquefois dans la moelle elle-même produire des processus différents (lésions systématiques et lésions diffuses).

La division des myélites dont nous parlons doit donc être conservée, mais à condition de bien comprendre qu'elle s'applique à des *lésions* et non à des *maladies*.

Ainsi, et pour résumer ce point, il est incontestable qu'il y a des lésions systématisées et des lésions diffuses, que ce sont là deux ordres de lésions entièrement différentes. Mais on ne peut pas dire qu'il y ait des maladies nécessairement et toujours systématisées, des maladies dont toutes les lésions soient systématisées, pas même l'ataxie locomotrice ou la sclérose latérale. Dans chaque maladie, il peut y avoir sur le même individu des lésions systématisées et des lésions diffuses[1].

On revient ainsi par la clinique à la distinction fondamentale de la lésion et de la maladie. Tant il est vrai que la clinique et la pathologie générale sont inséparables !

Maintenant, pour saisir la classification des myélites systématisées, par l'étude desquelles nous commençons, il est nécessaire de rappeler la texture générale de la moelle.

La moelle est constituée par un cylindre gris entouré d'un fourreau blanc : sur une coupe, la substance grise a la forme d'une H, qui présente ainsi des cornes antérieures et des cornes postérieures.

Les *cornes antérieures* forment, avec leurs grandes cellules motrices, une région, un système dans lequel la myélite peut se localiser. Il y a alors en général de l'atrophie musculaire. C'est l'atrophie musculaire progressive quand la lésion est chronique ; c'est la paralysie atrophique de l'enfance ou la paralysie spinale aiguë de l'adulte quand la lésion est aiguë.

Les noyaux bulbaires d'origine des nerfs, comme l'hypoglosse, sont tout à fait l'analogue dans le bulbe de ces cornes antérieures. C'est le siége de la lésion de la paralysie labio-glosso-laryngée, qui doit ainsi être mise à côté de l'atrophie musculaire progressive.

La lésion d'un système quelconque peut toujours être secondaire au lieu d'être primitive; de là, les lésions secondaires que mentionne le Tableau.

Les *cornes postérieures* ne constituent pas une région à fonction aussi nette; elles contiennent beaucoup de tissu conjonctif. Elles participent à divers processus, mais n'ont pas de myélite systématisée spéciale.

Le grand *sillon antérieur* et le grand *sillon postérieur* divisent la moelle en deux moitiés symétriques. Chaque moitié se subdivise en *cordons*.

[1] Les cas dans lesquels on traite à la fois l'ataxie locomotrice et la paralysie générale sont encore du même ordre.

— En arrachant les racines antérieures et postérieures, on a les sillons dits *collatéraux* ou *latéraux*, antérieur (peu marqué) et postérieur. De là, trois cordons blancs : *antérieur*, *latéral* et *postérieur*.

Il faut encore établir des subdivisions dans ces cordons pour bien connaître les myélites systématisées.

Au bulbe, il y a un sillon de plus dans le cordon postérieur : il sépare les pyramides postérieures des corps restiformes. Ce sillon se retrouve à la région cervicale de la moelle et disparaît ensuite. C'est le sillon *intermédiaire postérieur* qui divise le cordon postérieur en *zone externe* et *cordon grêle interne* ou *cordon de Goll*. — Méfiez-vous du mot cunéiforme, employé quelquefois pour désigner une de ces subdivisions du cordon postérieur, car, pour Kölliker il désigne le cordon de Goll, et pour Burdach le faisceau externe; d'où une confusion déplorable.

Le cordon de Goll (partie interne du cordon postérieur) semble disparaître à la région dorsale; en réalité, il s'enfouit sous l'autre, mais on doit continuer à le considérer comme un système spécial.

Gratiolet avait déjà remarqué que chez certains animaux les funicules marginaux (cordons de Goll) existent sur toute la hauteur de la moelle. Pierret a bien mis en lumière leur indépendance pathologique et embryologique.

Vous pouvez facilement suivre le développement de la moelle sur les quatre figures ci-jointes (*fig*. 12 à 15).

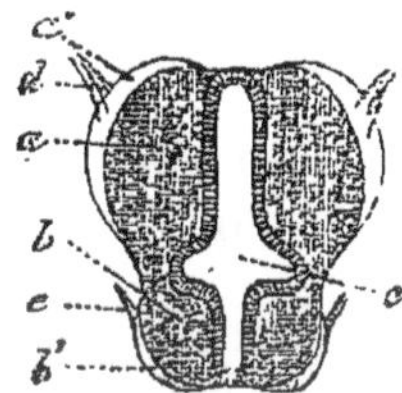

Fig. 12. — *Coupe de la moelle d'un embryon humain d'un mois.* — *a*, cornes antérieures. — *b*, cornes postérieures. *c*, canal central. — *d*, racines antérieures. — *e*, racines postérieures. — *a'*, zone radiculaire antérieure. — *b'*, zone radiculaire postérieure.

La moelle est d'abord formée d'un tube de substance embryonnaire. Vers la fin du premier mois, vous voyez apparaître deux petites masses de substance blanche de chaque côté. Les masses blanches postérieures sont

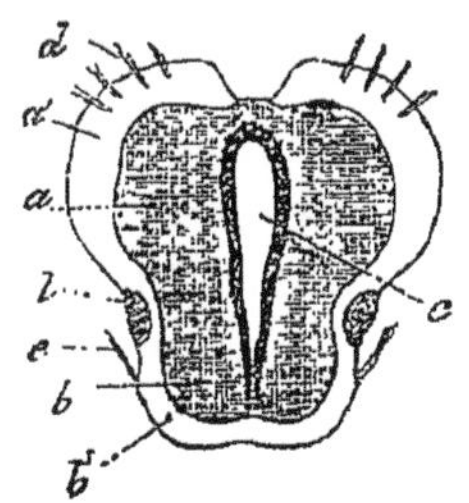

Fig. 13. — *Coupe de la moelle d'un embryon humain âgé d'un mois et demi.* — *a*, *b*, *c*, etc., comme dans la *fig*. 12. — *l*, cordon latéral.

les zones radiculaires postérieures, partie externe des cordons postérieurs; il n'y a pas encore de cordon de Goll (*b' fig*. 12). — Ce n'est que plus tard (*fig.* 14) que vous voyez apparaître deux petites éminences symétriques sur toute la hauteur de la moelle (*m fig.* 14) : ce sont les cordons de Goll.

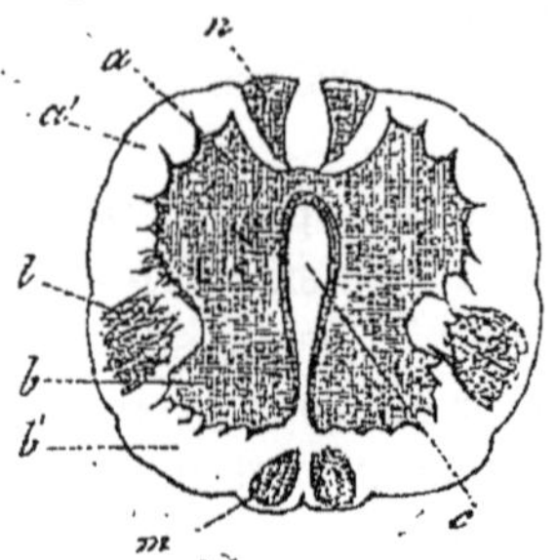

Fig. 14. — *Coupe de la moelle d'un embryon humain âgé de deux mois.* — *a*, *b*, *c*, etc., comme dans la *fig.* 12. — *l*, faisceau latéral. — *m*, développement des faisceaux de Goll. — *n*, développement des faisceaux de Türck (faisceaux antérieurs).

Ces cordons sont séparés, chez le fœtus, des zones radiculaires postérieures par un sillon que Charcot a vu persister dans un cas chez l'adulte.

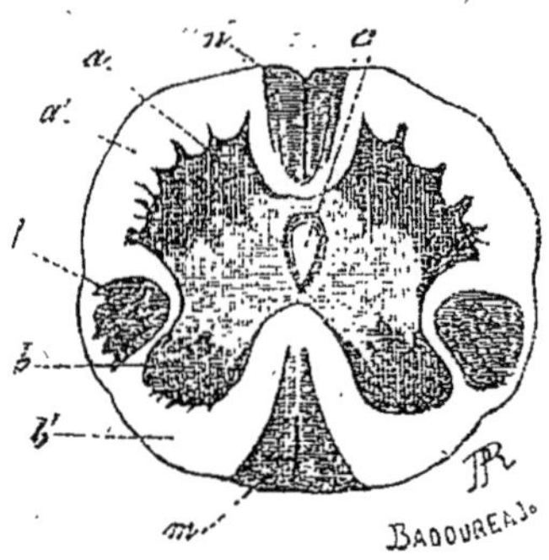

Fig. 15. — *Coupe de la moelle cervicale d'un embryon humain âgé de 12 à 13 semaines.* — Même signification des lettres.

Les cordons postérieurs doivent donc être divisés en deux systèmes distincts, ayant leurs lésions à part et leur symptomatologie séparée : la partie externe ou zones radiculaires postérieures, et la partie interne ou cordons de Goll. C'est le premier de ces systèmes qui, primitivement atteint, forme la lésion principale de l'ataxie locomotrice.

Pour les cordons antéro-latéraux, les considérations embryologiques sont également nécessaires.

Les zones radiculaires antérieures (*a' fig.* 12) se développent d'abord, comme les zones radiculaires postérieures. Elles formeront la plus grande partie des cordons antéro-latéraux. Plus tard on voit apparaître le cordon latéral proprement dit (*l fig.* 13, 14, 15); plus tard encore apparaissent des faisceaux qui représentent en avant les faisceaux de Goll : ce sont les faisceaux de Türck (*n fig.* 14 et 15). Les cordons latéraux et les faisceaux de Türck forment encore un système spécial, distinct des cordons antérieurs, qui en sont séparés par un sillon fœtal que l'on a retrouvé exceptionnellement chez l'adulte.

Telles sont les grandes divisions qu'il est indispensable de faire aujourd'hui dans la moelle pour comprendre la pathologie de cet organe. — La *fig.* 16 peut être donnée comme résumant cette géographie actuellement connue de l'axe spinal.

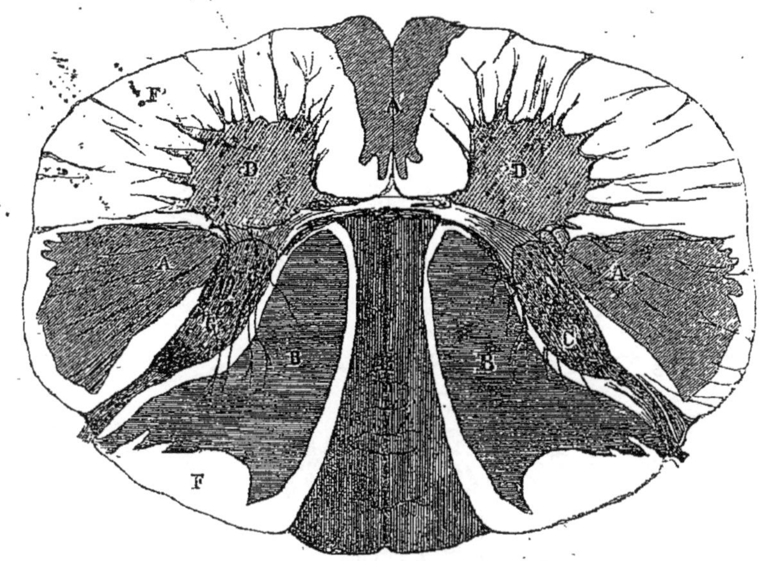

Fig. 16. — A, A, cordons latéraux. — A', faisceaux de Türck ; — B B, zones radiculaires postérieures. — C, C, cornes postérieures ; — D, D, cornes antérieures. — F, zone radiculaire antérieure. — E, cordons de Goll.

Vous devez comprendre maintenant la disposition générale de notre Tableau de classification des myélites. L'étude particulière de chaque type éclaircira du reste les points restés encore obscurs.

Nous devons compléter ces données générales par quelques mots sur les résultats de Flechsig[1]. Les derniers travaux de cet auteur ont en effet complété la géographie spinale et précisé les connexions et le rôle des divers systèmes médullaires[2].

La *fig.* 17 résume les divisions établies par Flechsig dans la moelle et la nomenclature adoptée par lui. Notre cordon latéral est le *faisceau pyramidal croisé* (F *p c.*) et le faisceau de Türck est le *faisceau pyramidal direct* (F *p d*). La partie de substance blanche qui sépare le faisceau pyramidal croisé de la pie-mère (F *c d*) est le *faisceau cérébelleux direct*.

[1] Les recherches de Flechsig ont été publiées : 1° dans un grand travail (avec 20 planches) paru à Leipzig en 1876 ; 2° dans les *Arch. d. Heilk.*, XVIII et XIX, 1877 et 1878. — Ces travaux ont été analysés dans la *Rev. des Sc. méd.*, XII, pag. 12 et 454 ; XIII, 140.

[2] Voy. sur tous ces points les récentes Leçons de Charcot, *Progrès médical*, 1879 et 1880.

Tout le reste de la substance blanche constituant les cordons antéro-latéraux est la *partie fondamentale* (P *f*). La division du cordon postérieur est la même que celle de Pierret, en *faisceau radiculaire* (F *r*) (zones radiculaires postérieures) et *faisceau de Goll* (F G).

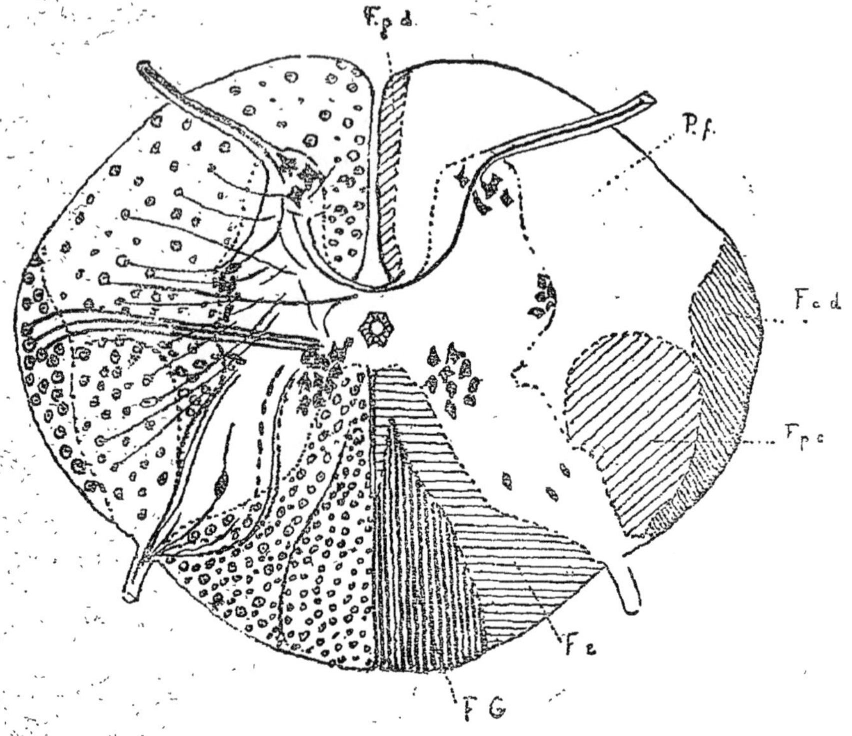

Fig. 17 (d'après Flechsig). — F *p d*, faisceau pyramidal direct. — P *f*, partie fondamentale. — F *c d*, faisceau cérébelleux direct. — F *p c*, faisceau pyramidal croisé. — F *r*, faisceau radiculaire. — F G, faisceau de Goll.

Cela posé, le système le mieux étudié par Flechsig est celui des faisceaux pyramidaux. Il est bon de connaître la marche de ces fibres blanches, telle qu'elle semble résulter des derniers travaux.

Les faisceaux pyramidaux sont des fibres qui unissent les cellules de la zone motrice corticale (du cerveau) aux cellules des cornes antérieures de la moelle ; le faisceau de ces fibres venant d'un hémisphère se dédoublant au niveau du bulbe, la plus grande partie passant dans le faisceau pyramidal croisé du côté opposé et la plus petite partie dans le faisceau pyramidal direct du même côté ; à partir du bulbe, ces faisceaux pyramidaux vont en s'amincissant vers en bas, parce que leurs fibres s'arrêtent progressivement aux divers étages de la moelle, surtout au niveau des renflements (brachial et lombaire). Les faisceaux pyramidaux croisés sont séparés de la pie-mère par les faisceaux cérébelleux directs ; mais, à la région lombaire, ces derniers ont disparu et alors les premiers touchent à la périphérie de la moelle. Les faisceaux pyramidaux directs s'arrêtent en général à la région dorsale, quelquefois au-dessus ou au-dessous.

Au bulbe, le faisceau pyramidal direct d'un côté et le faisceau pyramidal croisé du côté opposé s'unissent et forment les pyramides antérieures. Flechsig a du reste constaté des variétés, intéressantes en clinique, dans le mode de décussation de ces faisceaux moteurs.

Il ramène ces variétés à trois types.

Dans le premier, qui est le plus fréquent (75 %), chaque pyramide fournit un faisceau direct et un faisceau croisé. Le plus souvent le faisceau croisé représente les neuf dixièmes de la pyramide ; mais dans un certain nombre de cas c'est l'inverse qui se produit. Ce fait, constaté aussi par Pierret, est très-important pour l'interprétation des paralysies directes, dont Brown Sequard s'est tant servi dans ces derniers temps.

Dans le deuxième type, le plus rare, il y a décussation totale ; les faisceaux directs manquent complètement.

Dans le troisième type, intermédiaire comme fréquence, il n'y a que trois faisceaux, une pyramide se comportant comme dans le premier type et l'autre comme dans le second.

Dans la protubérance, les faisceaux pyramidaux n'ont pas un trajet défini ; au lieu de rester compactes, ils se dissocient et forment une sorte de réseau inextricable avec les fibres protubérantielles.

Dans les pédoncules, au contraire, ils ont une place très-nette : dans la partie moyenne de l'étage inférieur ou pied du pédoncule.

Ils contribuent ensuite à former la capsule interne. La partie lenticulo-optique (postérieure) et la partie lenticulo-striée (antérieure) de cette capsule se réunissent sous la forme d'un angle obtus, que Flechsig appelle le genou de la capsule interne. Ce sont les deux tiers antérieurs[1] du segment postérieur à ce genou qu'occuperaient les faisceaux pyramidaux, n'affectant du reste aucun rapport direct avec les noyaux gris de la base.

De là, ils passent dans le centre ovale, au niveau de la coupe pariétale de Pitres, et aboutissent aux circonvolutions de la zone motrice.

Je n'insiste pas sur le mode de développement de ces faisceaux pyramidaux qui, d'après Flechsig, bourgeonneraient de haut en bas des cellules motrices corticales et qui, d'après Parrot, auraient un double point de départ supérieur et inférieur. C'est un détail relativement secondaire au point de vue clinique.

[1] D'après Charcot, le segment antérieur de la capsule interne contiendrait aussi des fibres centrifuges, qui descendraient dans le segment interne du pied du pédoncule et s'arrêteraient à la protubérance ; la partie postérieure du segment postérieur de la capsule interne contiendrait des fibres sensitives venant du tiers externe du pied du pédoncule.

Je retiens seulement l'ensemble de cette description, que résume le schéma suivant (*fig.* 18). Cette figure donne bien une idée du grand système

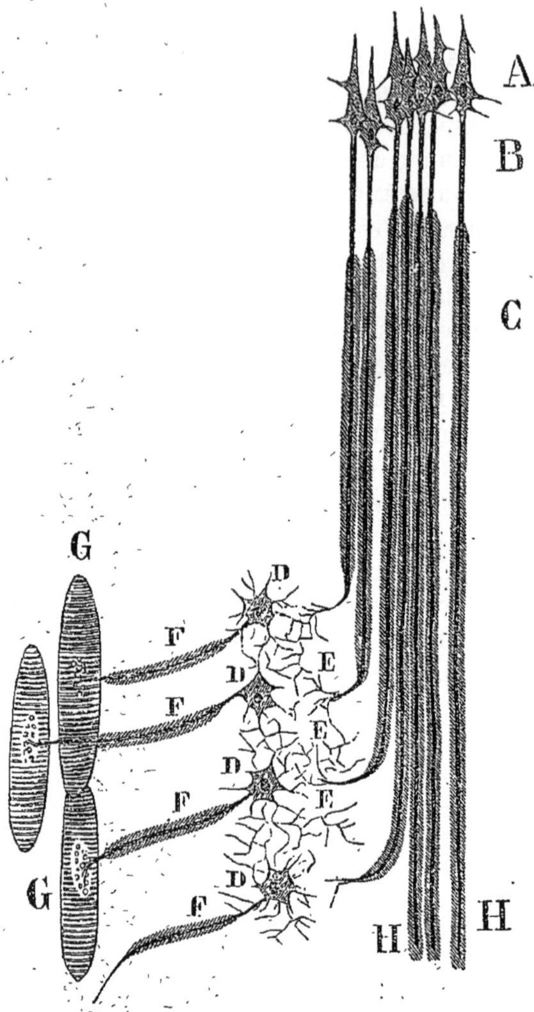

Fig. 18. — *Schéma indiquant l'ensemble de l'appareil du faisceau pyramidal depuis les cellules de l'écorce grise du cerveau jusqu'aux plaques terminales dans les fibres musculaires.* — A, cellules géantes des circonvolutions dites motrices. — B, cylindres axes. — C, cylindres axes recouverts de myéline formant le faisceau pyramidal dans le cordon latéral de la moelle épinière. — D, D, D, cellules des cornes antérieures de la moelle. — E, E, E, réticulum de substance grise où s'épuisent successivement les fibres nerveuses du cordon latéral. — F, F, F, racines antérieures représentées schématiquement par des cylindres axiles qui proviennent des cellules antérieures et qui se terminent dans des fibres musculaires, G, G.

cortico-musculaire qui préside aux mouvements volontaires (de l'écorce cérébrale aux muscles).

Les dégénérescences descendantes, la sclérose latérale, simple ou amyotrophique, sont précisément les maladies de ce système.

Cela dit sur les faisceaux pyramidaux, nous serons plus bref sur les autres ordres de fibres.

Les faisceaux de Goll sont de longues commissures mettant en rapport des étages très-éloignés de substance grise centrale (G, *fig.* 19). Ils n'ont aucune connexion avec le prolongement intra-spinal des racines postérieures et se terminent en haut dans un amas ganglionnaire qui se voit sur le plancher du quatrième ventricule (noyaux des faisceaux de Goll).

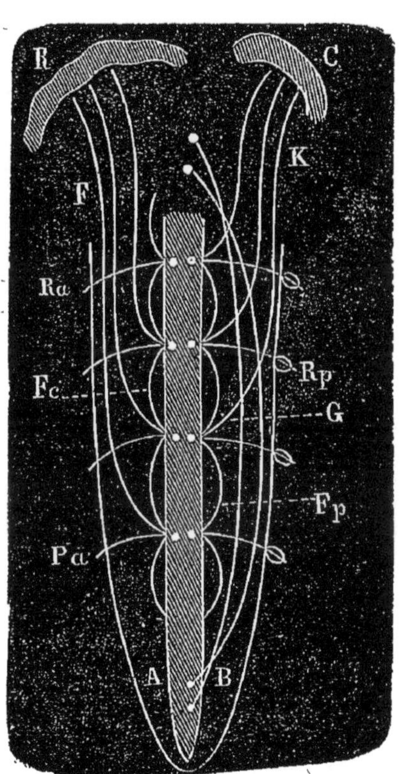

Fig 19 — A, faisceaux antérieurs. — B, faisceaux postérieurs.— R, circonvolutions rolandiques. — C, Cervelet. R *a*. racines antérieures.— R *p*, racines postérieures. — F, faiscaau pyramidal.— F *c*, fibres intrinsèques centrifuges (cordons antérieurs). — K, fibres extrinsèques centripètes (faisceau cérébelleux direct.)— F*p*, fibres intrinsèques centripètes (faisceau de Burdach). — G, fibres longues postérieures (cordon de Goll).

Dans les faisceaux radiculaires (ou de Burdach), il y a deux ordres de fibres : 1. des fibres commissurales analogues à celles des faisceaux de Goll, mais plus courtes (F *p*); 2. des fibres des racines postérieures ; parmi ces dernières, les unes plongent immédiatement dans la substance grise, les autres se dirigent de bas en haut et ne pénètrent dans les cornes postérieures qu'après un certain trajet vertical.

Les faisceaux cérébelleux directs sont, comme les faisceaux de Goll et les faisceaux pyramidaux, des faisceaux à fibres longues[1] (K) ; la partie fondamentale des cordons antéro-latéraux (F *c*) est au contraire formée de fibres courtes, comme les faisceaux radiculaires.

Je me contente du reste d'indiquer ici sommairement l'ensemble de ces recherches et le schéma qui les résume. Nous y reviendrons à propos des lésions systématisées de la moelle, et spécialement à propos des dégénérescences secondaires.

[1] Ces faisceaux, à marche centripète, mettent en relation divers étages de la substance grise de la moelle avec le cervelet.

ARTICLE PREMIER.

Myélites systématisées.

CHAPITRE PREMIER.

ATAXIE LOCOMOTRICE PROGRESSIVE.

Cette maladie a été l'objet d'un très-grand nombre de travaux, surtout dans ces derniers temps. Pour mettre de l'ordre dans cette exposition et pour donner au lecteur un point de départ solide, établi sur la clinique, je vais décrire d'abord la maladie d'après Duchenne, telle que Duchenne l'a dépeinte dans son grand Mémoire de 1858, quand il a créé cette espèce clinique. Nous n'aurons ensuite qu'à compléter ce tableau en y ajoutant les détails récemment acquis, détails qui égareraient peut-être si je n'accentuais pas les grandes lignes cliniques de la maladie, telles que Duchenne les a magistralement posées.

« Abolition progressive de la coordination des mouvements et paralysie apparente contrastant avec l'intégrité de la force musculaire, tels sont les caractères fondamentaux de la maladie que je me propose de décrire. Ses symptômes et sa marche en font une espèce morbide parfaitement distincte. Je propose de l'appeler ataxie locomotrice progressive. »

Voilà la première phrase du Mémoire de Duchenne atteignant d'emblée la vraie caractéristique clinique de la maladie qu'il découvre. Les types cliniques créés par Duchenne dans la pathologie du système nerveux ressemblent à ceux que Laënnec a créés pour l'appareil respiratoire; on peut les compléter, mais il n'est pas le plus souvent nécessaire de les retoucher.

Tel est en effet le caractère fondamental de l'ataxie : incoordination et fausse apparence de paralysie. Jusque-là, tous ces cas étaient confondus dans les paralysies, les paraplégies. Etudiant l'état de la force musculaire chez différents paralytiques, Duchenne s'aperçut que chez certains malades, appelés paralytiques, la force est très-bien conservée quand on les examine couchés ou assis, et que cependant ces malades ne peuvent ni se tenir debout, ni marcher sans osciller, broncher et tomber. Il étudia ces faits, leur trouva une symptomatologie et une évolution communes, et en fit le type clinique de l'ataxie locomotrice progressive.

Par un premier coup d'œil d'ensemble, Duchenne caractérise d'abord la marche de la maladie et la succession habituelle de ses périodes.

Au début, on observe des troubles moteurs de l'œil (paralysie de la troisième ou de la sixième paire); affaiblissement ou même perte de la vue. C'est là une période en quelque sorte prodromique.

La première période commence véritablement avec les douleurs fulgurantes, « rapides comme un éclair ou comme une décharge électrique », dit-il, revenant par crises et dans toutes les régions du corps.

Après un temps plus ou moins long (mois ou années) surviennent les troubles dans l'équilibration et la coordination des mouvements; en même temps on constate l'anesthésie et l'analgésie, surtout dans les membres inférieurs.

Enfin, dans une troisième période les accidents se généralisent.

Se basant ensuite sur une vingtaine d'observations qu'il avait réunies en peu de temps, Duchenne étudie les divers symptômes de la maladie.

Le phénomène capital est l'incoordination des mouvements, l'*ataxie*.

Au début, le malade ne peut pas rester debout sans osciller ou prendre un point d'appui; ou bien certains mouvements de la marche ne peuvent pas s'effectuer facilement: un malade, par exemple, s'aperçoit qu'il ne peut plus valser en rond. Il éprouve des vertiges, une sorte de faiblesse, et il perd facilement l'équilibre.

En même temps les malades sentent sous le pied une sensation de tapis, d'éponge, due à l'anesthésie plantaire; mais aussi quelquefois c'est comme une sensation élastique de caoutchouc qui les projette en avant; ils bondissent en marchant, comme sur des ressorts. Ils se sentent quelquefois poussés en avant par une force invisible; ils ne sont pas solides dans leur marche et craignent de tomber quand ils marchent vite ou descendent un escalier.

La marche devient de plus en plus désordonnée : ils projettent follement les jambes en marchant, en avant et par côté, et ils frappent fortement le sol avec le talon. La démarche devient tout à fait caractéristique, bien distincte notamment de celle du paraplégique. Les secousses de ces mouvements désordonnés sont si brusques qu'elles peuvent faire perdre l'équilibre au corps. Les ataxiques ne peuvent plus marcher ou se tenir qu'en s'appuyant sur un bras.

Les désordres deviennent enfin si grands que les malades ne peuvent plus bouger du lit; il faut les porter. Dès qu'ils veulent faire quelques mouvements, ils agitent violemment les membres d'une manière étrange, et s'arrêtent vite, épuisés par ces efforts.

Le malade, qui ne peut plus ni se tenir ni marcher, qui tombe si facilement, se croit naturellement atteint de paralysie. C'était aussi l'opinion des médecins avant 1858. Duchenne mesure leur force musculaire au dynamomètre et constate qu'elle est considérable.

Le malade étant au lit, faites-lui étendre sa jambe fléchie et résistez à l'extension. Le malade étant debout, suspendez-vous sur ses épaules. Et vous serez étonnés de la force qu'a encore ce pauvre impotent. De plus, le malade déploiera beaucoup de force dans ces mouvements que vous lui ferez faire, et cependant il ne sera pas fatigué comme après les mouvements désordonnés qu'il exécute spontanément; cela vient probablement de l'effort inutile, mais considérable, fait par le cerveau pour corriger l'ataxie.

Du côté des membres supérieurs, l'incoordination peut être dans certains cas tout aussi accentuée. C'est d'abord de la maladresse pour un travail délicat, la nécessité continuelle de regarder et de concentrer son attention sur la main. Pour porter un verre à la bouche, le malade le tient solidement dans la main, mais il exécute d'énormes zigzags, sans secousses ni tremblement. Et s'il ne fait pas grande attention, il renverse facilement le contenu du verre.

En même temps, on constate de l'*anesthésie* à des degrés divers.

La sensibilité de la peau au contact et à la douleur peut être diminuée ou abolie. Ces deux espèces de sensibilité sont atteintes ensemble ou séparément; souvent la sensibilité à la douleur reste intacte ou peu altérée. La sensibilité à la température est en général la dernière atteinte; beaucoup de malades complétement analgésiques et anesthésiques perçoivent encore la température.

Quelquefois aussi (et rappelez-vous que tout ce que je dis ici a été déjà observé par Duchenne), il y a un retard dans la perception des sensations; deux, trois secondes, jusqu'à dix secondes, peuvent s'écouler entre l'excitation et la perception.

L'anesthésie atteint d'abord et surtout les extrémités. Commençant par la plante des pieds, elle peut s'étendre à la cuisse et de la main au bras; on la trouve très-rarement au tronc.

Duchenne avait d'abord attribué l'incoordination motrice à cette anesthésie; mais il revint bientôt sur cette interprétation en montrant que les deux symptômes ne sont pas nécessairement liés l'un à l'autre, et il soumit alors à une analyse très-soignée le trouble moteur présenté par l'ataxique.

La coordination normale des mouvements physiologiques comprend deux éléments nécessaires : l'harmonie des antagonistes et l'association des muscles actifs.

Un acte quelconque est toujours très-complexe. Il ne faut pas croire qu'un muscle donné se contracte et que les antagonistes se reposent. Ce n'est pas aussi simple. Les antagonistes interviennent, en se mettant à un certain degré de contraction et de longueur, pour limiter l'action des muscles directs. Quand on pèse sur un levier, on ne peut pas l'immobiliser brusquement dans une position donnée, s'il n'y a pas de contre-poids.

Le défaut d'harmonie des antagonistes est le premier élément de l'incoordination motrice.

De plus, on n'observe jamais la contraction naturelle d'un muscle isolé. Artificiellement, par la faradisation localisée, on peut produire des contractions isolées, mais on ne les réalise pas physiologiquement. Ainsi, analysez le mouvement de la marche : ce n'est pas une simple oscillation de la jambe, à la façon d'un pendule, produite par les seuls muscles extenseurs de la cuisse; les trois segments s'infléchissent; il y a tout un ensemble de contractions musculaires.

La désassociation des contractions musculaires utiles constitue le second élément de l'ataxie.

Cette désassociation est beaucoup plus forte quand le malade n'y voit pas ; elle persiste cependant encore quand le sujet y voit. De là résultent les troubles singuliers de la marche : quand le membre oscille, la flexion des segments ne se fait pas, ou bien il y a flexion et pas oscillation, ou bien la jambe est jetée par côté au lieu d'être portée en avant. C'est là un désordre qu'augmente encore la désharmonie dans la résistance des antagonistes.

Duchenne montre ensuite que ces troubles ne peuvent pas être attribués à la perte de la sensibilité cutanée, ni même à la perte de la sensibilité musculaire. Dans ce dernier état, les malades n'ont pas conscience des mouvements musculaires exécutés, de la force et de la direction de ces mouvements, de la position des membres, etc. Ce symptôme, qui se trouve en effet dans l'ataxie, se rencontre aussi dans d'autres cas, chez certaines hystériques, par exemple. Il peut gêner la marche quand les yeux sont fermés, mais il n'entraîne pas l'ataxie vraie, qui persiste les yeux ouverts. — Duchenne cite notamment ces hystériques chez lesquelles il faut découvrir des anesthésies dont elles ne se douteraient pas sans cela.

L'ataxie est donc un trouble entièrement à part ; c'est là un fait bien vu et analysé par Duchenne.

Duchenne insiste ensuite sur les caractères spéciaux des *douleurs* de l'ataxique à la première période. Elles sont térébrantes, comme produites par un instrument enfoncé et tordu dans les chairs, ou encore lancinantes. La sensation est toujours circonscrite ; l'hyperesthésie cutanée accompagne la douleur : un léger frottement est très-sensible et une forte pression peut soulager.

Ces douleurs sont très-courtes, comme un éclair (fulgurantes) ; elles reviennent à intervalles variables. Les accès durent de quelques minutes à quarante-huit heures et plus.

Les douleurs deviennent d'une intensité atroce ; elles surprennent le malade et peuvent changer de place. Quelquefois des douleurs fixes et durables s'y ajoutent.

Il y a souvent des exacerbations le soir ou la nuit ; les changements de temps les exaspèrent, etc.

Les *phénomènes oculaires* sont importants. La paralysie des nerfs moteurs de l'œil (troisième ou sixième paire) est souvent le phénomène initial de la maladie. Ce symptôme peut s'améliorer ou même guérir sans que la maladie s'arrête elle-même. Duchenne cite un sujet chez lequel la diplopie apparut au début, puis disparut ou reparut quatre ans plus tard. C'est donc un phénomène sur lequel il faut interroger les malades.

La paralysie de la troisième paire est facile à constater : chute de la paupière. Pour la sixième paire, on a une paralysie du droit externe sans déformation de la pupille, etc.

L'amaurose est fréquente ; souvent elle est progressive sans suivre les intermittences du strabisme ; d'autres fois les deux phénomènes marchent parallèlement. La cécité peut devenir complète et rend alors affreuse la position de l'ataxique.

Duchenne note encore, comme caractères moins importants et plus rares, la paralysie d'autres paires crâniennes, comme la cinquième, la septième, etc.

Les *fonctions génératrices* éprouvent toujours une atteinte assez considérable : elles sont tantôt surexcitées, tantôt affaiblies ou abolies.

Il y a des troubles très-fréquents dans la *miction* et la *défécation* : paralysie du rectum ou de la vessie ; paralysie des sphincters, etc.

L'intégrité des fonctions intellectuelles, de la contractilité électro-musculaire, l'absence de fièvre, sont encore des signes importants.

Si les symptômes, pris isolément, ont déjà quelque chose de spécial, c'est surtout dans leur évolution, dans la *marche* de la maladie, qu'ils deviennent caractéristiques. Nous avons déjà indiqué la succession des périodes.

La maladie est souvent très-longue. La première période seule peut durer douze ans. La *durée* totale peut dépasser vingt ans, mais les maladies intercurrentes deviennent facilement graves chez les sujets affaiblis.

Le *pronostic* est des plus graves, la maladie étant essentiellement envahissante et progressive.

L'*étiologie* est fort obscure. C'est de 18 à 24 ans que la maladie se développerait surtout, et sur vingt cas il y avait dix-sept hommes.

On a noté dans un cas un onanisme effréné, plusieurs fois un refroidissement, une suppression de transpiration. Ainsi, un chasseur aux marais était resté les pieds nus dans l'eau ; un autre avait pris un bain de siége froid ; un troisième était glacier et préparait des glaces quand il fut atteint, etc. — D'autres fois on a noté la syphilis.

Duchenne réserve entièrement l'*anatomie pathologique*, et ne peut rien dire de précis sur le *traitement*. Il termine enfin cet important travail par quelques considérations *historiques*, dans lesquelles il cite notamment Romberg, qui en 1851 avait en effet indiqué l'ataxie locomotrice sous le nom de *tabes dorsalis*.

Nous avons résumé le tableau de l'ataxie locomotrice, tel que Duchenne l'a tracé de main de maître en 1850. On n'y a, pour ainsi dire, rien changé depuis. Mais d'innombrables travaux y ont ajouté quelques traits qu'il faut maintenant faire connaître.

Le nom de Charcot doit rester attaché à cette seconde période de l'histoire de l'ataxie, comme celui de Duchenne personnifie la première.

Pour l'Étiologie, on n'a pas fait de progrès sérieux. La loi de l'âge, de 18 à 40 ans, a été confirmée, quoique Trousseau ait observé un cas tout à fait exceptionnel développé à plus de 80 ans. Les hommes sont aussi plus souvent atteints que les femmes. Berger a trouvé 145 hommes sur 185 cas.

Les excès de tout ordre, et particulièrement les excès sexuels, sont la cause la plus fréquemment invoquée.

L'hérédité joue un certain rôle : on retrouve dans les ascendants, ou le tabes dorsal lui-même ou d'autres maladies nerveuses, une hérédité névropathique qui détermine la forme de la localisation diathésique s'il y a lieu.

Vulpian admet aussi que l'hystérie, surtout l'hystérie convulsive, peut amener le développement du tabes. On a vu aussi, ajoute-t-il, l'ataxie se produire sous l'influence de traumatismes de la moelle, des commotions violentes de ce centre nerveux (Lockart Clarke).

Petit[1] a récemment repris cette question des rapports de l'ataxie locomotrice avec le traumatisme. De 47 observations qu'il a réunies, il conclut que les traumatismes portant directement ou indirectement sur le rachis (chutes sur le dos, le siége, les pieds) déterminent un ébranlement de la moelle, et par suite des lésions qui peuvent devenir le point de départ d'une myélite chronique et donner lieu aux symptômes de l'ataxie locomotrice. On ne peut affirmer, quant à présent, ajoute-t-il, que les blessures à distance jouissent de la même influence pathogénique, mais il est probable que chez les sujets prédisposés à la sclérose en général, comme les arthritiques, les syphilitiques et les alcooliques, ces blessures peuvent, en surexcitant la moelle, hâter le développement de l'ataxie. Il est certain que les blessures à distance peuvent réveiller une ataxie guérie en apparence et activer la marche d'une ataxie coexistante. L'ataxie locomotrice s'accompagnant souvent de troubles dans la nutrition de certains tissus, on conçoit qu'elle puisse modifier l'évolution locale des blessures. C'est ce que tendent à prouver certaines observations de contusions articulaires, de fractures et de plaies des parties molles.

Une étude très-importante, mais à peine ébauchée, est celle de l'influence étiologique des diverses diathèses. Plusieurs cliniciens éminents, parmi lesquels je citerai M. le professeur Combal, ont observé que le plus souvent, derrière l'ataxie locomotrice, il y a une diathèse dont la

[1] *Revue mensuelle*, mars 1879.

sclérose spinale est la manifestation. C'est là une étude difficile, pleine de promesses, et qui ne peut se faire que dans la clientèle privée.

M. Fournier a récemment bien mis en lumière l'influence de la syphilis[1]. Sur 30 ataxiques, il a trouvé 24 fois une syphilis antérieure; M. Féréol 5 sur 11, et M. Siredey 8 sur 10. M. Fournier admet que l'ataxie locomotrice, dans ces cas, est la manifestation de la syphilis, quoiqu'elle ne présente ni symptomatologie ni lésions spéciales, ce que pour ma part j'admets parfaitement.

Vulpian, Berger, Caizergues et Erb ont publié de nouveaux faits relatifs à l'étiologie syphilitique de l'ataxie locomotrice. Nous les retrouverons dans la dernière partie de cet ouvrage, dans l'étude d'ensemble que nous ferons des localisations de la syphilis sur le système nerveux.

Pour exposer la Symptomatologie, nous suivrons toujours la division de Duchenne en trois périodes : 1° période des symptômes céphaliques et des douleurs fulgurantes; 2° période de l'ataxie; 3° période de généralisation des phénomènes (période paralytique de Charcot).

1° Les *symptômes céphaliques* ont été étudiés à fond dans ces derniers temps. Ils accompagnent souvent les douleurs fulgurantes; ils les précèdent quelquefois et restent isolés pendant des mois et des années.

Tous les nerfs crâniens peuvent être atteints.

Les nerfs *moteurs oculaires* sont le plus souvent pris, comme l'avait indiqué Duchenne. — Galezowski a récemment insisté sur diverses formes rares de paralysie de ces nerfs dans l'ataxie[2].

Généralement, on a des paralysies de la troisième, de la quatrième et de la sixième paire isolément, dans un œil ou dans les deux yeux. On peut avoir aussi : *a*, la paralysie de la troisième et de la quatrième paire du même œil produisant une diplopie dont les images homonymes s'écartent d'autant plus que l'on porte le regard en bas et en dehors, en haut ou en dehors; *b*. la paralysie ou l'affaiblissement de tous les nerfs oculo-moteurs des deux yeux, paralysie qui se développe progressivement, s'attaquant d'abord à un seul nerf et s'étendant successivement à tous les autres. Il s'ensuit que tantôt un seul œil, tantôt les deux yeux, restent complétement immobiles, ce qui ferait croire à l'existence d'une affection orbitaire plutôt qu'au début de l'ataxie ; *c*. la paralysie des fibres inférieures du droit interne et des fibres internes du droit inférieur, d'où diplopie dont les images croisées s'écartent d'autant plus que l'on regarde en bas et en dedans. Au-dessus du plan horizontal, la diplopie disparaît.

Le *nerf optique* peut aussi être atteint; l'amaurose envahit progressive-

[1] *Ann. de Dermatol.*, pag. 187 et 401 ; 1875-76. — *Rev. des Sc. méd.*, IX, 228.
[2] *Soc. de Biol.*, 24 mars 1877. — *Gaz. hebdom.*, n° 13.

ment un œil, puis l'autre, jusqu'à cécité complète. Cette amaurose a été bien étudiée par Charcot[1].

Souvent les malades sont aveugles longtemps avant d'avoir d'autre symptôme, avant d'être ataxiques notamment. Ainsi, une femme entre comme aveugle à la Salpêtrière en 1855 ; les accidents visuels avaient débuté en 1850. Les douleurs fulgurantes n'apparaissent qu'en 1860, l'incoordination motrice beaucoup plus tard encore. On comprend l'intérêt qu'il y a à diagnostiquer la lésion dès cette période, et à annoncer ainsi d'avance le début de l'ataxie locomotrice.

Les oculistes Jæger, Wecker, Galezowski, posent en principe qu'à l'examen ophthalmoscopique on peut, dès cette période, distinguer l'amaurose tabétique.

La lésion constatée anatomiquement dans ces cas-là est une induration grise progressive du nerf optique ; c'est une lésion scléreuse qui commence par la périphérie, s'étend vers les centres et peut aller ainsi quelquefois jusqu'aux corps genouillés. C'est une lésion scléreuse fasciculée, analogue à celle que nous trouverons dans les cordons postérieurs de la moelle.

A l'ophthalmoscope, la papille se présente normalement avec des contours nets, accusés, et une teinte rosée due aux vaisseaux qui sont dans l'épaisseur. Dans l'amaurose tabétique, il n'y a de changement, ni dans la forme, ni dans le contour de la papille, ni dans les vaisseaux du fond de l'œil ; seulement le nerf optique a perdu sa transparence, il réfléchit la lumière. La papille n'est plus rosée, mais blanche nacrée.

Un symptôme caractéristique, d'après Galezowski et Benedikt, serait une achromatopsie spéciale, la perte, par exemple, de la notion du rouge et du vert, et la persistance à un haut degré de la notion du bleu et du jaune.

Le début est graduel, progressif, par un seul œil.

Vous voyez les différences qui séparent ces lésions de celles de la névro-rétinite, que nous avons décrites avec les tumeurs cérébrales. La distinction clinique est donc possible. Charcot cite deux cas difficiles à diagnostiquer : l'un d'ataxie locomotrice, l'autre de tumeur cérébrale du lobe occipital, et dans lesquels le diagnostic put être fait par l'ophthalmoscope, à la période de cécité seule.

On a étudié dans ces derniers temps l'état de la pupille dans l'ataxie locomotrice.

Indiqué déjà par Romberg, le rétrécissement pupillaire a été surtout signalé par Argyll Robertson (1869) et bien analysé récemment par Vincent[2] et par Erb[3].

[1] *Leç. sur les mal. du Syst. nerveux*, tom. II.

[2] Th. Paris, 1877.

[3] *D. Arch. f. klin. Med.*, 1879.

Vincent a examiné l'état de la pupille chez 82 malades, dont 51 tabétiques, 22 paralytiques généraux et 9 autres atteints de diverses maladies de la moelle et du cerveau.

Sur les 51 tabétiques, 4 seulement présentaient une réaction normale des pupilles; chez 40 la pupille ne réagissait pas à la lumière mais était modifiée par l'accommodation, et chez 7 il y avait une immobilité absolue des pupilles (le plus souvent avec amaurose).

Sur les 40 cas avec réaction défectueuse ou nulle à la lumière, 23 avaient en même temps du myosis, 11 une pupille normale et 6 de la mydriase.

En ce qui concerne les périodes de la maladie, Vincent a émis les propositions suivantes : Dans la première période du tabes, les pupilles sont fréquemment élargies ; elles ne réagissent pas le plus souvent à la lumière et réagissent au contraire constamment à l'impulsion accommodative ; à la deuxième période, les pupilles sont plus ou moins rétrécies, insensibles à la lumière, mais elles se rétrécissent nettement dans la vision près et se dilatent dans la vision loin ; à la dernière période enfin, les pupilles, plus rarement rétrécies, le plus souvent normales ou élargies, sont en général absolument immobiles.

La paralysie générale des aliénés est la seule maladie dans laquelle on retrouve ces phénomènes oculo-pupillaires. Ici, il y a le plus souvent en même temps inégalité des deux pupilles. Les autres maladies du cerveau et de la moelle, sauf les paralysies oculaires, les lésions du sympathique cervical ou de la moelle cervicale, n'entraînent pas ce genre de trouble pupillaire.

Ce serait donc un bon signe diagnostique pour le tabes.

Erb arrive à peu près aux mêmes conclusions sur ce symptôme, qu'il appelle *spinale Myosis*. Il l'a trouvé seulement un peu moins souvent que Vincent : 54 % au lieu de 98 %.

Le *trijumeau* peut être également atteint dans l'ataxie locomotrice. Hayem [1] a publié un cas remarquable, à ce sujet, dans lequel le malade éprouva tout le temps une sensation de tiraillement et de tension de chaque côté du nez, qu'il comparait à la sensation produite par une enflure ; il y eut aussi diminution de la sensibilité cutanée à la face.

Mais c'est Pierret[2] qui a étudié d'une manière complète ces symptômes de l'ataxie dans la sphère du trijumeau.

Il y a quelquefois des douleurs de la face analogues à celles des membres, avec le type fulgurant et le type persistant ou continu. Elles siègent le plus souvent le long des rameaux orbitaires et laissent ordinairement après elles une zone d'hyperesthésie. — On peut encore observer des paralysies de la cinquième paire déterminant une anesthésie de la face plus ou

[1] *Soc. de Biol.*, 1er août 1876. — *Gaz. méd.*, n° 19, pag. 219.

[2] *Essai sur les symptômes céphal. du tabes dorsalis* ; Th. Paris, 1876, n° 100.

moins profonde. Enfin, comme conséquences de la lésion des nerfs sensitifs, survient de l'incoordination motrice dans les muscles animés par les racines motrices du trijumeau.

Pierret a également étudié les troubles qui surviennent parfois, dans la même maladie, du côté du *nerf auditif*[1]. Il démontre « que le nerf auditif peut, dans le cours du tabes, donner naissance à des symptômes qui pourront varier en intensité, depuis la simple dureté de l'ouïe jusqu'à la surdité complète, depuis les bourdonnements jusqu'aux bruits de cloches, depuis le vertige passager jusqu'à la chute. On devra, en outre, se rappeler que le tabes peut débuter par le nerf auditif aussi bien que par le nerf optique, et, dans le pronostic d'un vertige de Ménière, on pourra réserver une place pour l'évolution du tabes ; c'est ainsi que l'on verra des sourds devenir ataxiques, ainsi que cela se passe pour certains aveugles ».

Nous rapprocherons encore les symptômes observés dans le domaine du *pneumogastrique* et du *spinal*. Jean[2] a publié une observation dans laquelle il y avait de violents accès de toux par quintes, rauque, convulsive, comme la coqueluche ; en même temps la déglutition était gênée : le malade avalait difficilement et par une contraction spasmodique des muscles de la région. Féréol avait déjà, en 1869, réuni six faits analogues. Budin[3], dans un rapport sur l'observation de Jean, cite quelques autres faits analogues et rapproche ces symptômes laryngo-pharyngiens des autres phénomènes céphaliques du tabes.

Isaza[4] a spécialement étudié, dans ces derniers temps, les symptômes bulbaires de l'ataxie. Il cite une observation de Hanot, représentant la forme bulbaire de cette maladie, caractérisée par des phénomènes respiratoires impliquant comme siége de la lésion les trois dernières paires crâniennes ; elle est ordinairement rapide dans sa marche et se termine promptement par la mort[5].

Il est facile de comprendre combien cette étude récente des symptômes céphaliques facilite, dans certains cas mal dessinés, le diagnostic de l'ataxie locomotrice.

Les *douleurs fulgurantes* avaient été bien étudiées par Duchenne ; on n'a rien changé à sa description.

[1] *Rev. mens. de méd. et chir.*, 1877, n° 2.

[2] *Soc. Anat.*, 1877. — *Progrès médical*, 1877.

[3] *Soc. Anat.*, 1877. — *Progrès médical*, 1877, 5.

[4] Th. Paris, 1878.

[5] J'ai observé récemment, chez un malade présentant à la fois de l'ataxie locomotrice et de la paralysie générale, des crises bulbaires très-remarquables : tout d'un coup, après une fatigue ou une excitation, la face changeait de couleur ; il se cyanosait ; la respiration et la circulation se ralentissaient ; cela allait quelquefois jusqu'à la syncope, et il a fallu une fois pratiquer la respiration artificielle pendant quelques minutes pour le faire revenir à lui.

On a observé seulement, en plus, que des *éruptions cutanées* peuvent, dans certains cas, dessiner le nerf douloureux. Ainsi, Charcot a vu, pendant un accès douloureux très-intense, chez un ataxique, une éruption d'ecthyma sur le trajet du petit nerf sciatique d'abord, du saphène interne ensuite. Dans d'autres cas, on a observé des éruptions papuleuses ou lichénoïdes, de l'urticaire, des zonas, des éruptions pustuleuses.

Ce ne sont pas des éruptions banales, mais des troubles trophiques liés aux crises de douleurs fulgurantes, apparaissant et disparaissant en même temps que ces crises et se produisant le long des mêmes nerfs.

En même temps que ces douleurs, les malades éprouvent quelquefois aussi une gêne thoracique fixe et persistante ; ils sont comme serrés dans un étau ou dans un corset.

Les douleurs fulgurantes peuvent être le symptôme unique de la maladie. Ainsi, dans un cas remarquable de Charcot et Bouchard (*Soc. de Biol.*, 1866), il n'y eut que ces douleurs sans incoordination motrice, et on trouva à l'autopsie la sclérose commençante des cordons postérieurs de la moelle. C'est en s'appuyant sur ces faits frustes que Charcot voudrait substituer le mot *tabes dorsalis*, qui ne préjuge rien, au mot *ataxie locomotrice*, qui est souvent inexact. En tout cas, il faut savoir qu'il y a des cas d'ataxie locomotrice progressive sans ataxie.

Les douleurs rapides comme l'éclair ne sont pas les seules que l'on observe à cette période de l'ataxie. Il y en a d'autres plus durables dont Vulpian a donné une bonne description.

« Les malades les comparent à des morsures violentes, à des déchirements, à des arrachements des chairs ; ils disent qu'il leur semble qu'on enfonce dans les tissus une tige de fer, un clou, en lui imprimant des mouvements de rotation, ou bien encore telle ou telle région de leurs membres leur semble serrée violemment comme par une lame de fer (douleurs en bracelets, en brodequins, en anneaux, etc.). Les douleurs siégent, soit dans tel ou tel point de la cuisse, de la jambe, du pied ou du bras, de l'avant-bras, de la main, soit au niveau des jointures ; dans ce dernier cas, ce peuvent être de véritables arthralgies, plus ou moins intenses. Ces douleurs, tout en étant passagères, le sont cependant beaucoup moins que les premières : parfois même elles offrent une durée notable. On voit de ces douleurs qui persistent, soit avec une intensité constante, soit avec des atténuations et des exacerbations alternatives pendant plusieurs heures ou même plusieurs jours. Ces douleurs persistantes sont d'ordinaire circonscrites, peu étendues, sans relations de siége bien évidentes avec telles ou telles branches nerveuses ; tantôt elles se manifestent chaque fois dans les mêmes régions ou à peu près, tantôt elles occupent des points différents à chaque reprise. »

A côté des douleurs fulgurantes, il faut placer les accès de douleurs *viscérales*, bien étudiées encore par Charcot.

Dans certains cas, ce sont des douleurs *vésicales* et *uréthrales*, avec besoin fréquent d'uriner et miction très-douloureuse. Chez d'autres, ce sont les crises *rectales* qui peuvent précéder les douleurs fulgurantes et les accompagner ensuite ; subitement, le malade éprouve une sensation comparable à celle qui serait due à l'intromission brusque et forcée d'un corps volumineux dans le rectum ; à la fin de l'accès, il y a toujours besoin d'expulsion et souvent défécation effective.

Les crises *gastriques* constituent le phénomène le plus important de cet ordre. Le fait avait été mentionné assez souvent, comme simple détail d'observation, par Topinard notamment. En 1858, Gull indiquait déjà les rapports de ces crises gastriques avec une maladie spinale qui devait être l'ataxie locomotrice, encore inconnue. La véritable étude de ces symptômes dans leurs rapports avec l'ataxie a été faite en France par Delamare (Thèse de Paris, 1866), et surtout par Charcot et ses élèves (Dubois ; Thèse de Paris, 1868).

Tout à coup, le plus souvent au moment des crises fulgurantes dans les membres, le malade sent de vives douleurs partant des aines et remontant jusqu'à l'épigastre, où elles se fixent. En même temps il éprouve des douleurs dans les épaules avec des irradiations dans le tronc. Le pouls s'accélère, sans chaleur à la peau. Les vomissements sont incessants : alimentaires d'abord, ils sont formés ensuite d'un liquide muqueux, incolore, mêlé de bile et quelquefois de sang. Les douleurs cardialgiques peuvent devenir atroces, et surtout, quand elles se combinent avec les fulgurations dans les membres, elles peuvent rendre la situation affreuse. Ces crises durent de deux à trois jours, et, chose remarquable, l'estomac fonctionne très-bien dans l'intervalle des accès.

C'est là une forme de gastralgie qui n'est pas mentionnée dans les maladies de l'estomac, et qu'il faut bien connaître pour ne pas la confondre avec la gastralgie ordinaire.

M. Raynaud[1] a encore décrit des crises *néphrétiques* du même ordre ; ce sont des accès simulant absolument de véritables coliques néphrétiques: calculeuses, seulement sans aucun trouble urinaire, ni gravier, ni sable, ni catarrhe. Ces crises furent observées dans un cas d'ataxie locomotrice avec lésion caractéristique.

Teissier[2] (de Lyon) a observé aussi plusieurs fois des troubles viscéraux semblables. Seulement il insiste sur ce fait que ces phénomènes se rencontrent au début de beaucoup d'affections du système nerveux. Charcot avait du reste déjà reconnu leur existence dans certaines formes de paralysie générale. Pour que ces signes prennent une valeur diagnostique absolue, il

[1] *Acad. de Méd.*, 1876.

[2] *Congrès de Clermont*, 1876.

faut donc qu'ils soient combinés avec d'autres, les douleurs fulgurantes des membres notamment[1].

Ces crises de douleurs, viscérales ou dans les membres, s'accompagnent assez souvent de *contractures*. C'est là un phénomène sur lequel on n'insiste pas assez dans l'histoire de l'ataxie. Onimus l'a cependant soigneusement signalé et nous avons eu souvent l'occasion de l'observer.

Nous avons même vu un ataxique qui avait des crises de contractures généralisées, avec perte de connaissance, toutes les fois qu'il fermait les yeux et voulait faire agir les muscles ataxiques. Chez ce malade, tous les accès de douleurs fulgurantes s'accompagnaient de violentes contractures et quelquefois de crises analogues à celles dont nous venons de parler.

Nous ajouterons enfin un mot sur les troubles des *fonctions génitales*, que Duchenne avait indiqués, et sur lesquels Trousseau a insisté depuis.

Souvent il y a de la *spermatorrhée*, accompagnée fréquemment d'érection avec sensation voluptueuse. Le plus souvent il y a un degré variable d'*anaphrodisie* : absence de désirs vénériens ou d'érection suffisante. — D'autres fois, c'est au contraire du *satyriasis* : la faculté singulière, par exemple, de pouvoir répéter le coït un grand nombre de fois dans un court espace de temps.

L'analogue de ces phénomènes a été constaté chez la femme par Charcot et Bouchard. Lors des crises fulgurantes, la malade éprouvait souvent une sensation voluptueuse avec sécrétion vulvo-vaginale abondante.

2° En ce qui concerne la *deuxième période* du tabes, nous avons à compléter ce qu'a dit Duchenne sur les troubles de sensibilité et à y ajouter l'étude récente des troubles trophiques.

Vulpian[2] a d'abord repris l'étude des *retards dans la sensibilité* : trois, quatre, cinq secondes peuvent s'écouler après l'excitation, et, une fois que la sensation est perçue, elle dure plus qu'à l'état normal. Il cherche à expliquer le fait par le passage obligé de toutes les impressions sensitives à travers la substance grise, les cordons postérieurs étant altérés.

Remak a prétendu que ce retard n'existait que pour les perceptions douloureuses et pas pour les perceptions tactiles ; il a construit toute une théorie sur ce fait, qui n'a pas été vérifié par Vulpian et Richet.

Richet[3] a complété les recherches de Vulpian ; il a montré que le retard dans les perceptions augmente quand on s'éloigne du centre. Ainsi, il est de

[1] J'ai récemment étudié (*Montpellier médical*, juin 1880) quelques cas d'ataxie locomotrice dans lesquels il y avait en même temps lésion cardiaque, et je me suis demandé si cette altération du cœur ne pourrait pas être considérée comme secondaire aux excitations douloureuses qui caractérisent certaines formes de tabes.

[2] *Arch. de Physiol.*, 1868.

[3] *Soc. de Biol.*, 1876.

0,2 de seconde au genou, d'une seconde à la jambe, de 4 secondes aux orteils. De plus, la vitesse de transmission augmente avec l'intensité de l'excitation.

On a également insisté, dans ces derniers temps, sur les *erreurs de lieu* que commettent les ataxiques dans l'appréciation des sensations et sur les curieuses *dissociations* de sensibilité qu'ils peuvent présenter.

Ainsi, la plupart des auteurs ont confirmé la remarque, faite par Duchenne, de la persistance plus grande de la sensibilité à la température, ou plus exactement au froid (Vulpian).

Erb et Berger ont insisté sur l'apparition souvent précoce de l'analgésie alors que la sensibilité tactile persistait : des excitations légères sont perçues et une forte excitation ne cause aucune douleur. Du reste, comme le fait remarquer Erb, ce phénomène peut quelquefois s'observer chez un certain nombre de sujets sains.

Enfin Drosdoff[1] a comparé 7 ataxiques à un grand nombre de sujets sains au point de vue de la sensibilité faradique de la peau, et il a constaté chez les tabétiques une diminution notable de cette sensibilité sur tout le corps.

Oulmont[2] a, dans ces derniers temps, bien étudié la distribution des *anesthésies*, qu'il a trouvées plus fréquentes et plus étendues qu'on ne le croyait.

Il emploie une sorte de méthode graphique. Sur deux figures en pied représentant la face antérieure et la face postérieure du corps, il laisse les régions saines en blanc, marque en rouge les zones de diminution ou de retard de la sensibilité, en bleu les zones d'analgésie, et par un quadrillage les zones d'hyperesthésie. Il arrive ainsi à montrer que : 1° les troubles de la sensibilité (à la douleur) sont très-fréquents : 17 fois sur 20 ; — 2° ils sont généralisés ; ils ont atteint : la tête 13 fois sur 17, le tronc 16 sur 17 ; — 3° ils sont symétriques, sauf à la tête, où ils peuvent ne pas l'être ; — 4° ils occupent certains siéges d'élection : à la tête, les zones et les régions sous-orbitaires ; au tronc, les deux seins, quelques points disséminés autour de l'ombilic ; les régions laissées libres les dernières sont le cou, les régions inguinales et une bande étroite au-devant du sternum ; en arrière, les épaules ; il y a souvent de l'hyperesthésie aux fesses. — Aux membres supérieurs, les doigts et les avant-bras sont très-souvent atteints ; le bras l'est moins souvent. Il y a des plaques saines ou moins malades au pli du coude et à la paume de la main. — Il y a des règles analogues pour les membres inférieurs.

Ce mode de distribution serait spécial à l'ataxie. Dans deux cas, il aurait servi à fixer le diagnostic[3].

1. *Arch. f. Psych. u. Nerv.*, IX, 203, 1879.
2. *Soc. de Biol.*, 1877. — *Gaz. méd.*, n° 19.
3. Berger a récemment signalé un fait important sur lequel nous reviendrons à

On a fait grand bruit, dans ces derniers temps, d'un nouveau symptôme de l'ataxie locomotrice : la *disparition du réflexe tendineux* (Westphal).

Quand, les deux jambes étant croisées l'une sur l'autre, on percute avec un petit marteau ou avec le bord cubital de la main le tendon rotulien (spécialement le ligament qui va de la partie inférieure de la rotule à la partie supérieure du tibia), on détermine une ou plusieurs secousses qui soulèvent la jambe (mouvements d'extension); c'est là le phénomène que Erb a étudié en 1875 sous le nom de réflexe tendineux[1]. La même année, Westphal[2] annonça que ce réflexe tendineux est aboli dans les membres inférieurs des tabétiques et que c'est là un signe de début qui peut rendre de grands services pour le diagnostic.

Depuis lors, un assez grand nombre d'auteurs ont fait des recherches pour contrôler l'assertion de Westphal. Nous citerons les principaux, en rappelant qu'il y a trois éléments nécessaires pour la discussion de la question : 1. Possibilité de l'abolition du réflexe tendineux à l'état physiologique; 2. Abolition dans tous les cas d'ataxie locomotrice ; 3. Conservation ou exagération dans les maladies autres que le tabes dorsal.

Les recherches dont nous allons parler ont trait à un ou plusieurs de ces points.

Ainsi, Bannister[3] a trouvé que le réflexe tendineux peut manquer chez les gens sains : 2 fois sur 36 cas. Il y a de plus des variations d'intensité dans la production du phénomène, non-seulement d'un individu à l'autre, mais encore chez le même individu. — Il cite également deux faits d'ataxie locomotrice dans lesquels le réflexe tendineux avait persisté ; il reconnaît cependant que c'est l'exception.

Eulenburg[4] a étudié le phénomène chez les enfants : il est en général plus accentué que chez l'adulte. Mais il a manqué 1 fois sur 17 enfants examinés le jour de leur naissance ; 1 fois sur 24 autres examinés dans le premier mois ; 7 fois sur 173 autres examinés dans la première année de leur vie ; en somme, 9 fois sur 214.

Muhr[5], passant en revue 51 paralytiques généraux ne présentant aucun signe d'ataxie, a vu le réflexe tendineux manquer 6 fois (12 °/₀). — Il a

propos de la physiologie pathologique : c'est le retour de la sensibilité chez certains ataxiques malgré les progrès de la maladie.

[1] Nous n'étudions ici que les rapports du réflexe tendineux avec le tabes dorsal. Nous reviendrons sur ce phénomène et sur sa physiologie pathologique à propos de la Sclérose latérale, afin de ne pas le séparer de la trépidation épileptoïde. (Voy. le chapitre des Dégénérescences secondaires.)

[2] *Arch. f. Psych. u. Nerv.*, V, 819.

[3] *Chicago Journ. of nervous and mental disease*, V, oct. 1878, 4, 656. Anal. in *Centralbl. f. Nerv.*, II, 2, 32.

[4] *D. Zeitschr. f. pr. Med.*, 1878, 31. Anal. in *Centralbl. f. Nerv.* I, 9, 243.

[5] *Psych. Centralbl.*, 1878, 2. Anal. in *Centralbl. f. Nerv.*, I, 9, 243.

d'autre part observé ce fait très-curieux : chez deux individus sains, présentant à l'état normal le réflexe tendineux, ce phénomène disparut pendant douze heures, après une forte débauche.

Schmidt-Rimpler[1] a constaté la disparition du réflexe tendineux dans trois cas de cécité par atrophie du nerf optique, sans qu'il y eût d'autre signe de tabes ; notons cependant qu'il y avait des douleurs lancinantes (rhumatismales ?).

Sur huit cas d'ataxie locomotrice observés par M'Lane Hamilton[2], le réflexe tendineux manquait dans quatre et était conservé ou exagéré dans quatre.

Berger[3] a fait récemment, sur cette question, un travail d'ensemble important. Il recherche d'abord si le signe de Westphal appartient au tabes commençant. Sur 19 cas observés à cette période (avant l'apparition de l'incoordination motrice), le réflexe manquait 17 fois.— Il y a donc des exceptions : 10,5 %.

Il étudie ensuite l'ataxie confirmée. Ici, sur 82 cas, le réflexe n'a été conservé que 2 fois ; soit 2,5 %. — De plus, dans 4 cas, le réflexe ne manquait que d'un côté (3 fois à gauche, 1 fois à droite) ; dans un cas, le réflexe du tendon d'Achille persistait, tandis que le réflexe rotulien avait disparu.

En troisième lieu, il se demande si l'abolition du réflexe tendineux est un phénomène purement pathologique, si on ne le constate pas à l'état sain. Il examine dans ce but 1,407 personnes saines, dont 900 soldats. Il relève ainsi que l'intensité varie dans de très-grandes proportions suivant les sujets; il ne faut donc pas considérer comme un signe pathologique la diminution de ce phénomène, mais seulement sa disparition complète. — Ensuite l'abolition a été complète chez 22 sujets sains (dont 13 soldats) ; soit : 1,56 %. — Les autres réflexes tendineux manquent bien plus souvent que le réflexe rotulien.

Westphal avait insisté sur cette idée que ce symptôme servirait à diagnostiquer les cas de tabes débutant par une atrophie du nerf optique. Berger a expérimenté alors à l'Institut des aveugles. Sur 84 sujets, 9 étaient aveugles par atrophie du nerf optique (tous bien portants, de 14 à 18 ans) : le réflexe manqua chez 2 ; sur les 75 autres (aveugles par causes diverses), il manqua chez 1.

Enfin, dans des ataxies consécutives à des maladies aiguës (diphthérie, par exemple), le réflexe tendineux peut disparaître et reparaître plus tard quand la maladie guérit : l'abolition de ce réflexe n'est donc pas un signe

[1] *Zehender's klin. Mitbl. f. Augenh.*, XVI, 265. Anal. in *Centralbl. f. Nerv.*, I, 9, 244.

[2] *Boston med. and surg. Journ.*, 19 déc. 1878. Anal. in *Rev. des Sc. méd.*, XIV, 141.

[3] *Centralbl. f. Nerv.*, II, 4, 73.

pronostique grave. Dans un travail plus récent[1], Berger a même montré que le signe de Westphal peut disparaître (après s'être produit) dans le tabes dorsal lui-même.

Dans son Traité des maladies de la moelle[2], Erb avait accepté la loi de Westphal. Il est revenu sur cette question avec plus de détails, dans un mémoire récent sur l'ataxie locomotrice[3].

Il se demande d'abord si l'abolition du réflexe tendineux est un signe précoce du tabes, et il montre que ce symptôme peut appartenir aux symptômes du début, que c'est même la règle. — Il insiste ensuite sur ce fait que le signe de Westphal ne s'accompagne, dans l'ataxie locomotrice, d'aucun signe d'altération du muscle lui-même : il n'y a jamais ni atrophie ni réaction de dégénérescence et l'excitabilité mécanique du triceps fémoral est toujours conservée. Pour que l'absence de réflexe tendineux ait une valeur diagnostique pour le tabes, il faut même que cette condition soit remplie. D'autres maladies (poliomyélite antérieure aiguë et chronique, myélite de compression, paralysie périphérique du membre, etc.) peuvent faire disparaître le réflexe tendineux ; mais alors c'est toujours avec parésie ou paralysie du triceps, avec atrophie et réaction de dégénérescence.

Ces réserves faites, Erb est entièrement de l'avis de Westphal : l'absence du réflexe tendineux est un symptôme extrêmement fréquent, on peut presque dire constant, du tabes. Il n'est cependant pas absolument constant, ajoute-t-il ; il l'a constaté dans 48 cas sur 49 qu'il a observés.

Dans un appendice à ce travail, Erb fait connaître encore, outre le travail de Berger que nous avons analysé plus haut, l'opinion de Seguin[4], qui met le signe de Westphal à la onzième place parmi les symptômes de début du tabes; d'Erlenmeyer[5], qui veut que ce signe apparaisse avant les douleurs lancinantes (ce qui est au contraire exceptionnel, d'après Erb), et de Busch[6], dont une observation montre simplement que les réflexes tendineux peuvent ne disparaître dans le tabes qu'après une durée de la maladie déjà assez longue.

On voit que la question est encore à l'étude, et que les avis sont un peu partagés.

Dès à présent, je crois qu'on peut dire que le signe de Westphal est un symptôme habituel du tabes. Ce n'est pas un symptôme pathognomonique. Il faudrait se garder de diagnostiquer l'ataxie locomotrice sur ce seul signe ou d'exclure le diagnostic à cause de l'absence de ce seul signe. Mais quand

[1] *Centralbl. f. Nerv.*, III, 5, 73.
[2] *Handb. von Ziemssen*, pag. 178.
[3] *D. Arch. f. klin. Med.*, 1879. Sep. Abdr., pag. 20.
[4] *Americ. clin. lect.*, III, XII. New-York, 1878.
[5] *Corresp. Bl. f. schweizer Aerzte.* IX, 1879.
[6] *Petersb. med. Wochenschr.*, 1878, 46.

on le rencontrera, joint à d'autres symptômes de la maladie de Duchenne, il pourra aider à asseoir le diagnostic.

Un fait intéressant à rapprocher de ce symptôme est la conservation habituelle, dans l'ataxie locomotrice, des réflexes cutanés. Erb l'a constaté 41 fois sur 47 cas. C'est là une remarque intéressante à la fois pour la physiologie pathologique de l'ataxie locomotrice et pour celle du réflexe tendineux.

Les *troubles trophiques* sont tous d'observation récente ; en tête nous placerons les *arthropathies*.

C'est en 1868 que Charcot décrit pour la première fois les affections articulaires spéciales liées à l'ataxie locomotrice progressive. Le fait avait été noté antérieurement, mais on n'en avait pas interprété la nature.

Ensuite vinrent les travaux de Ball, Joffroy, etc., en France ; de Clifford Allbutt en Angleterre, de Mitchell en Amérique, de Rosenthal à Vienne, etc. On trouvera un résumé récent de la question dans les Leçons de Charcot (1873), dans les Thèses de Blum (1875), Michel (1877) et Arnozan (1880).

Les arthropathies sont assez fréquentes dans l'histoire de l'ataxie. En 1873, Charcot comptait cinq cas actuels sur cinquante ataxiques présents à la Salpêtrière ; en 1875, il en avait observé en tout plus de cinquante cas.

Ball admet une forme précoce et une forme tardive. Charcot pense que c'est toujours un phénomène de début, ou, pour mieux dire, de transition entre la première et la deuxième période. Dans les cas où l'arthropathie paraît être tardive, elle siége au membre supérieur ; or, l'ataxie n'envahit que secondairement le membre supérieur, et est en réalité au début dans cette région, quand elle paraît tardive.

Le début est brusque, subit, sans cause connue : on ne trouve ni traumatisme, ni chute, ni refroidissement, ni diathèse.—Il n'y a pas de prodromes, ou seulement quelques craquements dans l'articulation.

Le premier phénomène noté est le gonflement extrême de l'articulation : ce gonflement est formé d'une hydarthrose considérable et d'un empâtement péri-articulaire qui prend et garde difficilement l'empreinte du doigt. Cet empâtement peut s'étendre au segment du membre qui avoisine l'articulation et quelquefois même dans tout le membre.

Il n'y a en général ni fièvre, ni rougeur, ni douleur. Les malades ne souffrent pas ; ils se servent encore de leur membre dans les limites permises par le gonflement.

Ensuite survient une période variable suivant la forme bénigne ou maligne de la lésion.

Dans les cas bénins, l'empâtement disparaît, l'hydarthrose se résorbe à son tour, après quelques semaines ou quelques mois. Il ne reste que des craquements persistants, à cause de l'érosion des surfaces articulaires.

Dans les cas malins, les lésions graves se produisent très-rapidement dans l'articulation : craquements, luxations, déplacements variés. Et cependant, même dans ces cas graves, l'articulation malade reste indolente ; le malade se sert encore, comme il peut, de sa jointure atteinte, et marche ou saisit les objets. On voit avec étonnement certains ataxiques réduire et luxer à volonté leur articulation scapulo-humérale désorganisée, et cela sans douleur. Blum cite un fait de ce genre emprunté au service de M. Verneuil.

L'exploration de l'articulation peut se faire avec d'autant plus de soin qu'elle est indolente. On sent quelquefois des extrémités osseuses augmentées de volume ; plus souvent, au contraire, on constate à travers la peau une disparition plus ou moins complète des surfaces articulaires.

Le siége de l'arthropathie est variable. D'après Ball, le genou semble être le siége de prédilection ; le membre inférieur est surtout atteint, et il n'y a pas de différence entre le gauche et le droit. Quand la lésion siége au membre supérieur, c'est surtout du côté droit. Ball conclut de ces faits rapprochés que ce sont les articulations qui travaillent le plus qui sont le plus souvent atteintes. Mais Michel [1] a montré que les observations ultérieures n'avaient pas confirmé les règles de Ball. Pour trois cas d'épaule droite, il y a eu deux cas d'épaule gauche et un cas de coude gauche. D'autre part, Jean observa une arthropathie chez un malade paraplégique depuis dix-huit mois. La fatigue n'exerce donc aucune influence sur le développement de ces lésions.

L'arthropathie n'a rien à voir non plus avec le traumatisme. Volkmann attribuait leur développement aux traumatismes produits par la dislocation des membres et les mouvements désordonnés. Mais cette explication tombe devant ce fait, que l'arthropathie se développe le plus souvent avant l'incoordination.

Le tableau clinique de cette lésion articulaire spécialise complétement ce genre d'arthropathie, et la distingue nettement de toutes les autres formes d'arthrite sèche. Charcot a résumé l'ensemble de ces différences.

La quantité de liquide est rarement ou peu augmentée dans l'arthrite sèche ; c'est le contraire dans l'arthropathie des ataxiques. — La dislocation de la jointure est rare dans l'arthrite sèche, fréquente dans l'ataxie. — La hanche est l'articulation le plus souvent atteinte dans un cas, le genou dans l'autre. — L'arthrite sèche est toujours progressive et ne rétrograde jamais ; l'arthrite des ataxiques peut guérir. — Le plus souvent, il y a traumatisme ou fracture intra-articulaire au début de l'arthrite sèche ; rien de semblable dans le tabes. — L'arthrite sèche a un début lent et graduel, l'arthropathie ataxique un début subit.

Au point de vue anatomique, c'est une espèce d'arthrite sèche, seulement avec prédominance du processus destructif, atrophique. Il y a disparition rapide de vastes surfaces articulaires : les os semblent usés à la meule et sans stalactites.

[1] *Gaz. hebdom.*, 1877, n° 12, et Thèse citée.

On constate: 1° l'infiltration œdémateuse du tissu cellulaire; 2° l'infiltration de la synoviale avec épanchement intra-articulaire de sérosité, et plus tard épaississement, fongosités, concrétions ossiformes (inflammation chro-

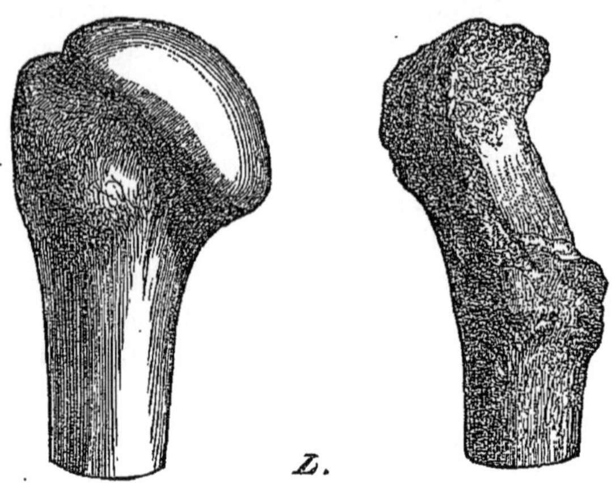

Fig. 20. — Extrémité supérieure d'un humérus sain et d'nn humérus offrant les lésions de l'arthropathie des ataxiques.

nique); 3° résorption rapide des cartilages d'encroûtement et des surfaces osseuses avoisinantes; 4° quelques ostéophytes plus tard, à la périphérie de la surface osseuse érodée.

Vous voyez que cette arthropathie se rapproche beaucoup plus de l'arthrite vulgaire au point de vue anatomique qu'au point de vue clinique; mais la similitude anatomique n'empêche pas la distinction des espèces nosologiques. C'est là un principe que l'on ne saurait trop avoir présent à l'esprit. Charcot l'a proclamé hautement: une même arthrite purulente, dit-il, peut-être symptôme du rhumatisme, de la scarlatine, de la morve ou de l'infection purulente, etc.

L'arthropathie tabétique n'est pas en général suppurée et ne s'accompagne pas de réaction inflammatoire. Il y a cependant quelques exceptions, notamment les faits de Ball, Charcot, Bourceret (*Soc. de Biol.*, 1875), et Hayem (*Soc. Anat.*, 1876).

Pour terminer l'étude des troubles trophiques de l'ataxie locomotrice, il faut encore dire un mot des *fractures spontanées* et des *atrophies musculaires*.

Les os peuvent être atteints dans leur continuité chez les ataxiques: ils deviennent d'une fragilité extrême. On a alors des fractures sans traumatisme ou après un traumatisme insignifiant [1]. Ainsi, Richet cite un malade qui se fractura le fémur en retirant ses bottines. Voisin (*Soc.*

[1] Voy. Charcot, 1874; Blum, 1875, *loc. cit.*; Oulmont, *Progr. méd.*, 1877, 28.

Anat., 1875) parle d'un malade qui se cassa la clavicule, puis quatre mois après les deux os de la jambe au tiers supérieur. Hayem (*Soc. Anat.*, 1876) cite un cas de trois fractures successives au même os.

Un autre fait remarquable est la rapidité de consolidation de ces fractures.

Richet, qui a consacré à l'étude de ces fractures une leçon clinique (*France médicale*, 1874), a trouvé dans ces os une ostéite raréfiante, comme celle des vieillards : dilatation des canalicules de Havers, état embryonnaire de la moelle, destruction des ostéoplastes. Cette lésion expliquerait la fragilité des os, la production fréquente des fractures, et aussi, dans une certaine mesure, la facilité de formation du cal [1].

Richet pense qu'on a pris quelquefois pour des luxations spontanées des fractures des extrémités des os, des arrachements épiphysaires, par exemple, pour le fémur. Ces faits sont aussi importants à connaître pour le chirurgien que pour le médecin.

L'atrophie musculaire a été observée également dans quelques cas d'ataxie locomotrice, mais c'est un trouble trophique plus rare que les autres. Noté déjà par Duménil, Virchow, Marotte, etc., ce phénomène a été bien étudié, notamment dans ses rapports avec la lésion spinale, par Pierret en 1870 et par d'autres.

Il faut bien distinguer ces faits de l'atrophie musculaire progressive. L'atrophie est ici le plus souvent limitée, par exemple, à un membre ou à un groupe de muscles. C'est un phénomène secondaire, consécutif, une sorte de complication dans l'histoire générale de la maladie [2].

La langue peut présenter des phénomènes du même ordre ; l'atrophie unilatérale de cet organe est notée dans les cas de Cuffer et de Vidal [3], par exemple. Le plus souvent elle coexiste avec d'autres phénomènes bulbaires.

Il y a peu de chose à ajouter à la *troisième période*. C'est la période de généralisation des phénomènes et de marasme, bien décrits par Duchenne ; c'est le vrai tabes, la phthisie spinale.

Nous noterons seulement ici quelques autres modes de terminaison, qui sont du reste plus rares.

Nous avons déjà parlé de quelques phénomènes bulbaires, comme les symptômes laryngo-pharyngiens de Féréol et de Jean. Il peut s'y joindre d'autres signes plus graves d'altération bulbaire, comme l'hémiatrophie de la langue et l'embarras de la parole. Alors la maladie se terminera par le syndrome labio-glosso-laryngé, que nous étudierons plus tard.

[1] Voy. Charcot ; *Soc. Anat.*, octobre 1875. — *Progrès méd.*, 1876, pag. 116.

[2] Voy. Carrieu ; *Des amyotrophies spinales second.* ; Thèse Montp., 1875.

[3] *Soc. de Biol.*, 1875.

Hayem a vu un tabes se terminer par une myélité diffuse subaiguë, qui vint mettre une fin brusque à l'évolution ordinaire de la maladie.

Quelquefois enfin, mais rarement, il peut y avoir des paralysies vraies et des contractures, comme dans un cas de Voisin.

Nous devons dire ici quelques mots d'une forme clinique spéciale que Friedreich[1] a décrite sous le nom d'ATAXIE HÉRÉDITAIRE.

En voici les caractères cliniques résumés par Erb : hérédité, maladie de famille (plusieurs sœurs dans la même famille, par exemple) ; début de 12 à 18 ans (peut-être en rapport avec l'établissement de la puberté ou un arrêt congénital de développement de la moelle ?) ; très-rarement douleurs lancinantes, mais ataxie précoce, qui s'étend très-rapidement aux extrémités supérieures ou envahit à la fois les quatre membres ; troubles de la parole ; nystagmus ; troubles de sensibilité nuls ou tout à fait insignifiants ; aucune oscillation les yeux fermés ; abolition des réflexes tendineux ; pas de troubles urinaires ni de décubitus. Pas de trouble psychique, de tremblement, ni d'amaurose ; seulement, dans les stades ultimes, parésie et contracture, atrophie des muscles, faiblesse vésicale. Durée extraordinairement longue (jusqu'à 32 ans).

Erb fait rentrer dans cette forme les deux faits observés par Kellogg[2]. Ce type morbide a encore été étudié par Möbius[3], et Seeligmüller en a fait connaître trois cas observés dans la même famille[4].

Nous en avons nous-même observé un nouvel exemple. Il s'agit d'une jeune fille dont la mère paraît avoir succombé à une ataxie locomotrice et qui vit l'ataxie se développer vers l'âge de 24 ans. Nous noterons seulement ici une oscillation très-forte, les yeux fermés ; pas de nystagmus et quelques troubles psychiques. Ce sont les traits qui séparent un peu notre cas du type classique de Friedreich. D'autre part, l'incoordination s'accompagne d'un certain degré de tremblement ; ce qui peut, à première vue, faire penser à une sclérose en plaques.

En somme, c'est là un type d'ataxie fruste (incoordination sans troubles de sensibilité) à opposer au type fruste inverse (troubles de sensibilité sans incoordination) que Charcot et Bouchard[5] ont fait connaître et dont Debove[6] a récemment publié un nouvel exemple.

[1] *Virch. Arch.*, 1863, XXVI, pag. 391 ; 1876, LXVIII ; et 1877, LXX.

[2] *Arch. of Electrol. Neurolog.*, II, 182 ; 1875.

[3] *Samml. klin. Vortr. von Volkmann*, 171. Anal. in *Centralbl. f. Nerv.*, II, 441.

[4] 52. *Versamml. d. Naturf. und Aerzte zu Baden-Baden. Centralbl. f. Nerv.*, II, 468.

[5] *Soc. de Biol.*, 1866.

[6] *Soc. méd. des Hôp.*, 27 juin 1879.

Tout était encore à faire dans l'HISTOIRE ANATOMIQUE du tabes, après le Mémoire fondamental de Duchenne. Nous avons vu qu'il était resté sur ce point dans une sage réserve.

La dégénération gélatiniforme des cordons postérieurs de la moelle avait déjà été signalée (comme fait anatomique) et montrée par Hutin en 1827, à la Société Anatomique. Monod, Ollivier (d'Angers), observèrent aussi cette lésion. Mais c'étaient là de pures curiosités anatomiques qu'on ne mettait en regard d'aucune histoire clinique.

Romberg est un des premiers qui ait signalé la lésion du tabes ; puis les observations se multiplièrent [1], mais la conclusion ne s'établit pas cependant tout de suite. En 1865 encore, dans l'article *Ataxie* du *Dictionnaire de Jaccoud*, Trousseau considère la maladie comme une névrose. Le fait de la lésion anatomique des cordons postérieurs dans l'ataxie locomotrice est aujourd'hui hors de doute ; nous discuterons plus loin les exceptions apparentes.

A l'œil nu [2], les cordons postérieurs, chez le tabétique, ont une couleur grise et une transparence spéciale que l'on apprécie bien sur une coupe transversale ou à travers la pie-mère. La pie-mère en général est épaisse et très-adhérente aux cordons malades. Elle comble souvent la scissure postérieure. « La méningite spinale postérieure, dit Vulpian, se rencontre toujours ou presque toujours dans les autopsies de tabes dorsalis. »

A l'examen microscopique [3], on peut distinguer deux degrés à la maladie : le premier est caractérisé par l'augmentation du nombre des éléments de la névroglie et la tuméfaction légère des parties malades ; le second par l'atrophie des éléments cellulaires de la névroglie, l'épaississement du tissu fibreux et l'atrophie des cordons.

Premier degré. — On peut examiner la moelle à l'état frais et dilacérée dans l'eau ; beaucoup d'éléments embryonnaires ronds sont au milieu d'une substance amorphe granuleuse. Les tubes nerveux sont conservés, ainsi que les cellules des cornes grises. Les gaînes lymphatiques des vaisseaux sont dilatées et contiennent des globules lymphatiques granuleux.

Après durcissement dans l'acide chromique, on fait des coupes que l'on colore au carmin ; les parties malades se colorent beaucoup plus, à cause du plus grand nombre d'éléments embryonnaires. On peut déjà, par ce fait, apprécier à l'œil nu l'étendue de la lésion sur une coupe.

Tandis que dans les faisceaux sains les tubes sont séparés par un réticulum très-fin, avec des éléments cellulaires rares et très-petits, dans les

[1] Il faut citer spécialement le travail publié par Bourdon et Luys dans les *Archives de Médecine*, qui précisa nettement l'anatomie pathologique de cette maladie.

[2] Voy., pour la description qui suit, Cornil et Ranvier; Vulpian, *loc. cit.*

[3] Voy. les *fig.* 5, 6 et 7 de la Pl. VII.

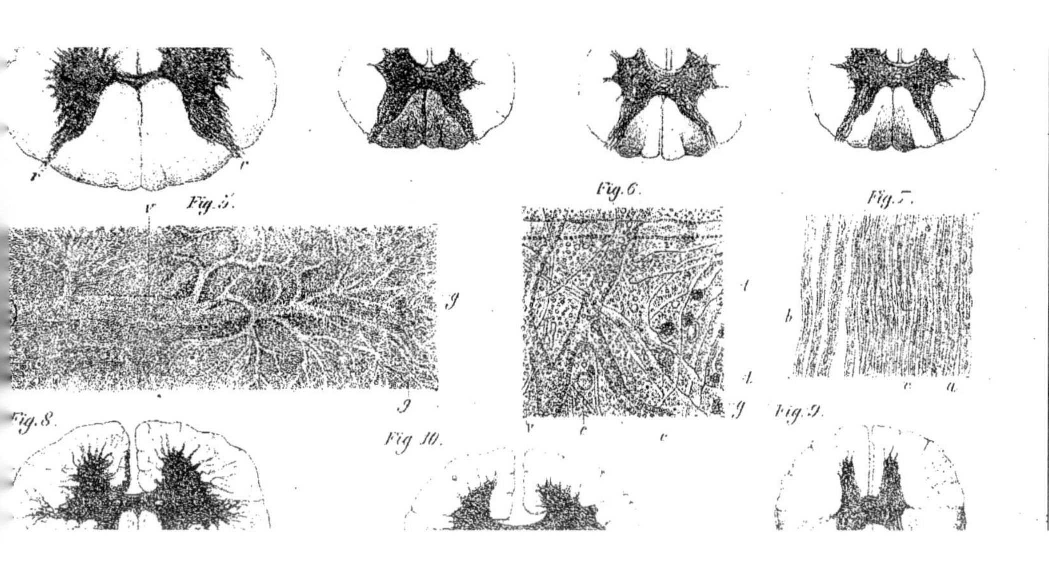
Fig. 5.
Fig. 6.
Fig. 7.
Fig. 8.
Fig. 9.
Fig 10.

faisceaux malades les tubes sont séparés par des traînées de névroglie considérables et un amas de petits éléments dont on n'aperçoit que le noyau ; les tubes ont changé de diamètre, mais sont toujours complets.

EXPLICATION DE LA PLANCHE VII.

Fig. 1. — Section transversale d'une moelle épinière saine (région cervicale); *c c*, cornes antérieures ; *r r*, racines postérieures.

Fig. 2. — Sclérose de la totalité des cordons postérieurs (faisceaux de Goll et zones radiculaires). — Ataxie locomotrice vulgaire.

Fig. 3. — Sclérose des deux zones radiculaires postérieures (les faisceaux de Goll sont respectés). — Ataxie locomotrice.

Fig. 4. — Sclérose limitée aux faisceaux de Goll (dégénération ascendante).

Fig. 5. — Dessin microscopique représentant une partie de cette altération. *c*, cellules des cornes postérieures saines; *v*, vaisseau dont les parois, dans la portion terminale, sont infiltrées d'abondantes granulations graisseuses; *g g*, corps granuleux.

Fig. 6. — Même préparation à un plus fort grossissement ; *v v*, branches vasculaires; *c c*, corpuscules dits amyloïdes ; *g g*, corps granuleux; *t*, tubes nerveux.

Fig. 7. — Dessin microscopique d'une racine postérieure permettant de suivre l'évolution du processus atrophique ; *a*, deux tubes nerveux à peine modifiés, si ce n'est par la présence de nombreux noyaux au niveau de la gaîne; *b*, tubes nerveux dont la moelle a en grande partie disparu; le cylindre axe persiste, les noyaux de la gaîne sont très-abondants ; *c*, tissu fibrillaire parsemé de noyaux oblongs ; disparition complète des tubes nerveux.

Fig. 8. — Coupe transversale de la moelle dans la région cervicale. A, dégénération du faisceau pyramidal dans un cas de lésion des centres moteurs hémisphériques ; B, dégénération du faisceau direct ; C, espace de substance blanche correspondant au faisceau cérébelleux ; D, région intermédiaire entre la corne postérieure et le faisceau pyramidal ; cette région est toujours respectée dans la génération descendante.

Fig. 9. — Coupe de la moelle épinière (région dorsale supérieure); FC, faisceau cérébelleux dégénéré au-dessus de la lésion spinale; GC, cordon de Goll.

Fig. 10. — Coupe de la moelle épinière (région cervicale). — Même signification des lettres qu'à la figure précédente.

Deuxième degré. — Les cordons postérieurs sont reliés par le tissu conjonctif de nouvelle formation, développé aux dépens de la pie-mère du sillon; le sillon est comblé par du tissu cicatriciel. En même temps il y a atrophie des cordons postérieurs, produite par la formation de ce tissu cicatriciel et l'atrophie des éléments nerveux.

A ce moment, il y a entre les tubes nerveux une grande quantité de fines fibrilles entre-croisées dans tous les sens, avec quelques noyaux ovoïdes, atrophiés et rares. Les tubes nerveux se retrouvent toujours ; seulement la myéline disparaît, et dans les cas avancés ils se trouvent réduits au cylindre axe.

En même temps, il y a épaississement des parois des capillaires et des petits vaisseaux : prolifération des éléments de la paroi et diminution du calibre[1]. Un grand nombre de corpuscules amyloïdes le long du vaisseau dans la névroglie.

La pie-mère qui enveloppe les cordons postérieurs est le siége d'une inflammation chronique ; elle est épaissie et très-adhérente à la moelle.

Cette lésion des cordons postérieurs est en général surtout accentuée à la région lombaire ; elle va en s'atténuant vers les régions supérieures.

La lésion existe dans la maladie avant l'apparition clinique de l'incoordination motrice, dès la première période des douleurs fulgurantes. Ainsi, dans un fait de Charcot et Bouchard (1866) et dans un autre de Debove (1879), il n'y avait eu que des douleurs fulgurantes sans ataxie, et l'on observa une lésion scléreuse commençante des cordons postérieurs.

A cette période, la lésion des cordons existe seule : c'est la lésion primitive. Plus tard, il y a une lésion atrophique des racines postérieures. Divers auteurs, Vulpian entre autres, ont bien étudié cette lésion des racines entre la moelle et le ganglion ; le nerf est intact au-delà du ganglion. Ce sont là des faits tout différents de ceux de Waller, qui coupe un nerf entre le ganglion et la moelle, et voit l'altération porter seulement sur le bout séparé du ganglion. Ici, c'est une propagation réelle de la lésion de la moelle aux racines postérieures jusqu'au ganglion.

L'atrophie peut être telle que les racines postérieures, au lieu d'être le double des racines antérieures, sont la moitié de celles-ci ou même moins ; elles sont en même temps transparentes.

C'est là une lésion secondaire ; on ne la trouve pas dans les cas au début, comme celui de Charcot et Bouchard.

L'ordre de succession des lésions, que nous exposions ainsi dans notre première édition, en nous basant surtout sur le fait de Charcot et Bouchard, n'est pas admis par tout le monde.

Vulpian notamment a fait des objections sérieuses à cette manière de voir.

Il se base surtout sur ce que l'on observe dans les dégénérescences Wallériennes. Quand une racine postérieure est coupée, c'est le ganglion qui est centre trophique; l'altération ne progresse donc jamais du centre à la périphérie, comme on le suppose ici pour l'ataxie.

[1] Ordonez a exagéré l'importance de ces lésions vasculaires quand il a voulu en faire l'altération primitive dans le tabes.

On pourrait répondre à cela que rien ne prouve l'assimilation entre la lésion de l'ataxie et la section de la racine postérieure. Cependant je ne fais aucune difficulté d'admettre que la lésion puisse débuter à la fois et indépendamment dans les racines postérieures et dans les cordons postérieurs.

Cette manière de voir est du reste corroborée par la connaissance de ce qui se passe pour les nerfs crâniens.

Il faut rappeler en effet, pour compléter ce tableau anatomique, que les nerfs optiques et les bandelettes peuvent être le siége d'une lésion analogue susceptible de s'étendre jusqu'aux tubercules quadrijumeaux. Cette lésion suit une marche inverse de celle de la lésion spinale ; elle progresse de la périphérie vers le centre.

Althaus[1] a de même décrit, dans le tabes, une névrite du nerf olfactif et une névrite du nerf auditif dans des faits analogues à ceux qu'avait observés Pierret et dont nous avons parlé.

On peut mieux préciser le siége de la lésion dans les cordons postérieurs[2].

Trousseau objectait aux anatomistes des faits de lésion des cordons postérieurs sans ataxie. Ces faits existent en effet. Ainsi, une lésion de la moelle, une compression de cet organe par le mal de Pott, peut entraîner une lésion secondaire qui rappelle les lésions consécutives aux altérations de la capsule interne. Seulement, ici ces lésions sont ascendantes et elles occupent les cordons postérieurs. Eh bien ! dans ces cas-là, quoique les cordons postérieurs soient atteints, il n'y a ni ataxie ni douleurs fulgurantes.

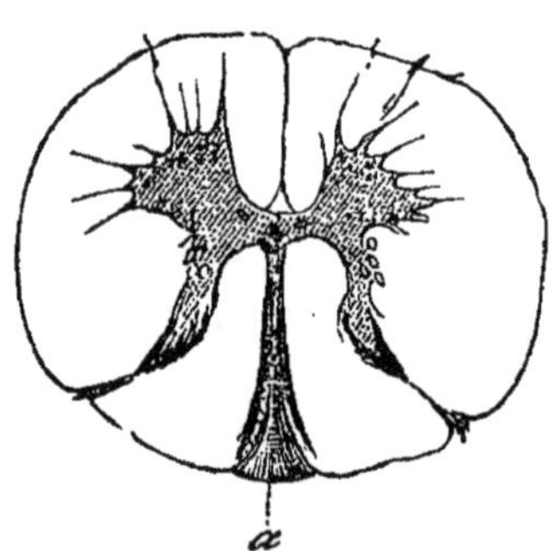

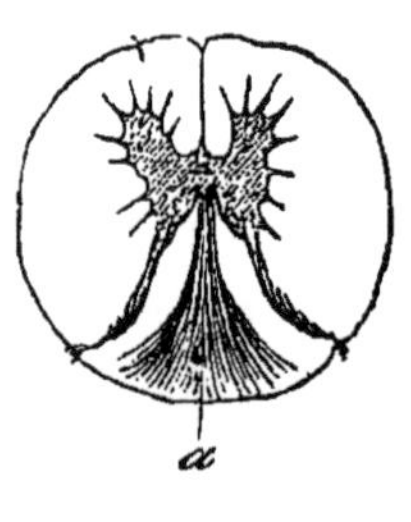

SCLÉROSE LIMITÉE AUX CORDONS DE GOLL.

Fig. 21. Région cervicale. — **Fig. 22.** Région dorsale.

[1] *D. Arch. f. klin. Med.*, XXIII, 5 et 6.

[2] Voy. Charcot; *Leç. sur les mal. du Syst. nerv.*, tom. II. — Pierret ; *Arch. de Physiol.*, 1872, 1873.

Les travaux de Pierret ont expliqué cette apparente contradiction : la lésion caractéristique de l'ataxie occupe la partie externe des cordons postérieurs (zones radiculaires postérieures), tandis que la lésion ascendante consécutive à la compression de la moelle occupe au contraire la partie interne de ces faisceaux[1] (cordons de Goll).

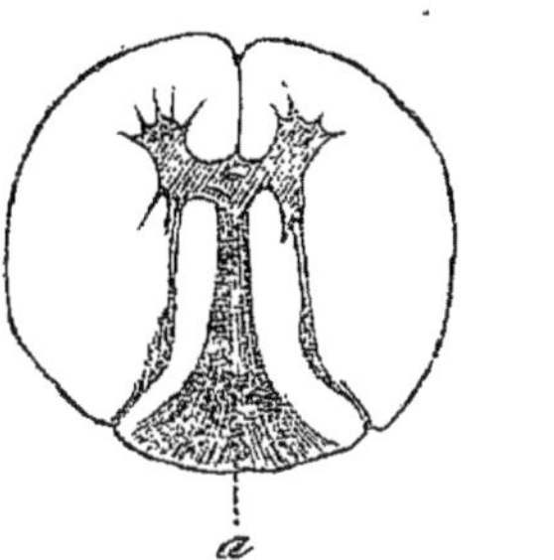

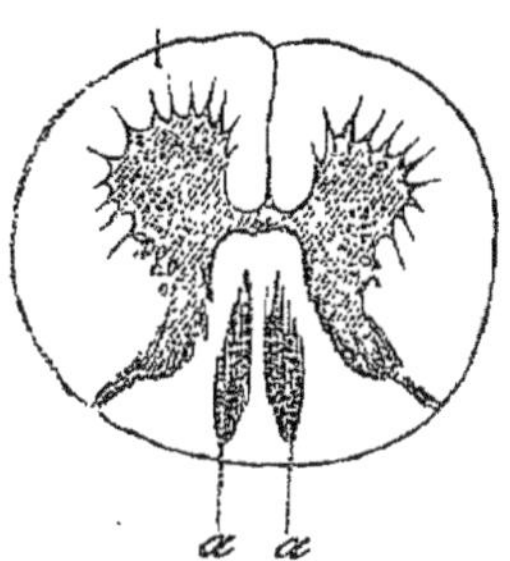

SCLÉROSE LIMITÉE AUX CORDONS DE GOLL.

Fig. 23. Coupe faite au niveau de la douzième vertèbre dorsale. — **Fig. 24.** Partie supérieure du renflement lombaire. (Ces quatre figures sont empruntées aux *Arch. de Physiol.*)

Ce n'est pas à dire que dans le tabes on ne trouve que la lésion essentielle, primitive ; secondairement il peut se développer et il se développe souvent une lésion postérieure et accessoire des cordons de Goll.

A l'appui de cette opinion, Pierret cite d'abord des faits comme le suivant. Dans un cas d'ataxie à forme dorso-lombaire, les symptômes sont limités aux membres inférieurs ; à l'autopsie, les faisceaux postérieurs sont atteints dans toute leur épaisseur à la région lombaire, mais, en s'élevant, la lésion des zones radiculaires s'atténue et disparaît rapidement ; au-dessus de la sixième paire dorsale, les cordons de Goll sont seuls altérés. Cette lésion des cordons de Goll s'étend jusqu'au *calamus scriptorius*. Dans ce fait très-remarquable, on ne voit la lésion des zones radiculaires que dans les régions correspondantes aux symptômes cliniques ; au-dessus, les cordons de Goll sont encore atteints : il n'y a plus ni ataxie ni douleurs fulgurantes[2]. La conclusion paraît déjà légitime : c'est la lésion des zones radicu-

[1] Les *fig.* 21 à 24 montrent, d'après Pierret, une sclérose limitée aux cordons de Goll, la lésion qui n'entraîne pas l'ataxie. — Voy. aussi les *fig.* 1, 2, 3 et 4 de la Pl. VII.

[2] Nous venons d'observer tout récemment, à l'Hôpital-Général, un fait absolument semblable à celui-là. A l'autopsie d'un malade chez lequel l'ataxie était absolument limitée aux membres inférieurs, on voyait très-nettement à l'œil nu l'altération occuper toute la partie comprise entre les cornes postérieures au-dessous du renflement brachial ; mais au renflement et à la région cervicale, on ne trouvait plus que le triangle médian altéré, séparé des cornes postérieures par une zone blanche intacte représentant les zones radiculaires postérieures.

laires postérieures qui est la lésion du tabes ; l'altération des cordons de Goll est une lésion secondaire, entièrement accessoire.

Cette conclusion est confirmée par un second fait dans lequel les membres supérieurs étaient le siége de l'ataxie, et qui présentait une lésion des bandelettes externes à ce niveau.

Enfin, Pierret a observé un cas d'ataxie locomotrice avec lésion des seules bandelettes externes et un cas de lésion primitive des cordons de Goll sans ataxie. Ducastel a relaté aussi un fait de ce dernier genre.

La démonstration est donc complète : la lésion essentielle fondamentale du tabes ne siége pas dans tout le cordon postérieur, mais spécialement dans les bandelettes externes de ce cordon ou zones radiculaires postérieures. La lésion de la partie interne (cordons de Goll) peut manquer, et, quand elle existe, elle n'est que secondaire et n'intervient pas dans l'histoire clinique de l'ataxie locomotrice proprement dite.

Pierret a complété ces importantes recherches par de nouveaux travaux[1].

Les cordons de Goll sont de simples commissures, mais les zones radiculaires sont au contraire l'aboutissant des racines postérieures qui s'élèvent à des hauteurs différentes. Où se rendent ensuite ces racines ? Ni dans les cellules des cornes antérieures, ni dans celles de la substance de Rolando. Les paires lombaires et les paires dorsales se rendraient, d'après Pierret, à la région dorsale dans les cellules de Clarke. Au-dessus, les mêmes centres seraient dans les corps restiformes et se relieraient ainsi jusqu'au noyau du trijumeau. Tout ce système sensitif est confiné dans l'aire des zones radiculaires postérieures.

La lésion essentielle du *tabes dorsalis* est l'inflammation chronique de ce système sensitif. Pierret a en effet observé souvent la sclérose des colonnes de Clarke ; Hayem et lui ont montré, de plus, que dans les formes céphaliques on trouve une lésion analogue dans les corps restiformes et au niveau de l'origine du trijumeau, dans le prolongement bulbaire de ce grand système sensitif.

Ce sont là des faits dont on ne peut méconnaître tout l'intérêt. Pierret en a tiré toute une théorie de l'ataxie elle-même, que nous allons retrouver dans le paragraphe suivant.

Physiologie pathologique.— Les troubles de sensibilité (douleurs fulgurantes, anesthésie) sont faciles à mettre en rapport avec l'altération, que nous venons de décrire, du système spinal postérieur. Mais il n'en est pas de même de l'incoordination motrice. Un grand désaccord règne encore sur la pathogénie de ce symptôme capital.

Nous devons résumer les principales théories proposées.

[1] *Acad. des Sc.*, novembre 1876.— Thèse citée. — *Rev. mens. de Méd. et de Chir.*, loc. cit.

Nous trouvons d'abord la théorie *sensitive*, défendue par deux hommes éminents, Vulpian (1862) et Leyden (1863) : l'anesthésie, et non pas seulement l'anesthésie cutanée, mais aussi et surtout l'abolition de la sensibilité musculaire, sont la cause de l'incoordination motrice.

Voici les faits physiologiques sur lesquels s'appuie cette théorie.

« Des expériences, dit Vulpian[1], instituées d'abord par Van Deen, répétées depuis par Longet, par Cl. Bernard, par M. Brown-Sequard, que j'ai faites aussi, montrent bien toute l'influence qu'exerce la sensibilité des membres sur leurs mouvements. Si l'on coupe, sur une grenouille, toutes les racines postérieures des nerfs destinés à l'un des membres postérieurs, on voit que les mouvements de ce membre cessent de se produire comme dans l'état normal, en parfaite harmonie avec ceux de l'autre membre postérieur, pour les mouvements de nage et de saut. La marche elle-même ne s'exécute plus avec une entière régularité. C'est dans les mouvements de saut que la modification est surtout considérable. Le membre, devenu insensible, s'étend, pour propulser l'animal, avec une énergie en apparence égale à celle de l'autre membre ; mais il n'est pas en général ramené à l'attitude normale avec la même rapidité, la même ponctualité que l'autre ; il reste en retard, ou même demeure étendu pendant assez longtemps, principalement si l'animal ne cherche pas à faire tout aussitôt un second mouvement de saut. Si l'on tient entre les doigts la partie antérieure du corps d'une grenouille sur laquelle on vient de faire la section des racines sensitives des nerfs d'un des membres postérieurs, on voit l'animal faire des mouvements pour se dégager. Le membre postérieur du côté où les racines sont restées intactes vient seul, comme l'a indiqué Cl. Bernard, s'appuyer par le pied sur les doigts qui tiennent l'animal et cherche à les repousser ; l'autre membre postérieur se meut aussi, mais d'une façon irrégulière et sans arriver à atteindre les doigts. Si les racines postérieures sont coupées des deux côtés, tous les mouvements des membres postérieurs perdent leur régularité : la grenouille ne nage plus d'une façon coordonnée; elle ne peut plus sauter qu'avec difficulté, mais elle marche comme les crapauds. Si l'on a sectionné les racines postérieures des nerfs des quatre membres, la grenouille, mise dans l'eau, ne nage plus spontanément; si on l'excite, elle fait des mouvements désordonnés sans parvenir non plus à nager. Sur les chiens, on peut encore faire des observations analogues...

» Des expériences ont même été faites sur l'homme en anesthésiant la plante des pieds. Vierordt et Heyd ont employé le chloroforme ou la glace pour obtenir cette anesthésie. Heyd, se soumettant lui-même à l'expérience, oscillait dans une certaine mesure lorsqu'il marchait les yeux fermés ; il comparait ces oscillations à celles qui avaient lieu lorsque la plante des pieds demeurait sensible. La comparaison se faisait par la méthode de l'en-

[1] *Mal. du Syst. nerv.*, pag. 499.

registrement. Un pinceau était fixé à la tête de l'expérimentateur et une plaque de verre noirci avec de la suie était maintenue en contact avec le pinceau. L'amplitude des oscillations augmentait dans une forte proportion quand la plante des pieds était anesthésiée. M. Rosenthal a répété ces expériences sur un jeune homme bien portant; l'anesthésie plantaire était produite par des pulvérisations d'éther et de chloroforme : les résultats ont été les mêmes. Il a vu aussi l'incertitude de la station augmenter beaucoup chez un ataxique dont la sensibilité plantaire, déjà diminuée, était engourdie par le même procédé...»

Cette théorie, séduisante en elle-même, soulève des objections. D'abord l'ataxie n'est pas toujours en rapport avec l'anesthésie : tel malade a une insensibilité plus développée que son incoordination, ou réciproquement. De plus, l'anesthésie peut n'exister qu'aux membres inférieurs, alors que l'incoordination a déjà envahi les membres supérieurs. — Il y a même des cas (notamment dans l'ataxie héréditaire de Friedreich) dans lesquels les troubles de la sensibilité sont presque nuls et où l'ataxie est cependant très-bien marquée. — Inversement, il y a des hystériques, et peut-être aussi des saturnins, qui ont des anesthésies tout aussi complètes que les ataxiques et qui ne présentent cependant pas d'incoordination. De plus, même dans les cas types qu'invoquent Leyden et Vulpian, l'anesthésie peut expliquer l'ataxie quand les yeux sont fermés, mais elle n'explique pas la persistance, même atténuée, du phénomène quand les yeux sont ouverts, chose que l'on observe cependant presque toujours.

Enfin Berger a signalé tout récemment[1] des faits très-curieux qui ruinent la théorie sensitive de l'ataxie. Il a vu dans plusieurs cas l'anesthésie disparaître à un certain moment de la maladie, malgré la continuation normale et l'aggravation progressive du tabes. La sensibilité redevient normale, et cela non-seulement à la peau, mais dans les parties profondes, et cependant la maladie suit son évolution ; dans deux cas, on a fait même l'autopsie et constaté la lésion des cordons postérieurs.

Si ces faits se confirment, ils auront une grande valeur pour la physiologie pathologique du tabes.

Quoi qu'il en soit, je ne crois pas qu'on puisse attribuer l'ataxie à la perte de la sensibilité *consciente*, à l'abolition des perceptions sensibles. Mais on peut dire alors que la cause de l'ataxie est la perte de la sensibilité *réflexe*, inconsciente de la moelle.

Les expériences faites sur l'homme par anesthésie plantaire artificielle ne peuvent plus étayer cette théorie ; cependant Vulpian, qui les cite, admet au fond cette perte de sensibilité réflexe. Il fait remarquer que les phénomènes constatés chez les animaux après la section des racines postérieures se produisent encore alors même que l'encéphale a été enlevé, et plus loin

[1] *Centralbl. f. Nerv.*, 1880, 5, 73.

il dit textuellement : « Dans le *tabes dorsalis*,.. il peut y avoir abolition des impressions qui viennent de la périphérie et qui mettent en jeu d'une façon combinée, adaptée, et *par un mécanisme réflexe* des plus remarquables, les divers groupes de cellules médullaires dont le concours est nécessaire à l'exécution de tels ou tels mouvements. »

Cette théorie réflexe, assez différente de la théorie sensitive proprement dite, a été également adoptée en dernier lieu par Leyden[1]. C'est celle que Brown-Sequard avait déjà formulée. Pour lui, les cordons postérieurs sont les principaux moyens de transmission des excitations donnant naissance aux mouvements réflexes, qui sont indispensables à la marche et à la station. C'est aussi là, dans un certain sens, la théorie adoptée par Jaccoud, Carré, Cyon, etc.

Nous ferons deux objections à cette manière de voir : d'abord les réflexes en général ne sont pas toujours abolis dans le tabes ; le reflexe tendineux est le plus souvent supprimé ; on peut en conclure que *certains* réflexes sont supprimés ; et voilà tout. En second lieu, d'autres maladies altèrent l'activité réflexe de la moelle (lésions de la substance grise, des cordons latéraux) et ne s'accompagnent nullement d'incoordination motrice.

Il faut donc admettre qu'il y a dans le tabes *abolition d'une espèce particulière de réflexes en rapport avec la coordination* abolition en rapport avec les *lésions d'une partie spéciale de la moelle.* Mais alors ce n'est plus expliquer l'ataxie par les troubles ordinaires de sensibilité consciente ou réflexe ; c'est rentrer dans les théories, dont nous n'avons pas encore parlé, qui admettent que l'ataxie est un trouble *moteur* indépendant, un *trouble de coordination direct.*

C'est l'avis auquel Duchenne s'était rattaché après avoir abandonné l'idée du cervelet. C'est la théorie défendue aujourd'hui par Friedreich et par Erb.

Je ferai remarquer seulement qu'on n'est pas très-avancé après avoir accepté cette théorie. Il faut encore savoir comment cette puissance coordinatrice de la moelle s'exerce ; quel est le mécanisme de production de l'ataxie. Pour trancher ce dernier point, nous trouvons alors trois théories reposant toutes sur la considération, non plus de la sensibilité mais de la motilité et attribuant l'ataxie, soit à des paralysies (Pierret), soit à des contractures (Onimus), soit à des troubles dans la tonicité musculaire (Clarke, Debove, etc.).

Pierret a fait d'abord remarquer que les paralysies transitoires existent dans l'ataxie, non-seulement du côté des yeux, mais du côté des membres ; c'est un élément qu'on néglige trop. « Tantôt c'est une jambe qui est devenue

[1] Erb. *Krankh. d. Rück.*, pag. 171.

paresseuse, dit-il, tantôt ce sont les deux derniers doigts de la main qui n'obéissent que paresseusement à la volonté. Une hémiplégie subite peut marquer le début de la maladie. Friedreich a noté la paralysie des adducteurs de la cuisse. Carre, dans son Observation xxx, note la paralysie des muscles sacro-lombaires. Dans notre Observation v, on voit une paralysie du muscles azygos de la luette. Trousseau a signalé la paralysie transitoire de la langue comme un phénomène fréquent du début de l'affection. Tous les muscles moteurs de l'œil peuvent être affectés. Concluons donc que dans le cours de l'ataxie tous les muscles peuvent être le siége de paralysies dont le caractère est d'être transitoires et peu accentuées. »

On peut rapprocher ces parésies des paralysies réflexes par excitation des nerfs sensitifs. Les physiologistes ont vu que, quand on coupe les racines postérieures, les muscles innervés par les racines antérieures correspondantes perdent beaucoup de leur irritabilité. Brown-Sequard a bien étudié ces paralysies réflexes : une irritation centripète siégeant en dehors du nerf sensible ou sur ce nerf agit sur les éléments moteurs de la moelle et détermine des paralysies.

Le trijumeau peut et doit être considéré, dans sa partie sensitive, comme représentant plusieurs racines postérieures dont les racines motrices seraient les nerfs moteurs de l'œil, pathétique, masticateur, facial, etc.

Or, dans les névralgies de la face avec ou sans zona, on a noté la paralysie du moteur oculaire commun exactement comme dans l'ataxie locomotrice : Duncan, cité par Hybord, a observé un herpès dorso-pectoral avec hémiplégie transitoire du côté correspondant ; Greenhoogh un zona cervical avec une paralysie faciale. On observe de même la paralysie motrice du trijumeau dans l'hémiatrophie de la face, qui est probablement une affection du trijumeau sensitif.

Les paralysies transitoires des tabétiques seraient du même ordre et se rapporteraient ainsi à la lésion du système sensitif.

Cela posé, Pierret rapproche l'incoordination motrice elle-même de ces parésies.

C'est un fait étrange, dit-il, « que dans la même maladie, les muscles des yeux, les plus réguliers de l'organisme, se paralysent, tandis que les muscles des membres deviennent, comme on dit, incoordonnés. Pour nous, il nous semble que les muscles des yeux doivent rentrer dans la loi commune, et même qu'ils peuvent servir à étudier et à interpréter les lois de l'ataxie du mouvement ».

Dans les membres, « l'insuffisance d'un muscle assez volumineux est incapable de se traduire dans l'attitude par une déformation appréciable ; mais, dès qu'il est fait une tentative de mouvement dans lequel le muscle parétique est l'antagoniste d'un muscle sain, celui-ci l'emporte sur l'autre et le mouvement dépasse le but ». L'ataxie motrice serait la conséquence de la parésie des antagonistes.

Onimus a formulé une théorie qui est la contre-partie de celle de Pierret : il rapporte l'incoordination motrice à des contractures.

« Dans l'ataxie locomotrice, dit-il [1], nous avons observé des contractures incontestables, et nous sommes persuadé que la contracture joue un très-grand rôle dans l'incoordination des mouvements chez les malades... On n'a guère insisté sur ces roideurs chez les ataxiques, mais il est certain pour nous qu'on doit les trouver chez tous ceux qui sont malades depuis quelque temps et qui ont des mouvements incoordonnés; nous les avons toujours observées depuis que notre attention est attirée sur ce point... Elles limitent les mouvements volontaires et empêchent la coordination des mouvements. Ainsi, pour le pied, l'élévation de la pointe du pied ne se fait jamais nettement et surtout ne peut se maintenir longtemps, à cause de l'état de contracture des muscles de la partie postérieure. C'est probablement aussi à cette cause qu'est due la marche des ataxiques et surtout la manière caractéristique dont ils appliquent la pointe du pied sur le sol... La diplopie chez les ataxiques est également le résultat de cette influence, et nous croyons que les muscles de l'œil sont atteints dans ces cas, non de paralysie réelle, mais bien de contractures. »

Les deux théories d'Onimus et de Pierret ne me paraissent pas contradictoires. Elles s'appliquent non-seulement à des phases différentes de la maladie, mais aussi et surtout à des sujets différents.

Il y a des ataxiques à forme tonique ou spastique et des ataxiques à forme paralytique. Nous ne voyons donc aucune difficulté à admettre les deux manières de voir de Pierret et d'Onimus, en enlevant à chacune d'elles le caractère absolu, qui est une exagération.

Debove et Boudet ont enfin insisté, dans ces derniers temps, sur les troubles que présente le tonus musculaire chez les ataxiques. Voici les conclusions de leur travail [2] :

« La tonicité musculaire des tabétiques est profondément modifiée.

» M. Tschiriew a soutenu qu'elle était diminuée d'une façon générale. Nous l'avons trouvée conservée dans nombre de muscles, et nous avons surtout été frappés par son inégalité dans les divers groupes musculaires d'un même membre. On peut reconnaître ces différences par le palper, l'auscultation et l'étude de la secousse musculaire.

» Chez la plupart des ataxiques, on constate, au toucher, que les muscles d'un même membre présentent une consistance inégale, ce qui paraît devoir être attribué à une diminution de tonicité de certains d'entre eux.

» En examinant les mêmes muscles à l'aide du myophone imaginé par l'un de nous [3], nous avons pu saisir de grandes variations dans la tonalité, et

[1] Art. *Contractures*, in *Dictionn. encycl.*, pag. 83.

[2] *Soc. de Biol.*, 14 février 1880.

[3] Voy. la description de ce myophone dans notre Chronique mensuelle, *Montp. médical*, avril 1880.

surtout dans l'intensité du bruit musculaire. Or, le bruit musculaire étant dû au tonus, nous nous sommes crus autorisés à conclure que ce dernier était très-inégal chez les ataxiques.

»Par l'étude de la secousse musculaire faite à l'aide des appareils enregistreurs, nous avons reconnu que le temps perdu varie d'un groupe musculaire à l'autre, et que les variations sont plus accentuées qu'à l'état physiologique.

»Ces diverses recherches nous ont fait admettre chez les ataxiques une très-grande inégalité de la tonicité musculaire, et cette inégalité nous paraît être la cause de l'incoordination motrice.»

Ainsi, le tonus musculaire serait modifié et inégalement modifié dans l'ataxie locomotrice : conservé ici, diminué là ; nous ajouterions volontiers : augmenté ailleurs.

Nous ferons encore remarquer que cette théorie n'est pas en contradiction avec celles d'Onimus et de Pierret. Le tonus diminué dans certains muscles va à la parésie de Pierret, et le tonus augmenté dans certains autres ou chez d'autres sujets constitue la contracture d'Onimus.

En résumé, on voit que la théorie de l'ataxie n'est pas encore établie hors de toute contestation. Voici tout ce que nous croyons pouvoir dire actuellement.

L'ataxie n'est un effet *banal* et ordinaire, ni de l'anesthésie consciente, ni de l'anesthésie réflexe, ni de la paralysie, ni de la contracture. C'est un trouble moteur dépendant de tous ces éléments particuliers, mais spécial et caractérisé dans son point de départ et dans ses allures.

Toute contraction musculaire exige une intervention spinale, une coordination médullaire. Les lésions du système spinal postérieur altèrent cette coordination spinale. L'ataxie se produit dans ces cas, soit par des paralysies isolées, soit par des contractures disséminées ; peut-être par l'un ou l'autre de ces processus, suivant les cas.

En fait, nous revenons ainsi à la simple notion de Duchenne, qui voyait dans l'ataxie un trouble moteur spécial : c'est un trouble de coordination, directement sous la dépendance de l'altération des faisceaux postérieurs.

Nous n'avons parlé que des cas types et n'avons cherché à interpréter que l'incoordination. Il faut dire encore un mot des *complications anatomiques* que peut présenter le tabes.

Ainsi, on observe quelquefois, dans cette maladie, de l'atrophie musculaire ; dans ces cas, il y a une lésion des cornes antérieures. Tels sont les faits de Pierret (1870) et Voisin (1875).

[1] Cette théorie est analogue à celle de Lockart Clarke (Hammond ; *Malad. du Syst. nerv.*, édit. franç., pag. 705).

On a également cité des cas de complication de la sclérose postérieure par une sclérose latérale. Nous citerons les observations récentes de Barbesiu[1], Westphal[2] et Schultze[3].

Ce dernier auteur a également vu l'ataxie locomotrice compliquée de sclérose en plaques[4]. Nous étudierons plus tard ses rapports avec la paralysie générale.

Dans tous ces cas, les symptômes de ces diverses lésions se superposent.

Les arthropathies tiennent-elles à l'altération des cordons postérieurs ou à une lésion des cornes antérieures ? Les faits ne sont pas encore démonstratifs. Michel[5] a réuni sept autopsies de tabétiques avec arthropathies et examen de la moelle. En voici les résultats : 1. Charcot et Joffroy[6] : ataxie locomotrice avec arthropathie de l'épaule gauche ; lésions ordinaires et en plus lésion atrophique de la corne antérieure gauche, dans les deux tiers inférieurs du renflement cervical. — 2. Pierret[7] : arthropathie du genou gauche ; atrophie considérable de la corne antérieure gauche, entre la onzième et la douzième paire dorsales. — 3. Liouville[8] : lésion, mais insuffisamment précise. — 4. Liouville et Heydenreich : lésion, mais plus vague encore. — 5. Bourceret et Coyne (1875) : aucune lésion des cornes antérieures. — 6 et 7. Raymond[9] : aucune lésion non plus.

Michel fait remarquer en même temps que les arthropathies sont rares dans les autres maladies des cornes antérieures : on n'en connaît qu'un cas dans la paralysie infantile, et, si les observations sont plus nombreuses pour l'atrophie musculaire progressive, elles y sont cependant encore rares.

Il faut donc conclure, au moins, que la question est encore en litige.

Voilà l'histoire clinique de la maladie complétée par l'histoire anatomique. Quelle conclusion pouvons-nous tirer sur la nature du tabes ?

Il ne faut pas trop se laisser aller à appeler cette maladie la sclérose des cordons postérieurs. C'est là certainement la lésion principale. Mais tout ne s'explique pas par cette lésion ni par l'extension naturelle de cette lésion. Une lésion bien importante et du début est celle des nerfs optiques, qui marche de la périphérie vers le centre.

L'ataxie locomotrice n'est donc pas une maladie locale : c'est une maladie générale. C'est un type clinique qui ne peut pas être défini par la lésion des

1 *Centralbl. f. Nerv.*, 1879, 10, 228.
2 *Ibid.*, 1879, 17, 392.
3 *Arch. f. pathol. Anat.*, LXXIX, I. *Centralbl. f. Nerv.* III, 177.
4 *Centralbl. f. Nerv.*, 1879, 12, 274.
5 *Gaz. hebdom.*, 1877, n° 22, et Thèse citée.
6 *Arch. de Physiol.*, 1870.
7 *Ibid.*, 1870.
8 *Soc. Anat.*, 1874.
9 Thèse de Blum, 1875.

cordons postérieurs et auquel il vaut beaucoup mieux conserver le nom clinique d'ataxie locomotrice progressive ou de tabes dorsal.

C'est là tout ce qu'on peut dire pour le moment. Nous reviendrons plus tard sur les analogies que présente cette maladie avec les autres grandes maladies cérébro-spinales, comme la paralysie générale et la sclérose en plaques.

Le Diagnostic est quelquefois difficile, surtout dans les cas incomplets.

A la première période, les phénomènes oculaires peuvent faire croire à une tumeur cérébrale : la céphalalgie, les poussées congestives cérébrales, l'absence de douleurs fulgurantes, feront plutôt penser à la tumeur. Les douleurs fulgurantes ont notamment une grande importance séméiologique.

Il ne faut pas aussi confondre ces douleurs avec le rhumatisme ; le type de fulguration, les troubles oculaires, etc., ne se trouvent que dans l'ataxie.

A la deuxième période, le fait important à noter est la conservation de la force musculaire, qui distingue cette maladie de toutes les paralysies ; les mouvements dans le lit sont encore vigoureux, on peut peser sur les épaules du malade, qui résiste, etc.

On analysera ensuite l'incoordination et les anesthésies ; on distinguera l'ataxie vraie des troubles moteurs dus à l'anesthésie elle-même, par ce fait que l'incoordination du tabétique persiste, quoique diminuée, quand le malade regarde ses pieds.

Des troubles moteurs analogues se trouvent dans les lésions du cervelet ; mais il y a alors des vertiges, des vomissements, de la céphalalgie, qui n'existent pas dans l'ataxie, etc., etc.

Le Pronostic est très-grave : la maladie est incurable, mais la Durée peut être très-longue et est difficile à prévoir.

Pour la Marche, on admet les trois périodes que nous avons indiquées, avec une durée très-variable pour chacune. Il y a des cas où la première période dure dix-huit ans ; il y a des cas qui ne se composent que de la première période ; tout est possible et a été observé sous ce rapport.

La Terminaison est la mort, qui peut arriver dans le marasme, par la progression même de la maladie, par les phénomènes bulbaires, par une myélite subaiguë ou aiguë, ou par toute autre maladie intercurrente.

Le Traitement est difficile à instituer et les résultats malaisés à apprécier, à cause de la bizarrerie de la marche de la maladie. Il n'y a pas de remède spécifique ; tous les médicaments enregistrent des succès à leur actif.

Oulmont s'est bien trouvé des bains sulfureux ; Bourguignon vante l'hydrothérapie, que nous avons vue, en effet, donner de bons résultats entre les mains de M. le professeur Combal. Eulenburg préconise le nitrate d'argent, qui a fourni aussi à d'autres quelques succès relatifs.

Dans les périodes d'activité, de poussées médullaires, on emploie les révulsifs le long de la colonne vertébrale : vésicatoire, moxas, cautères, etc.

« Repoussant l'emploi des révulsifs, peu confiant dans l'efficacité des médicaments internes, Leyden préconise les bains chauds, simples ou associés à divers principes médicamenteux (bourgeons de sapin, fer, etc.); mais avant tout, convaincu du rôle considérable que jouent les refroidissements dans l'étiologie de cette affection, il recommande les plus grandes précautions à ce point de vue; enfin, il prescrit l'exercice musculaire aussi prolongé que cela est possible[1]. »

Onimus recommande l'électrisation de la moelle par les courants continus. « Des recherches faites sur un grand nombre de malades nous ont démontré, dit-il, qu'on pouvait obtenir une grande amélioration dans la plupart des cas par l'emploi des courants continus, et souvent la maladie semble enrayée dans sa marche progressive.

» Mais ici, plus que dans toute autre affection, il est nécessaire de s'occuper de la direction du courant et de la région que l'on doit électriser. L'électrisation des nerfs périphériques est, en effet, au moins inutile ; c'est sur le système nerveux central, c'est sur la moelle, que l'on devra toujours agir. Il est important d'employer un courant ascendant, c'est-à-dire de placer le pôle positif à la partie inférieure, et le pôle négatif à la partie supérieure de la colonne vertébrale. Si l'on oublie cette règle, on voit souvent les douleurs des membres reparaître et même augmenter. On emploiera de trente à quarante éléments, et la séance ne durera pas plus de dix minutes. Les effets plus appréciables de ce traitement sont la diminution des douleurs et des phénomènes morbides du côté de la vessie. Dans les cas de faiblesse considérable des jambes, avec tendance atrophique des muscles, on pourra employer un courant descendant, appliquer le pôle positif sur les vertèbres dorsales et le pôle négatif sur les vertèbres sacrées, un peu en dehors de la colonne vertébrale. Mais, même dans ces cas, il n'est jamais utile d'agir sur les filets terminaux des nerfs de la jambe. Il faut se garder d'électriser pendant les poussées congestives[2]. »

Langenbuch [3] a publié un cas curieux qu'il aurait guéri par l'extension des gros troncs nerveux. On vit ainsi disparaître non-seulement les douleurs, qui étaient jusque-là très-vives, mais même les anesthésies et l'incoordination motrice.

Je crois ce fait encore unique[4].

[1] *Rev. des Sc. méd.*, tom. IX, pag. 575.

[2] *Guide pratique d'électrothérapie*, pag. 164.

[3] *Centralbl. f. Nerv.*, II, 554.

[4] Esmarch a fait connaître un fait du même ordre, mais plus curieux encore, dans lequel l'élongation des nerfs dans le creux axillaire (!) guérit les douleurs et l'ataxie même dans les jambes (! ? !) *D. med. Wochenschr.*, 1880, 19. — *Centralbl. f. Nerv.*, III, 195.

Hammond donne, à la première période des douleurs fulgurantes, l'ergot de seigle, soit seul, soit avec le bromure de potassium et le nitrate d'argent, quand l'incoordination motrice est très-accusée. Le même auteur s'est également bien trouvé, contre les douleurs fulgurantes, du cautère actuel appliqué sur la colonne vertébrale.

Un certain nombre d'eaux minérales ont été recommandées : ainsi, Balaruc a enregistré des succès. Fonssagrives préconise l'eau de Balaruc prise seulement en boisson; de cette manière, cette eau serait presque un spécifique de la sclérose spinale. C'est là un fait encore à l'étude, parce qu'il est fort difficile de faire suivre ce traitement aux malades. L'ancien inspecteur de cette station m'a dit lui-même combien il était malaisé d'astreindre les sujets à une médication qui leur paraît réduite, et de les empêcher de boire comme tout le monde.

Il me reste à parler de La Malou, qui me paraît avoir dans l'espèce une valeur beaucoup plus grande et qu'il faut tout particulièrement connaître, comme Balaruc.

Les sources de La Malou, situées dans le département de l'Hérault, près de Bédarieux, sont connues depuis longtemps, probablement depuis le XIe siècle; l'établissement thermal aurait été établi au XVIIe siècle par le seigneur du Poujol. C'est par les travaux du professeur Dupré et du docteur Privat[1], ancien inspecteur, que ces Eaux ont été scientifiquement étudiées, et que je vais les faire connaître.

La source de La Malou le Bas est la plus importante; il y a aussi des sources à La Malou le Haut, au Centre, et, à une certaine distance de là, à la buvette de la Vernière.

Il est toujours difficile d'expliquer l'action thérapeutique des eaux minérales par leur composition chimique; mais, pour La Malou, on peut dire que c'est plus difficile que pour toute autre station. Dupré classe ces eaux parmi les acidules ferrugineuses; pour Privat, elles sont alcalines, ferrugineuses et arsenicales, avec acide carbonique libre. Leur principale caractéristique est encore, à mon sens, d'être à la fois chaudes et ferrugineuses.

L'eau s'administre en bains et en douches à La Malou le Bas et à La Malou le Haut; on boit à Capus (source ferrugineuse) et à la Vernière (source laxative).

Je n'ai pas à parler ici des indications et des contre-indications générales de ces eaux; de leur efficacité dans le rhumatisme et dans une série de névropathies. Je voudrais concentrer l'attention sur leur action dans l'ataxie locomotrice progressive.

[1] Dupré, 1842. — Privat, 1858 et 1877. — Le Dr Belugou a récemment consacré une Étude intéressante au traitement de l'ataxie locomotrice par les eaux de La Malou.

Privat, qui, avec Duchenne, Trousseau, Charcot, a suivi avec tant de soins les incessants progrès de la pathologie nerveuse dans ces dernières années, a réuni des observations très-remarquables de tabes traités à La Malou[1]. On me permettra de citer quelques faits.

1. Un homme de 37 ans tombe dans l'eau au mois de décembre, garde ses habits mouillés pendant huit heures. Cinq semaines après, apparaissent les douleurs fulgurantes : constipation, paresse vésicale et affaiblissement graduel de la force virile. Quinze mois après le début, ptosis à droite, diplopie pendant deux ou trois mois ; l'incoordination se développe ; constipation, incontinence d'urine, impuissance absolue ; anesthésie aux extrémités inférieures. Le malade arrive dans cet état à La Malou, marchant avec le secours de deux béquilles. Saison de vingt bains. Amélioration inespérée ; les douleurs disparaissent, et, quatre semaines après, le malade reprend son travail, qu'il continue pendant trois ans. Puis rechute après un refroidissement et progrès de l'ataxie, qui arrive à la troisième période.

Dans ce fait curieux, une seule cure (qui ne put malheureusement être renouvelée) amène une amélioration bien remarquable et pendant trois ans.

Privat cite plusieurs cas semblables dans lesquels des cures à La Malou ont enrayé les progrès du mal pour un temps souvent assez long, ont fait disparaître les douleurs, les crises gastralgiques, les troubles du côté des sphincters, et ont permis à des malades impotents de reprendre leur travail.

Il rapporte même deux observations dans lesquelles on paraît avoir obtenu la guérison.

2. Un confrère est atteint, à 29 ans, de douleurs erratiques, puis d'incoordination motrice, avec strabisme ; quelques atteintes de paralysie de la troisième paire, plusieurs crises de gastralgie et de dyspepsie ; constipation opiniâtre, paresse vésicale, impuissance absolue, anesthésie plantaire. Après cinq ans de progrès de la maladie, le malade garde le lit ou la chambre pendant deux ans, puis vient à La Malou, huit ans environ après le début du tabes. Deux cures successives sont suivies d'une amélioration notable. L'année suivante, il ne vient pas à La Malou : il perd ce qu'il avait gagné. Il revient à La Malou, où il fait deux saisons par an, et cela pendant quatre ou cinq ans. Progressivement les douleurs diminuent ; la force, la fixité et la stabilité des mouvements reviennent ; l'anesthésie plantaire disparaît la dernière, dix-neuf ans après l'invasion de la maladie. Privat a revu plusieurs fois ce confrère, qui est à plus de trente ans du début de sa maladie, et qui continue à jouir d'une bonne santé[2].

[1] On en trouvera huit observations détaillées dans la 2e édit. du Mém. cité plus haut, 1877.

[2] Avant de quitter le livre de M. Privat, je signalerai, en passant, un fait très-

Des faits de cet ordre sont trop rares pour ne pas mériter d'être soigneusement notés par tous les médecins. On comprend, après cela, la confiance qu'ont dans les eaux de La Malou des praticiens comme Charcot à Paris, et Combal à Montpellier, pour le traitement de l'ataxie locomotrice. En tout cas, un pareil moyen méritait d'être spécialement signalé à l'attention, pour le traitement d'une maladie en présence de laquelle on est en général si complétement désarmé.

Pour résumer le traitement de l'ataxie locomotrice, je dirai que : 1. Contre les douleurs fulgurantes, il faut essayer tous les sédatifs qui agissent différemment suivant les sujets et qu'il faut quelquefois employer à tour de rôle chez le même malade; je recommanderai spécialement le salicylate de soude ou les injections hypodermiques de morphine; 2. A cette période de début, de processus actif, on peut employer les dérivatifs le long de la colonne vertébrale, moxas ou cautères ; les effets ne sont pas en général brillants ; 3. Pour le traitement général de la maladie elle-même, je n'ai sérieusement confiance que dans l'hydrothérapie ou les bains de La Malou ; 4. Quand il y a des antécédents syphilitiques, il faut essayer le traitement spécifique; 5. Je ne parle pas des indications que peuvent fournir les symptômes (troubles trophiques, etc.).

Il faut se rappeler que, si la maladie rétrocède rarement, on peut du moins obtenir des temps d'arrêt remarquables qui donnent alors à la maladie une durée presque indéfinie et l'immobilisent pour ainsi dire à l'état d'infirmité. Pendant ces phases inactives, il suffit souvent d'entretenir la liberté du ventre : l'eau de Balaruc, à petite dose, en boisson, rend à ce point de vue de grands services.

CHAPITRE II.

LÉSION PRIMITIVE DES CORDONS DE GOLL.

L'histoire clinique de ces lésions est très-obscure et encore très-incomplète. Nous n'en connaissons que deux cas.

1. *Observation de* PIERRET[1]. — Une femme éprouve, en 1855, des engourdissements et des fourmillements dans les membres, surtout dans les bras, avec sensation de chaleur et douleurs profondes. En même temps, céphalalgie opiniâtre, douleur lombaire, constriction thoracique. En 1860,

curieux observé par lui chez un ataxique, et que je crois encore sans analogue dans la science : c'est un malade qui depuis plusieurs mois ne pouvait plus marcher sans le secours d'un bras ou d'une canne, dans l'obscurité ou sans le secours de la vue, et qui, dans des crises de somnambulisme se produisant tous les huit ou dix jours, marchait librement et sans canne.

[1] *Arch. de Physiol.*, 1873. — *Revue des Sc. méd.*, I, 649.

perte de la notion exacte de sensation du sol. Elle est obligée de se servir d'une canne. Rémission après des cautères à la région lombaire. En 1863, entrée à la Salpêtrière dans le service de Charcot; sensibilité diminuée à la plante des pieds (surtout à gauche). La malade marche avec une béquille sous l'aisselle droite; elle détache difficilement les pieds du sol, surtout à gauche. Elle se sent tirée en arrière quand elle veut aller en avant; une fois lancée, elle semble poussée par une force invincible. Si elle ferme les yeux, elle se tient, mais est menacée de tomber. Fatigue rapide, et alors douleurs dans les jambes. En 1866, douleurs en ceinture avec le caractère fulgurant; mêmes phénomènes à la partie antérieure de la cuisse. Notion de position des membres conservée ; mouvements très-réguliers. Mort de pneumonie pendant le siége.

Pierret attribue spécialement à la lésion des cordons de Goll, trouvée à l'autopsie, la tendance au recul ou la propulsion, la fatigue considérable et l'incertitude dans la station. Il cite un fait d'ataxie locomotrice dans lequel Duchenne avait observé une propulsion irrésistible.

2. *Observation de* DUCASTEL [1]. — Au point de vue clinique, ce fait est perdu, parce qu'il y avait une chorée concomitante. On a cependant pu noter spécialement l'absence d'ataxie et de troubles de la sensibilité.

Toute synthèse de ces faits est absolument impossible.

CHAPITRE III.

LÉSIONS SECONDAIRES.

(*Dégénérescences descendantes et ascendantes.*)

Nous étudierons à côté, dans le même chapitre, les lésions secondaires aux altérations de l'encéphale et les lésions secondaires aux altérations de la moelle.

1. Nous avons déjà dit un mot des dégénérescences descendantes qui succèdent aux LÉSIONS CÉRÉBRALES; nous devons les étudier maintenant avec plus de détails.

C'est Cruveilhier qui a vu le premier ces dégénérations secondaires. Avant lui, on trouve quelques traces de l'observation de ce fait dans un cas du *Sepulcretum* et dans un cas de Morgagni, mais on n'y avait attaché aucune importance. Cruveilhier, au contraire, étudie avec soin ces dégénérations secondaires et les suit jusqu'à l'entre-croisement des pyramides. Il ne constate pas la lésion dans la moelle, tout en disant que peut-être une observation plus attentive la révélera.

[1] *Soc. de Biol.*, janvier 1874.

C'est ce qu'a fait Türck, dont les premières communications furent présentées à l'Académie des Sciences de Vienne en 1851, et complétées en 1853 et 1855. En France, Charcot et Turner observent également le fait (*Soc. de Biol.*, 1852). Puis les observations isolées se multiplient (Charcot, Vulpian, Cornil, Leyden, etc.), et en 1866 paraît dans les *Archives de Médecine* le grand Mémoire de Bouchard, qui est devenu classique. Depuis lors il y a eu de nombreux travaux, parmi lesquels on pourra consulter la Thèse d'agrégation de Straus (1875), les *Leçons* de Charcot et la thèse de Brissaud (1880).

Toutes les lésions cérébrales ne produisent pas ces dégénérescences.

D'abord, la *nature* de la lésion n'influe que dans une certaine limite. Il suffit qu'elle soit destructive; peu importe ensuite que ce soit une hémorrhagie, un ramollissement, une encéphalite simple ou syphilitique, etc. Les tumeurs qui par leur évolution lente refoulent et écartent les éléments nerveux au lieu de les détruire, n'entraînent pas en général une lésion descendante. La condition pathogénique générale est la rupture, l'interruption des conducteurs.

Si la nature intime de la lésion est indifférente, son siége est au contraire de première importance. Les lésions destructives ne produisent pas ces dégénérescences, quel que soit leur siége dans le cerveau.

Une lésion limitée aux noyaux gris (noyau caudé ou lenticulaire, couche optique) n'entraîne pas en général de dégénérescences.

Il faut, pour que les dégénérescences se produisent, que la capsule interne soit intéressée, et encore est-il nécessaire que la lésion porte spécialement sur une partie de la capsule interne.

Charcot avait dit d'abord que l'altération devait atteindre les deux tiers antérieurs de la capsule interne pour entraîner les dégénérescences descendantes. Depuis ses dernières recherches et les travaux de Flechsig, il a modifié cette formule [1].

La capsule interne étant divisée en deux segments, le segment antérieur (lenticulo-strié) et le segment postérieur (lenticulo-optique), séparés par le genou, c'est l'altération des *deux tiers antérieurs du segment postérieur* qui entraîne les grandes dégénérescences descendant jusqu'à la moelle. Le tiers postérieur de ce segment postérieur ne produit, quand il est altéré, aucune dégénérescence descendante (il est formé de fibres centripètes). Quant aux lésions du segment antérieur, elles développent bien des dégénérescences, mais des dégénérescences courtes qui ne dépassent pas la protubérance et n'atteignent jamais la moelle [2].

Au-dessus de cette région des masses opto-striées, les lésions cérébrales peuvent encore entraîner des dégénérescences descendantes. Dans le *centre*

[1] *Progrès médical*, 1879, pag. 599.

[2] Voy. les observ. publiées par Brissaud ; *Progrès médical*, 1879, 40 et 41.

ovale, il faut pour cela qu'elles siégent dans la partie motrice de cette région (nous avons limité plus haut dans les coupes de Pitres les faisceaux blancs moteurs).

Pour l'écorce cérébrale, les lésions peu profondes n'atteignant que la substance grise, comme dans les méningites, certaines méningo-encéphalites, n'entraînent pas de dégénérescence. Mais les lésions corticales profondes, vraiment destructives, peuvent produire dans certains cas les contractures tardives.

Pour cela, il faut que la lésion siége dans la zone motrice des circonvolutions, dans la région de l'artère sylvienne. Là, des lésions même peu étendues entraînent les dégénérescences secondaires [1].

Ces faits confirment la doctrine des localisations corticales telle que nous l'avons exposée, et prouvent l'existence de fibres directes allant des circonvolutions aux pédoncules, sans s'arrêter dans les ganglions de la base et passant par la capsule interne.

Pour étudier la *disposition générale* de la dégénérescence descendante, il faut se rappeler ce que nous avons dit plus haut du trajet des faisceaux pyramidaux. Car c'est spécialement dans ce système que siége l'altération en question.

Dans le *pédoncule* [2], la partie dégénérée occupe la *partie médiane de l'étage inférieur ;* c'est un triangle dont la base est du côté de l'encéphale et le sommet du côté de la protubérance. C'est là que siége la dégénérescence classique dans les lésions cérébrales ; la région externe de cet étage inférieur ne dégénère jamais et la région interne dégénère dans les cas d'altération du segment antérieur de la capsule interne ; dans ces derniers cas, dont nous avons parlé, les dégénérescences descendantes sont courtes et ne dépassent pas la protubérance.

La coloration grise disparaît à la protubérance. On la retrouve dans le bulbe ; la pyramide antérieure du même côté est envahie dans toute son étendue, étroite et aplatie.

Au-dessous de l'entre-croisement, c'est le côté opposé de la moelle qui est atteint, et plus spécialement le faisceau latéral. On se rend bien compte de l'altération sur des coupes transversales durcies faites à différentes hauteurs de la moelle. « Alors même que dans le bulbe la sclérose secondaire a intéressé à peu près toutes les fibres de la pyramide antérieure, la lésion n'occupe dans le faisceau latéral de la moelle qu'une région relativement étroite. Celle-ci se présente, sur une coupe transverse faite au renflement cervical, sous l'apparence d'un triangle à bords bien nettement délimités,

[1] Voy. notamment le travail déjà cité de Charcot et Pitres, dans la *Revue mensuelle*, 1877, et la Thèse d'Issartier.

[2] Voy. spécialement les dernières Leç. de Charcot. *Progr. méd.*, 1879 et 1880.

dont le sommet est dirigé en dedans vers l'angle qui sépare les cornes grises antérieures des postérieures, et dont la base, un peu arrondie, n'atteint jamais la zone corticale de la moelle, et de plus n'intéresse pas davantage le bord antéro-externe de la corne postérieure. Dans la région dorsale, la partie sclérosée diminue progressivement de diamètre et tend à revêtir la forme ovalaire. Enfin, dans le renflement lombaire, c'est de nouveau, comme dans la région cervicale, un espace triangulaire, mais dont la base, devenue tout à fait superficielle, confine à la pie-mère[1]. » (Charcot et Bourneville.)

Dans certains cas, mais pas dans tous, un autre faisceau dégénéré a été décrit par Türck du côté même de la lésion cérébrale : c'est le faisceau interne du cordon antérieur, dit faisceau de Türck. La lésion est ici beaucoup moins considérable ; elle diminue plus vite et disparaît à la région dorsale. Türck explique ce fait par la constitution de la pyramide antérieure, qui est constituée, non-seulement par les faisceaux entre-croisés, mais aussi par quelques faisceaux directs de la partie interne des cordons antérieurs.

Ce sont les grandes cellules des cornes antérieures de la moelle qui forment en général la limite des altérations descendantes ; c'est une barrière qu'elles ne dépassent pas ordinairement.

Il y a cependant des faits exceptionnels, aujourd'hui en assez grand nombre, dans lesquels l'altération est passée des faisceaux pyramidaux aux cellules grises antérieures, complétant ainsi la lésion du système corticomoteur. Brissaud a fait récemment[2] l'étude complète de ces cas particuliers, qui ont une symptomatologie spéciale. Nous ferons seulement remarquer que si, dans ces cas, les cellules sont altérées ainsi que les faisceaux pyramidaux, cependant l'îlot de dégénération (dans le cordon latéral) est toujours séparé de la substance grise par un tractus blanc ; en d'autres termes, dit Charcot, « on ne trouvait nulle part d'extension directe de la lésion du faisceau latéral à la corne antérieure correspondante. Cette observation vient donc à l'appui de l'idée que la propagation se fait, non par l'intermédiaire du tissu conjonctif, mais bien suivant le trajet et par la voie des fibres nerveuses qui, partant du faisceau pyramidal, gagnent les cornes antérieures de substance grise. »

En somme, et pour résumer cette description topographique de la lésion dans les dégénérescences descendantes, on voit qu'il s'agit, dans ces cas, d'altération parfaitement *systématisée* et spécialement localisée à ce que nous avons décrit sous le nom de *faisceaux pyramidaux*.

Anatomiquement, les faisceaux dégénérés présentent une lésion scléreuse ordinaire, la sclérose fasciculée, qui, à son dernier terme, représente celle de l'ataxie locomotrice.

[1] Voy. les *fig.* 8, 9 et 10 de la Pl. VII.
[2] *Revue mensuelle*, août 1879.

Atrophie considérable et disparition au moins partielle des tubes nerveux ; prolifération du tissu conjonctif devenu fibrillaire ; corps granuleux nombreux, surtout dans les phases antérieures de la lésion, provenant principalement de petits blocs de myéline segmentés, subissant la transformation granulo-graisseuse, ou bien accumulation des granulations résultant de cette transformation.

Quant à la *nature* de cette lésion, quelques auteurs ont admis une irritation se propageant et produisant l'inflammation successive du tissu conjonctif avec atrophie des éléments nerveux. Bouchard combat cette idée et admet une lésion primitive non inflammatoire des tubes nerveux, lésion analogue aux observations Wallériennes : suppression de l'influence trophique, dégénérescence des éléments nerveux et secondairement prolifération conjonctive.

Vulpian, qui avait combattu cette dernière manière de voir, en s'appuyant sur l'impossibilité de reproduire expérimentalement ces dégénérescences, a changé d'opinion [1], aujourd'hui qu'il a pu réaliser des expériences dont nous parlerons tout à l'heure.

Les dégénérescences secondaires débutent donc par les tubes nerveux et non par le tissu conjonctif ; ce que nous avons dit un peu plus haut des cas de lésion simultanée des cornes antérieures le prouve bien également. Seulement cette lésion, si parfaitement systématisée, peut quelquefois se compliquer d'autres lésions diffuses, d'après le principe que nous avons énoncé en tête de cette partie, à propos de la distinction des myélites diffuses et systématisées.

Ainsi, Hallopeau cite un cas de sclérose annulaire développée après les dégénérescences descendantes.

D'après Charcot, le processus pourrait aussi gagner les cornes postérieures et même le cordon latéral du côté opposé. Mais tous ces faits sont exceptionnels et ne doivent pas obscurcir dans l'esprit du lecteur la netteté des descriptions classiques.

Cliniquement, la lésion est silencieuse au début. D'après Bouchard, elle commencerait à se développer dès le sixième jour après l'attaque, et les symptômes n'apparaissent jamais à cette époque. Vulpian a vu ces symptômes commencer à apparaître le vingtième jour ; en général, c'est beaucoup plus tard : Bouchard donne deux mois comme chiffre moyen.

Le phénomène capital survient alors : les contractures. Elles se développent lentement, progressivement. Souvent ce sont d'abord des secousses et des contractions musculaires passagères, survenant la nuit. Les contractures sont transitoires avant de devenir permanentes. Les doigts sont en demi-flexion ; on peut encore les étendre, mais l'extension complète est

[1] *Mal. du Syst. nerv.*, 1877.

douloureuse. Peu à peu les déformations s'accentuent et atteignent leur maximum.

Le début se fait par le bras, qui s'immobilise dans la flexion, ou plus rarement dans l'extension. Le membre inférieur se prend moins souvent (14 fois sur 32, Bouchard), toujours plus tard et avec moins d'intensité. Nous avons déjà décrit ces attitudes.

Les muscles du tronc ne sont jamais atteints. La face peut être contracturée, mais on n'observe jamais la rotation de la tête ou la déviation des yeux, qui se rencontrent si fréquemment dans les phénomènes du début.

Dans chaque type, les antagonistes sont aussi contracturés ; les articulations ne peuvent être mues dans aucun sens. Tandis que le biceps est tendu comme une corde, on sent le triceps dur et rigide (Bouchard).

Tous les mouvements limités qu'on peut imprimer aux membres sont le plus souvent douloureux. Le chloroforme diminue, mais ne supprime pas les contractures ; la strychnine les augmente ou les fait naître, ainsi qu'une électrisation intempestive.

Même arrivées à leur apogée, les contractures ne sont pas absolument invariables. Elles diminuent pendant la nuit, sous l'influence de la chaleur du lit (Charcot, Benedikt). Elles augmentent sous l'influence d'une émotion, d'une douleur, de la période menstruelle.

Elles sont spécialement exagérées par les mouvements volontaires du membre sain. C'est là un fait sur lequel Seguin et Hitzig ont beaucoup insisté ; la contracture reparaît ou s'accentue considérablement si, le malade étant contracturé à droite, on l'invite à soulever un poids de la main gauche. Plus le poids est lourd, plus la contracture s'exagère dans le côté droit.

Hitzig a fait jouer à cette influence des mouvements associés un rôle pathogénique dans la production de la contracture elle-même. Nous en avons déjà parlé[1].

Ces contractures sont un signe d'incurabilité. Elles peuvent être améliorées, mais non supprimées [2].

A cause de la signification pronostique que présentent les contractures chez un hémiplégique, il est important de les prévoir le plus tôt possible. Un bon signe, pour arriver à ce résultat, est l'examen des réflexes tendineux et de la trépidation épileptoïde chez les malades.

Nous savons déjà ce qu'est le réflexe tendineux, et nous savons aussi que dans l'ataxie locomotrice il est aboli.

[1] Voy. le chapitre de l'Hémorrhagie cérébrale.

[2] Il survient quelquefois un amendement notable, et des mouvements volontaires peuvent de nouveau être accomplis. « C'est là, dit Charcot, ce qu'on peut appeler des cas de guérison, guérison à la vérité très-relative. Ils sont malheureusement rares. »

Voici maintenant en quoi consiste la trépidation provoquée. Quand on soulève le membre inférieur en plaçant une main sous le jarret, de façon que la jambe soit abandonnée à elle-même, si à l'aide de l'autre main on relève brusquement la pointe du pied, il peut arriver qu'on provoque immédiatement une série de secousses dont l'ensemble constitue une sorte de mouvement rhythmé, de tremblement à oscillations plus ou moins régulières ou persistantes. Ce phénomène ne se produit pas à l'état physiologique : Berger, dit Charcot, ne l'a rencontré que trois fois sur 1400 sujets examinés à ce point de vue.

Cela posé, *l'exagération du réflexe tendineux* et *l'apparition de la trépidation provoquée*, du côté paralysé, chez un hémiplégique, annoncent l'apparition prochaine de la contracture ; celle-ci se déclare en général quelques semaines après.

Du reste, quand la contracture est établie, ces signes persistent. Quelquefois alors les mouvements volontaires peuvent provoquer cette trépidation.

Il est d'ailleurs indispensable d'indiquer ici, une fois pour toutes, les rapports intimes qui unissent la trépidation épileptoïde et les réflexes tendineux. Ce sera une occasion d'indiquer la physiologie pathologique de ce groupe symptomatique important.

Nous avons déjà dit, à propos de l'ataxie locomotrice, que les réflexes tendineux ont été d'abord décrits en 1875 par Erb et Westphal. Mais nous n'avons encore rien dit de l'historique de l'épilepsie spinale et de la trépidation épileptoïde.

Le mot d'épilepsie spinale est mauvais, parce qu'il ne désigne nullement une épilepsie véritable causée ou provoquée par une maladie de la moelle. Il veut dire seulement : convulsions, mouvements exagérés d'origine spinale. — Ainsi, quand la moelle est coupée ou détruite par la maladie dans un segment, les réflexes sont exagérés au-dessous : un attouchement, la moindre excitation, provoquent des mouvements considérables. C'est là l'épilepsie spinale, décrite et nommée par Brown-Sequard [1] en 1858.

La trépidation épileptoïde est une variété plus limitée de l'épilepsie spinale, caractérisée par une moindre étendue des mouvements et un rhythme plus régulier. On la détermine, au membre inférieur, en fléchissant brusquement le pied sur la jambe, ou encore en fléchissant la pointe du pied en même temps qu'on peut y mettre fin en fléchissant brusquement le gros orteil [2].

L'étude clinique de cette trépidation épileptoïde est déjà ancienne en France, à l'école de la Salpêtrière, longtemps avant les travaux de Erb et de Westphal.

[1] *Journ. de la Physiol.*, etc., 1858, I, 472.
[2] *Arch. de Physiol.*, 1858, I, 157.

Ainsi, dès 1862, Vulpian et Charcot notaient le phénomène dans une observation de sclérose en plaques publiée en 1866 [1]. — En 1868, Dubois le décrivait dans une thèse sur l'ataxie locomotrice, faite sous les auspices de Charcot [2]. — En 1869, Charcot et Joffroy le signalaient dans une observation d'atrophie musculaire progressive [3], etc.

C'était d'un enseignement classique en France quand Erb [4] et Westphal [5] étudièrent ces phénomènes sous le nom de clonus du pied, phénomène du pied, du genou, etc.

Il est facile de voir maintenant que la trépidation épileptoïde et les réflexes tendineux appartiennent à la même famille symptomatique.

La trépidation épileptoïde n'est qu'un acte réflexe exagéré, que provoquent les excitations cutanées, musculaires, tendineuses, etc., ou les incitations cérébrales, émotions, etc. Quand on fléchit le pied, on tiraille les muscles du mollet; et cette excitation, transmise à la moelle, produit les convulsions.

Les Allemands attribuaient au contraire les réflexes tendineux, non à une action réflexe, mais à une contraction directe produite par action mécanique sur le tendon ou sur le muscle (Westphal). C'est une théorie périphérique musculaire opposée à la théorie centrale spinale des Français.

Voici les arguments invoqués pour dire que le phénomène du genou n'est pas un réflexe et a tout au moins son point de départ nécessaire, non dans la peau, mais dans le tendon. Si on pince, si on frappe, si on pique la peau, si on l'asperge avec de l'eau froide, si on promène à sa surface un pinceau électrique, au niveau de la rotule, on n'obtient rien. Si on tire en dehors la peau qui recouvre habituellement le tendon, et si on la percute, on n'obtient rien. La percussion du tendon, au contraire, réussit toujours, alors même qu'on a anesthésié la peau qui le recouvre.

Tout cela est très-vrai; à l'état physiologique, le point de départ tendineux est nécessaire pour la production du réflexe. Mais chez les malades qui ont une exagération de ce réflexe, on peut le provoquer par des excitations cutanées, même légères, et quelquefois à distance (Joffroy, Brown-Sequard).

Les preuves démontrant que le phénomène du genou est un acte réflexe abondent aujourd'hui.

Burckhardt a mesuré le temps qui s'écoule entre l'excitation et la contraction, et l'a trouvé plus long que pour une action directe. On a constaté l'exagération du phénomène chez les enfants, chez qui les actes réflexes ont toujours plus d'énergie.

[1] *Soc. méd. des Hôp.*, 1866.
[2] Th. Paris, 1868.
[3] *Arch. de Physiol.*, 1869, 633.
[4] *Arch. f. Psych.*, 1875, 792.
[5] *Ibid.*, 1875, 803.

Erb a montré qu'en percutant un tendon rotulien, on produit quelquefois le phénomène simultanément du côté opposé. Dans un cas de paraplégie par compression spinale, le signe du genou disparut tout le temps de la paralysie. La moelle joue donc un rôle.

Nothnagel et Erb ont montré l'action d'arrêt que peuvent avoir sur la production du phénomène certaines excitations éloignées, comme le pincement de la peau du ventre ou la faradisation intense du membre opposé. C'est là un fait analogue à ce que nous avons dit de la flexion du gros orteil pour la trépidation épileptoïde.

Les études expérimentales qu'on a faites dans ces derniers temps ont encore complété la démonstration.

Fürbinger et Schultze avaient déjà constaté que les réflexes tendineux (spécialement celui du genou) existent chez les animaux, le lapin par exemple, à l'état normal, et cessent quand la moelle est détruite.

Tschiriew a repris ces expériences et a précisé la région de la moelle nécessaire à la production du phénomène : c'est la partie comprise entre la cinquième et la sixième vertèbre lombaire. Or, c'est là que naissent les racines de la sixième paire lombaire, qui fournissent la plus grande partie du crural.

C'est donc un réflexe spinal. De plus, Sachs a montré des nerfs (centripètes) dans l'épaisseur du tendon du triceps : ce serait la voie sensitive du réflexe[1].

Nous conclurons que le phénomène tendineux est un vrai réflexe, comme la trépidation épileptoïde, comme l'épilepsie spinale.

Seulement le phénomène du genou est un réflexe physiologique, tandis que la trépidation épileptoïde ne l'est pas. Pour être plus exact, il faut donc dire que la *trépidation épileptoïde* et le *réflexe tendineux exagéré* sont parallèles et appartiennent au même groupe symptomatique.

C'est ainsi que dans les dégénérescences descendantes, et d'une manière générale dans toutes les lésions du système pyramidal, on trouve la trépidation épileptoïde et l'exagération des réflexes tendineux. Ce sont les signes précurseurs de la contracture, qu'ils accompagnent du reste.

En inscrivant les contractions ainsi produites chez des hémiplégiques du côté sain et du côté paralysé, Brissaud a vu que du côté menacé de contractures la contraction produite par la percussion du tendon rotulien est plus élevée et plus longue, se rapprochant ainsi un peu dans une certaine mesure de la contracture elle-même.

Réflexe tendineux exagéré[2], trépidation épileptoïde, contracture : ce sont

[1] Voy. sur tous ces points Charcot, *Progrès médical*, 1880.

[2] Quand les réflexes tendineux sont exagérés, on constate nettement des réflexes tendineux autres que le rotulien (biceps, grand pectoral, etc.), qui sont ordinairement difficiles à constater à l'état physiologique.

là des phénomènes du même ordre qui résument la symptomatologie clinique des scléroses latérales.

On a étudié, dans ces derniers temps, le bruit musculaire dans les contractures des hémiplégiques. Boudet et Brissaud ont fait ces recherches avec le myophone, dont nous avons déjà parlé à propos de l'ataxie locomotrice. Tandis que le muscle qui se contracte normalement fait entendre un bruit de roulement régulier, sonore (bruit rotatoire), constant dans le chiffre de ses vibrations, le muscle contracturé ne produit qu'un bruit sourd, irrégulier, saccadé, avec des interruptions et des reprises ; en d'autres termes, dit Charcot, ce qui le caractérise, c'est son intermittence. Il semble donc avéré, ajoute-t-il, qu'ici les fibres musculaires entrent en activité les unes après les autres, en se suppléant sans cesse.

Ce serait là une confirmation de la théorie proposée par Onimus pour expliquer la permanence d'un phénomène d'excitation comme la contracture ; il admettait que certains faisceaux se reposaient pendant que les autres entraient en contraction, et ainsi de suite.

Tout permanent qu'il est, cet état de contracture finit quelquefois par entraîner la souffrance et l'amaigrissement du muscle ; alors la contracture disparaît, à proprement parler, mais la déformation et le raccourcissement persistent le plus souvent par suite du raccourcissement des parties ligamenteuses.

Dans les cas (que nous avons cités) où la lésion passe des cordons latéraux aux cornes grises antérieures, il y a atrophie musculaire.

Il nous reste maintenant à parler du mode de production de la contracture dans les dégénérescences descendantes.

Nous avons déjà discuté (à propos de l'hémorrhagie cérébrale) l'opinion de certains auteurs qui ne veulent pas rattacher la contracture à la lésion médullaire : nous n'y reviendrons pas. Nous maintenons au moins la première partie de la proposition suivante, que nous formulions à cette place, dans notre précédente édition.

« La contracture permanente est le symptôme de la lésion des cordons latéraux, comme l'ataxie est le symptôme de la lésion des zones radiculaires postérieures. Elle est due probablement, non à la destruction, mais à l'irritation des fibres qui persistent encore au milieu du tissu conjonctif. »

Pour la seconde partie de cette assertion, il faut apporter quelques restrictions ou du moins certaines réserves. Charcot a en effet émis récemment sur ce point des idées un peu différentes de ses premières opinions que je dois faire connaître ici. Il les donne du reste lui-même « comme éminemment provisoires et devant être modifiées un jour ou l'autre ».

« Il faut supposer, dit Charcot, que, sous l'influence de l'irritation dont les tubes nerveux en voie de destruction sont le siége, les éléments cellulaires (cellules ganglionnaires) s'affectent à leur tour. Or, cette lésion, communiquée aux cellules motrices, serait purement dynamique; elle ne correspondrait à aucune modification anatomique appréciable; cette lésion, si vous le voulez, nous la qualifierons d'*irritation;* elle est analogue à celle que détermine la strychnine, mais plus durable. Les propriétés des éléments ganglionnaires, sous l'influence de cette modification, non-seulement ne s'éteignent pas, mais encore s'exaltent; et ainsi l'irritation se propagerait en rayonnant à une certaine distance, par la voie du réticulum nerveux, jusqu'aux autres éléments ganglionnaires de la même région et en particulier aux cellules esthésodiques. Une exagération du pouvoir réflexe dans tous ses modes, dans les parties correspondantes de l'axe gris, serait naturellement la conséquence de cette surexcitabilité des éléments ganglionnaires, et nous fournirait la clef de certains phénomènes, tels que l'exaltation des réflexes cutanés et tendineux. Sans forcer les choses, on pourrait admettre même que la lésion irritative dont il est ici question provoque également une exaltation de ce mode de l'activité réflexe spinale qui, à l'état normal, entretient la contraction musculaire permanente, connue en physiologie sous le nom de *tonus.*

»....L'intensité de l'irritation hypothétique des éléments ganglionnaires d'où dérive la surexcitation réflexe se montrera d'ailleurs variable suivant les cas et suivant les sujets, ainsi que l'étendue des régions sur lesquelles elle se propagera. Ceci fait comprendre que la contracture permanente liée à la sclérose consécutive du faisceau pyramidal est, dans l'espèce, un symptôme contingent et non pas un symptôme nécessaire, pathognomonique. Dans la règle, il est toujours présent, mais il peut fort bien arriver qu'il fasse défaut alors même que la sclérose latérale existe, et inversement qu'il se manifeste quand la sclérose latérale n'existe pas. La *contracture permanente*, en d'autres termes, *n'est pas, si l'on peut ainsi dire, une fonction de la sclérose du faisceau pyramidal...»*

Parlant ensuite de la théorie que nous adoptions dans notre précédente édition, et d'après laquelle la contracture serait due à l'irritation des fibres nerveuses qui persistent encore au milieu du tissu conjonctif dans le faisceau pyramidal, il dit : « Ces tubes étant fort rares et quelquefois même faisant complétement défaut, alors que la contracture existe, je ne vois pas bien comment l'irritation de ces tubes pourrait produire la contracture ».

Nous ajouterons seulement que, s'il n'y a pas des fibres intactes au sein des tissus sclérosés, il y en a toujours tout autour, et il ne faudrait peut-être pas complétement négliger cette irritation de voisinage sur la partie restée saine des cordons antéro-latéraux, cordons qui contiennent bien des fibres motrices, ne fût-ce que les fibres des racines antérieures.

La question de théorie est donc encore indécise; mais ce qu'il importe de retenir, c'est que, comme dit Charcot, « partout où dans la pathologie spinale la sclérose des faisceaux pyramidaux existe à un titre quelconque, la contracture permanente figure parmi les symptômes habituels ».

2. Les dégénérescences secondaires aux LÉSIONS DE LA MOELLE sont moins bien définies que les précédentes. Quand la moelle est lésée, notamment quand elle est comprimée par une carie vertébrale ou une tumeur, il se développe des dégénérescences descendantes et ascendantes.

La dégénérescence descendante est analogue à la précédente et occupe les faisceaux pyramidaux. Au voisinage même de la lésion, l'altération secondaire occupe tous les cordons antéro-latéraux ; mais bientôt elle se restreint aux faisceaux pyramidaux directs et croisés. Les premiers disparaissent assez rapidement et les faisceaux pyramidaux croisés représentent alors seuls la dégénérescence descendante.

La dégénérescence ascendante porte sur les faisceaux latéraux et sur les faisceaux postérieurs. Dans le premier système, ce ne sont nullement les fibres pyramidales qui sont altérées, mais le faisceau cérébelleux direct, dont on peut suivre l'altération dans les corps restiformes jusqu'au niveau du cervelet.

Les cordons postérieurs sont lésés dans toute leur étendue, immédiatement au-dessus de la lésion. Plus haut, l'altération se limite au faisceau de Goll. Ainsi circonscrite, la dégénérescence peut être suivie dans les pyramides postérieures jusqu'au niveau du quatrième ventricule.

Pour que ces dégénérescences se produisent, il est indispensable que les faisceaux blancs soient altérés ; les lésions de la substance grise ne les entraînent pas.

La disposition topographique que nous avons décrite répond du reste aux cas où la lésion médullaire est transverse, totale. Si au contraire la lésion est unilatérale, la dégénérescence est unilatérale. Cependant il y a des exceptions à cette règle : on a vu des cas où une moitié de la moelle était seule altérée, et dans lesquels cependant les faisceaux pyramidaux dégénérèrent des deux côtés (l'altération du côté primitivement atteint restant plus développée que l'autre).

Il y a du reste des exceptions à ce type classique. Ainsi, Michaud a vu, dans des compressions de la moelle par mal de Pott, une sclérose latérale ascendante sans dégénérescence postérieure, pas de dégénérescence du tout dans d'autres cas, etc.

Vulpian et Westphal avaient essayé, sans y réussir, de produire expérimentalement ces dégénérescences secondaires en sectionnant la moelle chez des pigeons et des cobayes. Mais chez les chiens et les lapins, on détermine des lésions ascendantes et descendantes analogues à celles que l'on observe dans la pathologie humaine[1].

Schiefferdecker a fait sur ce sujet un travail important dans lequel il montre que, en tenant compte des différences qui séparent la moelle du chien et celle de l'homme, on reproduit chez cet animal des dégénérescen-

[1] Vulpian; *Mal. du Syst. nerv.*, 1877, 2e liv., pag. 48.

ces d'origine spinale entièrement comparables à celles qu'on observe en clinique.

Pour les dégénérescences consécutives aux lésions cérébrales, on les a aussi étudiées au point de vue expérimental.

Otto Biswanger[1] ne les a pas réalisées ; il a toujours trouvé les faisceaux pyramidaux intacts après les lésions de la zone corticale motrice chez le chien. Mais Frank et Pitres[2] ont, au contraire, observé très-nettement ces dégénérescences secondaires ; seulement ils ont fait remarquer que, chez le chien, elles ne s'accompagnent pas de ces contractures qui les caractérisent chez l'homme.

3. Charcot a ouvert un nouveau chapitre de dégénérescences secondaires qui doit être signalé malgré son état rudimentaire : c'est celui des dégénérescences consécutives aux LÉSIONS PÉRIPHÉRIQUES.

« Ce groupe, dit-il, est, à l'heure qu'il est, composé de trois ou quatre observations seulement ; mais il est probable qu'à un moment donné il prendra une certaine importance. Je me bornerai donc à citer, à titre d'exemples, l'observation de M. Cornil, la première en date, et une observation de M. Ch. Simon.

»Dans tous les cas observés jusqu'à ce jour, la lésion siége en dehors de la moelle épinière, sur les racines de la queue de cheval, au-dessus du ganglion ; elle consiste en une tumeur sarcomateuse ou myxomateuse qui englobe et comprime les faisceaux nerveux. Il n'est pas douteux que la lésion spinale relève, non pas de la lésion des racines antérieures, mais de celle des racines postérieures. La dégénération consécutive est caractérisée alors ainsi qu'il suit : 1. Elle occupe subitement les faisceaux postérieurs ; 2. Dans la région lombaire, le faisceau postérieur est envahi *totalement dans son étendue transverse* ; 3. Mais au-dessus de cette région, le faisceau de Goll est seul affecté, et il l'est *totalement dans son étendue en hauteur*. »

Nous avons donc déjà étudié les lésions primitives et secondaires des cordons postérieurs de la moelle (ataxie locomotrice et dégénérescences ascendantes). Nous avons étudié aussi les lésions secondaires des cordons antéro-latéraux (dégénérescences ascendantes). Il nous faut voir maintenant les lésions primitives de ces mêmes cordons antéro-latéraux.

Nous décrirons d'abord la maladie récemment isolée sous le nom de tabes dorsal spasmodique, qui correspond probablement à cette lésion. Je dis probablement, parce qu'il n'y a pas encore d'autopsie récente bien démonstrative ; nous verrons les motifs qui font admettre cette localisation de l'altération spinale.

[1] *Centralbl. f. Nerv.*, 1880, 4, 62.
[2] *Progrès médical*, 1880, 8, 145.

CHAPITRE IV.

TABES DORSAL SPASMODIQUE.

Ce groupe clinique a été signalé, séparé des autres maladies de la moelle, et caractérisé pour la première fois par Erb dans un journal de Berlin en 1875. Il a été bien étudié en France par Charcot, qui lui a consacré une leçon clinique à la Salpêtrière, en décembre de la même année[1]. Les documents sont donc encore très-peu nombreux[2] sur une maladie de description aussi récente. J'analyserai surtout la leçon très-substantielle de Charcot.

Le vieux mot *tabes dorsal* exprime une maladie spinale primitive, chronique, progressant fatalement et lentement. Il peut s'appliquer à une série de maladies, à celle-ci comme à l'ataxie locomotrice. En ajoutant à ce mot l'adjectif *spasmodique*, on caractérise cet état morbide par son symptôme dominant, les contractures, et on a ainsi le tabes dorsal spasmodique, comme le tabes dorsal ataxique.

L'ataxie locomotrice n'avait, à l'époque de Duchenne, qu'une histoire clinique ; c'est ce qui arrive actuellement pour le tabes spasmodique. Nous allons décrire ses symptômes en les mettant constamment en parallèle avec ceux de l'ataxie locomotrice, que nous connaissons déjà.

Première période. — Le symptôme dominant, et pendant quelque temps le seul, est une *parésie* des deux membres inférieurs, quelquefois plus marquée sur l'un d'eux. La marche est un peu difficile, surtout le matin au sortir du lit. Les malades se fatiguent vite, ils traînent la jambe, les membres leur paraissent lourds.

Bientôt à cette parésie s'ajoute une tendance plus ou moins prononcée aux *spasmes* musculaires. Alors, dans la position horizontale, au lit par

[1] *Progrès médical*, nov. 1876. — *Leç. sur les mal. du Syst. nerv.*, tom. II. — Voy. aussi la Thèse de Betous ; Paris, mai 1876.

[2] Voy. *Erb*, in *Handb. von Ziemssen* et *Virch. Arch.*, LXII, 241, 1877. — — Berger ; *D. Zeitschr. f. prakt. Med.*, 1876, 16 et 19 ; 1877, 3, 5 et 6. — Richter ; *D. Arch. f. klin. Med.*, XVIII, 365, 1876. — Schultz ; *Arch. d. Heilk.*, XVIII, 352, 1877, et *D. Arch. f. klin. Med.*, XXIII. — Nothnagel ; *Arch. f. Psych. u. Nerv.*, 1876, VI, 336. — Westphal ; *Char. Ann.*, 1876, 372. — Pitres ; *Revue mensuelle*, 1877, 12, 901. — Stoffella ; *Wien. med. Woch.*, 1878, 21 et 22. — Riklin ; *Gaz. méd.* 1878, 321. — Caizergues ; *Montpellier médical*, XLII, 211, 1879. — Vulpian ; *Clin. de la Charité*, pag. 669. — Seeligmüller ; *Jahr. f. Kinderh.*, XIII. *Centralbl. f. Nerv.*, 1871, II, 211. — V.-D. Velde ; *Berl. klin. Wochenschr.*, 1878, 38. *Centralbl. f. Nerv.*, I, 11, 285. — Charcot ; *Progrès médical*, 1880, 18. — Friedenreich ; *Hosp. Tid.*, 1880, 10, 11, 12. *Centralbl. f. Nerv.*, III, 213. — Strumpell ; *Arch. f. Psych.*, X, 3. *Centralbl. f. Nerv.*, III, 216.

exemple, les membres affectés se raidissent, d'abord de temps en temps par accès ; ils se placent dans l'extension et l'adduction, qui peuvent être portées au plus haut degré ; ils deviennent momentanément comme des barres rigides et inflexibles.

Souvent, sans cause appréciable, on voit survenir une certaine trépidation qui peut se borner aux extrémités, ou s'étendre à tout le membre et même quelquefois au corps tout entier. C'est la *trépidation spontanée.*

Cette trépidation peut être provoquée par le médecin, quand on relève brusquement avec la paume de la main la pointe du pied ou l'extrémité des orteils. C'est la *trépidation provoquée.*

Nous reviendrons tout à l'heure sur ce phénomène, déjà signalé dans certains cas de dégénérescences descendantes. La rigidité et la trépidation augmentent encore quand le malade quitte son lit et se tient debout. Cet état gêne de plus en plus la marche et tend à devenir permanent.

Quand la *contracture* est continue, elle existe même au lit ; elle est cependant toujours plus intense quand le malade veut se tenir debout et marcher. S'il est assis sur un fauteuil un peu élevé, les jambes peuvent se maintenir relevées presque horizontales, à peine fléchies, les pieds ne touchant pas le sol.

Mais la marche n'est rendue complétement impraticable que dans une période très-avancée, souvent après plusieurs années.

En même temps on ne constate *absolument rien* du côté de la sensibilité : ni anesthésie, ni hyperesthésie ; pas de douleurs en ceinture ou autres, pas de fourmillements, ou tout à fait insignifiants. Pas ou presque pas de troubles du côté de la vessie et du rectum. Rien du côté des organes génitaux.

Est-il besoin de montrer les différences que présente cette période avec la première période de l'ataxie, même avant l'incoordination : les douleurs fulgurantes, les symptômes céphaliques, les troubles génitaux, etc., suffisent à établir le diagnostic.

La différence est tout aussi tranchée à la *deuxième période*, quand l'incoordination apparaît à proprement parler chez l'ataxique : à ce moment, ses membres sont souples, flexibles à l'excès, disloqués, comme des membres de Polichinelle.

C'est précisément l'inverse dans le tabes spasmodique : les membres, rigides dans toutes leurs articulations, sont énergiquement appliqués l'un contre l'autre ; ils ne peuvent être séparés qu'après des efforts considérables, dans lesquels les muscles du bassin agissent et le tronc se renverse en arrière.

Les pieds ne se détachent du sol que très-difficilement : ils produisent en progressant un bruit de frottement, s'accrochent au moindre obstacle, s'embarrassent l'un dans l'autre.

Souvent ils sont agités par une trépidation qui peut s'étendre jusqu'à la racine du membre et même faire vibrer et osciller le corps tout entier.

Le malade marche lentement, péniblement, avec des béquilles ; mais il est assez ferme et nullement gêné par l'occlusion des yeux.

Charcot cite un passage très-remarquable d'Ollivier (d'Angers), qui avait déjà admirablement décrit la démarche de ces malades : « Chaque pied se détache avec peine du sol, et, dans l'effort que fait alors le malade pour le soulever entièrement et le porter en avant, le tronc se redresse et se renverse en arrière, comme pour contre-balancer le poids du membre inférieur, qu'un tremblement involontaire agite avant qu'il soit appuyé de nouveau sur le sol. Dans ces mouvements de progression, tantôt la pointe du pied est abaissée et traîne plus ou moins contre terre avant de s'en détacher ; tantôt elle est relevée brusquement en même temps que le pied est déjeté en dehors. J'ai vu quelques malades qui ne pouvaieut marcher un pas, quoique appuyés sur une canne, qu'en se renversant le tronc et la tête en arrière, de telle sorte que leur allure avait quelque analogie avec celle que détermine le tétanos. » Ce tableau est évidemment applicable de tous points à la maladie que nous décrivons.

Un autre type de démarche a été présenté par une malade de Charcot.

Appuyée sur ses béquilles, elle progresse, le tronc incliné, littéralement sur la pointe des pieds. A chaque pas, par la prédominance du spasme tonique dans les muscles du mollet, le talon est fortement relevé et touche à peine le sol ; les souliers sont très-usés à la pointe. Le pied, quand il est porté en avant, est pris d'une trépidation qui peut s'étendre à tout le corps ; quand la malade descend sur un plan incliné, elle se sent entraînée par son propre poids. Elle est obligée de hâter le pas et menacée constamment de tomber la face contre terre.

Ce second mode de progression est considéré par Erb comme le plus fréquent, et par Charcot comme le plus rare.

Reste l'étude de la *troisième période* du tabes dorsal spasmodique.

A ce moment, notre malade est, comme l'ataxique, confiné sur un fauteuil, un canapé ou un lit ; ils ne peuvent marcher ni l'un ni l'autre, mais pour des causes bien différentes.

Chez l'ataxique, les mouvements sont encore possibles, violents même ; ils ne manquent que de coordination. Chez l'autre, au contraire, l'impuissance vient surtout de la contracture, qui est poussée à l'extrême et qui maintient les membres dans l'extension et l'adduction forcées. La trépidation, spontanée ou provoquée, est portée à un très-haut degré ; ce sont de vraies crises de convulsions dans les jambes, l'épilepsie spinale.

En même temps, aucun trouble de sensibilité, aucun phénomène céphalique, comme dans l'ataxie. Pas de troubles urinaires ; chez les femmes, seulement, il peut y avoir une certaine difficulté pour uriner, à cause de l'impossibilité où elles sont d'écarter les jambes. Pas de tendance aux eschares ni à l'atrophie musculaire.

La maladie, qui débute toujours ainsi par les membres inférieurs, peut y rester limitée. Elle peut aussi s'étendre tardivement aux membres supérieurs.

D'abord c'est de la parésie : les mains sont inhabiles à saisir les objets. De temps en temps les doigts se fléchissent dans la main ; puis la flexion devient permanente et invincible. Plus tard le poignet, puis le coude, se raidissent dans l'extension et la pronation. Alors les membres supérieurs restent rigides, immobiles, appliqués sur le côté du tronc. La trépidation est toujours moins prononcée qu'aux membres inférieurs.

Les masses sacro-lombaires et les muscles abdominaux peuvent aussi être atteints. Le ventre, proéminent, dur à la pression, est séparé de la base du thorax par un pli horizontal plus ou moins profond ; en même temps il y a une sorte d'ensellure. Ces phénomènes sont surtout appréciables au lit. Les exacerbations momentanées des contractures abdominales peuvent gêner la respiration.

Malgré tout cela, la santé générale est conservée ; la nutrition continue normalement, même après des séjours prolongés au lit.

La mort ne survient le plus souvent que par une affection intercurrente. La tuberculisation pulmonaire est assez fréquente dans tous les tabes (ataxique ou spasmodique) ; c'est l'ancienne phthisie spinale.

L'ANATOMIE PATHOLOGIQUE du tabes dorsal spasmodique n'est pas encore faite. Lors de sa description, Charcot déclarait n'avoir que des autopsies trop anciennes pour y accorder créance. Depuis lors, une des malades que le médecin de la Salpêtrière avait considérées comme atteintes de tabes spasmodique et dont Betous avait publié l'observation, a succombé, et l'autopsie a révélé, non une sclérose systématisée des cordons latéraux, mais une sclérose en plaques.

Stoffella a fait connaître un second cas suivi d'autopsie, dans lequel il aurait trouvé la sclérose latérale seule. Mais l'absence d'examen histologique de la moelle et le silence sur l'état de l'encéphale enlèvent toute valeur à cette observation.

Plus récemment, R. Schulz a publié les résultats de l'autopsie dans trois cas de tabes dorsal spasmodique : dans le premier, il y avait une tumeur bulbaire avec dégénérescence latérale descendante ; dans le deuxième, il y avait une tumeur de la base du cerveau, et dans le troisième une hydrocéphalie interne chronique, sans dégénérescence descendante d'aucun genre dans ces derniers cas.

On est donc réduit à faire, par analogie, des conjectures sur la PHYSIOLOGIE PATHOLOGIQUE de cette maladie.

A ce point de vue, les deux phénomènes capitaux sont : les contractures et la trépidation.

1. Nous avons déjà vu des *contractures* tout à fait analogues dans les lésions descendantes secondaires qui portent sur les cordons latéraux.

D'autre part, le seul cas bien net de sclérose primitive des cordons latéraux a été observé par Charcot sur une vieille hystérique qui présentait des contractures depuis une dizaine d'années.

Nous verrons bientôt, dans la sclérose latérale amyotrophique, la lésion des mêmes cordons de la moelle se manifester encore par des contractures.

Nous pouvons donc admettre, d'une manière générale, que les contractures d'origine spinale répondent cliniquement à la sclérose des faisceaux latéraux, comme les douleurs fulgurantes et l'ataxie répondent à la lésion des zones radiculaires postérieures.

2. La *trépidation épileptoïde* et l'*exagération des réflexes tendineux* sont encore des phénomènes du même ordre. Nous les avons déjà trouvés dans l'histoire des dégénérescences spinales descendantes, qui affectent les cordons latéraux.

On peut donc, comme les contractures, les rapporter à la lésion des faisceaux pyramidaux.

Le tableau symptomatique du tabes dorsal spasmodique est donc formé par les signes des lésions des cordons latéraux. Cette symptomatologie n'est pas spéciale à cette maladie, elle apparaît toutes les fois que les cordons latéraux sont atteints primitivement ou secondairement; et cela arrive souvent. — Ce qui caractérise le tabes spasmodique, c'est que la maladie se borne à ces symptômes-là, ce qui prouve la systématisation de la lésion dans cette région de la moelle.

Ainsi, Charcot a montré à sa clinique une femme paraplégique, avec les membres rigides, contracturés et trépidation épileptoïde spontanée et provoquée. C'était tout l'aspect, tout le tableau du tabes spasmodique. Seulement cette malade a eu aussi des douleurs en ceinture vives; elle a souvent des picotements, des fourmillements; plus tard, l'anesthésie s'est prononcée sur certains points. De plus, il y a des troubles dans la miction et même dans la constitution de l'urine.

Ces signes n'appartiennent pas au tabes dorsal spasmodique. Les cordons latéraux ne sont donc pas lésés systématiquement, isolément. C'est une myélite diffuse, myélite transverse qui porte sur la substance grise en même temps que sur les faisceaux blancs latéraux.

Voilà les éléments du DIAGNOSTIC différentiel. Nous avons insisté sur la comparaison avec l'ataxie locomotrice, la seule maladie de la moelle que nous ayons décrite. En étudiant les autres myélites, nous les distinguerons de celle-ci. — La confusion est surtout facile avec la sclérose en plaques : une malade présentée par Charcot, comme atteinte de tabes spasmodique, succomba, et on trouva une sclérose en plaques. On comprendra plus tard la facilité de ces confusions et on apprendra à les éviter.

L'ÉTIOLOGIE du tabes spasmodique est extrêmement obscure. C'est de 30 à 40 ans que la maladie paraît se développer. Seeligmüller a récemment publié de curieuses observations de sclérose des cordons latéraux développée chez quatre enfants de la même famille ; mais il s'agit là de la sclérose latérale amyotrophique, que nous étudierons plus tard.

L'homme paraît plus souvent atteint que la femme.

Ce n'est du reste pas une maladie très-commune. Erb en a observé une douzaine de cas ; Charcot en avait cinq cas à la Salpêtrière, alors qu'il y a peut-être quarante ataxiques.

L'action prolongée du froid humide (cause banale de toutes les myélites) est notée dans beaucoup d'observations.

La marche de la maladie est essentiellement lente et chronique ; la durée, de huit, dix, quinze ans. Souvent, après avoir atteint un certain degré, la maladie s'arrête et peut rester stationnaire pour ainsi dire indéfiniment. — On n'a pas encore observé de mort par les progrès seuls et naturels de la maladie.

Pour une affection à peine étudiée d'hier, les données THÉRAPEUTIQUES ne peuvent être que bien insuffisantes.

L'hydrothérapie, souvent si efficace dans l'ataxie, n'a pu procurer ici à Charcot qu'un amendement temporaire : mêmes résultats avec l'application répétée des pointes de feu le long de la colonne vertébrale, avec les courants continus, etc. Erb aurait cependant obtenu la guérison, et dans d'autres cas une amélioration sérieuse et durable par la galvanothérapie.

Les bromures de potassium, de sodium, d'ammonium, ont diminué ou fait cesser la contracture et la trépidation. Mais il faut arriver à des doses très-élevées, et les effets ne se maintiennent pas après la cessation du médicament.

On voit que l'histoire du tabes dorsal spasmodique est encore rudimentaire et bien incomplète. Le fait essentiel est qu'un nouveau syndrome clinique a été débrouillé et séparé dans le chaos des myélites chroniques. L'histoire se complétera plus tard et justifiera l'idée d'Erb, qui pense que c'est là la sclérose latérale primitive de Charcot.

On a beaucoup discuté dans ces derniers temps la nature du tabes dorsal spasmodique ; on a même mis formellement en doute l'existence de ce groupe clinique à titre de maladie distincte.

Dans une *Revue* très-substantielle, Ricklin a montré l'absence de fondement anatomique, a discuté les différentes observations publiées sans autopsie et a conclu que « de ces faits, les uns (et c'est le plus grand nombre) diffèrent essentiellement du complexus symptomatique décrit par Erb et Charcot, en ce qu'on y voit la paralysie et la contracture se compliquer de symptômes étrangers au tabes spasmodique et parfaitement capables de nous renseigner sur la véritable nature de la maladie ; les autres, c'est-à-dire ceux où l'ensemble des symptômes se réduisait à la parésie et à la contracture avec exagération des réflexes tendineux, ne nécessitent pas forcément la création d'une affection spinale nouvelle, distincte des affections systématiques ou autres, dont la lésion anatomique est aujourd'hui bien connue. » Et il les rattache principalement, ou à la sclérose en plaques fruste ou à des dégénérescences latérales, secondaires à des lésions spinales variées.

Parlant des lésions limitées de certains cas de sclérose en plaques: « peut-être, après tout, dit Vulpian, est-ce là la lésion constante du tabes spasmodique, l'évolution des phénomènes concordant bien avec la marche qu'affectent d'habitude les lésions de la sclérose en plaques disséminée».

En somme, la question ne peut pas recevoir de solution définitive, en l'absence d'autopsie récente et complète.

Nous resterons donc sur une entière réserve et nous nous contenterons de dire que le tabes spasmodique représente évidemment un groupe symptomatique distinct, spécial, important à distinguer des autres ; que ce groupe symptomatique correspond, selon toute probabilité, à une lésion des faisceaux pyramidaux ; mais que, dans l'état actuel de la science, il est absolument impossible de dire que cette lésion est une altération primitive systématisée ou le début d'une altération diffuse localisée.

Telle est à peu près la conclusion que Charcot a formulée récemment : « Les choses restent, dit-il, ce qu'elles étaient avant la publication des observations adverses auxquelles je viens de faire allusion ; et, en résumé, si, faute d'observations anatomiques suffisantes, l'existence nosographique autonome du tabes dorsal spasmodique n'est pas encore solidement établie, on peut dire d'un autre côté que, malgré les critiques, elle n'est pas encore sérieusement ébranlée. »

La sclérose latérale amyotrophique tenant à la fois des contractures et de l'atrophie, nous en renverrons l'étude après celle de l'atrophie musculaire progressive.

CHAPITRE V.

ATROPHIE MUSCULAIRE PROGRESSIVE [1].

La maladie débute le plus souvent par la main : c'est une faiblesse qui s'accompagne de diminution dans les masses musculaires ; cette atrophie envahit diverses régions, se distribuant d'une manière bizarre. La sensibilité, les sens, l'intelligence, restent dans une intégrité parfaite. L'atrophie finit par gagner les muscles de la respiration, et le malade succombe ainsi.

[1] Aran ; *Rech. sur une maladie non encore décrite du syst. musculaire (Atr. musc. progr.)*, in *Arch. gén. de Méd.*, 1850. — Hayem ; article *Atrophie musculaire progressive*, in *Dictionn. encycl.*

Voilà une idée générale de l'atrophie musculaire progressive ; cela tiendra lieu de définition.

Hippocrate distinguait déjà les paralysies avec amaigrissement des membres et les paralysies sans amaigrissement, et il faisait remarquer l'incurabilité des premières. Mais il ne distinguait pas l'atrophie musculaire de l'émaciation.

Van Swieten distingue l'émaciation des phthisiques, qui laisse intactes les parties contractiles volontaires, et l'atrophie, qui porte sur ces parties contractiles elles-mêmes. Il note l'atrophie particulièrement chez les saturnins, et la constate surtout au deltoïde et à l'adducteur du pouce.

Mais toutes les atrophies sont confondues : atrophies partielles, locales, etc. Ce n'est qu'au milieu de notre siècle que l'atrophie musculaire progressive a été décrite à part comme une maladie spéciale. Ce type clinique a été fondé en France par Aran, Duchenne et Cruveilhier ; Aran et Duchenne en ont fait l'histoire clinique et Cruveilhier l'histoire anatomique.

En 1849, Duchenne présente à l'Institut un Mémoire sur l'atrophie musculaire graisseuse ; en 1850, Aran publie, dans les *Archives de Médecine*, le travail cité plus haut sur l'atrophie musculaire progressive ; de ce jour, l'histoire clinique de la maladie est fondée.

En 1847, Cruveilhier fait la première autopsie : résultats négatifs. En 1848, deuxième autopsie : il constate l'altération graisseuse des muscles, comme Duchenne. En 1853, autopsie restée célèbre du saltimbanque Lecomte : atrophie des racines antérieures des nerfs spinaux. En 1856, il indique la substance grise de la moelle comme le siége probable de la lésion véritablement primitive, précédant l'atrophie des racines antérieures. C'était une vue de génie, que les recherches contemporaines ont vérifiée et démontrée, comme nous le verrons à l'anatomie pathologique.

Histoire clinique. — Le premier symptôme noté est la faiblesse de certains muscles ou de certaines parties de muscles. Les malades remarquent d'abord de la fatigue après quelques travaux manuels, fatigue qui devient ensuite une véritable gêne dans les mouvements ; l'étendue et la précision des contractions musculaires diminuent ; puis la possibilité même des mouvements disparaît.

Dès le début de l'affaiblissement, un examen attentif révèle l'*atrophie* musculaire. Aran et Duchenne avaient bien insisté sur ce fait caractéristique de la maladie : il n'y a pas paralysie d'abord et atrophie musculaire ensuite ; les muscles ne cessent de fonctionner que parce qu'ils s'atrophient ; l'atrophie est le phénomène véritablement primitif. Ils accentuaient très-nettement ce fait contre Cruveilhier, qui voulait attribuer l'atrophie au repos.

Un autre caractère dont ils développent aussi l'importance, est la distribution irrégulière de l'atrophie, qui ne frappe pas la totalité d'un membre, ni tous les muscles d'un territoire nerveux, ni même tout un muscle. Ainsi, dans le trapèze, le deltoïde, certains faisceaux peuvent disparaître à côté d'autres qui restent intacts.

En même temps, cette distribution bizarre est en général symétrique, ou du moins, quand on la trouve des deux côtés, elle affecte les mêmes régions, les régions symétriques dans les deux moitiés du corps.

La consistance du muscle change dès le début de son altération ; il devient mou, pâteux.

Au début, les signes de l'atrophie sont peu accusés, il y a peu de déformation ; on constate seulement l'aplatissement de certaines saillies qu'on reconnaît bien par comparaison avec le côté sain, l'aplatissement de l'éminence thénar, par exemple, par laquelle la maladie débute le plus souvent.

L'aplatissement peut devenir ensuite un véritable creux. La peau est alors moins tendue, ridée ; il y a de la peau de reste ; les tendons, les saillies osseuses, deviennent très-apparents ; de là, des aspects tout particuliers que prennent les membres, et sur lesquels nous reviendrons.

Les résultats de l'*électrisation* doivent être notés. Duchenne, avec la faradisation, a constaté la conservation de la contractilité électrique. Il insiste même, et avec raison, sur ce caractère de la maladie. Tant qu'il reste dans le muscle une fibre intacte, elle se contracte par le courant induit. Il n'y a pas paralysie avant l'atrophie.

Cette loi de Duchenne a été vérifiée depuis par tout le monde, sauf qu'à la limite extrême de l'atrophie l'électrisation ne produit plus rien, quoique toutes les fibres musculaires ne soient pas absolument détruites. Quand l'atrophie est déjà très-développée, il faut supprimer l'action des antagonistes et mettre les muscles malades dans le relâchement, pour constater les effets de l'électrisation ; quelquefois alors le courant va, par diffusion, faire contracter les antagonistes : ainsi l'électrisation du triceps atrophié peut faire contracter le biceps sain (Jaccoud, Hayem).

Legros et Onimus ont noté un fait de plus : l'excitabilité électrique des muscles s'affaiblit plus vite qu'à l'état normal : fatigue électrique précoce. Cette excitabilité ne réparaît qu'après un repos plus ou moins prolongé.

L'électrisation galvanique des muscles donne les mêmes résultats. D'après Eulenburg, la contractilité galvanique persisterait plus longtemps que la contractilité faradique.

L'excitabilité électrique des nerfs se maintiendrait longtemps comme celle des muscles ; elle disparaîtrait cependant avant cette dernière, ce qui montre la marche centrifuge de la maladie. Enfin, il y aurait une période dans laquelle les nerfs malades sont plus excitables que les nerfs sains ; l'excitabilité serait exagérée avant de disparaître (Legros et Onimus).

Ferber[1] a récemment observé un fait qui peut être rapproché de ceux

[1] *Rev. des Sc. méd.*, tom. IX, pag. 163.

d'Onimus et de Legros. Il s'agit d'une excitabilité électrique exagérée, non des nerfs, mais des muscles. Certains muscles dans le bras atrophié se contractaient sous l'influence de courants plus faibles que ceux de l'autre côté, et un même courant les faisait contracter beaucoup plus vite et plus énergiquement que leurs congénères. On obtenait les mêmes résultats avec le courant galvanique.

Ces observations se rapprochent plus ou moins de ce que les Allemands ont étudié sous le nom de réaction de dégénérescence (*Entartungs-reaction*). Nous retrouverons ce phénomène avec plus de détails dans les paralysies périphériques.

Disons actuellement que la réaction de dégénérescence type est caractérisée par les faits suivants : le nerf et le muscle ne réagissent pas de la même manière devant l'excitation électrique ; l'excitabilité galvanique et faradique du nerf, après une courte exagération, diminue et peut disparaître ; l'excitabilité faradique du muscle suit la même marche, mais l'excitabilité galvanique du muscle est conservée et même exagérée. Je néglige pour le moment les modifications dans la qualité de la secousse (forme et mode de contraction), qui fait cependant aussi partie de la caractéristique de l'*Entartungs-reaction*.

Toujours d'après les auteurs allemands, cette réaction de dégénérescence indiquerait l'altération progressive des nerfs moteurs et du muscle.

Cela posé, nous dirons que la réaction de dégénérescence complète se trouve dans une forme spéciale d'atrophie musculaire ou plutôt de myélite antérieure avec amyotrophie, que les Allemands décrivent sous le nom de poliomyélite antérieure chronique, mais qui n'est pas l'atrophie musculaire classique, type Aran-Duchenne.

Dans cette dernière maladie, on a, d'après Erb, des formes incomplètes d'*Entartungs-reaction*.

Erb fait remarquer que ces observations indiquent l'intégrité du nerf moteur (au moins pendant longtemps) alors que le muscle est déjà dégénéré [1].

Il y a en général, dans l'atrophie musculaire progressive, intégrité de la *sensibilité* au contact et à l'électricité. Dans quelques cas, Duchenne a cependant noté une anesthésie, diminuant des doigts vers l'épaule ou distribuée d'une manière irrégulière.

Ce phénomène a été observé quelquefois, mais il n'est pas essentiel.

On a aussi noté, chez quelques malades, des douleurs précédant ou accompagnant l'atrophie musculaire. J'observe actuellement à l'Hôpital-Général un cas de cet ordre, et Vulpian [2] en a récemment cité un exemple.

Les *contractions fibrillaires* sont au contraire beaucoup plus constantes.

[1] *Ziemssen's Handb.*, XI, 311.

[2] *Clin. de la Charité*, pag. 711.

Ce sont des séries de contractions survenant par accès dans des groupes isolés de fibres musculaires : la peau est alternativement soulevée et déprimée par de petites cordes tendues dans la direction des fibres musculaires ; c'est une sorte de frémissement des fibrilles.

Ces contractions fibrillaires se montrent dans différents muscles ; leur présence et leur intensité sont sans rapport avec le degré de l'altération atrophique ; on les constate même dans des muscles qui ne seront jamais atrophiés.

Elles surviennent spontanément ou sous l'influence des mouvements volontaires. Elles sont exagérées par les excitations cutanées ou par l'électrisation musculaire. Comme intensité, elles peuvent aller jusqu'au tremblement véritable.

Ce n'est pas un phénomène absolument caractéristique, mais il est au moins très-habituel.

Au début de la maladie, on observe quelquefois de véritables crampes qui disparaissent ensuite et sont remplacées par des contractions fibrillaires.

On a souvent remarqué dans les parties malades un curieux *abaissement de température*. D'abord le membre atrophié est plus sensible au froid ; il résiste moins au froid extérieur, d'où une sensation quelquefois très-pénible. Puis il y a un abaissement de température sensible à la main et une sensation de froid, même sous les couvertures.

Vulpian[1] a observé plusieurs fois dans l'atrophie musculaire progressive, comme d'ailleurs dans la paralysie atrophique de l'enfance, les mains toujours violacées, livides, donnant quand on les touche une sensation de froid considérable. « L'électrisation de la peau du dos de la main, qui est cyanosée, produit une plaque à contours irréguliers, au niveau de laquelle la coloration bleuâtre uniforme est remplacée par une teinte rougeâtre, marbrée de petites taches blanchâtres. Ce phénomène n'a lieu qu'un quart de minute environ après l'électrisation. »

J'ai observé pour ma part, dans un cas d'atrophie musculaire, un trouble vaso-moteur inverse. C'était une rougeur très-intense avec sueur locale[2] et légère élévation thermique (au toucher) siégeant à la face palmaire de la première phalange et au pourtour de l'ongle. Cette rougeur, très-variable dans son intensité, était bilatérale et se généralisa plus tard à d'autres parties saillantes de la main : éminences thénar et hypothénar, saillies des têtes phalangiennes des os et du métacarpe. — Récemment j'ai vu le même phénomène limité à deux doigts et accompagné de vives douleurs et de

[1] *Clin. de la Charité*, pag. 713.

[2] Frommann, Friedreich, Wunderlich et Leyden (*Traité*, pag. 716) ont décri les sueurs souvent excessives que l'on observe dans l'atrophie musculaire progressive, surtout lorsqu'elle est ancienne ou a envahi rapidement.

secousses fibrillaires chez une jeune femme qui ne présentait cependant encore aucun degré d'atrophie.

Ces troubles vaso-moteurs des extrémités, très-analogues à la maladie de M. Raynaud, dont nous parlerons plus loin, devront être à l'avenir toujours recherchés dans les cas d'atrophie musculaire progressive.

On a signalé également des troubles *oculo-pupillaires*. Schneevogt et Baerwinkel ont constaté une fois un rétrécissement de la pupille. Voisin a vu un rétrécissement de la pupille d'abord à gauche, plus tard à droite, avec aplatissement de la cornée et diminution de l'acuité visuelle. Bergmann, Rosenthal, ont constaté le même phénomène. Au dire de Leyden, la dilatation n'a été mentionnée que dans une seule observation due à Lockart Clarke et à Gairdner.

De véritables *paralysies* peuvent compliquer certains cas d'atrophie musculaire.

On note, par exemple, la paralysie du diaphragme et des intercostaux. Cruveilhier avait constaté chez Lecomte la paralysie du diaphragme sans atrophie considérable de ce muscle. Duchenne suppose que les muscles perdent leur contractilité dès qu'un certain nombre de fibres ont disparu, à cause de la grande résistance qu'ils ont à vaincre. Mais cette explication ne s'applique pas aux cas dans lesquels il y a d'autres paralysies. On a noté également le syndrome connu sous le nom de paralysie labio-glosso-laryngée; nous y reviendrons.

Acceptez pour le moment qu'à côté de l'élément impuissance par atrophie, il y a aussi un élément de véritable paralysie. C'est un élément qui se combine en proportions variables avec le premier et qui dépend peut-être de lésions complexes.

Pierret a récemment fait connaître un cas curieux dans lequel, au début d'une atrophie musculaire progressive, il y avait eu une tendance à la rétropulsion; qu'il attribue aux parésies partielles que présentait le sujet et qui laissaient l'action des antagonistes non compensée. Seulement l'observation de Pierret ne nous paraît pas appartenir à la maladie d'Aran-Duchenne; c'est plutôt une myélite diffuse avec lésion des cornes antérieures et atrophie musculaire[1].

[1] Le début a lieu par une faiblesse croissante des membres inférieurs ; puis les membres supérieurs sont aussi frappés de parésie. C'est alors que « la marche présente une particularité remarquable. Il éprouve une grande peine à progresser en avant, le départ étant particulièrement difficile. Une fois lancé, il marche droit devant lui en élevant fortement les jambes et laissant pendre le pied, dont la pointe touche souvent le sol. Cette attitude du pied rappelle la démarche des grands échassiers. Quand le malade, en s'aidant des muscles de la cuisse, a ainsi détaché le pied du sol, il le porte en avant à l'aide d'un mouvement de rotation du tronc, puis le laisse retomber tout d'un coup pour s'y appuyer. La marche n'est d'ailleurs possible qu'à l'aide d'un bâton. Privé de ce soutien, le malade marche

On a noté aussi autrefois des *contractures* dans un certain nombre d'observations, mais ces faits-là doivent être révisés depuis les derniers travaux de Charcot. Il est probable que ces cas doivent être séparés des autres et constituent une forme clinique à part, que nous apprendrons à connaître sous le nom de sclérose latérale amyotrophique.

C'est à cause de ces complications possibles dans certains cas que Charcot propose d'appeler la maladie pure, l'atrophie musculaire progressive protopathique : atrophie musculaire progressive, type Aran-Duchenne. A côté de ce type, il y en a déjà un autre, le type Charcot (sclérose latérale amyotrophique).

On a encore décrit des *troubles trophiques* variés dans cette maladie. En 1863, Remak signala les arthropathies, qu'il distingua des arthrites simples, rhumatismales, traumatiques, etc., qu'il rattacha à la maladie elle-même, à l'atrophie musculaire progressive. Ces faits-là ont été surtout observés à l'étranger. Rosenthal cite, dans son Traité, un cas remarquable d'arthropathie de l'épaule développée sans cause, sans douleur ni inflammation, avec seul gonflement, chez un malade atteint d'atrophie musculaire progressive. Il la rapproche des arthropathies décrites par Charcot dans l'ataxie locomotrice progressive.

Il faut cependant remarquer la rareté relative de ces manifestations, ce qui serait inexplicable si la lésion des cornes antérieures correspondait réellement à ce genre de troubles trophiques.

D'autres lésions trophiques ont encore été notées.

Benedikt a observé une atrophie des os et de la peau; Roberts, des congestions cutanées et un œdème du tissu cellulaire ; Vulpian, un prurit intense aux extrémités supérieures, avec éruption lichénoïde et herpétiforme; Balmer, des éruptions diverses, des sueurs abondantes, des hémorrhagies et des congestions sous-cutanées; de l'urticaire, etc.

moins bien, et il arrive presque toujours qu'après avoir fait en avant quelques pas hésitants, il est brusquement entraîné en arrière par un mouvement uniformément accéléré, et tombe s'il n'est soutenu à temps. Lorsque le malade se tient debout, il reste instinctivement penché en avant, pour se garder de cette tendance au recul. » L'atrophie musculaire se développe ensuite. — A l'autopsie, on trouve l'altération classique des cornes antérieures ; mais, de plus, « dans la substance blanche de la région dorsale en particulier, il existait des traces manifestes d'inflammation diffuse de la névroglie, tant dans les cordons latéraux que dans les zones radiculaires antérieures. Là elles étaient d'ailleurs plus accentuées. D'un autre côté, les méninges étaient légèrement enflammées et adhérentes dans les deux tiers inférieurs de la moelle épinière, tandis que la zone corticale de la moelle était elle-même ramollie et légèrement scléreuse ». (*Rev. mens. de Méd. et de Chir.*, 1877, nº 6.) — Ce n'est ni l'histoire clinique ni l'histoire anatomique d'une atrophie musculaire progressive protopathique, type Aran-Duchenne.

Nous sommes arrivé à l'étude de la MARCHE de l'atrophie musculaire progressive.

Le début a lieu en général par le membre supérieur, plus spécialement par la main droite et par l'éminence thénar. De là, les lésions s'étendent en montant. Le plus souvent l'envahissement est diffus, sans ordre réglé. Le seul fait à noter, c'est que, quand un côté est déjà pris, les muscles similaires de l'autre côté sont bientôt atteints.

Il faut bien connaître les déformations et les attitudes vicieuses qui sont la conséquence de l'atrophie. Deux éléments concourent à produire ces résultats : l'atrophie des muscles, disparition de leur volume ; la suppression de l'action des muscles détruits et l'action prépondérante des antagonistes.

L'atrophie de l'éminence thénar entraîne l'aplatissement de la région : le premier métacarpien est plus rapproché du second, puis il est tout à fait sur le même plan.

La destruction des interosseux entraîne une griffe spéciale. Si les interosseux sont conservés et s'il y a destruction du fléchisseur sublime seul, la phalangine est étendue sur les phalanges, et la phalangette est fléchie. S'il y a destruction des fléchisseurs sublime et profond, les deux dernières phalanges sont en extension continue.

Si la destruction est plus complète, la main et l'avant-bras sont décharnés et prennent un aspect squelettique. De même, on sent l'humérus sous la peau, quand les muscles du bras ont disparu. L'atrophie du deltoïde fait apparaître les saillies osseuses de l'articulation ; il y a un méplat ou un creux sous-acromial.

Le trapèze est atteint ensuite, du moins dans sa moitié inférieure, et alors le bord spinal de l'omoplate apparaît. La portion claviculaire du même muscle est au contraire l'*ultimum moriens* des muscles du tronc et du cou.

Les pectoraux détruits laissent une excavation à côté du sternum et montrent la saillie anormale des premières côtes. L'atrophie du grand dentelé écarte le scapulum du thorax en aile. Après la disparition du grand dorsal, du rhomboïde, de l'angulaire, le bras est complétement inerte ; quand on le fait basculer, on entraîne l'omoplate à la façon d'un levier de sonnette.

Puis les extenseurs et les fléchisseurs du tronc peuvent être atteints ; alors les malades tendent à perdre leur centre de gravité et y remédient par des incurvations de la colonne vertébrale. Duchenne a posé ce principe : si on tire la ligne de gravité verticalement, en partant de la première apophyse épineuse dorsale, quand cette ligne tombe au contraire en avant du sacrum, il y a défaut d'action des fléchisseurs.

Après l'atrophie des fléchisseurs et des extenseurs de la tête, celle-ci tombe indifféremment de tout côté.

Bientôt les muscles de la langue, des lèvres et du larynx sont envahis, et le syndrome de la paralysie labio-glosso-laryngée apparaît. Ici l'élément paralytique domine de beaucoup l'élément atrophique. Nous verrons plus tard que la paralysie labio-glosso-laryngée est probablement une simple extension au bulbe de la maladie qui constitue, à la moelle, l'atrophie musculaire progressive. Pour le moment, le fait de l'apparition des phénomènes bulbaires à la fin de l'atrophie musculaire progressive est à noter.

A ce moment, les abaisseurs de la mâchoire sont bientôt atteints : la bouche ne s'ouvre qu'avec effort, ensuite plus du tout; le malade doit avancer un peu la mâchoire pour parvenir à écarter les dents ; puis le mouvement antéro-postérieur reste seul possible, et l'introduction des aliments devient alors très-difficile.

La déglutition étant également gênée, la salive coule dehors. Si le pharynx et l'œsophage sont atteints, le malade boit par petites gorgées, et le liquide coule dans l'estomac en produisant du bruit comme s'il tombait dans une carafe.

Ce sont là des symptômes que nous retrouverons avec plus de détails dans la paralysie labio-glosso-laryngée.

Enfin surviennent les paralysies des muscles respiratoires, le diaphragme, les intercostaux.

Telle est la marche ordinaire des phénomènes, tel est l'ordre de succession habituel des symptômes. Il faut encore dire un mot de quelques débuts exceptionnels.

Duchenne a vu la maladie débuter 12 fois sur 159 par les muscles du tronc, et 2 fois seulement par les membres inférieurs.

Un fait remarquable est le mode de début des cas, rares du reste, dans lesquels la maladie éclate chez l'enfant. Elle commence par l'orbiculaire des lèvres ; elle gagne ensuite les membres supérieurs, après être restée quelquefois longtemps localisée à la face.

Le faciès est alors tout à fait spécial ; la figure est arrondie et inerte comme un masque, sauf les yeux. Les traits sont effacés, il n'y a pas de sillon naso-labial. Le jeu de la face est supprimé. Le petit malade a de grandes difficultés pour prononcer les lettres *b*, *p*, *v*, *f*. Il ne peut pas siffler, souffler, etc. Le rire est faussé, et il ne se fait plus que par l'élévateur de la lèvre supérieure et par le buccinateur ; la lèvre inférieure reste immobile.

On penserait à une paralysie labio-glosso-laryngée, mais la langue et la déglutition sont intactes. Puis le facial supérieur peut être atteint et aussi tous les muscles de la mimique faciale : orbiculaire des paupières, frontaux, sourciliers (Hayem).

Les symptômes généraux sont toujours nuls. Il y a une intégrité remarquable de la nutrition. L'état général est excellent. Il n'y a de fièvre à aucun moment.

La DURÉE est de plusieurs années jusqu'à dix, quinze et vingt ans.

La Terminaison fatale peut survenir de plusieurs manières : complication thoracique ou asphyxie par paralysie du diaphragme et des intercostaux, ou encore phénomènes bulbaires.

L'Étiologie est très-obscure, comme dans toutes les maladies de la moelle ; ici, il y a une cause d'obscurité de plus dans ce fait, que l'on confond encore sous le même nom d'atrophie musculaire progressive bien des types différents les uns des autres. Nous résumerons les données qui ressortent des tableaux de Hayem.

L'hérédité paraît bien établie. Aran cite un capitaine au long cours qui meurt d'atrophie musculaire progressive, ainsi que son frère et un oncle maternel. Roberts a trouvé une influence héréditaire dans 18 cas sur 69; il y avait 29 personnes atteintes dans dix familles. Friedreich parle de quatre frères qui ont eu la même maladie ; la sœur était saine, mais deux frères de la mère avaient eu encore le même mal.

Mais les faits les plus curieux à ce point de vue sont l'histoire de la famille Wetherbee, que l'on trouvera dans le Traité d'Hammond, et celle de la famille Bessel, observée par Naunyn, et qui se résume dans le tableau ci-contre.

Les hommes sont beaucoup plus souvent atteints que les femmes. Dans la famille Wetherbee, les hommes seuls furent atteints. Tous les malades de Hammond ont été des hommes. Roberts a vu 84 hommes sur 99 cas; Aran 9 sur 11 ; Friedreich 82 sur 100, etc.

Exceptionnelle dans l'enfance, sauf pour les cas héréditaires, l'atrophie musculaire est une maladie de l'adulte : 30 à 50 ans.

La fatigue musculaire, les travaux pénibles, les professions manuelles, sont souvent invoquées comme cause. Elles aident du moins la prédisposition.

Ce qui paraît en tout cas bien réel, c'est que les muscles les plus fatigués sont atteints les premiers. Il y a là une occasion qui détermine la localisation de la lésion.

Ainsi, Rosenthal a vu la maladie commencer par les muscles des deux épaules chez un ouvrier terrassier qui remuait des masses considérables de terre avec la bêche et la pioche ; par le pouce et l'index de la main gauche, chez une ouvrière au métier qui lançait la navette avec ces doigts; par l'épaule droite et la main gauche chez un homme qui, dans une fabrique de bière, bouchait hermétiquement les bouteilles, et pour cela maintenait celles-ci avec la main gauche et maniait un lourd marteau avec la main droite.

Le traumatisme n'a été trouvé que dans un certain nombre de cas à étiologie complexe. Le froid, l'humidité, ont un rôle incontestable, mais difficile à apprécier, parce qu'on les trouve dans l'étiologie de toutes les maladies spinales. L'onanisme et les excès vénériens ont été signalés. Rodet et Niepce ont observé deux cas syphilitiques.

Le saturnisme produit l'atrophie musculaire, mais ce n'est pas l'atrophie musculaire progressive ordinaire, telle que nous la décrivons. On n'est pas encore sûr que la lésion soit la même, et en tout cas le pronostic est bien différent. On a pu voir récemment, à l'Hôpital-Général, un saturnin qui était arrivé au dernier degré d'une atrophie musculaire généralisée vraiment extraordinaire; on avait présagé sa fin prochaine, en voyant même à un moment donné l'orbiculaire des lèvres atteint. Et cet homme a ensuite refait la plupart de ses muscles; il sort, se promène et a même repris son ancienne profession. C'est là un fait vraiment extraordinaire et que l'on ne rencontre pas dans la maladie d'Aran-Duchenne. Je crois donc qu'il faut faire, jusqu'à nouvel ordre, espèce distincte de l'atrophie musculaire des saturnins. — Nous y reviendrons dans la dernière partie de ce livre.

L'influence des diathèses est réelle, mais elle n'est pas encore suffisamment étudiée.

J'arrive à l'HISTOIRE ANATOMIQUE de cette maladie.

1. En voyant ce début isolé par certains *muscles*, par certaines parties de muscle et le mode irrégulier de propagation de l'atrophie, on devait tout d'abord penser à une origine périphérique. Et en effet c'était là, en 1850, la conclusion très-nette d'Aran : « Je conclus donc, et je maintiens que l'atrophie musculaire progressive ne saurait être localisée ailleurs que dans le système musculaire, dans la trame même des muscles ». La maladie est complétement indépendante du système nerveux.

Aussi les premières recherches portent-elles sur l'anatomie pathologique des muscles.

Duchenne insiste sur la dégénérescence graisseuse des muscles, d'où le nom d'atrophie musculaire graisseuse. En 1854, Robin montre que beau-

Carl Bessel.

Daniel Bessel.

1 Fritz. 2 Carl. 3 *Dorothea.* 4 Louis. 5 Rudolf. 6 *Minna.* 7 Ferdinand. 8 Henriette. 9. August. 10 Julius. 11 Heinrich.

1 Marie. 2 *Marie.* 3 *Johanna.*

1 Julius. 2 *Bertha.* 3 *Laura.* 4 Herman. 5 *Theodor.* 6 *Robert.* 7 Émilie.

5 fausses couches.

1 *Ernst.* 2 Martha.

1 *Fritz.* 2 Gustav.

1 Otto. 2 *Clara.* 3 Carl.

coup de granulations décrites par Duchenne résistent à l'éther et se dissolvent dans l'acide acétique : c'est donc une simple dégénérescence granuleuse. Virchow revient sur la dégénérescence graisseuse et la montre dans le faisceau musculaire et aussi dans le tissu conjonctif. D'après les travaux plus récents (Charcot, Hayem, école de la Salpêtrière), la stéatose peut exister, la dégénérescence granuleuse aussi; mais ce sont là des faits accessoires. La lésion principale, essentielle, est l'atrophie pure et simple.

Examinés à l'œil nu, les muscles ou les fragments de muscles sont amaigris, amincis, pâles, semi-transparents, d'une couleur rose jaunâtre, feuille morte. On dirait des muscles de grenouille ou de poisson interposés par places dans les muscles humains (Hayem). En même temps on remarque la persistance de parties intactes au milieu des masses musculaires altérées.

Histologiquement, c'est l'atrophie simple : un grand nombre d'éléments sont réduits à la moitié, au tiers, au quart du volume normal. Cette atrophie atteint des limites extrêmes sans modification de la striation.

On peut noter aussi la dégénérescence granuleuse, qui porte sur la fibre déjà atrophiée, détruit cette fibre et fait résorber plus ou moins complétement le contenu de sa gaîne. Il y a quelques granulations graisseuses dans certains cas.

D'après Friedreich, on observerait souvent la dégénérescence vitreuse. Hayem croit qu'il y a là une erreur d'observation due à l'emploi fréquent que font les Allemands du harpon. Un fragment de muscle vivant, mis en contact avec un liquide qui l'imbibe, forme une substance translucide, sans stries, comme de la matière vitreuse.

En même temps les noyaux musculaires sont multiples, avec ou sans protoplasma autour ; ils forment des chapelets plus ou moins considérables.

Il y a aussi une prolifération conjonctive d'autant plus abondante que les fibres musculaires sont plus atrophiées. Ce tissu conjonctif proliféré peut même fragmenter le tissu musculaire, qui garde encore sa striation. Quelquefois, mais rarement, la graisse infiltre aussi le tissu conjonctif. Ce tissu peut même exceptionnellement être le siége d'une lipomatose luxuriante, qui peut alors masquer cliniquement l'atrophie musculaire[1].

En somme, les lésions musculaires de la maladie sont : atrophie simple et atrophie avec sclérose (atrophie irritative de Charcot).

2. Les muscles ne sont pas seuls atteints, comme le croyaient Aran et Duchenne. Bientôt après le Mémoire d'Aran, en 1854, Cruveilhier publia l'autopsie célèbre de Lecomte. Il trouva l'atrophie des *racines antérieures*. Cette découverte lui fit prendre à tort la maladie pour une paralysie, mais

[1] C'est particulièrement dans les amyotrophies secondaires, et non dans la maladie d'Aran-Duchenne qu'on observerait cette adipose luxuriante (Landouzy).

elle mit sur la voie de la vraie localisation, que Cruveilhier prévit même.

Depuis lors on a trouvé dans une série de cas l'atrophie des racines antérieures; cette lésion peut être considérée comme habituelle.

L'altération des racines antérieures s'aperçoit quelquefois à l'œil nu. Ces racines forment normalement un petit éventail du sillon collatéral au trou de conjugaison. Ici ce petit bouquet devient grêle, perd son aspect blanc nacré; les racines sont grises, comme gélatineuses; de nerveuses, elles sont devenues conjonctives.

Histologiquement, un certain nombre de tubes sont intacts, d'autres sont atrophiés simplement, sans dégénérescence de myéline, avec conservation du cylindre axe et multiplication des noyaux. Beaucoup d'autres sont réduits à la gaîne de Schwann avec des noyaux; la myéline et le cylindre axe ont disparu. On trouve ensuite divers termes de transition entre ces degrés de la lésion : dégénérescence graisseuse de la myéline, segmentation, état moniliforme, etc.

En même temps il y a une hyperplasie diffuse généralisée du tissu interstitiel, prolifération conjonctive autour des faisceaux de tubes et aussi dans les faisceaux. Les tubes nerveux sont séparés entre eux dans le faisceau par une substance conjonctive finement fibrillaire; l'anneau épaissit, devient scléreux; quelquefois le faisceau peut aussi conserver son volume, le tissu conjonctif s'étant substitué au tissu nerveux; de là, l'absence d'atrophie apparente des racines dans ces cas-là.

3. L'étude des *nerfs spinaux* a été faite récemment par Hayem, qui les a trouvés altérés.

A l'œil nu, ils gardent leur aspect nacré et leur volume normal.

L'altération histologique est tout à fait semblable à celle des racines, surtout pour les nerfs moteurs; la lésion est moins intense dans les nerfs mixtes. Au milieu de tubes sains, il y a des tubes altérés, toujours de la même manière : atrophie simple sans dégénérescence graisseuse, dégénérescence de la myéline avec disparition du cylindre axe, réduction à la gaîne seule; sclérose intra-fasciculaire au niveau des tubes altérés. — Les tubes altérés sont du reste irrégulièrement disséminés.

4. Toutes ces lésions sont encore secondaires. Le vrai point de départ, la lésion primitive, est plus haut, dans la *moelle* elle-même, dans les cornes antérieures de la substance grise.

En 1855, Valentiner trouva un ramollissement central de la moelle mal circonscrit; on nota en certains points, au milieu du ramollissement, qu'il ne restait plus de cellules ganglionnaires intactes. — En 1860, Luys observe un cas plus net, avec disparition des cellules des cornes antérieures. — En 1862-63, Lockart Clarke trouve une désintégration granuleuse des cellules des cornes antérieures; il décrit leur coloration brunâtre, leur aspect granuleux, la disparition des prolongements, puis la destruction complète de la cellule. — En 1867 paraît l'observation de Duménil.

Mais les faits précis sur lesquels repose la doctrine localisatrice actuelle commencent en 1869 par l'observation de Hayem (*Arch. de Physiol.*). Puis paraissent trois observations de Charcot et une de Vulpian publiée par Troisier. En 1875, deux faits nouveaux ont été rapportés par Pierret et Troisier, des services de Charcot et de Vulpian. Il y a un autre fait de Hayem, qu'il signale comme inédit dans son article du *Dictionnaire*[1].

Je ne cite ici, bien entendu, que les cas d'atrophie musculaire progressive vraie, protopathique. Nous verrons qu'il y a un assez grand nombre d'observations d'atrophies musculaires secondaires.

Partant de ce petit nombre de faits bien étudiés, qui se multiplient tous les jours et qui n'ont pas rencontré d'exceptions depuis que l'attention a été attirée de ce côté, Hayem, Charcot et toute l'École actuelle admettent dans l'atrophie musculaire progressive une lésion constante des grandes cellules motrices des cornes antérieures de la moelle. C'est la lésion qui correspond anatomiquement au type clinique que nous avons décrit : atrophie musculaire progressive, type Aran-Duchenne.

Voici la description de cette lésion, d'après Charcot. Les cellules nerveuses subissent l'atrophie pigmentaire ou l'atrophie scléreuse.

Il y a une infiltration de pigment normal que l'on trouve par exemple chez le vieillard, et qui n'a aucune signification. Mais ici il y a atrophie en même temps que pigmentation : 1° le corps de la cellule diminue de volume; 2° les prolongements s'atrophient et finissent par disparaître. Le noyau s'atrophie en même temps.

Dans l'atrophie scléreuse, la cellule diminue de volume et se ratatine dans tous les sens ; les prolongements deviennent secs et grêles, ou même disparaissent.

Kesteven[2] a, dans ces derniers temps, spécialement étudié le processus atrophique des cellules nerveuses.

Le premier indice d'atrophie est l'apparition, autour de ces éléments, d'un petit espace vide qui graduellement s'accroît en étendue. Simultanément le noyau se modifie et augmente de volume ; mais ce n'est qu'une apparence due à la résorption d'une partie du protoplasma cellulaire. Puis, les prolongements de la cellule et le cylindre axe se détachent : finalement la pigmentation envahit ces corpuscules.

C'est là la lésion principale et primitive. En même temps il y a prolifération conjonctive dans la gangue de névroglie ; à un certain degré de lésion, la corne antérieure peut être diminuée dans toutes ses dimensions.

Ajoutez l'intégrité des faisceaux blancs, et vous aurez la lésion caractéristique de l'atrophie musculaire progressive.

1 Charcot et Gombault viennent d'en publier un nouveau (*Arch. de Physiol.*, 1876, n° 5), et Erb et Schultze un autre (*Arch. f. Psych. u. Nerv.*, IX, 2; *Centralbl. f. Nerv.*, II, 224).

2 *St-Bartholom. hosp. Rep.*, XIII, 51, 1877. *Rev. des Sc. méd.*, XIII, 459.

De ces faits découle la conclusion de l'École française actuelle : l'atrophie musculaire progressive est une myélite chronique parenchymateuse localisée aux cornes antérieures de la substance grise, et caractérisée par la dégénérescence atrophique des grandes cellules motrices.

Cette théorie est récente ; il y a peu de temps qu'on ne l'admettait pas, aujourd'hui encore quelques-uns la repoussent. Nous devons dire un mot des deux théories principales qu'on lui oppose et qu'on lui préfère quelquefois : celle du grand sympathique et celle des muscles.

Schneevogt, en 1854, attira l'attention sur les lésions du grand sympathique dans cette maladie : il y avait destruction de ce nerf au cou. Jaccoud observa plus tard deux faits analogues avec lésion des *rami communicantes* et de la moelle, et considéra la lésion de celle-ci comme secondaire. Après cela, on a encore observé seize autres cas. — C'est là l'origine de la théorie du grand sympathique développée dans la *Clinique* de Jaccoud.

Les faits négatifs sont aujourd'hui très-nombreux ; la lésion du sympathique, quand elle existe, est secondaire. Eulenburg lui-même, qui a tant travaillé la pathologie du grand sympathique, abandonne aujourd'hui cette théorie. Il met bien en lumière que la maladie se complique symptomatiquement quand le sympathique est atteint ; il y a alors des troubles oculo-pupillaires notamment. A cet ordre de lésion appartiennent aussi les troubles vasculaires, l'œdème, les congestions, souvent notés.

L'altération du grand sympathique rentre donc dans la catégorie des lésions concomitantes secondaires ; mais ce n'est pas la lésion primitive et essentielle.

Revenant sur l'ancienne idée d'Aran et de Duchenne, Friedreich prend de nouveau la lésion musculaire comme principale et primitive, et fait de l'atrophie musculaire progressive une maladie des muscles, une polymyosite chronique progressive. Il décrit la cirrhose du muscle avec ou sans lipomatose, et insiste sur l'absence de lésion fixe du système nerveux.

Hayem, qui a analysé ce travail dans la *Revue des Sciences médicales*, en réfute les conclusions : 1° les autopsies faites de 1858 à 1867 ne peuvent pas compter, l'attention n'ayant pas encore été attirée sur la lésion des cornes antérieures ; 2° dans les autopsies citées par Friedreich, l'intégrité des cellules motrices n'est pas expressément indiquée ; 3° depuis qu'on a signalé ces faits, au contraire, toutes les observations ont concordé et il n'y a pas eu d'exceptions.

Eulenburg discute aussi cette théorie et adopte la doctrine française. Il ajoute comme argument la présence, dans l'atrophie musculaire progressive, de phénomènes comme la paralysie labio-glosso-laryngée, qui sont évidemment d'origine nerveuse.

A l'heure qu'il est, on doit accepter comme la plus probable la théorie spinale de Hayem, Charcot et la Salpêtrière : lésion des grandes cellules motrices des cornes antérieures. Cette théorie ne se base pas seulement sur les faits que nous avons indiqués, mais aussi sur les faits d'atrophie musculaire secondaire. Le symptôme atrophie musculaire survient en effet dans d'autres maladies de la moelle; dans ces cas-là, quel que soit le siége primitif de la lésion spinale, il y a toujours en même temps l'altération caractéristique des cornes antérieures. De telle sorte que nos études ultérieures ne feront que fortifier l'idée du rapport clinique existant entre la lésion des cornes antérieures et l'atrophie musculaire.

L'ordre des lésions multiples que nous avons trouvées dans la maladie d'Aran serait donc le suivant: 1° Les cellules nerveuses seraient primitivement atteintes, comme les tubes nerveux le sont dans l'ataxie locomotrice, ce qui explique la délimitation exacte de la lésion à une région physiologique donnée, sa systématisation; 2° puis, suivant la règle générale, il y a une prolifération conjonctive, une sclérose corrélative à l'atrophie cellulaire; 3° surviennent ensuite les lésions des racines antérieures et des nerfs, comme dans les nerfs séparés de leurs centres trophiques; 4° enfin les muscles eux-mêmes s'atrophient.

Il y a du reste, dans les observations, une correspondance remarquable entre les muscles atrophiés et le siége de la lésion spinale. Pour les membres supérieurs, c'est la région cervicale qui est altérée; pour le tronc, c'est la région dorsale; pour les membres inférieurs, c'est la région lombaire; pour la paralysie labio-glosso-laryngée, les noyaux bulbaires. Plus spécialement encore, un fait de Prévost et David et un autre de Hayem montrent que l'atrophie des muscles de la main répond particulièrement à la région de la moelle qui s'étend de la septième cervicale à la première paire dorsale inclusivement.

Remak a essayé de préciser davantage le siége particulier des différents groupes cellulaires qui correspondent aux divers groupes musculaires, ou tout au moins de les bien distinguer les uns des autres. C'est une question intéressante de localisation spinale.

Pour le membre supérieur, il distingue le centre des muscles du bras et celui des muscles de l'avant-bras. Quand ce dernier est pris, on a tout à fait le tableau de la paralysie saturnine, avec tous ses détails cliniques. Le noyau cellulaire altéré dans ce type de l'avant-bras est dans le renflement cervical, à sa partie moyenne; les groupes cellulaires des extenseurs et des fléchisseurs sont séparés et situés de telle sorte qu'ils peuvent être atteints séparément.

Au membre inférieur, l'atrophie a une prédilection pour le domaine du crural, à l'exception du couturier, qui, comme le long supinateur, sort de son groupe naturel. Au contraire, le tibial antérieur se sépare du groupe du sciatique pour se rapprocher des muscles du crural. Le noyau de ce muscle serait en un point du renflement lombaire distinct de celui des autres muscles innervés par le péronier. Les cellules ganglionnaires du domaine des muscles du crural et de l'obturateur, ainsi que le noyau du tibial antérieur, seraient dans la partie moyenne du renflement lombaire. — Du reste, il n'y a pas un type de la jambe, toutes les combinaisons d'atrophie musculaire étant possibles au-dessous du genou.

Une des conséquences importantes de ces études est de montrer que des foyers médullaires peuvent produire des paralysies et des atrophies dissociées comme les altérations périphériques.

A côté de ces travaux concordant pour confirmer la théorie spinale ou française, nous devons mentionner ceux qui paraissent contradictoires et qui ont été récemment publiés.

Lichtheim [1] et Debove [2] ont observé deux faits d'atrophie musculaire sans lésion des cornes antérieures.

Lichtheim admet dès-lors, avec Friedreich, que l'atrophie musculaire progressive est une maladie d'origine musculaire; mais il admet, contre Friedreich, que les cornes antérieures peuvent aussi être primitivement affectées. C'est ce qui arrive dans la paralysie infantile, la paralysie spinale aiguë de l'adulte et même dans une paralysie spinale atrophique chronique. Cette dernière maladie se distinguerait de l'atrophie musculaire progressive par ce fait que la paralysie y domine et qu'il n'y a pas « d'atrophie individuelle ».

Contre ces déductions, je ferai simplement remarquer que le cas de Lichtheim n'appartient pas au type classique de l'atrophie musculaire progressive (maladie d'Aran-Duchenne) : la malade était tuberculeuse, avait une coxalgie; les mains et les avant-bras étaient restés indemnes, etc.

Le cas de Debove est aussi tout à fait différent de l'atrophie musculaire ordinaire. Il est en effet caractérisé cliniquement par une marche aiguë, de la fièvre, des douleurs vives dans les membres, une diminution rapide du volume des muscles portant surtout sur les muscles des membres et les frappant en masse, la perte de la contractilité électro-musculaire des parties atteintes, avec intégrité de la sensibilité et des diverses fonctions organiques.

« On voit donc, comme nous le disions ailleurs [3], que les deux observations de Lichtheim et de Debove, très-intéressantes en elles-mêmes, ne prouvent rien contre les faits réunis par Charcot et le groupe fondé sur ces faits. Tout au plus peuvent-ils prouver qu'il y a d'autres catégories d'atrophie musculaire, encore mal connues, à isoler du chaos général; et ceci, personne ne l'a jamais contesté, M. Charcot moins que personne.

» Il faudra encore beaucoup de faits bien et complétement observés, au

1. *Arch. f. Psych. u. Nerv.*, VIII, 3. *Centralbl. f. Nerv.*, I, 187.

2. *Progrès médical*, 1878, pag. 856.

3. *Montpellier médical*, XLII, pag. 61. — Voy. aussi le travail de Rumpf, *Arch. f. Psych. u. Nerv.*, X, 1. *Centralbl. f. Nerv.*, II, 560.

double point de vue clinique et anatomique, pour tracer nettement et définitivement la ligne de démarcation entre les diverses espèces d'amyotrophies. »

La moelle, les cornes antérieures de la moelle, ont donc une action sur la nutrition des muscles. Peut-on aller plus loin et pénétrer le mécanisme de cette action ? Cette question de PHYSIOLOGIE PATHOLOGIQUE est fort difficile, elle divise les physiologistes : il faut en dire un mot.

Un premier point paraît établi : ce n'est pas par les fibres vaso-motrices que cet effet se produit. En effet, sectionnez le sympathique d'un côté, arrachez le ganglion cervical : vous n'aurez jamais d'atrophie des muscles superficiels ou profonds de la face. Vulpian a montré que la section des racines du facial au bulbe entraîne les mêmes lésions atrophiques des muscles de la face que la section du nerf en avant de la parotide (quand il a reçu beaucoup de filets sympathiques).

Donc, la paralysie du grand sympathique ne produit pas l'atrophie des muscles. On ne peut pas en accuser davantage l'excitation de ce nerf, car dans les lésions qui accompagnent l'atrophie musculaire, surtout au début, il y a plutôt dilatation que rétrécissement des vaisseaux.

C'est aux nerfs moteurs et aux nerfs mixtes que l'on doit attribuer cette influence trophique.

De nombreux faits expérimentaux ou cliniques prouvent en effet que les lésions de ces nerfs peuvent entraîner des troubles trophiques, et spécialement l'atrophie musculaire. Seulement quelles sont les lésions de ces nerfs qui peuvent entraîner l'atrophie musculaire ?

Brown-Sequard avait distingué les effets de l'irritation des nerfs et les effets de leur paralysie : l'action exagérée et l'absence d'action. Charcot, dans ses *Leçons*, a complétement développé cette idée, que les lésions irritatives des nerfs peuvent seules produire l'atrophie rapide et hâtive des muscles, tandis que la division complète des nerfs n'entraînerait l'atrophie que très-lentement, à la façon du repos prolongé.

Cette proposition trop absolue a été combattue par Vulpian et par Hayem : quelle que soit la nature de la lésion nerveuse, la lésion musculaire est toujours identique. Dans ses expériences, Hayem a montré que les lésions musculaires sont plus intenses après la section du sciatique qu'après l'irritation de ce nerf (écrasement, cautérisation avec le bromure de potassium, le chloral, l'acide acétique).

De plus, le muscle qui s'altère est paralysé, non contracturé, et jamais la contracture n'a été une cause d'atrophie. Vulpian admet alors, contrairement à Charcot, que l'atrophie des muscles est due, non à une lésion irritative des nerfs, mais à la diminution ou à l'abolition de l'action physiologique de ces nerfs. Charcot lui-même est du reste moins affirmatif et moins absolu dans la deuxième édition de ses *Leçons*.

Cette action des nerfs sur les muscles ne vient pas d'eux, ils la transmettent seulement : elle vient de la moelle. Les mêmes nerfs paraissent conduire la motilité et l'action trophique : la motilité vient du cerveau et l'action trophique des cornes antérieures de la moelle.

Quant à savoir si cette action de la moelle est elle-même irritative ou non, c'est fort difficile à déterminer. Peut-être même cela varie-t-il suivant les cas.

Retenons seulement le grand fait de localisation spinale que je viens d'établir, et notons qu'il a été acquis par la clinique seule, car la clinique fait des dissections que l'expérimentation ne peut pas réaliser : les grandes cellules motrices des cornes antérieures de la moelle sont les centres trophiques des muscles, et la lésion de ces cellules entraîne l'atrophie musculaire.

Nous avons cherché, dans ce qui précède, à bien établir cette relation intime qui existe entre le *symptôme* atrophie musculaire et la *lésion* des cornes antérieures de la substance grise de la moelle. Ce point acquis, on comprend que cette région spinale peut être lésée *primitivement* : c'est l'atrophie musculaire progressive, si le processus est chronique ; c'est la paralysie atrophique de l'enfance ou la paralysie spinale aiguë de l'adulte, si le processus est aigu.

Mais cette même région peut aussi être atteinte *secondairement*. Une lésion d'un autre point de la moelle peut se propager aux cornes antérieures, et alors l'atrophie musculaire vient cliniquement compliquer le tableau symptomatique habituel de la maladie primitive.

Il y a ainsi un grand nombre d'atrophies musculaires secondaires; on peut en observer dans toutes les maladies de la moelle; nous les retrouverons au fur et à mesure de l'étude de ces dernières. Nous ne devons parler actuellement que des atrophies secondaires dans les maladies spinales que nous connaissons déjà : l'ataxie locomotrice progressive et la sclérose latérale descendante après les lésions cérébrales.

Pour les ataxiques, il faut soigneusement distinguer l'amaigrissement général, qui est très-fréquent dans cette maladie, de l'atrophie musculaire proprement dite, qui est une complication.

Dans un cas de Pierret, le tableau de l'ataxie locomotrice était complet; en 1870, on s'aperçut d'une atrophie du bras droit : l'atrophie n'était pas uniforme, elle portait spécialement sur les éminences thénar et hypothénar, et sur la partie antérieure de l'avant-bras; il n'y avait rien au bras gauche. A l'autopsie, on trouva la corne antérieure droite atrophiée dans toute la région cervicale; il y avait atrophie pigmentaire des cellules motrices; en même temps, on trouva la lésion habituelle de l'ataxie.

L'altération des cellules des cornes antérieures correspond là évidemment à l'atrophie musculaire du bras du même côté. La lésion primitive était celle des cordons postérieurs. Comment s'était faite la propagation aux cellules antérieures ?

D'après Kölliker, les fibres des racines postérieures, une fois dans les cordons postérieurs, s'infléchiraient, monteraient ou descendraient, puis pénétreraient horizontalement d'arrière en avant, et, sans avoir de rapports avec les cornes postérieures, iraient se jeter dans les grandes cellules des cornes antérieures. Ce serait donc là une voie naturelle de propagation systématique. Cette explication me paraît difficile à soutenir, après les recherches récentes de Pierret sur les cellules de Clarke.

Quoi qu'il en soit, du reste, de l'explication, le fait persiste. D'autres observations analogues ont été présentées à la Société de Biologie. Notre collègue, le Dr M. Carrieu, les a réunies à d'autres cas personnels dans sa Thèse de doctorat, qui est une remarquable étude des amyotrophies secondaires.

Dans la sclérose descendante consécutive aux lésions cérébrales, on peut avoir de l'atrophie musculaire, bien distincte de la diminution de volume que le repos peut entraîner dans le membre paralysé.

Les cas cliniques ont été aussi réunis par M. Carrieu (faits de Bouchard, de Romberg, etc., et un fait très-complet de Charcot, avec autopsie et lésion des cellules des cornes antérieures). Depuis la Thèse de Carrieu, Pitres a publié une nouvelle observation du même ordre, avec autopsie démonstrative [1], et enfin Brissaud a consacré à se sujet un travail important [2].

Ici la continuité nerveuse est plus facile à établir : les fibres des cordons latéraux se jettent à différentes hauteurs dans les cellules des cornes antérieures.

Ces exemples d'atrophie musculaire secondaire [3] dans les maladies spinales, que nous connaissons déjà, mettent bien en lumière : 1° la constance du rapport clinique qui unit la lésion des grandes cellules motrices et l'atrophie musculaire ; 2° la nécessité de ne pas envelopper sous le nom d'atrophie musculaire progressive tous les cas dans lesquels on trouve des atrophies musculaires, et de soigneusement distinguer les amyotrophies spinales secondaires de la maladie d'Aran-Duchenne.

On a également insisté, dans ces derniers temps, sur un groupe d'amyotrophies que l'on pourrait appeler réflexes. Le point de départ est dans les articulations malades ou dans une fracture, etc., et l'atrophie musculaire se développe par une sorte d'action exercée à distance sur les cellules antérieures de la moelle. C'est du moins là l'hypothèse qui a été proposée [4].

1 *Soc. de Biol.*, fév. 1876. — *Arch. de Physiol.*, n° 5.

2 *Revue mensuelle*, août 1879.

3 C'est dans ces cas d'amyotrophie secondaire que Landouzy a signalé l'adipose luxuriante qui peut masquer l'atrophie. (*Revue mensuelle*, janv. 1878.)

4 Voy. l'analyse des travaux de Valtat, Darde, Bucquet, Sabatié, Berguien, Urdy et Berger, dans la *Rev. des Sc. méd.*, XIII, 547.

Cela dit, complétons l'histoire de l'atrophie musuculaire progressive par quelques mots sur le pronostic et le traitement.

Pronostic. — La lésion médullaire une fois constituée paraît irrémédiable ; la maladie confirmée serait donc incurable. Pour admettre cette proposition, il faut avoir soin de séparer l'atrophie musculaire d'origine saturnine; même quand elle est progressive et généralisée, celle-ci peut guérir ou tout au moins rétrocéder d'une manière bien remarquable.

Au début, l'atrophie musculaire progressive vulgaire peut quelquefois être modifiée et enrayée. — Pour la terminaison, l'apparition des symptômes bulbaires est un signe de la plus haute gravité.

Comme Traitement, Duchenne préconise l'électrisation localisée par les courants induits : il faradise les muscles encore incomplétement atrophiés et les muscles les plus utiles. Ce moyen rend des services incontestables, qui ont été exagérés par Duchenne, mais qu'on a trop dédaignés après lui.

Remak, Benedikt, Legros et Onimus repousssent entièrement les courants induits, qu'ils redoutent même, et ne veulent que les courants continus.

Voici la méthode de Remak : 1° au début, c'est une maladie inflammatoire : sangsues à la nuque ; 2° quelquefois, douches chaudes pour réveiller l'excitabilité des cellules ganglionnaires ; 3° rejeter les courants induits, mais employer les courants continus. — Dans les cas favorables, le courant continu peut amener la guérison en un an ; le courant constant peut même arrêter les progrès du mal établi.

Benedikt combine les courants continus et la faradisation localisée.

Legros et Onimus électrisent la moelle seule avec un courant constant d'intensité moyenne, pendant une partie de la séance ; pendant cinq à dix minutes, ils placent l'électrode positif sur la moelle et l'autre sur les nerfs qui vont aux muscles atrophiés ; pendant deux ou trois minutes, ils promènent le pôle négatif sur les muscles malades et produisent de légères interruptions.

Le Fort préfère les courants continus, faibles mais permanents ; il les fait passer, pendant des jours et des semaines, de la moelle à la périphérie. On enveloppe les plaques des électrodes de compresses mouillées ; on humecte constamment ces compresses et on surveille la peau. On suspend dès que la peau est rouge, pour éviter la vésication ou la brûlure.

L'hydrothérapie peut rendre des services dans cette maladie. On doit employer l'iodure de potassium s'il y a un soupçon de syphilis. Mais le seul traitement servant pour les cas classiques est l'électrothérapie.

CHAPITRE VI.

SCLÉROSE LATÉRALE AMYOTROPHIQUE.

Cette maladie, autrefois confondue dans l'atrophie musculaire progressive, a été récemment séparée et décrite comme type clinique spécial par Charcot.

On peut la caractériser en deux mots : anatomiquement, il y a à la fois lésion des cordons latéraux et des cornes antérieures ; cliniquement, il y a à la fois les symptômes du tabes dorsal spasmodique et de l'atrophie musculaire progressive, c'est-à-dire des contractures et des amyotrophies.

Plusieurs fois déjà on avait noté des contractures dans quelques cas d'atrophie musculaire. Tel est le fait de Duménil, en 1867. Leyden, Westphal et Duchenne, en ont observé de semblables. Mais ce n'était noté que comme épiphénomène.

En 1869, Charcot commence à étudier ces cas-là de plus près. Il publie avec Joffroy deux observations dans lesquelles l'atrophie musculaire est notée avec des paralysies et des contractures, et dans lesquelles l'autopsie montra une lésion des cornes antérieures et une sclérose symétrique des cordons latéraux. — En 1872, une nouvelle observation est présentée par Gombault à la Société de Biologie. Plusieurs autres faits se produisent encore, et Charcot expose à la Société de Biologie, en 1874, la caractéristique plus complète de la maladie, dont il a exposé toute l'histoire dans ses *Leçons*. — Nous suivrons pas à pas cette description[1].

HISTOIRE ANATOMIQUE. — Nous avons déjà vu comment la moelle se développe : un tube de substance grise dans lequel se dessinent les cornes antérieures et postérieures ; puis les zones radiculaires s'y ajoutent ; plus tard encore les cordons latéraux se développent avec les faisceaux de Türck ; plus tard encore les cordons de Goll complètent l'axe spinal.

Les faisceaux latéraux sont donc distincts du reste des cordons antéro-latéraux ; quelquefois un sillon fœtal persiste après la naissance entre le cordon antérieur et le cordon latéral. C'est dans ces cordons latéraux que se localise la sclérose descendante après les maladies cérébrales ; mais cette

[1] Depuis lors nous citerons : le travail de Rigal (*Gaz. des Hôp.*, 1876, mai-juin) ; la Thèse de Gombault (Paris, 1877) ; les travaux de Leyden (*Arch. f. Psych.*, II, III, VIII) ; les observations de Kahler et Pick (Leipzig, 1879) ; Nixon (*Dublin Journ. of med. Sciences*, 1879) ; Dieulafoy et Chuquet (*Gaz. hebdom.*, 1877-1878) ; Debove et Gombault (*Arch. de Physiol.*, 1880) ; Shaw (*Journ. of Nerv. and ment. Disease* ; Chicago, janv. 1879), etc. ; et les Leçons de Charcot, rédigées par Brissaud (*Progrès médical*, 1880, 1 et 3).

sclérose systématique peut se développer primitivement. Türck avait déjà constaté le fait en 1856. C'est alors la lésion de la maladie qui nous occupe.

Mais dans les deux cas (primitifs et secondaires), la lésion ne se localise pas absolument de la même manière. — Les *fig.* 25, 26, 27, 28, 29 et 30 montrent bien les différences.

A B C

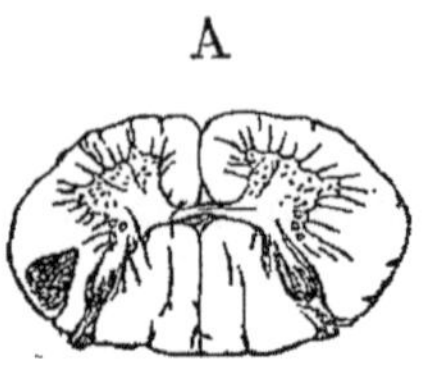

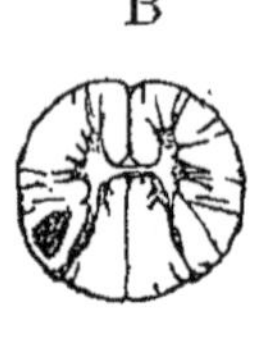

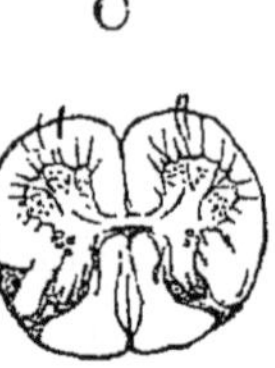

Fig. 25, 26 et **27**. — Coupes transversales de la moelle épinière, chez une malade atteinte de dégénération secondaire (sclérose) fasciculée latérale, consécutive, de cause cérébrale, à la suite d'un ramollissement cérébral ayant intéressé les lobes opto-striés et la capsule interne dans l'hémisphère droit.

A, région cervicale. — B, région dorsale. — C, région lombaire. On voit la sclérose descendante occuper dans le renflement cervical la partie centrale du faisceau latéral et devenir superficielle à la région lombaire.

Nous avons déjà décrit les scléroses descendantes[1]. Voici la description des scléroses primitives.

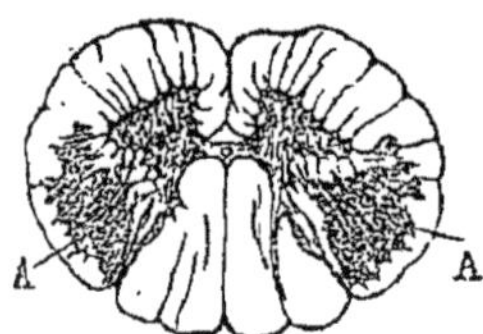

Fig. 28. — Coupe transversale de la moelle épinière passant par la partie moyenne du renflement cervical.

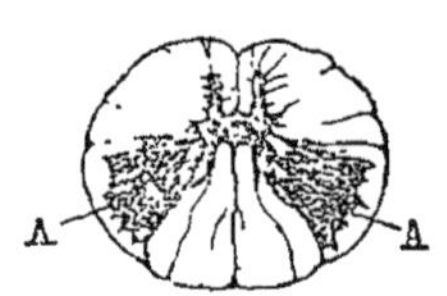

Fig. 29. — Coupe transversale passant par le milieu de la région dorsale.

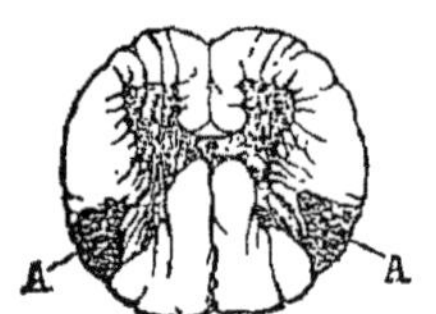

Fig. 30. — Coupe transversale passant par le milieu du renflement lombaire.

A la région cervicale, la lésion est très-étendue, elle va en avant jusqu'au niveau et même au-delà de l'angle externe des cornes antérieures, en arrière jusqu'à la corne postérieure. En dehors, elle reste pourtant séparée de la superficie de la moelle par une bande blanche restée saine.

A la région dorsale, la lésion est plus circonscrite ; elle n'atteint pas en

[1] Voy. le chap. III de cette même partie.

avant le niveau de la commissure grise ; elle se rapproche seulement de la zone corticale, dont elle n'est plus séparée que par une languette blanche.

Enfin, à la région lombaire, la lésion, moins étendue encore, n'occupe que le quart postérieur des cordons latéraux et touche en dehors la zone corticale.

La lésion est aussi étendue au bulbe : les pyramides antérieures sont atteintes sur toute leur hauteur. On peut encore quelquefois suivre l'altération au-dessus, dans la partie inférieure de la protubérance ; quelques auteurs l'ont retrouvée jusque dans le pied du pédoncule cérébral, mais pas au-delà. On n'a jamais vu la lésion dans la capsule interne ; on ignore sa terminaison vraie dans l'encéphale.

Dans sa nature, cette altération est toujours celle des scléroses fasciculées : destruction, disparition plus ou moins complète des tubes nerveux ; développement exagéré corrélatif du tissu conjonctif.

A côté de ces lésions de la substance blanche, on trouve dans la substance grise une altération analogue à celle de l'atrophie musculaire ; la lésion est limitée aux cornes antérieures, les groupes cellulaires de la colonne de Clarke, à la région dorsale, restant absolument intacts.

Cette lésion est en général développée, surtout à la région cervicale ; quelquefois encore, très-nette à la région dorsale, elle va en s'atténuant vers la région lombaire.

Dans le bulbe, il y a une altération du même ordre. Les noyaux d'origine des nerfs moteurs bulbaires (grand hypoglosse, spinal, facial) sont détruits comme les cornes antérieures de la moelle.

La nature de la lésion est toujours la même : atrophie scléreuse ou pigmentaire des grandes cellules nerveuses, développement corrélatif exagéré de tissu conjonctif.

Dans les racines antérieures et leurs nerfs, rares tubes tout à fait vides de myéline : quelques tubes granuleux ; la lésion la plus répandue est l'atrophie simple.

Dans les muscles, il y a aussi atrophie simple de la fibre musculaire avec conservation de la striation et sclérose interstitielle. Seulement l'élément irritatif de prolifération conjonctive dominerait ici plus que dans la maladie d'Aran-Duchenne. — Une lipomatose plus ou moins abondante peut se développer et masquer l'atrophie. C'est ce qui arrive notamment pour la langue, quand l'hypoglosse est atteint.

En résumé, on voit qu'anatomiquement il y a superposition des lésions de la sclérose descendante et des lésions de l'atrophie musculaire progressive.

Quant à l'ordre de développement, c'est la sclérose latérale qui se produit la première, puis vient la lésion des cornes. C'est donc sans lésion encéphalique antérieure et avec la bilatéralité, la reproduction des cas de sclérose descendante avec amyotrophies, dont nous parlions tout à l'heure.

L'HISTOIRE CLINIQUE tracée par Charcot est basée sur une vingtaine de cas mieux étudiés d'abord au point de vue anatomo-pathologique.

Cette maladie était autrefois confondue avec l'atrophie musculaire progressive, et, en effet, elle présente avec celle-ci des symptômes communs : 1° l'atrophie musculaire envahissante ; 2° les contractions fibrillaires ; 3° la conservation de la contractilité faradique dans les muscles déjà atrophiés.

Mais à côté de cela il y a des éléments de distinction : 1° Dans l'atrophie musculaire progressive, l'impuissance motrice est surtout due à l'atrophie elle-même ; l'élément paralytique, sans être complétement étranger à la maladie, y est cependant très-secondaire. Ici, au contraire, cet élément est très-net et très-important. — 2° La rigidité des membres paralysés, les contractures, sont des phénomènes tout à fait caractéristiques et sont en rapport avec la sclérose latérale. — 3° Les troubles de sensibilité, qui manquent dans la maladie d'Aran-Duchenne, se présentent ici avec des caractères variés : douleurs spontanées plus ou moins vives, engourdissement ou fourmillements, douleurs provoquées par la pression ou par la traction des masses musculaires.

Voilà les caractères cliniques isolés. Voyons maintenant l'enchaînement des symptômes et l'évolution de la maladie.

Le début est marqué par un affaiblissement de la puissance motrice, parésie commençant le plus souvent dans les membres supérieurs, sans fièvre, sans malaise appréciable ou après des fourmillements et des engourdissements.

En même temps que la parésie, l'émaciation apparaît déjà. L'atrophie et la parésie ne sont pas irrégulièrement distribuées sur quelques muscles, comme dans l'atrophie musculaire progressive ; elles frappent un membre en masse, de l'extrémité à la racine, assez uniformément.

Mais l'atrophie n'est pas assez intense pour expliquer à elle seule l'impuissance motrice. L'élément parétique est évident et indépendant.

En même temps, il y a des contractions fibrillaires dans les muscles, qui conservent encore longtemps leur contractilité électrique.

Bientôt apparaissent la rigidité spasmodique, les véritables contractures dans les membres.

A ce moment, les mouvements, encore possibles, sont souvent accompagnés d'une trémulation qui se produit aussi dans certains déplacements artificiellement provoqués chez le malade : c'est la trépidation épileptoïde, l'épilepsie spinale telle que nous l'avons décrite dans le tabes dorsal spasmodique.

Les membres prennent alors une attitude toute spéciale déterminée à la fois : 1° par l'atrophie de certains muscles et l'action non balancée des antagonistes ; 2° par les contractures.

Le bras est appliqué le long du corps ; les muscles de l'épaule résistent quand on veut l'éloigner. L'avant-bras est demi-fléchi et en pronation. On ne peut détruire cette position qu'avec une certaine force et en déterminant de la douleur. Le poignet est fléchi aussi et les doigts sont fortement appliqués contre la paume de la main.

C'est là une attitude tout à fait caractéristique et qui n'appartient nullement à l'atrophie musculaire progressive.

Chez quelques-uns, la tête est fixée par la raideur des muscles du cou. Les malades ne peuvent la mouvoir dans aucun sens sans effort et sans douleur. Dans un cas de Charcot, les contractures empêchaient l'ouverture de la bouche.

A un degré plus avancé, l'émaciation est à son comble : les éminences thénar et hypothénar ont entièrement disparu, la paume de la main est excavée, l'avant-bras et le bras sont réduits à l'état de squelette. Les membres conservent encore l'attitude qu'ils avaient prise, mais la rigidité spasmodique a diminué.

Il faut se rappeler cependant que dans quelques cas rares une lipomatose luxuriante peut masquer l'atrophie (fait de O. Barth).

Tous les symptômes débutent en général par un des membres supérieurs ; de là, ils s'étendent bientôt à l'autre : il y a alors paraplégie cervicale. Après deux, six, neuf mois, quelquefois plus, les membres inférieurs se prennent aussi, et cela de la manière suivante.

Au début, c'est de la parésie. Seulement, et c'est là un fait important, il n'y a pas d'atrophie musculaire contemporaine. Jusqu'aux dernières périodes, les muscles conservent leur relief et leur consistance, ce qui contraste avec les muscles des membres supérieurs.

Il n'y a pas de complication du côté de la vessie ou du rectum, ni de tendance à la formation des eschares.

La parésie augmente graduellement. D'abord le malade sent ses membres lourds, il a peine à les détacher du sol ; puis il ne peut plus marcher que soutenu par des aides ; la station finit par devenir impossible ; il reste confiné au lit ou dans son fauteuil.

L'impuissance motrice n'est pas seulement produite à ce moment par la paralysie ; un élément important s'y est ajouté : les contractures, d'abord transitoires, puis permanentes.

Quand le malade est au lit ou assis, les jambes s'étendent ou se fléchissent brusquement et gardent quelque temps cette position involontaire. Les crises s'accentuent ensuite : le membre peut être transformé en une barre rigide qu'on soulève tout d'une pièce en le prenant par un bout ; il y a en même temps de la trémulation. La rigidité s'exagère quand le malade veut marcher ; les jambes se raidissent, le pied se tourne. Et c'est là la cause principale de l'impossibilité de la marche et de la station. Bientôt les contractures deviennent permanentes, et les membres s'immobilisent dans le type d'extension.

La nutrition reste normale pendant longtemps ; à la longue seulement, on constate quelques mouvements fibrillaires et un peu d'atrophie ; à ce moment, la rigidité s'amoindrit, sans jamais disparaître en entier.

C'est là la deuxième période ; à la troisième, apparaissent les phénomènes bulbaires.

Les phénomènes bulbaires de la troisième période sont en quelque sorte obligatoires ; ils n'ont encore jamais manqué dans les cas observés. Nous allons décrire sommairement ce syndrome, que nous étudierons mieux plus tard : la paralysie labio-glosso-laryngée.

1° Il y a paralysie de la langue : gêne de la déglutition et difficulté pour articuler les mots, pouvant aller jusqu'à la perte absolue de la parole. Bientôt on observe un certain degré d'atrophie : la langue est rapetissée, ridée et agitée de mouvements vermiculaires.

2° Il y a paralysie du voile du palais : parole nasonnée, gêne de la déglutition.

3° L'orbiculaire des lèvres est aussi paralysé : bouche élargie transversalement par l'action prédominante des autres muscles de la face ; sillons naso-labiaux très-accentués. La physionomie prend un air pleurard. La bouche reste quelquefois entr'ouverte, notamment après le rire ou les pleurs, et laisse écouler une salive visqueuse.

4° La paralysie du pneumo-gastrique produit des troubles graves de respiration et de circulation qui entraînent le malade, déjà affaibli par une alimentation insuffisante.

Pour la Marche de la maladie, le trait caractéristique important est la rapidité d'évolution. Tandis que l'atrophie musculaire progressive marche très-lentement et dure des années, ici les événements se précipitent : en trois ans au plus, tout est terminé, quelquefois même en un an.

Ainsi, après quelques mois, l'atrophie des membres supérieurs a atteint déjà un degré que l'atrophie musculaire progressive ne réalise qu'après un temps beaucoup plus long. De même, les membres inférieurs sont envahis d'une manière précoce, tandis que dans la maladie d'Aran-Duchenne ils ne le sont que très-tard.

La Terminaison habituelle se fait par les symptômes bulbaires, qui se présentent, mais rarement, dans l'atrophie musculaire progressive.

A côté du tableau typique que nous venons de tracer, il faut dire un mot des *formes exceptionnelles*, qui sont du reste peu nombreuses. Dans quelques cas, la maladie a commencé par les membres inférieurs ; dans d'autres, un seul membre, inférieur ou supérieur, reste atteint ; quelquefois c'est la forme hémiplégique, etc. Dans deux cas, on a noté le début par les symptômes bulbaires.

L'Étiologie est encore très-obscure, ce qui s'explique par le petit nombre de cas qui ont été étudiés. L'hérédité n'a pas pu être signalée.

L'âge de prédilection paraît être de 26 à 50 ans. Les femmes semblent être plus souvent atteintes, mais il faut se rappeler que les études principales ont été faites à la Salpêtrière, où les femmes seules sont admises. Le froid et l'humidité ont été souvent indiqués.

Le DIAGNOSTIC se fera assez facilement pour les maladies de la moelle, que nous connaissons déjà. L'ataxie locomotrice a des symptômes complétement différents. Dans l'atrophie musculaire progressive, il n'y a pas de contractures ; les membres ne sont pas frappés en masse, la marche est moins rapide, etc. Le tabes dorsal spasmodique ne présente pas d'atrophie musculaire, ne débute pas par les bras, ne présente pas de phénomènes bulbaires, marche moins lentement, etc.

Le PRONOSTIC est toujours très-grave. On n'a pas encore vu d'exemple de guérison. Mais l'avenir peut réformer cette proposition.

La PHYSIOLOGIE PATHOLOGIQUE générale de la maladie peut être conçue de la manière suivante.

D'abord les cordons latéraux sont altérés ; de là, les symptômes habituels de ces lésions : parésie et contractures avec trémulation. Puis les cornes antérieures sont envahies, et alors il y a atrophie musculaire.

La lésion se propage des cordons aux cornes, non d'une manière diffuse par la névroglie, mais d'une manière systématique par les éléments nerveux eux-mêmes.

L'altération débute par la région de la moelle qui correspond aux membres supérieurs ; de là, elle s'étend vers en bas ; puis enfin elle remonte vers le bulbe.

Dans la première et la troisième période, la lésion s'étend très-vite aux cellules grises, tandis que cette extension ne se fait que très-tard ou pas du tout dans la deuxième phase du processus. C'est un fait curieux qu'il faut actuellement constater simplement, sans pouvoir en donner l'explication.

En résumé, il y a bien là, dans la sclérose latérale amyotrophique, un groupe morbide à part, qui doit être distingué de l'atrophie musculaire progressive d'un côté, et du tabes dorsal spasmodique de l'autre.

Charcot est récemment revenu sur la question de la sclérose latérale amyotrophique, et il a répondu aux objections de Leyden en établissant à nouveau l'autonomie et le caractère spasmodique de cette maladie.

Leyden veut notamment confondre dans un même groupe la sclérose latérale amyotrophique avec l'atrophie musculaire (type Aran-Duchenne), ou avec la paralysie labio-glosso-laryngée de Duchenne, ou avec des myélites diffuses. Voici ses arguments :

1° Dans la sclérose latérale amyotrophique, la paralysie serait *atonique* ; il n'existerait pas de symptômes spasmodiques ;

2° L'atrophie musculaire serait le symptôme dominant, et il ne s'agirait pas d'une *paralysie* atrophique, en ce sens que le stade de paralysie initiale ferait défaut ;

3° Il n'existerait qu'une forme de paralysie bulbaire : celle qu'a décrite Duchenne (de Boulogne) ;

4° Enfin les lésions de la sclérose latérale amyotrophique n'auraient rien de spécifique ; l'altération de la substance blanche de la moelle porterait aussi bien sur les faisceaux antérieurs que sur les faisceaux latéraux (pyramidaux).

Après avoir ainsi énoncé les objections de Leyden, qui compromettraient l'autonomie de la sclérose latérale amyotrophique, Charcot les réfute une à une.

Il montre d'abord la nature spasmodique de l'affection, l'existence des contractures, réflexes tendineux exagérés, etc., et cela par deux observations nouvelles et par onze faits empruntés aux auteurs. Il y a cinq ou six faits contradictoires ; mais, outre qu'ils sont en infériorité numérique par rapport aux autres, plusieurs sont incomplétement étudiés et d'autres (ceux de Leyden notamment) contiennent de vrais phénomènes spasmodiques.

Charcot réfute ensuite la seconde objection de Leyden par les observations de Leyden lui-même, dans lesquelles il montre la réalité du stade paralytique précédant l'atrophie, qui n'est plus ici le phénomène primitif.

Quant à l'identité de nature de la paralysie labio-glosso-laryngée de Duchenne avec les accidents bulbaires de la sclérose latérale amyotrophique, Charcot cite des faits qui ne permettent pas cette assimilation. Nous y reviendrons à propos de l'étude de la paralysie labio-glosso-laryngée elle-même.

Reste enfin l'objection anatomique. Charcot fait ici remarquer que l'altération des faisceaux antérieurs, quand elle existe, est tout à fait insignifiante (sur les planches de Leyden lui-même) ; elle fait même parfois complétement défaut (Flechsig). La lésion des faisceaux pyramidaux peut fortuitement déterminer, par contiguité, non par continuité, une réaction inflammatoire relativement légère dans les cordons antérieurs[1]. Voilà tout.

Dans le bulbe, si on considère la grande distance qui sépare les pyramides antérieures des noyaux moteurs, on est bien obligé d'admettre que la sclérose du faisceau pyramidal a des rapports très-étroits avec l'altération dégénérative de la substance grise.

Enfin Pick et Kahler ont vu le prolongement pédonculo-cérébral de la lésion du système pyramidal. «Dans la partie externe du tiers moyen de l'étage inférieur des pédoncules cérébraux, ces auteurs ont trouvé de nombreux corps granuleux. Ces points ont été reconnus sclérosés sur des coupes pratiquées après durcissement dans l'acide chromique. Les sillons compris

[1] Voy. les Considérations générales que nous avons énoncées relativement aux myélites systématisées et diffuses, pag. 290.

entre les circonvolutions frontales et occipitales étaient grêles et durs, les sillons précentral et central très-larges et très-profonds. » Des corps granuleux existaient aussi dans le pied du pédoncule chez une femme autopsiée par Charcot.

Donc, conclut Charcot, « tout concourt à confirmer l'autonomie clinique et anatomo-pathologique de la sclérose latérale amyotrophique, et, à mesure que le nombre des faits grossira, l'unité nosographique de cette affection ressortira avec plus d'évidence ».

CHAPITRE VII.

PARALYSIE ATROPHIQUE DE L'ENFANCE.

Avant de commencer l'étude d'une maladie, j'ai cru le plus souvent utile de donner un tableau sommaire de l'affection, qui sert de définition. C'est ce que nous allons faire avant d'entreprendre la description détaillée de la paralysie atrophique de l'enfance.

« Chez un enfant, garçon ou fille, normalement conformé, ne présentant à la naissance aucune atteinte de la motilité et dont l'âge varie de quelques jours à 4 ans, plus souvent de 1 à 3 ans, éclate soudain, sans cause appréciable et en pleine santé, un état fébrile d'une durée de vingt-quatre heures à quelques jours (rarement plus de huit), accompagné quelquefois de symptômes convulsifs, et immédiatement suivi de paralysie du mouvement avec conservation de la sensibilité ; souvent complète et généralisée dès le début, cette paralysie, qui n'atteint que par exception les membres supérieurs isolément, et qui affecte presque toujours la forme paraplégique, éprouve bientôt une rémission dans son étendue et dans son intensité ; elle se retire de certaines parties où elle s'était d'abord montrée et se fixe, en se localisant de plus en plus, dans d'autres, lesquelles se trouvent alors (et alors que l'organisme est en voie d'accroissement) vouées à l'atrophie, aux déformations ; en un mot, aux divers désordres qu'engendrent, d'une part les altérations de nutrition et l'impuissance motrice prolongée, d'autre part la prédominance de l'action des muscles sains sur celle des muscles paralysés. »

On a dans ce tableau, emprunté à Laborde, une image résumée et fidèle de la maladie.

C'est en 1784 qu'Underwood donne, en Angleterre, la première description de la maladie ; à la suite paraît une série de travaux cliniques, parmi lesquels je citerai ceux de Heine en 1840, de Rilliet et Barthez en 1851. Une étude beaucoup plus complète en est faite par Duchenne, qui l'appelle paralysie atrophique graisseuse de l'enfance. En 1864, paraissent en même temps deux monographies importantes par leur richesse clinique : la Thèse de Duchenne fils[1], soutenue à Montpellier, quoique faite à Paris, et la Thèse de Laborde[2].

A ce moment, l'histoire clinique est faite : nous allons la résumer ; nous verrons ensuite l'historique plus récent, qui est relatif à l'anatomie pathologique.

Il faut se rappeler seulement que cette maladie est désignée dans les auteurs sous des noms différents. Pour Rilliet et Barthez, c'est la *paralysie essentielle de l'enfance ;* le mot n'est pas exact, parce que ce n'est plus aujourd'hui une paralysie essentielle. Pour Duchenne, c'est la *paralysie atrophique graisseuse de l'enfance ;* mot inexact encore, la dégénérescence graisseuse des muscles n'étant pas constante. Pour Bouchut, c'est la *paralysie myogénétique ;* désignation qui méconnaît l'origine spinale de la maladie, généralement admise aujourd'hui, etc., etc. Je préfère le mot assez simple : *paralysie atrophique de l'enfance*, qui ne préjuge rien sur la nature de la maladie.

Charcot divise l'évolution clinique en deux périodes. Nous en admettons quatre, à l'exemple de Laborde ; la description devient ainsi plus claire.

Ces quatre périodes sont : 1° période de début : invasion, début fébrile ; 2° période de paralysie plus ou moins complète et généralisée ; 3° période de rémission et de localisation des phénomènes paralytiques ; 4° période d'atrophie musculaire et de déformation des membres.

Première période. — Le début subit, en pleine santé, peut se faire suivant trois modes : *a*, état fébrile ordinaire ; *b*, accidents convulsifs avec ou sans fièvre ; *c*, aucun symptôme.

a. La fièvre est très-fréquente : on la trouverait quarante fois sur cinquante, d'après Laborde ; seulement elle est très-courte, souvent fugace ; elle ne frappe pas toujours l'attention des parents et précède souvent l'arrivée du médecin. Voilà pourquoi tous les auteurs ne signalent pas ce phénomène.

La soudaineté du début est un de ses meilleurs caractères. Si elle reste légère, il n'y a que du malaise, un peu d'agitation, de la somnolence. Si elle est violente, il y a une grande agitation, puis de l'abattement, la peau brûlante et sèche, le pouls à 110 et 150.

Le médecin ne trouve dans aucun organe la cause locale de cette fièvre, et il attend pour poser son diagnostic, pensant à une fièvre éphémère, à une fièvre continue, à une maladie générale, etc.

La durée en est très-courte : quelques heures, une nuit, vingt-quatre, quarante-huit heures ; quelquefois, mais plus rarement, sept à huit jours ; exceptionnellement au-delà.

Le type est le plus souvent continu, quelquefois rémittent.

[1] Th. Montpellier, 1864, n° 28.
[2] Th. Paris, 1864, n° 163.

b. Les convulsions sont assez fréquentes, sans être habituelles ; elles se présentent dans les membres, rarement à la face ; elles sont souvent toniques et ne s'accompagnent pas de phénomènes cérébraux. Il est difficile, du reste, de distinguer ces accidents des autres convulsions qui surviennent si fréquemment chez les enfants et pour des causes si variées.

Les contractures vraies et caractérisées sont un phénomène rare, dont on aurait, d'après Laborde, exagéré la fréquence.

c. Enfin, la période prodromique peut manquer entièrement. Un enfant, au moment où la marche devrait commencer, se trouve paralysé ; ou bien, s'il marche déjà, il tombe tout d'un coup paralysé, sans accidents ni phénomènes précurseurs.

Le nombre de ces faits, sans prodromes fébriles, est artificiellement augmenté par le défaut d'attention des parents, et surtout des nourrices, qui laissent souvent passer inaperçus des phénomènes initiaux réels.

Deuxième période. — La paralysie survient avec ce caractère essentiel, qu'elle arrive d'emblée à son *summum* de généralisation. Elle se restreindra ensuite, mais ne s'étendra pas. Elle n'est pas progressive. Tout ce qui doit être atteint l'est immédiatement.

La paralysie affecte diverses formes.

a. Elle peut être généralisée (quatre membres, tronc et col). Le petit malade, mis sur ses jambes, s'affaisse et tombe. On remarque souvent à son front les traces de ces chutes imprévues que les bras paralysés n'amortissent pas. L'enfant ne peut pas même se tenir assis : les reins cèdent et la tête vacille en avant, en arrière, ou sur l'épaule.

En même temps que généralisée, la paralysie est complète ; cependant elle est plus complète aux membres supérieurs qu'aux membres inférieurs.

Les sphincters restent intacts et il n'y a pas de tendance à la formation des eschares.

b. Le mode paraplégique est aussi très-fréquent.

c. Les autres formes sont rares et appartiennent plutôt à la période de rémission ; telles sont : la paralysie d'un membre, l'hémiplégie croisée, etc. L'hémiplégie ordinaire n'appartiendrait jamais, d'après Laborde, à la paralysie atrophique vraie.

Un fait important est le contraste que présente l'intégrité complète de la sensibilité. Peut-être y a-t-il quelques douleurs, quelques fourmillements, que l'on peut constater chez les enfants les plus grands ou chez les adultes ; mais il n'y a pas d'anesthésie, du moins permanente et en rapport avec la paralysie motrice.

La contractilité électrique faradique disparaît rapidement. Duchenne a constaté cette disparition plusieurs fois dès le cinquième jour, le plus souvent au septième ou au huitième jour. La contractilité galvanique persisterait un peu plus longtemps. Ces faits ont une certaine importance pronostique : tout muscle qui, quelques semaines après le début, ne réagit pas, est menacé d'être perdu pour la vie.

Les réflexes sont en général diminués ou abolis.

Troisième période. — Ici commence la deuxième période de Duchenne et de Charcot (nos deux premières formant la période d'acuité).

Il se présente alors un fait remarquable : la paralysie, qui était généralisée, quitte un certain nombre de muscles et se localise à certains groupes musculaires ou à certains muscles. C'est de deux à six mois après le début que commence cette rémission. Elle se fait quelquefois d'emblée, mais plus souvent elle est progressive. La paralysie se limite d'abord à un ou deux membres, et puis secondairement, dans le membre, elle se circonscrit à quelques muscles.

Voici la marche généralement suivie : La paralysie disparaît d'abord dans les parties supérieures, puis dans les inférieures ; elle quitte rapidement le col, le tronc et les membres supérieurs, et se fixe dans les membres inférieurs (forme paraplégique). Plus rarement, elle suit la marche inverse, et alors la paralysie se localise dans un membre supérieur. Exceptionnellement, elle se localise au tronc ou au cou.

Après ce premier temps de localisation, la paralysie se circonscrit à certains muscles. Tous les muscles peuvent être le siége de ces localisations définitives, mais certains le sont plus souvent que d'autres.

Ainsi, le groupe antéro-externe des muscles de la jambe (long extenseur commun des orteils, extenseur propre du gros orteil, jambier antérieur, long et court péroniers latéraux), et plus specialement encore ceux de la flexion abductrice du pied (extenseur commun, péroniers latéraux), sont des muscles de prédilection.

Les muscles du pied sont rarement atteints ; les gastro-cnémiens souvent au contraire.

Au membre supérieur, le deltoïde est fréquemment atteint ; les autres muscles peuvent l'être, mais beaucoup plus rarement.

Quelquefois il y a une forme croisée : le bras et la jambe sont pris du côté opposé.

Enfin, dans les cas exceptionnels où le tronc et le cou restent atteints, les muscles lombaires ou sacro-spinaux s'atrophient quelquefois.

Quatrième période. — Cette rémission de la troisième période une fois faite, la localisation définitive et irrémédiable est accomplie. Il faut connaître l'état du malade à ce moment.

1. L'atrophie musculaire est le phénomène essentiel ; elle peut apparaître de très-bonne heure, dès le premier mois, surtout au second. Le muscle, réduit à l'état fibreux, peut disparaître en entier ; quelquefois l'atrophie est masquée par l'accumulation graisseuse.

2. Les os sont frappés d'arrêt de développement ; du côté malade, ils restent bien plus courts et plus grêles que du côté sain, d'où claudication.

— Cette altération n'est du reste pas en rapport avec l'atrophie musculaire. Quelquefois elle est très-accentuée avec des muscles très-peu altérés, et réciproquement. — Ce sont des lésions indépendantes ; c'est un trouble trophique direct, qu'il est impossible de rattacher à l'immobilité du membre.

3. Le membre paralysé et atrophié devient le siége d'un refroidissement permanent. Charcot fait remarquer qu'on note en même temps une diminution du calibre des vaisseaux. Ces deux circonstances sont peut-être solidaires.

On a, dans ces derniers temps, signalé aussi quelques troubles trophiques dans la paralysie atrophique de l'enfance.

Nepveu [1] a recueilli dans le service de Verneuil des cas d'ulcère à marche lente, de gonflement violacé avec vésicules et légères ulcérations, de vésicules ulcéreuses, de petites exulcérations sur des membres frappés antérieurement de paralysie atrophique. Th. Anger a également observé des troubles trophiques dans la paralysie infantile : un ulcère assez étendu et à marche très-lente dans un cas, une pseudarthrose rebelle avec suture osseuse suivie d'un commencement de consolidation, puis résorption du cal dans un autre.

Nicaise a aussi présenté à la Société de Chirurgie un fait d'Onimus dans lequel on constata des engelures dans le domaine des nerfs frappés autrefois de paralysie infantile [2].

D'après Verneuil, ce ne seraient pas là des troubles trophiques directs, analogues à ceux qui accompagnent les blessures des nerfs ; seulement l'affection laisse après elle un membre atrophié, sur lequel une cause occasionnelle pourra amener des altérations cutanées.

4. Des déformations et des attitudes vicieuses sont le résultat de l'atrophie de certains muscles et de l'action non compensée des antagonistes. Ce sont des déformations et des attitudes paralytiques qu'il faut opposer aux déformations par contractures.

a. Au pied, c'est un pied bot paralytique, à cause de la prédominance indiquée de la lésion sur les fléchisseurs ; ce n'est pas un pied bot talus. Le plus souvent c'est un équin en général combiné, soit varus, soit valgus. Le plus fréquent est encore l'équin varus : le malade marche sur le bord externe du pied.

Ces divers pieds bots sont essentiellement paralytiques, avec laxité extrême des parties (ligaments) qui entourent l'articulation ; on imprime au membre tous les mouvements que l'on veut (membres de Polichinelle). Cette laxité des jointures, jointe au refroidissement du membre, constitue un bon signe pour distinguer ce pied bot acquis du pied bot congénital.

Souvent aussi, en même temps que pied bot, il y a pied plat. Onimus a

[1] *Bull. Soc. Chir.*, 1879, pag. 282.
[2] *Soc. Chir.*, 14 mai 1879.

attiré l'attention sur ce fait en prenant l'empreinte graphique du pied sur un papier noirci. Normalement, on trouve un vide entre la marque du talon et la marque de la saillie antérieure. Ce vide disparaît dans le pied plat. Dans la marche normale, le pied opère un mouvement de roulement du talon sur les orteils. Quand il y a pied plat, la surface de frottement devient beaucoup plus considérable, ce qui gêne la marche.

On remarque alors que les petits malades marchent souvent mieux dans le sable (les parents notent cela au bord de la mer). En général, la surface d'appui est en rapport avec la mobilité du milieu : ainsi, les poissons ont une surface d'appui plus grande que les animaux terrestres, et les oiseaux une plus grande que les poissons. C'est ce qui explique que les pieds plats marchent mieux sur le terrain mouvant des plages.

Un remède orthopédique indiqué contre le pied plat est l'application d'une plaque de liége qui relève la région moyenne de la plante du pied.

Quelquefois le pied des petits malades a l'apparence d'un pied creux quand il est tenu en l'air ; mais il devient un pied plat sous l'influence du poids du corps, quand on l'applique, soit par terre, soit sur le papier noirci.

b. Au membre inférieur, les déformations sont variables, et l'impuissance motrice peut être plus ou moins étendue. Ainsi, vous voyez quelquefois dans la rue des malheureux qui marchent sur les genoux, en traînant derrière eux de petites jambes grêles. D'autres fois tout le membre inférieur est pris (membre complet de Polichinelle) ; les malades ne peuvent plus marcher qu'avec des artifices. Ils se traînent sur les ischions (cul-de-jatte), ou bien ils transportent alternativement chaque pied avec la main (malade de Duchenne). Les muscles du bassin et du tronc suppléent alors aux muscles des membres inférieurs.

c. Au tronc, il n'y a pas de vraie courbure active de la colonne vertébrale. Quelquefois il y a des courbures de compensation, à cause des attitudes imposées.

d. Au membre supérieur, l'atrophie du deltoïde entraîne l'aplatissement de l'épaule avec dépression plus ou moins profonde, disjonction et écartement des surfaces articulaires, dislocation du bras, qui pend le long du corps. C'est là la disposition la plus fréquente.

Ces déformations sont éminemment paralytiques. Cependant les contractures peuvent se développer secondairement et intervenir comme élément pathogénique.

Seeligmüller[1] a insisté sur ce symptôme. Quand, dit-il, la paralysie atrophique a frappé une partie des muscles qui meuvent une articulation et que l'enfant veut faire un mouvement avec le membre paralysé, toute l'impulsion volontaire se concentre sur les muscles restés sains, qui se contractent; la pression que cette contraction imprime au membre ne peut pas être corrigée

[1] *Centralbl. f. Chir.*, 1878, 18. *Centralbl. f. Nerv.*, I, 166.